普通高等教育案例版系列教材

案例版

供临床、预防、基础、口腔、麻醉、影像、药学、
检验、护理、法医等医学类相关专业使用

临床流行病学

主　编　赵景波　王　蓓　李福军
副主编　许　锬　王建明　李秀霞　向　阳
编　委　（按姓名笔画排序）

于　涌　哈尔滨医科大学　　　　张　华　哈尔滨医科大学
王　帆　哈尔滨医科大学　　　　张　莹　沈阳医学院
王　蓓　东南大学　　　　　　　陈卫中　成都医学院
王建明　南京医科大学　　　　　陈英耀　复旦大学
毛淑芳　承德医学院　　　　　　金　辉　东南大学
孔丹莉　广东医科大学　　　　　赵灵燕　内蒙古医科大学
田金徽　兰州大学　　　　　　　赵景波　哈尔滨医科大学
史继红　哈尔滨医科大学　　　　钟秋安　广西医科大学
邢　新　甘肃中医药大学　　　　袁　萍　四川大学
向　阳　新疆医科大学　　　　　袁　野　哈尔滨医科大学
汤　颖　哈尔滨医科大学　　　　贾存显　山东大学
许　锬　苏州大学　　　　　　　唐晓君　重庆医科大学
李秀霞　兰州大学　　　　　　　黄　芬　安徽医科大学
李福军　广西中医药大学　　　　黄颉刚　广西医科大学
杨克虎　兰州大学　　　　　　　葛　龙　兰州大学
杨晓虹　成都医学院　　　　　　鲍春丹　哈尔滨医科大学
吴　涛　北京大学　　　　　　　燕　虹　武汉大学
秘　书　葛安琪　哈尔滨医科大学
　　　　周　楠　东南大学

科学出版社
北　京

郑 重 声 明

为顺应教学改革潮流和改进现有的教学模式,适应目前高等医学院校的教育现状,提高医学教育质量,培养具有创新精神和创新能力的医学人才,科学出版社在充分调研的基础上,首创案例与教学内容相结合的编写形式,组织编写了案例版系列教材。案例教学在医学教育中,是培养高素质、创新型和实用型医学人才的有效途径。

案例版教材版权所有,其内容和引用案例的编写模式受法律保护,一切抄袭、模仿和盗版等侵权行为及不正当竞争行为,将被追究法律责任。

图书在版编目(CIP)数据

临床流行病学 / 赵景波,王蓓,李福军主编. —北京:科学出版社,2023.7
普通高等教育案例版系列教材
ISBN 978-7-03-068878-1

Ⅰ.①临… Ⅱ.①赵… ②王… ③李… Ⅲ.①临床流行病学–医学院校–教材 Ⅳ.①R181.3

中国版本图书馆 CIP 数据核字(2021)第 100488 号

责任编辑:张天佐 / 责任校对:宁辉彩

责任印制:赵 博 / 封面设计:陈 敬

科 学 出 版 社 出版
北京东黄城根北街 16 号
邮政编码:100717
http://www.sciencep.com

三河市骏杰印刷有限公司 印刷
科学出版社发行 各地新华书店经销
*
2023 年 7 月第 一 版 开本:850×1168 1/16
2023 年 7 月第一次印刷 印张:24
字数:709 000

定价:98.00 元
(如有印装质量问题,我社负责调换)

前　言

临床流行病学是一门新兴的、不断发展完善的、前沿性的、多学科交叉的临床科学研究方法学。该学科主要针对医学生（或临床医生）在临床上遇到的疾病诊断、治疗、预后等临床问题，采用科学的设计（Design）、测量（Measurement）、评价（Evaluation）的研究方法，开展临床科学研究和进行临床循证实践。该学科基于收集患病个体临床有关特征的数据，试图从患病群体的共同规律认识疾病的发生、发展及转归的疾病现象，这个过程有助于培养医学生的科研假设的建立、科研假设的检验等科学素质、科研思维、临床研究及临床循证实践的能力。

当前，在二十大精神的指引下，我国教育部及国家卫生健康委员会高度重视临床医学专业本科的教育，坚持"以本为本"，推进"四个回归"，深化教育教学改革，全面提高课程建设质量、推动高水平教材的编写，在此背景下，科学出版社组织了《临床流行病学》（案例版）教材的编写，对于高等医学教育的课程和教材建设将产生积极影响。

为更好地编写《临床流行病学》（案例版），我们参考了国内近几年出版的《临床流行病学》相关教材，从"临床流行病学"这门学科的目的、宗旨及任务出发，根据临床流行病学的定义，我们为全书构思了二十八章，见下图：

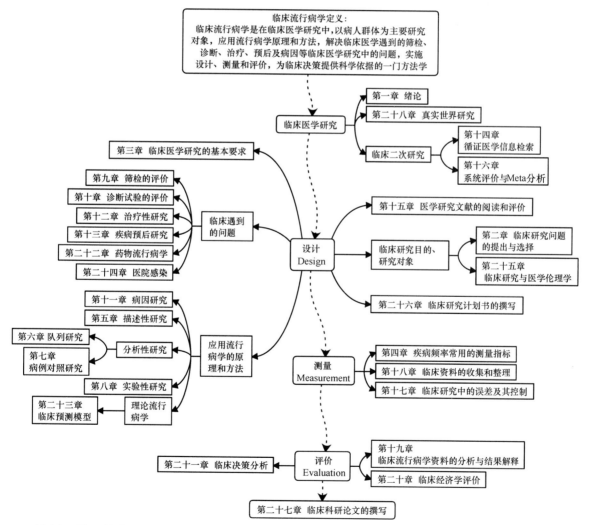

这里，构思的这二十八章，只是我们编书的设想，并不是唯一的思路，也不是只有这样才是最正确的构想，只是从临床流行病学定义出发，根据临床研究及临床流行病学研究方法，想到了应该设有哪些章节。其实，临床二次研究、真实世界研究，也都涉及设计、测量及评价的研究方法。而

在临床课题设计阶段，也要考虑临床研究证据的检索和收集。

　　本教材的内容几乎涵盖了有关"临床流行病学"课程的基本理论知识，也涵盖了临床流行病学前沿发展的重要科研知识，如临床预测模型、真实世界研究等。本教材不仅适用于临床医学专业本科教学，也适用于临床医学专业研究生的临床流行病学教学。本教材内容丰富，细节更为翔实，可更好地服务于我国高等院校临床医学教育及人才培养。

　　本教材全体编委虽竭尽全力，力求完美，但是限于水平，难免还有一些不足或疏漏之处，敬请使用本教材的师生及同道批评和指正。

　　在本教材编写的过程中，得到重庆医科大学公共卫生学院及兰州大学医学院循证医学研究中心领导的大力帮助，在此表示感谢！

　　本教材的文字整理、编辑、排版及部分图表的绘制等，由鲍春丹、赵博、周楠负责完成，对于他们的辛苦努力和贡献，致以诚挚的谢意！

赵景波　王　蓓　李福军

2023 年 1 月 7 日

目　　录

第一章 绪 论

【案例 1-1】

　　某医院一临床科室，于周五下午开展学术活动，本次活动邀请了一位临床流行病学专家和一位统计学专家，两位教授分别作了题为"流行病学在临床研究中的作用和地位"、"临床研究中常用统计学分析方法及其注意事项"的报告，就临床研究有关问题进行了讲授。听完报告后，参会的临床医务工作者与报告人一同围绕报告内容及临床研究问题进行了讨论。现将本次讨论提出的三个问题和相应的分析内容列出，仅供参考。

【案例问题】

　　1. 针对临床问题，如何提出原始创新性想法？
　　2. 做好规范的临床研究应遵循什么思路？
　　3. 回答一个临床问题，样本含量需要多少？

【案例 1-1 分析】

　　1. 临床科研原创的想法往往是来自自己的想法而不是别人想到的，临床科研需要原创。医生每天临床实践遇到的临床问题许许多多，如何把临床问题上升为临床科研问题是一个重要的问题，其关键在于想法；而另一个更重要的问题是需要寻找方法加以解决。原创需要一个科研假设，这个假设可以来自自己在临床上的流行病学观察，也可以来自于根据文献富有逻辑思维的推理。但是基础理论知识的掌握及在此基础上富有的灵感是极其重要的。

　　2. 规范的临床研究，首先要有一个科学研究假设，然后需要对整个临床研究课题进行设计，要形成具体研究的实施方案，包括研究目的、研究对象、研究方法、具体指标的测量、研究现场、样本含量、选用具体正确的统计分析方法对研究结果进行评价，进一步对临床应用性进行评价，以获得最佳的临床应用证据。

　　3. 解决一个具体的临床问题，研究时对样本含量的要求是必须考虑的。但不同临床问题的研究需要的样本含量是不固定的，需要根据研究问题的性质和特性（如组数）及决定样本含量的因素来确定。需要多少样本往往是需要计算得出的，有关书籍或软件已经提供了不同研究性质需要样本含量的计算公式或算法，可查阅有关统计学教科书。

　　在医学的起源中，临床医学是最早发展起来的。在临床医学中，医生在对病人进行诊断、治疗、临床观察及预后判定等过程中，均会遇到许多问题，有些问题可以提炼为医学科学问题，需要解决。临床流行病学是人类在与疾病不断斗争中，为开展临床科学研究应运而生的一门流行病学与临床医学交叉融合的新兴学科。

第一节 流行病学的问世与发展

一、流行病学发展过程

　　流行病学是人类最初与传染病作斗争应运而生的，它是从观察疾病的现象出发，寻找可能的病因线索，有针对性地开展干预性实验，以降低危险因素的暴露，降低疾病的发病率或预防疾病的发生。在医学历史长河中，许多流行病学先驱者，尤其是那些具有敏锐洞察力和科学奉献精神的临床医生，做了大量的工作，正是他们的杰出贡献推动了流行病学学科的形成和发展。梳理流行病学的发展过程和重要事件，可以帮助我们了解流行病学这门学科的特点，以及其历史作用和地位。

　　纵观流行病学的发展过程，学术界将其分为学科形成前期、学科形成期及学科发展期三个阶段。

　　学科形成前期是指人类自文明史以来至 18 世纪的一个漫长历史时期。这一时期，流行病学学科尚未形成，但与其密切相关的概念、观察现象的方法及采取措施的方式已构成流行病学的"雏形"。

　　学科形成期是指 18 世纪末至 20 世纪初，大约 200 年的时间。此时，恰逢工业革命的开始，资本主义社会出现并迅速发展。人们聚集于城市发展，促进了传染病流行甚

知识点 1-1

1. 流行病学发展过程分为几个阶段。
2. 流行病学发展过程划分几个阶段的依据。
3. 流行病学发展各个时期出现的重要事件。

笔记栏

至是大流行的可能，传染病的肆虐催生了流行病学学科的诞生和发展。

学科发展期是指大约从第二次世界大战后的 20 世纪 40～50 年代起至今，也可以称之为现代流行病学时期。这个时期发展有明显的几个特点：①流行病学的研究疾病范围扩大了，从研究传染病扩大到所有疾病及健康问题；②研究方法不断发展，由传统的调查分析发展到定性与定量相结合、微观与宏观相结合；③从观察"疾病流行"发展到观察"疾病分布"、从静态研究到动态研究、从关注传染病的"三个环节两个因素"到研究全部疾病（或健康）的社会心理行为因素；④流行病学的分支学科风起云涌、不断扩大，如基因组流行病学、表观遗传流行病学、大数据流行病学等，应用范围越来越广。

二、流行病学学科发展中的一些重要事件

（一）学科形成前期的一些重要事件

在漫长的学科形成前期，人类对疾病的认识逐步深入，其中出现的重要事件有：①古希腊著名的医师希波克拉底一生著书立说，涉及领域广泛。他的著名著作《空气、水与地点》是世界上可追溯最早系统描述自然环境与疾病关系的书籍。而流行病学中重要的术语"流行（epidemic）"一词，也于他的著作中出现。在中国，关于疾病流行的一些术语如"疫"、"时疫"、"疫疠"也出现在同时代。②15 世纪中叶，最早的检疫（quarantine）出现在意大利威尼斯，那里制定了原始的海港检疫法规，要求外来船只必须港外停留检疫 40 天。在我国隋唐时期，开展了传染病隔离的早期实践，针对麻风病人，开设了"疠人坊"以阻断该病的传播。③1662 年，英国学者 John Graunt 绘制了人类第一张寿命表，他利用英国伦敦一个教区的死亡数据，用生存概率和死亡概率来概括死亡经历，进行了死亡分布和规律的研究。在研究死亡规律和死亡数据质量的同时，他提出设立比较组的思想，将统计学引入流行病学研究领域是 John Graunt 的重要贡献。

（二）学科形成期的一些重要事件

此时期人类面临的主要是传染病的威胁，当然也有非传染病的影响。此时期出现的一些重要事件有：①1747 年，一位英国海军外科医生 James Lind 开展了流行病学临床试验，将 12 名患病海员分为 6 组，进行对比干预试验，证明了坏血病是缺乏新鲜水果和蔬菜引起的。②1796 年，一位英国医生 Edward Jenner 发明了牛痘，人群普及接种牛痘预防天花，使得天花得到了有效控制直至被消灭。③18 世纪，现代流行病学先驱人物之一 Pierre Charles Alexandre Louis 通过对比观察，研究放血疗法对炎症性疾病的疗效；其与英国统计总监 William Farr 在英国第一次开展了人口和死亡的常规资料收集，对这些数据进行分析时提出了许多重要的概念如人年、标化死亡率、患病率=发病率×病程、剂量-反应关系等。1850 年，流行病学学会"英国伦敦流行病学学会"成立（Origin of London Epidemiological Society），肯定了 Louis 将统计学应用于流行病学中的历史贡献，该学会的成立标志着流行病学学科的形成。④英国内科医生 John Snow 针对伦敦宽街霍乱的暴发，首次使用病例分布标点地图，对不同供水区居民霍乱的死亡率、伦敦宽街的霍乱流行全貌进行调查，而后提出霍乱是经水传播的科学论断，并通过干预有效控制了此次流行。该研究成为现场调查、分析和控制疾病流行的经典案例，影响了一代又一代的流行病学工作者。

（三）学科发展期的一些重要事件

这一时期出现的重要事件很多，分为三个阶段。

1. 第一阶段 为 20 世纪 40～50 年代。该阶段慢性非传染性疾病的研究方法进展较快。代表性的研究或事件有：①英国的 Richard Doll 和 Austin Bradford Hill 进行了关于吸烟与肺癌关系的系统研究，肯定了吸烟为肺癌的危险因素，其另辟蹊径，拓宽了生活方式与疾病关系的研究领域，通过队列研究创造性开启了慢性病病因学研究的新视野，为其他慢性病病因研究树立了模板。②美国 Framingham 心脏研究（Framingham Heart Study，FHS），始于 1948 年美国 Framingham 小镇，至今研究仍在进行。在长达半个多世纪里，研究涉及受试者及此后第三代后代。Framingham 心脏研究在人类与心血管疾病的斗争中做出了杰出贡献，它改变了心脏病防治的轨迹，且已成为一个医学符号，提醒人们远离危险因素，重视健康理念，它让我们对心血管疾病有了全新认识，堪称医学研究的典范。更可贵的是研究者们秉承始终如一追求真理的精神，与时俱进、上下求索，不断发现问题，拓展研究领域。而且，全世界依据 FHS 发表的文章超过 1800 余篇，其贡献远超出心血管领域，对各个领域都产生了巨大影响。③1951 年，Jerome Cornfield 提出了衡量暴露因素与疾病关联强度的指标相

对危险度、比值比等，大大推动了病因学的研究，该指标不仅应用于医学，还应用于社会科学研究的许多领域。④1954 年，Jonas Edward Salk 在美国、加拿大和芬兰组织开展了脊髓灰质炎疫苗现场试验，涉及 150 余万 1～3 年级儿童，肯定了该疫苗的保护效果，也为进一步实现消灭脊髓灰质炎目标奠定了基础。⑤1959 年，Nathan Mantel 和 William Haenszel 创造性提出了分层分析方法，此方法成为控制混杂因素的重要分析方法之一，至今成为文献引用率极高且颇具影响的重要流行病学研究方法。

2. 第二阶段 为 20 世纪 60～80 年代。此时期流行病学研究方法发展更为成熟和完善。该时期出现的代表性事件有：①1979 年，Sackett 提出了分析性研究可能出现 35 种偏倚。②1985 年，Miettinen 提出了偏倚的三大分类，即选择性偏倚、信息偏倚及混杂偏倚，并对三大偏倚详细加以阐述。③Logistics 回归模型的创建和使用成为当时流行的分析方法，由于该模型能给出暴露因素与疾病关联的相对危险度（或比值比），致使该方法一直被使用至今，并成为主流的流行病学数据分析方法。④国外出版了一些重要的流行病学教科书或专著，如 MacMahon（1970 年）的 *Epidemiology-Principles and Methods*、Lilienfeld（1976 年）的 *Foundations of Epidemiology*、Rothman（1986 年）的 *Modern Epidemiology*、Last（1983 年）的 *A Dictionary of Epidemiology*、Schlesselman（1982 年）的 *Case-Control Studies*，以及 Breslow & Day（1983 年）的 *Statistical Methods in Cancer Research* 等。这些著作成为至今学习和研究流行病学的经典书籍，对于初学者来说如获至宝。

3. 第三阶段 为 20 世纪 90 年代至今。此时期流行病学应用领域不断扩大，分支学科不但成熟与完善，而且新概念新技术不断推出，流行病学与其他学科交叉融合特别活跃。有代表性的事件如：①分子流行病学的问世，《分子流行病学——原理和实践》是由 Schulte 于 1993 年出版的。随着基因组学及蛋白组学的发展，基因组流行病学及蛋白组学流行病学应运而生。②基于健康生态学模型的理论提出了生态流行病学的概念，强调从遗传背景（分子水平）、个体行为生活方式因素、社会因素及政治、经济、全球化等因素，纵观人的一生经历的全部暴露来研究疾病与健康的相关关系。随着信息学的发展及大数据的到来，如何针对大数据进行挖掘并用于人群的健康保健迫在眉睫，与时俱进的循证医学及循证保健成为 21 世纪医学的革命，为临床流行病学的发展提供了新的机遇。

第二节 临床流行病学的问世与发展

一、临床流行病学的问世和发展简介

20 世纪 30 年代，自美国耶鲁大学教授 John R Paul 提出了临床流行病学概念以来，历经 40 多年，直到 20 世纪 70 年代后期 80 年代初期，通过 David L. Sackett、Alvan R. Feinstein 和 Robert H. Flecher 等教授的不懈努力和奋斗，在临床医学研究中，创造性将流行病学及卫生统计学原理和方法与临床医学有机地结合起来，从理论和实践上不断发展和完善临床流行病学，深化了对疾病的发生、发展和预后转归整体规律的认识，提高了对疾病的筛检、诊断和治疗水平，创建了现代临床流行病学。

> **知识点 1-2**
> 1. 最早提出临床流行病学概念的学者。
> 2. 创建临床流行病学的第一个事件。
> 3. INCLEN 的宗旨。

在创建现代临床流行病学过程中，出现的重要事件有：①在美国洛克菲勒基金会卫生部主任 Cerr White 和 Scott Halstead 等的发起和支持下，于 1982 年建立了国际临床流行病学网（International Clinical Epidemiology Network，INCLEN）。②在美国、澳大利亚和加拿大建立了 5 个国际临床流行病学资源和培训中心，美国有两所大学（University of Pennsylvania、University of North Carolina）参与；澳大利亚有 1 所大学（University of Newcastle）参与；加拿大有两所大学（McMaster University、University of Toronto）参与。③创建的 5 个国际流行病学中心为全世界尤其是发展中国家培养了大批临床流行病学专业人才，并通过这些专业人才在全世界 34 个国家的 84 所高校建立了相应的临床流行病单位（Clinical Epidemiology Unit，CEU），其中包括我国的上海医科大学（复旦大学医学院）和华西医科大学（四川大学华西医学中心）。④在欧洲、亚洲、非洲及拉丁美洲相继建立了 8 个地区的临床流行病学资源和培训中心（Regional Clinical Epidemiology Resource and Training Center）。

INCLEN 的宗旨是，在最可靠的临床依据和最有效使用卫生资源的基础上，促进临床医学实践，从而致力于改善人民健康。为达到此目的，本工作网上的各国临床医生、统计及社会学家要共同努力，以建立和维持最佳的医学研究和医学教育，这些是致力于改善人民健康的最重要条件。

二、我国临床流行病学的引入和发展

我国临床流行病学的引入始于 1980 年改革开放初期,在美国洛克菲勒基金会和我国卫生部的支持下,我国派出 4 名国内著名专家到英国剑桥大学参加由洛氏基金会卫生负责部门主办的"临床流行病学"培训班,从此,临床流行病学这一新的方法、原理及观念引入我国。1981 年起,由洛氏基金会资助,先后从华西医科大学及上海医科大学等高校选派了一批临床医生前往美国、加拿大及澳大利亚国际临床流行病学资源和培训中心接受硕士学位的正规培训。

> **知识点 1-3**
> 1. 临床流行病学引入我国的事件。
> 2. INCLEN 首批入选中国的临床流行病学单位。
> 3. 中国临床流行病学工作网成立时间。

在我国临床流行病学的发展过程中,重要的事件有:①原上海医科大学和原华西医科大学被 INCLEN 选为首批中国的临床流行病学单位。②在卫生部的领导和支持下,我国 13 所卫生部部署院校接受了世界银行的医学教育贷款,在该贷款项目中设立了一个临床研究的 DME(Design、Measurement、Evaluation)项目,也就是临床流行病学项目。③1983 年在贷款项目的支持下,上海医科大学、华西医科大学和广州中医学院建立了三个 DME 国家培训中心(简称 DME 中心),在全国 20 余所医学院校开设了临床流行病学课程,有些院校成立了临床流行病学教研室,培养了一大批后续的临床流行病学专业人才和临床科研人才。④我国于 1988 年成立了中国临床流行病学工作网(China Clinical Epidemiology Network,CHINACLEN),并与 INCLEN 接轨。⑤1988 年召开了全国第一次临床流行病学会议,进行经验交流,并发展成员,齐心奋斗,为临床流行病学后续的发展奠定了良好的基础。⑥1993 年建立了中华医学会临床流行病学分会。⑦原华西医科大学的王家良教授主编了我国第一部《临床流行病学》教材。

第三节　临床流行病学的定义、地位和特征

一、临床流行病学定义

临床流行病学,自创建到现在,多数学者均对临床流行病学进行过描述。美国耶鲁大学 John R. Paul 教授认为,临床流行病学是以病人为对象开展研究工作,为临床医生和研究者提供重要信息的方法学。加拿大临床流行病学家 David L. Sackett 教授指出,临床流行病学是临床医学的一门艺术,是临床医学的基础学科。美国学者 Robert H. Fletcher 则认为,临床流行病学是将流行病学的原理和方法应用到临床,以解决临床遇到的问题的一门科学。

> **知识点 1-4**
> 1. 国内学者对临床流行病学的定义。
> 2. 临床流行病学的地位和作用。
> 3. 临床流行病学的特征。

我国临床流行病学学者王家良教授认为,临床流行病学(clinical epidemiology)是一门新兴的临床医学基础科学,是在临床医学的领域内,引入了现代流行病学及统计学的有关理论,创新了临床科研的严格设计、测量和评价的方法学,从病人的个体诊治并扩大到相应患病群体的研究,探讨疾病的病因、诊断、防治和预后的规律,力求研究结果的真实性,使获得研究的结论有充分的科学依据。临床流行病学是临床医生从事临床医学科学研究和指导临床医疗实践十分有用的理论和方法。

国内刘续宝教授认为,临床流行病学是将现代流行病学及统计学等原理和理论引入临床医学的研究和实践的一门临床方法学,采用宏观的群体观点和相关的定量化指标,将科学严谨的设计、定量化的测量和严谨客观的评价贯穿于临床研究中,探讨疾病的病因、诊断、治疗和预后的系统性规律,力求避免各种偏倚因素的干扰,确保研究结果的真实性,并对临床医学实践产生重要的循证价值,因此,它重在创造最佳的研究成果,促进临床医学水平的提高。

2010 年最新版的《现代流行病学词典》中对"临床流行病学"给出了如下定义:"临床流行病学是研究在临床医学中进行科学观察并对其结果作出解释的一门方法学。其任务是应用流行病学的原理和方法,去观察分析和解释临床医学中的诊断、筛检、治疗、预后以及病因等研究中所遇到的问题"。

国内李立明教授认为,临床流行病学是在临床医学研究中,以病人群体为研究对象,应用流行病学原理和方法,观察、分析和解释临床医学中的诊断、筛检、治疗、预后及病因等医学研究中所遇到的问题,为临床决策提供科学依据的一门方法学。其核心内容是临床科研的设计(Design)、测

量（Measurement）和评价（Evaluation），简称DME。

作为本书的著者，愿意给出如下定义："临床流行病学是在临床医学研究中，以病人群体为主要研究对象，应用流行病学的原理和方法，解决临床医学遇到的筛检、诊断、治疗、预后及病因等临床医学研究中的问题，实施设计、测量和评价，为临床决策提供科学依据的一门方法学。"

二、临床流行病学的地位和作用

临床流行病学，从其诞生到发展，其宗旨是非常明确的，就是运用流行病学的原理和方法解决临床问题，因此这门学科在临床医学中大有用武之地。

（一）为临床医学研究提供科研方法和研究思路

临床医学，研究对象就是患病病人，由于每个人先天的遗传性状不同，后天的生长及发育的环境不同，再加上生活方式也因人而异，即使同时患同一种疾病，可能临床表现也千差万别。临床治疗上，经常会遇到，虽然使用的是同一种药物，但同种疾病病人反应疗效相差甚远等现象，在临床医生每天查房及访视病人过程中，甚为困惑。如何提高诊断能力或筛检能力？如何加强药物的安全性及减少副作用？如何提高临床治疗水平？如何评价影响预后的因素？要回答这些临床医生每天遇到的问题需要应用临床流行病学加以解决。临床流行病学就是要从设计、测量和评价（即DME）三个阶段为临床工作者提供研究方法。无论是临床上遇到的病因问题、诊断问题、治疗问题还是影响预后的因素研究，临床流行病学均可提供完备的方法与其对应。解决临床问题采用的DME方法，该方法是由加拿大的McMaster University的临床流行病学家们总结归纳的，目前已经得到全世界同行的公认。

（二）为临床诊疗效果的评价提供科学的方法与手段

传统的流行病学研究方法，主要包括描述流行病学、分析流行病学、实验流行病学及理论流行病学四大部分，侧重于病因研究和预防。而在临床上，临床试验中使用的临床随机化对照研究方法更为重要，已经成为临床上评价治疗效果的金标准。由于该研究设计有其特点，如随机、盲法、前瞻、平行对照，对流行病学研究出现的选择性偏倚、信息偏倚和混杂偏倚都有很好的控制，大大增加了研究结果的可靠性，该方法促进了临床流行病学的产生，它的出现不仅得到了医学界的广泛关注和使用，而且为临床诊疗的评价提供了科学的方法和手段。当今，大样本多中心的临床随机化试验结果已经成为最佳循证医学的证据，广泛应用于临床实践中。

（三）为临床决策和实践循证医学提供科学的证据和思维

加拿大学者David L. Sackett明确指出，"循证医学是有意识地、明确地、审慎地利用现有最好的证据制订关于个体病人的诊治方案"，临床流行病学就是以随机对照试验作为法宝，为临床各类问题的研究提供方法。截至20世纪70年代，全世界已经完成了大量的临床随机化试验并将结果公布于世，问题是如何系统地总结和传播这些研究的证据，并将这些证据用于指导临床实践，提高临床医疗水平和服务质量，成了临床医生面临的巨大挑战。为此，循证医学的先驱者们提出，临床决策应来自当前最好的证据，而当前最好的证据应该从发表的临床科研论文中获取以支持临床决策。因此，根据每天遇到的临床问题，如何上升为临床科研问题，如何检索和收集当前最好的证据，如何评价这些研究的证据，如何分析和综合这些研究的证据得出可用于临床决策的证据，以及不断地更新和完善证据，临床流行病学完全可以提供这样一个完整的循证决策的科学思路。当今每年均有大量的大样本多中心临床随机化对照研究结果发表，其研究结果已经成为临床诊治的"金标准"，这种不断的研究和完善促进研究证据被广泛应用，近些年来，临床流行病学的发展催生了循证医学理论完善和实践的开展，也引发了病房里的革命。

（四）服务于医学教育，培养高素质的临床医学家

临床医生，在临床实践中一方面要成为一名合格的临床医生，另一方面也要成为优秀的临床问题研究专家。临床医生每天遇到的临床问题，就是病因问题、诊断问题、治疗问题和转归问题等，合格的临床医生应该是根据当前最佳的证据对病人进行诊断、治疗、判断预后等，整个过程是建立在科学的基础之上的。想要具有这些能力需要临床医生不断地学习，而当前证据的提供是采用临床流行病学的方法研究的结果。医学是不断发展和完善的，仅仅做好会看病的医生是远远不够的，工作在临床的资深医生几乎都参与临床问题的研究，学好临床流行病学就掌握了研究病因问题、诊断问题、治疗问题及转归问题的研究方法和技巧，临床问题研究出色的专家往往是精通临床流行病学并运用临床流行病学方法成功解决临床问题的获益者。临床流行病学不仅提高临床医生开展

临床科研的能力，更重要的是提高了临床医生临床科学决策的能力。可见临床流行病学对于培养高素质的临床医生意义深远。

三、临床流行病学特征

临床流行病学是研究临床上的医学问题，具有鲜明的特征。

（一）病人群体的特征

传统的流行病学是研究人群中的疾病分布及其影响因素，而疾病分布往往是使用疾病频率的指标加以反映，这些的指标分母一般是指当地人口或研究地区所覆盖的所有人群，这样传统流行病学使用的疾病频率具有一般人群的概念。而临床医学关注的是病人个体的诊断、治疗和预后等。临床流行病学往往关注的是基于临床问题确定临床研究目的患某一种疾病的一群病人，往往对纳入研究的病人要求具有良好的同质性，关注的是病人群体，计算的频率往往是基于这个病人作分母产生的频率。这是临床研究有别于经典流行病学研究的特征。

（二）对比性特征

流行病学研究的经典设计，如描述性研究、分析性研究或实验性研究等，对比是永恒的基调。有的研究设计了对照组，如病例对照研究、队列研究或实验性研究等，有对照就可以对比，对比是科学研究的基础；而有的流行病学研究设计是没有对照组的，但是解释差异总是采用分组对比，如描述性研究，可按照性别分组或文化分组等，总是能够对比的。临床流行病学研究，对比性研究贯穿始终，如两种诊断方法的对比、两个药物疗效优劣的对比、高血压与正常血压对疾病预后影响的对比。因此，临床流行病学研究中对比是揭示差异的通常做法。

（三）统计学特征

临床流行病学研究，总是要寻找合适的研究对象，而这些研究对象就是一个群体，在群体中某个指标就会表现出变异，人们在分析数据时，总是要计算该指标的平均数值和变异数值用以描述该指标的平均水平和离散趋势。而研究对象往往也是一个研究样本，样本之间的比较是一定要使用统计学方法来完成统计学推断的，以回答药物是否有效或有无副作用。那么，在临床流行病学研究中，无论是计算描述数据的集中趋势或离散趋势的指标，还是做某指标在样本间的比较或做两个或更多个指标间的相关或回归，均会采用统计学方法来解决。因此，临床流行病学研究往往是统计学的使用贯穿始终。

（四）多学科相结合的特征

临床流行病学主要是研究临床遇到的问题，对于这些问题的解决，主要采用流行病学方法和卫生统计学方法，此外，也会涉及临床经济学效果评价、病因学研究关注的心理学、个人的社会行为、环境因素、卫生保健等多个学科领域的知识。因此，临床流行病学是以临床问题为背景，流行病学、卫生统计学、卫生经济学、心理学及社会医学等多个学科相互结合，相互渗透创造最佳的研究证据以用于临床医学实践。多学科结合是临床流行病学研究的特征之一。

（五）发展的特征

> **知识点 1-5**
> 临床流行病学与流行病学的区别。

回首流行病学发展的历史，人类面临的疾病谱不断变化，流行病学的方法和理论与时俱进，不断发展和完善。早期流行病学研究传染病，传染病流行病学关注传染病的三个环节和两个因素。目前，慢性非传染性疾病成为威胁人类生命健康的主要疾病，此时现代流行病学更关注社会、心理和环境因素的研究。对比之下，临床流行病学从诞生之日起就注重临床问题的设计、测量和评价，与时俱进，目前在强调随机化临床试验研究结果重要性的同时，发展以查找证据、评价证据、分析及综合证据、产生证据和使用证据为主的循证医学研究。可见临床流行病学在不同时期的研究，其研究临床问题的方法和理论是在不断发展的。

第四节　临床流行病学与流行病学的关系

经典的流行病学是研究人群中疾病与健康状况的分布及其影响因素，并研究防治疾病及促进健康的策略和措施的科学。

可见流行病学研究的是特定人群，涉及的疾病与健康状况包括疾病、伤害及健康三个层次。研究的问题涉及揭示疾病现象，寻找疾病原因，提供预防措施的三个流行病学任务。而采用的方法为流行病学的观察法、实验法和数理法，即流行病学研究的三种基本方法。

流行病学是一门应用学科，有别于纯理论科学，流行病学知识本身贯穿多个流行病学原理，如疾病在人群的分布不是偶然的、随机的，而是由原因因素如暴露因素或个体易感性决定的，从中寻找可控因素，疾病是可以预防的；传染病的感染过程与流行过程；人与环境关系的健康生态学模型；原因未明疾病的研究过程及病因推断原理；三级预防策略等。

可见，流行病学针对研究的人群，主要任务有两点：即研究疾病的病因和疾病的预防。

临床流行病学则是应用流行病学的原理和方法，针对临床实际问题，研究病人群体的分布和临床特征，包括研究病因、危险因素、诊断、治疗效果、副作用及预后等。

临床流行病学往往是针对病人群体以期获得最佳证据，应用这些具有群体性的最佳研究证据，针对个体病人的具体情况，做出科学预测性的临床决策。可见临床流行病学肩负的责任就在这里。

Robert H. Flecher 在论述临床流行病学与流行病学两者关系时认为：临床流行病学本身是源于临床医学与流行病学，说它是"临床"是因为要回答的是临床问题，是采用最佳证据用于临床决策；说它是"流行病学"，是因为解决临床问题所采用的主要是流行病学方法。在临床上，针对患病个体医疗决策的最佳证据往往基于对病人群体大样本的研究结果。

尽管如此，临床流行病学原本是流行病学的分支之一，主要是流行病学、卫生统计学与临床医学等交叉形成的交叉学科，随着方法的发展和应用，必将大大促进临床医学理论和科研的发展，临床流行病学发展的春天已经到来。

第五节 临床流行病学的研究内容和方法

临床流行病学，作为研究方法，可以应用到临床医学各个学科领域的科学研究。临床医学研究的问题种种，如某个指标是否可以成为筛检某个疾病可疑病人的指标；某个蛋白是否能够成为早期诊断某个疾病的指标；如何评价某治疗方法的治疗效果或出现的副作用；哪些因素影响疾病的短期及长期预后；什么方法能够成为治疗疾病的最优方案；运用卫生经济学方法，研究用最小的成本投入解决最佳的疾病治疗问题；对当前临床日常实践的临床行为进行系统、科学的评价，探讨其可推广和应用的证据，用于最佳临床决策；可见临床流行病学要研究的问题众多。实质上，临床流行病学研究内容的核心主要有三个过程：①如何根据临床问题制定高标准、高质量的临床科研设计方案；②如何按照设计方案，客观、完整、准确地收集无偏数据，并对其进行合理的整理和正确的分析；也包括如何科学地衡量临床已有的数据和信息资料；③对发表的研究结果进行科学的评价，提炼成有价值的观点如上升为治疗指南，用于指导临床实践。将这些过程进一步概括为设计、测量和评价，即 DME，因此 DME 就是临床流行病学的核心内容。关于设计、测量及评价的详细内容，见后面相应章节。

> **知识点 1-6**
> 1. 临床流行病学的研究内容。
> 2. DME。

一、设 计

临床研究，一定要有一个计划，即临床设计。在临床设计中，首先明确研究目的，根据研究目的，确定研究假设，设计方法对临床假设进行检验。整个临床研究设计，主要包括以下几个方面。

■ （一）研究目的

临床研究的目的是研究的核心，临床研究的目的主要来源于：①临床医生临床实践遇到的问题，但前人尚未解决；②从学习的医学文献中得出的研究启示和想法；③课题组或上级医师提出要解决的临床问题。不管哪里来的研究目的，均包含了一个科学假设，是需要采用适当的研究方法加以检验的。值得注意的是，研究目的一定要明确、具体，庞大、空泛的目的无法设计更好的研究方案。

■ （二）研究方案

研究方案是根据研究目的设计研究方法，包括现场或实验室收集资料的方法，以及数据录入及统计分析方法等，是具体研究一个问题的详细说明。这里涉及对研究方法的选择，如病因研究，我们可以选择描述流行病学以提出研究假设，采用分析流行病学以检验假设，进一步采用实验流行病学验证假设。评价药物治疗的临床效果，可以采用临床随机化试验（RCT）方法。

（三）研究对象

研究对象可以是总体，也可以是样本。总体就是研究对象的全体，往往难以获得。实际上针对研究的临床问题，常常是选择样本人群，对样本人群的选择要注意：①样本人群的数量，应有足够的数量，样本太少，获得数据变异会很大，准确性差。②样本一定是随机样本，即样本要有代表性。对于有明确纳入标准和排除标准的样本，研究结果的外推一定要注意。③由于临床流行病学是以病人为研究对象的，那么对于病人的诊断一定要明确、公认和统一，研究的结果才便于比较。具备了这些条件的样本，就保证了研究样本的可靠性。

（四）研究对象的分组

临床流行病学的研究，根据研究目的选择研究方法，描述性流行病学的研究因为没有对照组，分组往往是按照暴露因素有无或基本特征分组，如是否按吸烟分组、按性别分组等；分析性研究，如队列研究是按照建立队列时的基线暴露因素的有无分组；病例对照研究，由于是明确设置了对照，病例组与对照组自然就把研究对象进行了分组。而实验流行病学，该研究具有明显的特征，如随机分组、人为干预、前瞻、平行的对照，因此这个方法成为临床评价药物疗效或副作用的金标准。

（五）研究指标的确定

一般是根据研究目的确定研究指标。比如评价一个药物的安全性或治疗效果，就要选择药物的有效率、好转率、治愈率、病死率、不良反应发生率等。要是在临床上评价一个技术或一个指标是否能够成为该疾病的诊断方法，首先要选择当前临床医学界公认的诊断方法为金标准，按照诊断试验的设计来衡量该技术或指标的诊断能力。在评价急性期缺血性脑卒中病人出院及出院后三个月、六个月等的预后，一般是选择公认的神经功能评分（MRs 评分）来反映。在评价某个疫苗针对具体的传染病的预防效果，一般选择人群保护率、效果指数等。关于这些指标怎么测量及如何保证它的准确性、真实性、可靠性均在设计时明确。

（六）确定资料的收集和分析方法

临床流行病学研究的对象是具体的病人，往往就是床旁病人，收集的资料大致分为三部分：①一个是需要与病人面对面调查获得的资料，这就需要客观如实地收集资料，有些指标需要定义明确（如什么是吸烟），严格执行。如果调查涉及隐私等问题，调查也有专门的方法可考虑，需注意。总之，要想尽办法做到准确、真实获得病人的实际情况。②临床检验或临床实验室报告的结果，这些对病人来说是已有的数据，一般各三甲医院实验室使用的检测方法是公认的，化验的结果是互认的，做临床研究是有用的，可以直接从电脑记录的数据中摘抄下来。③收集病人的生物标本，如收集病人的血样或手术组织等，一方面要通过伦理，一方面要注意收集样本的时间、保存方式、运送方式等，确保整个采样过程标准、规范，确保整个研究结果的准确性。数据的分析主要是统计学分析，严格按照统计学原理和方法要求进行。

（七）临床研究过程的质量控制

在临床研究过程中，由于有各种因素，都可能会影响研究结果，导致研究结果出现偏差。如对研究对象的选择，纳入标准没有说明对该病并发症的要求，选出的病人有的有并发症，有的没有并发症，即使有并发症，可能并发症也不相同，使得病人病情不齐同。另外如使用诊断标准不同，出现病例选择不齐同，导致选择性偏倚出现。还有，临床研究主要是病人，影响临床观察结局的指标众多，分组并非随机化，混杂偏倚在所难免。所以，临床研究在设计阶段，一定要考虑清楚，如何控制各种偏倚因素的影响，研究的质量控制应该非常明确和具体，同时在分析阶段，也要考虑使用分析方法控制偏倚如混杂偏倚等。

二、测 量

测量就是在临床研究中，使用临床流行病学指标对临床现象或效应进行测量。假如对病人有些临床现象出现的程度需要正确测量频率指标，如使用描述流行病学指标如发病率、患病率、共病率、感染率、死亡率、病死率及生存率等。如对于暴露因素或干预因素引起的效应需正确测量效应指标，如相对危险度、特异危险度、比值比、剂量-反应关系等。

在临床研究中，有些指标是采用仪器或设备客观准确测量出来的，如心电图、身高、血压、心律、脉搏、发病、死亡等，这些指标由于是客观测量，我们称之为客观指标。而有些指标，是病人的主观感觉，如病人主诉头疼、头晕、痒、不舒服等，这些指标都是病人的叙说，称为主观指标。

无论是什么样的临床研究，对临床现象的测量是必需的。但是，无论采用什么方法，都要求测量的指标要有很好的灵敏度和特异度。所以在使用测量指标时一定要有充分的考虑。

在临床科研中，测量病人的有关指标，往往是医护人员或某课题组成员来进行的，那么导致测量偏倚的出现是不可避免的。如何将测量偏倚控制在最小范围之内，这就需要测量前的培训、统一标准、统一做法，尽可能减少工作人员之间的误差；还要减少仪器型号、试剂批次带来的误差，测量者的主观误差等。事先想好可能出现的误差，明确测量方法，严格遵守测量操作程序，做好预案加以防范。

三、评 价

评价就是使用临床流行病学方法，评价各种临床研究数据、实验室研究的数据及研究的结论。目的是检验这些数据的真实性、可靠性和可行性。最重要的是在对病因、危险因素、诊断、防治、疾病预后及临床卫生经济学等研究的基础之上，结合临床专业及临床实际，对研究结果的临床价值或公共卫生价值予以全面评价。临床流行病学，由于研究对象是病人群体，往往研究的是一个样本人群，无论是对某指标的参数估计还是对组间统计学的差异进行显著性检验，都需要统计学推断，明确其统计学意义。这里需要说明的是临床研究，首先要根据研究目的，确定数据的统计学意义，以排除抽样误差的影响。但是只有统计学意义还不够，临床研究还要评价研究指标的生理学意义、卫生经济学意义及临床应用意义，这几个方面评价的意义更为重要，评价的结果可为临床决策提供参考。具体评价体现在以下几个方面。

（一）评价研究结果的真实性和可靠性

评价临床研究结果的真实性和可靠性，主要是针对临床研究整个研究过程的评价。就是对研究设计方案、研究目的及意义、数据收集方法（是否全面、准确及客观）、病例诊断标准是不是公认，各种干预措施的施加是不是统一和规范、结局指标的选择是不是公认，有关各种偏倚的防范和控制是不是准确和有效，样本来源的代表性和研究过程中的依从性如何，统计学检验方法使用的正确性等的整个研究过程进行全面评价，以确认研究的真实性和可靠性。

（二）评价研究结果的重要性

1. 评价研究结果的统计学意义 临床研究问题很多，但无论什么问题，均可以采用描述统计学和推断统计学进行。如要了解某指标出现的频率、并发症出现率、既往疾病共存率、不良反应发生率等，均可以采用描述统计学方法计算频率，估计该指标可信区间（confidence interval，*CI*）。如果要评价某指标两组间或多组间统计学出现的差异，需要采用正确的统计学方法评价该指标的统计学差异的意义，明确该指标的真阳性率和真阴性率。任何临床研究，首先需要肯定统计学意义，这是评价临床研究意义的基础。

2. 评价研究结果的临床意义 临床研究无论是涉及病因、诊断、治疗，还是涉及预后研究，完成了统计学评价之后，尚需将研究结果与临床实际结合，要对临床价值和应用性加以评价，确认该研究的真正临床意义，即是否提高了临床治疗水平或降低了临床治疗过程中的副作用，或降低临床的病死率、提高了临床生存率等。

3. 评价研究结果的卫生经济学意义 这个过程的评价主要是采用卫生经济学的原理方法，计算成本-效益、成本-效果、成本-效用，加以比较和评价，以评价该研究是不是成本低、效果好的研究，是否值得推广使用。任何临床应用的方法或技术，一定要考虑成本产出，在临床上，成本低、效果好的技术是受欢迎的。

总之，临床研究的核心内容就是设计、测量和评价，这三者贯穿临床研究的始终，在这个过程中，为确保临床研究结果的真实性和可靠性，各种偏倚有效控制是重要的，为临床提供既有统计学意义、经济学意义又有临床应用意义的研究是临床流行病学研究的目的。

第六节 如何学好临床流行病学

临床流行病学是一个实践性很强的学科，对于初学者应在以下几个方面加强学习。

一、注意研究和学习临床流行病学这门学科出现的基本概念

一门学科基本概念的理解和掌握对于学习这门课程是非常重要的，它是这门学科的基础，如临床流行病学、DME、诊断试验、预后研究等基本概念。掌握这些基本概念，是学习和掌握这门理论知识的敲门砖；掌握这些基本概念，就能很快地了解这门学科是研究什么的，涉及哪些基本内容；掌握这些基本概念，便于掌握这门课程的核心和全部理论内容。

二、学好临床流行病学的基本原理

流行病学拥有该学科的基本原理。临床流行病学是在临床背景下的研究，也呈现明显的基本原理。临床流行病学主要是以病人为研究对象，各种疾病在人群中的分布不是随机分布的，而是表现出时间、地区及人群分布的特征。疾病的三间分布是病因研究的基础，寻找外界环境的暴露因素与个体的易感性进行病因关联研究，并从中测量、评价以采取控制措施预防疾病也是临床流行病学研究工作的思路；另外，在门诊或体检人群或研究现场人群中开展筛检，筛选可疑病人，及时进行诊断，开展二级预防（早发现、早诊断、早治疗），在临床研究更为多见（如五癌筛检）。因此，现代临床流行病学的基本原理包括疾病在人群中的分布原理；疾病自然史，即疾病发生发展过程，尤其是疾病进入临床的发展过程；病人的群体特征，包括合并疾病或并发症，这些决定了医生的临床决策及病情的转归；人与环境的关系，即疾病的生态学模型；现代病因概念，尤其是多病因论观点；病因推断原则；临床疾病的防制原则和策略，强调三级预防的重要性，临床上在重视一级预防健康教育的同时，也更注重二级及三级预防。理解和掌握这些临床流行病学的基本原理对于学好临床流行病学是非常重要的。

三、学习和掌握临床流行病学的研究方法

流行病学的研究方法，概括起来主要有描述流行病学、分析流行病学、实验流行病学及理论流行病学四部分，这四个方面的研究方法均在临床流行病学中更为广泛使用，而且使用中有其特点：①在疾病筛检和诊断中使用筛检试验和诊断试验，对可疑病人进行筛选和加强诊断，突出二级预防更为重要。②在病因研究中使用描述流行病学，尤其是个案调查、病例报告、病例系列分析、群体病例随访；病因学研究中使用病例对照研究、队列研究及实验流行病学等。在临床上，尽管分析性研究和实验性研究经常开展，但是个案调查、病例报告同样重要，因为临床上常常是临床医生首次遇到原因未明疾病、罕见病例或疑难杂症病人，首次开展个案调查及病例报告，为未明疾病的病因研究奠定良好的基础。③评价药物的疗效或副作用使用随机化双盲对照试验（RCT），尤其是大样本上千例的RCT已经成为评价临床药物疗效的金标准方法。④基于疾病自然史，开展队列研究，进行疾病预测模型研究，这是基于队列研究方法本身的优点开展的工作，尤其是大队列研究，为临床预后转归提供循证医学证据。

因此，掌握临床流行病学研究方法，不但能掌握理论知识，而且能促进临床研究和成果的转化。

四、学习临床流行病学研究的典型案例

临床流行病学，作为流行病学分支之一，自出现之日起，就体现了这个领域的勃勃生机，涌现了数不胜数的经典研究案例。如年轻女性阴道腺癌与母亲妊娠期服用己烯雌酚的病因学研究、早产儿出生后高浓度氧吸入与晶状体后纤维增生症的关系、1948年英国医学会开展的链霉素治疗肺结核的随机化临床试验等，这些传统临床流行病学经典研究案例，一直是流行病学工作者学习的最好素材和模板，研究典型案例，可以使人们更清楚流行病学是如何针对临床问题开展研究的，是如何发挥作用的，是如何解决临床问题的。

目前，关于临床流行病学好的研究实例众多，如《新英格兰医学杂志》、《柳叶刀》、*JAMA* 等杂志上的好的实例举不胜举，许多研究都是采用流行病学研究方法解决临床问题的，均可成为临床流行病学工作者学习、研究、借鉴、评判、吸取、激发灵感的最好文章。通过众多案例的学习，极大地提高了流行病学工作者对流行病学理论的理解，促进了实际临床问题的解决和方法的创新。

五、从实践中学习临床流行病学，促进理论知识的广泛应用

临床流行病学的理论知识是完善的，也具有鲜明的应用价值。掌握临床流行病学理论知识，在

临床上，可根据需要运用临床流行病学知识解决临床诊断、治疗、预后等问题。如选择明确的临床研究问题，建立入院病人队列，建立研究的数据库，进行前瞻随访，研究疾病预后的影响因素，这种研究对于病人、家属及医生来说均是非常关心的问题。

另外，临床流行病学也是不断发展的，不仅要在书本上学好临床流行病学理论知识，还要在临床实践中学习和运用，好的理论一定还要在实践中检验，而实际中更能丰富和完善临床流行病学理论，推进临床流行病学方法的发展。

理论知识指导临床实践，反过来临床实践也促进人们对理论知识的深入理解；更深入理论知识的理解，反过来也大大促进对临床实际问题的解决，甚至可以创造性解决临床问题，可见要解决的临床问题是先导，而解决临床问题的临床流行病学方法仍需要不断创新和发展。

（赵景波　王　帆）

第二章　临床研究问题的提出与选择

【案例 2-1】

深海鱼油是一种很畅销的常用保健品，具有预防心脑血管疾病、老年痴呆、关节炎及改善视力等功效。有研究显示，每周食用 1～2 次鱼类食物可以降低心血管疾病的风险，如每天食用 40～60g 鱼类食品（相当于 0.2～1.0gΩ-3 脂肪酸）可以使心血管疾病的死亡率降低 50%。但是，另有一些研究并未观察到同样结局，因此，关于 Ω-3 脂肪酸是否能降低心血管事件的发生仍缺乏直接证据。

糖尿病病人罹患心血管疾病的风险是一般人群的 2～3 倍，在糖尿病人群中开展补充 Ω-3 脂肪酸与心血管事件发生的研究，具有重要的公共卫生意义。为此，某学者拟实施一项以评价服用 Ω-3 脂肪酸补充剂能否降低糖尿病病人心血管事件发生率的随机对照试验。该研究拟在某城市社区开展，选择 40 岁及以上且未患有心血管疾病的任何类型糖尿病病人作为研究对象，排除因禁忌证或者其他原因不能至少坚持 5 年服用 Ω-3 脂肪酸补充剂的病人。研究最终共纳入 400 名研究对象。研究对象被随机分为试验组（200 名）和对照组（200 名），试验组每天服用一粒 1g 的胶囊，其中含有 840mg 海洋 Ω-3 脂肪酸，对照组每天也服用 1g 的胶囊，但成分仅为橄榄油。对所有研究对象随访两年，观察其心血管事件（心绞痛、心肌梗死等）的发生情况。

【案例问题】

1. 该研究的关键问题是什么？
2. 该研究问题属于哪种类型的临床研究问题？是通过何种来源提出的？
3. 利用 "PICOS" 方法将该研究问题构建完整。

【案例 2-1 分析】

1. 该研究的关键问题为 "Ω-3 脂肪酸补充剂对降低糖尿病病人心血管事件发生的有效性如何"。
2. 该研究的目的在于评价 Ω-3 脂肪酸补充剂对降低糖尿病病人心血管事件发生的有效性，因此属于疾病预防相关问题。该研究通过阅读文献发现目前关于 Ω-3 脂肪酸是否能降低心血管事件的发生仍缺乏直接证据，在糖尿病人群中开展补充 Ω-3 脂肪酸与心血管事件发生的研究，具有重要的公共卫生学意义。由此提出了 "Ω-3 脂肪酸补充剂对降低糖尿病病人心血管事件发生的有效性研究"，因此该研究问题是通过文献阅读提出的。
3. 根据 "PICOS" 方法构建临床研究问题如下：
（1）P：研究对象
1）纳入标准：①年龄≥40 岁；②被诊断为任何类型糖尿病的成年人；③没有证据显示患有心血管疾病。
2）排除标准：因为禁忌证或者其他原因不能至少坚持 5 年服用 Ω-3 脂肪酸补充剂的研究对象。
（2）I：干预措施
随机分配到实验组的研究对象每天服用一粒 1g 的胶囊，其成分包含 840mg 海洋 Ω-3 脂肪酸 [460mg 二十碳五烯酸（EPA）和 380mg 二十二碳六烯酸（DHA）]。
（3）C：对照
随机分配到对照组的研究对象每天也服用 1g 的胶囊，其成分为橄榄油。
（4）O：研究结局
结局事件为心血管事件的发生，包括心绞痛、心肌梗死等。
（5）S：干预环境
研究在社区中开展。

第一节　概　　述

一、临　床　问　题

临床医学是一门实践的科学，其起源和发展的动力来源于人类应对疾病的需求，其目的在于准确诊断病人的疾病类型，查明疾病发生的原因，并及时采取适当的治疗措施，最大程度地帮助病人恢复健康和改善预后。临床问题（clinical question）就是医务人员和病人为了达到上述目的所共同面临和需要解决的问题的统称。

临床上需要解决的问题很多，归结起来大致可分为"背景"和"前景"问题两类。

"背景"问题（background questions）主要涉及疾病的一般知识问题，涉及医学基础知识，比如，"什么是获得性免疫缺陷综合征？""哪些病人适合做 MRI 检查？""与肺癌发病相关的因素是什么？""COPD 的主要临床表现是什么？"等，这类问题大都可从教科书、医学专著或文献综述中获取答案。

> **知识点 2-1**
> 1. 临床问题的概念。
> 2. 临床研究问题的概念。

"前景"问题（foreground questions）是关于诊治病人时遇到的特殊性问题。这类问题非常具体，常常需要在充分理解背景知识的基础上才能提出。"前景"问题通常由 3 个或 4 个基本成分构成，包括"个体病人存在哪些特殊问题？如何选择恰当的干预措施？干预后的结局会是什么？"等等。例如，"有心肌梗死史病人的室性期前收缩能否用索他洛尔治疗？""对合并糖尿病肾病的高血压病人应该将其血压控制到何种水平更为恰当？"等等。背景知识越丰富的医生，可能提出的前景问题就越专业和越具体。

此外，由于患不同疾病的病人或患同一疾病的病人所关注的问题不尽相同，故临床医生还应该结合病人的具体情况和诉求提出临床需要解决的问题。

二、临床研究问题

在医学实践工作中，临床医生常常会遇到许多需要解决的实际临床问题，这些问题具有很大共性，基本包括：患什么病（关于诊断问题）；为什么会患这种病（关于病因问题）；如何预防（关于预防问题）；如何治疗或治疗效果如何（关于治疗问题）；能治好吗（关于预后问题）。然而，临床医生在解决这些临床问题的实践中，常常会遇到一些障碍，例如：现有很多诊断和治疗技术尚不能达到早期、准确、有效、安全的要求，且有待进一步科学评价；大量现存疾病，包括许多常见病和多发病的病因、发病机制和治疗方法均有待进一步研究；新的未知疾病仍在不断出现，人们对控制疾病、提高生命质量的需求也在不断提升，因此，临床医生不仅要正确应用现有的诊断和治疗技术解决所面临的临床问题，还应该关注临床实践中存在的障碍及需求，这些障碍和需求就促使了临床研究问题（clinical research question）的形成，即临床研究问题来源于临床需要解决的问题。

综上，临床研究问题是尚无理性认识、尚无明确或规范解决方法的临床问题，或是对一些已知的结论甚至已经建立的理论体系提出的质疑。临床研究问题的解决可提高和改善临床实践中解决问题的能力，临床医学就是在不断更新、不断解决临床研究问题的进展中得以发展的。

第二节　临床研究问题的提出

一、临床研究问题的类型

（一）疾病病因及预防相关问题

> **知识点 2-2**
> 1. 临床研究问题的类型。
> 2. 临床研究问题的来源。

正确的疾病诊治决策首先依赖于医学对特定疾病病因、发病机制和各种临床表现形式的认知程度。随着医学技术的发展，许多疾病的病因、发病机制和临床表现形式已经基本明确，并逐渐建立了较为完整的疾病诊断学理论，用于医学教育和指导临床实践。但是，随着人类社会的发展和自然环境的变化，新的未知疾病不断出现，如 2003 年出现的严重急性呼吸综合征（SARS），在暴发之初，由于病因不明，临床上对其自然史、诊断、防治和预后等问题一筹莫展，以至于无法及时采取有效的防治措施，导致出现严重的生命损失；目前绝大多数慢性病，如高血压、糖尿病、恶性肿瘤等，均为环境和遗传因素共同作用的多病因疾病，因其病因和发病机制复杂且不明确，往往难以从根本上解决治疗和预防方面的临床问题，因此，积极开展病因研究，探讨原因不明疾病的病因和发病机制，对帮助临床医生解决疾病诊断、治疗和预防等临床问题具有重要作用。

临床实践中对疾病的预防主要包括对疾病的危险因素进行评价，以及对危险因素采取预防性干预措施等。疾病的预防起源于对传染病病原体的预防，在人类疾病谱以传染病为主的时代，只要针对病原体为目标采取措施就能达到预防疾病发生的目的，如消灭了天花，也就在全球范围内彻底预防了天花的发生。但随着社会的发展，人类疾病谱发生了深刻变化，慢性非传染性疾病（noninfectious chronic disease，NCD）成为了影响人类健康的主要问题。慢性病大多受多种因素的长期作用，缺乏特异的生物性病原体，起病隐匿且呈现出长期慢性的发展过程，大多难以治愈，故其预防目标不仅包括预防疾病发生，还包括预防已经发生的疾病进一步恶化，以及预防对生命或健康危害较大的并发症的发生。此外，人类仍在不断发现和认识新的病种，这些无一不对疾病的预防提出重大挑战。因此，需要不断地探索有效的疾病预防策略与措施来降低疾病的发病率、伤残率及死亡率。

▌（二）疾病诊断相关问题

对疾病的正确诊断是临床医生采取正确治疗措施的前提。然而，在临床实践中，由于受到多种因素的影响，往往会导致一些疾病诊断不明、误诊或漏诊。为了提高诊断疾病的能力，临床医生需要全面考虑影响诊断的相关因素并对疾病诊断相关问题进行研究。常见的诊断相关研究问题如下：

1. 不典型临床表现研究　病人的病史、症状和体征是疾病诊断的关键要素，是病人感知自身健康异常的主要判断依据。多数常见病具有典型的临床症状和体征，临床医生通过采集病人的病史和体格检查便可对疾病做出正确诊断，如某病人有明显的右上腹压痛、肌紧张和墨菲征阳性的表现，临床医生根据这一典型临床症状就能做出急性胆囊炎的正确诊断。但是，一些疾病由于个体差异或特殊环境作用的影响，可能会出现不典型的临床表现，如肠结核发病率近年来呈上升趋势，由于该病的临床症状和体征无特异性，临床辅助检查表现也不典型，且缺乏有效的临床检测手段，诊断难度大，容易导致误诊而影响治疗和预后。因此，临床医生在临床实践中，需要不断地发现各类疾病可能存在的不典型临床症状和体征，并总结和提炼出值得研究的临床问题。

2. 早期诊断方法研究　疾病的早期诊断对于防治疾病、降低疾病负担具有重要意义。许多疾病始于人体器官组织出现病变，但大部分器官的早期病变难以被病人察觉，等到出现临床表现时，往往已经是不可逆转的晚期而导致预后不良，如恶性肿瘤；又如原发性高血压、血脂异常等可以长期没有明显症状，同样难以早期发现并及时给予有效的干预，最终导致致死率和致残率极高的心肌梗死或脑卒中发生概率增加。由于这类疾病一旦发生将严重影响病人生命质量，并造成沉重的社会经济负担，故早期检出并及时给予干预十分重要。然而，对于这类疾病，单依靠病人的症状和体征表现远不能满足疾病早期诊断的需求，因此，需要研究者去探索更新、更早、无创、方便和经济的早期诊断方法，来达到疾病早诊早治的目的。

3. 诊断标准研究　临床医生对疾病的诊断是依据当前医学界公认的诊断标准来进行的。一方面，由于疾病的发展常常是渐变与突变、量变与质变相结合的过程，正常和异常之间常常缺少可明确感知的界限，导致疾病的诊断标准往往会存在不同程度的主观性。同时，疾病诊断标准也不是一成不变的，会受到多种因素的影响。随着医学技术的发展，人类对疾病认识的不断加深和疾病检测技术的不断提高，这就需要对疾病诊断标准进行新的探索验证或优化，才能适应临床实践的需要。如对阿尔茨海默病（Alzheimer disease，AD）的诊断，1983 年美国国立神经病、语言交流障碍和卒中研究所及相关疾病协会主持制定了经典的 AD 临床诊断标准，即 NINCDS-ADRDA 标准，而随着医学研究的发展及对 AD 的认识增加，发现 AD 的临床表现与潜在病理变化的关联并不如传统观点所认为的那样密切，原先使用的诊断标准存在诸多不足，无法满足 AD 准确诊断的需要。经过不断的探索和优化，2011 年美国国立卫生研究院衰老研究所和 AD 协会联合修订了已使用 27 年的旧版诊断标准，并发布了最新的 AD 诊断标准，即 NIA-AA 标准。另外，随着疾病危险防范标准的提高，如果发现以当前的诊断标准诊断疾病，病人最终出现危害性结局的概率仍然很大，说明目前的诊断标准仍有待进一步修订与完善。如高血压的诊断标准是根据标准血压水平以上人群在未来 10 年出现心脑血管并发症的危险明显高于血压低于这个水平的人群来确定的，随着疾病危险防范标准的提高，高血压的诊断标准经历了数次变化，从 1995 年的收缩压≥160mmHg 和（或）舒张压≥95mmHg 降至目前的收缩压≥140mmHg 和（或）舒张压≥90mmHg。此外，"临床诊治指南"是指导临床诊断的规范性文件，代表着当前对某种疾病诊断的最新认识，因此，诊断标准也应当随着"临床诊治指南"的不断更新完善而变化，临床医生也可从变化的"临床诊治指南"中发现和提出需要进一步研究的诊断标准相关问题。

▌（三）疾病治疗相关问题

对疾病的治疗是临床医学的核心。医学的发展使目前多种疾病已经有了明确且有效的治疗措施，

笔记栏

但是，尚有许多疾病无理想的治疗方法，如慢性粒细胞白血病、慢性肾衰竭等。另外，一些疾病在临床上虽然已有可选用的治疗方法，但这些方法仍存在一些缺陷，如治疗周期长、药物副作用明显等。这就需要临床医生不断地提出问题，开展研究。常见的治疗相关研究问题如下：

1. 治疗方法研究　合理的治疗是促进病人康复、改善预后的关键。对新治疗方法的研究主要包括对新药、器械装置及新治疗方案等在临床应用阶段的安全性和有效性进行评估。比如，2 型糖尿病病人发生心血管疾病及慢性肾脏病的风险增高，延缓心血管疾病和慢性肾脏病的发生和发展是 2 型糖尿病治疗的重要目标，而传统的降糖药物缺乏对心肾保护的直接证据。因此，对于合并动脉粥样硬化性心血管病的病人，如何选择具有心血管获益的降糖药物；所选药物的给药途径、剂量如何确定；药物安全性和有效性如何。对新治疗方法的研究是促进疾病治疗进展的重要科学源泉。

2. 临床诊治指南更新研究　"临床诊治指南"是临床实践的规范和指导性文件，代表着当前对某类疾病诊断和治疗的最新认识，是诊治病人的重要依据，可为医护人员提供医疗实践的推荐和建议。然而有研究发现，现有的"临床诊治指南"中部分推荐方法缺乏完整、系统的证据支持。2018年 8 月美国医学会杂志（*JAMA*）认为，"指南"制定有很大进步，但还存在严重问题，未来亟待改进。*JAMA* 指出，制定"指南"必须有系统综述的支持，必须把证据质量和推荐力度区分对待，必须控制利益冲突。这"三个必须"指向的正是"指南"目前存在的主要问题。指南并不能取代临床经验和技能，在实践中常常会面临指南没有涉及、存在矛盾，甚至难以实施的领域，同时，"指南"并非绝对真理，也需要基于临床证据的发展而不断更新。例如，《中国 2 型糖尿病防治指南（2013 年版）》中，关于 2 型糖尿病心脑血管疾病防治的降压治疗目标是＜140/80mmHg，而"2017 年版"采用国内最新研究资料提供的证据，将降压目标调整至＜130/80mmHg。因此，临床医生在实践中要努力理解并遵循"指南"，掌握扎实的基本技能，在此基础上不断发现问题并寻找解决问题的方法。

3. 临床诊治指南的实施研究　由于各方面因素的影响，临床诊治指南推荐的治疗方法在其应用于临床实践时会遇到许多障碍，如病人的依从性、特殊性及医生对新治疗方法的知晓和实施程度等，这些问题可导致临床诊治指南推荐方法的实际应用效果与预期效果存在差异。例如，《2017 年美国高血压指南更新》中根据血压的值将高血压分为正常（＜120/80mmHg）、血压高值（＜120～129/80mmHg）、1 级（130～139/80～89mmHg）或 2 级高血压（≥140/90mmHg）。如果将该指南直接用于中国人群，我国高血压患病人数将从 3 亿增加到 6 亿，全国近一半人口都将带上高血压的标签，哪怕只是其中一部分人使用降压药物，对我国医疗和医保体系都会产生巨大影响。因此，在临床实践中需要结合实际，对影响临床诊治指南中推荐治疗方法和治疗理念的应用的因素进行研究，从而提高指南的可应用性。

4. 药物治疗效果的影响因素研究　大量研究证据表明，一种药物对个体病人的治疗效果受药物干预的生物靶点在人群中的变异、药物在体内代谢相关受体或酶（数量和活性）在人群中的变异、药物本身的因素（如药物剂型、给药途径等）、病人的基础疾病等多种因素的影响。例如，使用以吩噻嗪类为代表的抗精神药物是目前治疗精神分裂症的主要手段，但研究发现，糖尿病史、饮酒、吸烟、病程长短、烟碱型乙酰胆碱受体（nAChR）（rs1355920）及精神分裂症断裂基因 1DISC1（rs821597）等因素均可以影响抗精神病药物的疗效。此外，在患有严重的心血管疾病、肝脏疾病、肾脏疾病及有严重的全身感染时禁用，白细胞计数过低、老年人、孕妇和哺乳期妇女等须慎用该类药。因此，这就要求临床实践中必须对影响药物治疗效果的因素进行研究，以使病人在治疗中获得更大的健康收益。

（四）疾病预后相关问题

临床医学对任何诊治方法的研究，其最终目的都是为了进一步改善病人的预后，而能否改善预后也是判断新的诊治方法是否具有应用价值的关键标准。疾病的预后既包括未采取任何干预措施情况下的自然过程，也包括采取治疗等干预措施后的结局情况。常见的预后相关研究问题如下：

1. 疾病自然史和临床过程研究　疾病自然史（natural history of disease）指在未给予任何治疗手段或干预措施的情况下，疾病从发生、发展到结局的整个过程，代表着疾病在人群中发生、发展及结局的普遍规律。研究疾病的自然史是认识疾病的基础，并有助于了解临床干预的效果。例如，HIV感染病人通常在感染 6 天至 6 周内出现急性症状，2～4 周后机体 HIV 抗体逐渐阳转，急性感染症状消退进入无症状期，此期一般为 7～10 年，随后病人进入艾滋病前期，出现艾滋病相关综合征，之后的 12～18 个月发展为艾滋病期。人类医学发展至今，临床上实际已经很难观察到没有任何治疗和干预措施的疾病自然史，对疾病自然史的研究更多地转化成了对疾病临床过程的研究。不同的治疗或干预措施可能会导致疾病出现不一样的结局，对不同干预措施下的疾病临床过程进行研究，可探索出获得最佳预后的临床干预方案。对不断发现的新病种，也需要对其发生、发展过程和结局进行研究，获得疾病相关知识，以达到预防和控制的目的。例如，为了探索最佳的复治菌阳性肺结核治疗方案，对 2SHRZ/7HRE2、2SHRZ/10HRE、2SHRZ/10HRE/6HR 三种方案治疗的临床过程进行了研究，发现 2SHRZ/10HRE 方案在缩短复治痰菌阳性肺结核病人的病程上优于其他两种方案。

2. 疾病预后影响因素研究 疾病的预后受多种因素的影响，改善疾病预后的前提是了解各种可能影响预后的因素及其对预后的影响程度。由于疾病有多种结局，对疾病预后影响因素的认识必须建立在多因多果的现代病因观基础之上。常见的疾病预后影响因素包括致病因素特征、疾病特征、疾病进程中的标志物、病人的个体特征、临床诊疗因素等。对影响疾病预后的因素进行研究有助于了解疾病的发展趋势，并做出合适的知情临床决策，争取较小的代价与较好的临床转归。例如，研究发现，低血清白蛋白是导致慢性阻塞性肺疾病急性加重期（acute exacerbation of chronic obstructive pulmonary diseases，AECOPD）预后较差的重要因素之一，故临床实践中应注意改善慢性阻塞性肺疾病病人的营养状况，增强呼吸肌功能，以达到改善病人预后的目的。

疾病预后的预测模型可对疾病的复发、死亡、伤残以及出现并发症的概率给出量化的估算，从而指导对症治疗和康复方案的制定，防止伤残和促进功能恢复，提高病人生存质量，延长寿命，降低病死率，在疾病预后研究中的应用也越来越普遍。前瞻性队列研究是预后模型最常见，也是最佳的研究设计类型。例如，一项大型随访研究通过建立 Cox 回归模型，发现 TNM 分期（为通用的肿瘤分期系统）、手术方式、病理类型、淋巴结转移、分化程度等为影响结直肠癌病人 5 年生存率的重要因素，以及各个因素与生存结局间的定量关系。

二、临床研究问题的来源

开展一项科学性强、临床意义好的临床研究，最基本的要求是要提出一个合理的研究问题，而研究问题的提出应该让研究者看到一条清晰的研究路径，并产生对病人和医生有意义的证据。一个没有明确、可回答的研究问题的研究非但毫无意义，还有可能会导致不明确或误导性的结果。临床研究问题的来源广泛，可归纳为以下几个方面。

（一）通过临床实践提出研究问题

临床实践是提出临床研究问题的基本来源。在临床实践中，临床医生一方面要将不断更新的疾病防治知识转化为解决病人临床问题的具体决策，从而改善病人的健康，另一方面还要反复验证现有的知识和诊治技术能否完全且安全有效地解决病人的问题。而这些问题中，有些已有答案，有些目前尚存争议，有的依靠现有的临床知识可能无法解释或解决。临床医生可针对自己遇到的实际问题，提出一个明确的、可回答的研究问题。例如，一名医生在处理合并脑外伤的陈旧性下颌骨骨折手术中，发现许多病人存在大量骨痂聚集的情况，导致一些多发性骨折难以准确复位而影响咬合关系恢复，而这种现象在一般的下颌骨骨折手术中很少出现。于是，该医生提出了"是否由于脑外伤造成大量骨痂聚集，从而形成错位愈合影响了骨折复位？"的问题，并针对此问题进行了相关循证证据的检索，但并未获得直接证据。于是，该医生认为这个现象值得深入研究，提出了关于"脑外伤对下颌骨骨折愈合影响"的临床研究问题。

（二）通过文献书籍与学术交流提出研究问题

随着医学的发展，现代临床医学已经积累了大量疾病的临床知识，多数疾病已经有了系统的理论和不断更新的诊疗规范，医学文献书籍可动态展示这些疾病相关的新知识和研究进展。因此，通过大量阅读文献书籍，尤其是近期本专业领域高水平专业杂志中发表的文章，可以帮助临床医生系统全面地了解疾病相关问题的研究现状及国际学术发展动向，深化对所关注疾病的认识，以便从中汲取精华，获得启发，寻找到空白点，在前人研究的基础上提出和凝练一个新的研究问题。例如，某临床医生欲探讨"如何把颈椎术后危重病人转入 ICU？"通过阅读文献发现，已有大量关于转运流程和转运人员安排的研究，但尚未发现关于转运药物和器械准备的报道，而这是转运时需要考虑的一个重要方面，于是该医生提出了"颈椎术后危重病人转入 ICU 的药物器械准备"的研究问题，并进一步分析划分出三个非常具体的问题：一是列出抢救药物的清单，二是列出抢救器械的清单，三是在转运过程中，药物和器械如何摆放。

通过学习文献来提出研究问题的优点是可操作性强，研究者只要大量阅读近期文献，一定能找到许多"热点问题"，然后根据自身的个人情况、研究环境和条件，并借鉴文献中前人的成功经验提出合适的研究问题。

参加学术交流活动也是发现新的研究问题的好途径，通过学术交流，尤其是优秀专家的讲座会，高屋建瓴地综述学科的最新进展，可促使产生并提出一些研究问题。例如，某研究者参加神经内科学的一次国际年会，会上听同行介绍了关于对 AD 病人的社会支持的调查结果后受到启发，结合自己的工作实际，提出了"测量中国阿尔茨海默病病人家属的情感表达方法"的研究问题。

（三）通过"临床诊治指南"提出研究问题

近几十年来，循证医学理论的不断发展和完善及其在临床研究中的应用，极大地促进了"临床诊治指南"的制定和更新过程的科学化。临床诊治指南应代表当前对某类疾病诊断和治疗的最新认识，是临床实践的规范和指导性文件。同时临床诊治指南还会对特定疾病目前在诊断、预防和治疗上尚未解决的问题进行总结和论述，并指出哪些治疗或哪些特殊人群的治疗还缺乏证据，研究者可从这些尚未解决的问题入手，提出研究问题开展研究。例如，2015 年中华医学会肝病学分会制定了我国关于药物性肝损伤诊治、预防和管理的首部系统规范的指南——《药物性肝损伤诊治指南》，该《指南》提出了完整而清晰的药物性肝损伤诊断流程，并修订了药物性肝损伤治疗的基本原则，统一了当前的认识，促进了我国药物性肝损伤临床诊治和研究的规范化及可比性。该指南同时也指出在药物性肝损伤的发病机制、病理组织学、药物肝毒性的预测和预防等方面还有许多问题有待开展更多的研究，包括深入评估发生药物性肝损伤的各种危险因素、探讨不同药物所致肝损伤的机制、建立基于药物理化特性和宿主体质相结合的药物肝毒性预测模型等，研究者可从这些问题中总结和提出自己感兴趣的临床研究问题。

（四）通过科研规划及招标项目提出研究问题

各国科研管理机构和基金会通常会定期发布研究方向的规划和指南，国家、地方政府及各级科研管理部门也会定期公布"项目指南"，在"指南"中不仅列出了招标范围，还指明了需要研究的领域和需要研究的问题。如我国科技部、国家卫生健康委员会、自然科学基金委等都会定期公布各种科研计划或项目的招标指南。一般来说，公布的项目指南中研究的内容主要是围绕影响人群健康的重大疾病、地方性高发的疾病或常见多发病。研究者可在充分理解政府关注的健康问题和计划资助的研究项目方向的前提下，结合自身已有的工作基础，尤其是个人专长、实践经验、科室和单位优势及设备条件，提出自己感兴趣，并具有竞争力的研究问题。

此外，一些企业在研发药物或医疗器械过程中通常也会需要临床试验数据，以评估研发的药物或医疗器械的安全性和有效性。这类研究问题是事先规定的，研究者在研究题目上的选择和调整空间很小，但可以在实验方案的选择和设计上下功夫，在满足企业研发产品的同时考虑科学性和可行性，以及如何实施等。

第三节 临床研究问题的构建与选择

如前所述，临床需要解决的问题很多，例如，如何正确解释从病史、体格检查得到的资料；如何确定疾病的原因；如何选择最适合病人的治疗方法等，临床医生要解决这样一些非结构性的问题，需要将其转化构建成可以回答的、具体的研究问题。临床研究问题的构建能使研究问题的定义、层次、涉及的范围和相关的影响因素更加清晰明了，继而指导研究的可行性评价和研究设计的选择。临床研究问题构建完成后，还需要从众多研究问题中选择出可能开展的研究题目。

> **知识点 2-3**
> 1. 如何构建一个临床研究问题？
> 2. 构建临床研究问题的基本要素。
> 3. 构建临床研究问题的方法。
> 4. 确定一个临床研究问题应从哪些方面考虑？

一、临床研究问题的构建要素

临床研究一般是为了阐明某个（些）因素作用于研究对象而产生的效应或影响，对研究问题基本要素的具体化和限制是解决一个研究问题的前提，因此，在构建临床研究问题时应当注意研究问题不能太宽或太窄。过于宽泛则研究问题不具体，方向不明确，研究之间的异质性可能很大，降低结果对实践的指导意义；太窄又可能会造成合格的研究很少，甚至没有。一般来说，临床研究问题的构建需要明确三个基本要素，即研究对象、研究因素和研究效应。

（一）研究对象

1. 选择人群　研究对象的选择取决于研究目的，临床研究主要以人为研究对象，可以是健康人，也可以是病人。若研究正常值（参考值）范围，应选择健康人或"相对健康人"；若研究某疾病的病因，应选择暴露于某危险因素与未暴露于危险因素的人；若研究某疾病的诊断方法，应选择确诊本病的病人与未患本病的人；若要研究某药对某疾病的疗效，应选择确诊为该病的病人。

2. 选择标准　临床研究对象的选择标准主要包括诊断标准、纳入标准和排除标准。首先，应采用公认的国际疾病分类标准或全国性学术会议的诊断标准作为标准化的尺度来选择研究对象，便于与同类研究结果作比较。如果某些疾病目前尚无公认的诊断标准，研究者可以自行拟定标准，但自拟标准应尽量采用客观指标，如病理学、组织学、微生物学、生物化学、免疫学等指标。其次，根据研究目的制定适宜的纳入标准和排除标准，避免一些外来因素的影响。如评价糠酸莫米松乳膏治疗湿疹的疗效，在符合湿疹诊断标准的病人中，存在对糠酸莫米松过敏、具有局部真菌感染或免疫力低下等情况的病人不应选作研究对象，因为这些因素会影响治疗效果。

3. 选择条件　首先，要选择拟采取的干预措施对其有效的研究对象，如评价某种治疗方法的效果时，应选择患有该病的病人，才有利于获得真实的结果。其次，需要考虑研究对象的依从性，依从性是实现干预效果的前提，若对象不遵守研究所规定的要求，就无法观察到干预的效果。再次，需要考虑研究对象的代表性，入选的对象要具备总体的某些基本特征，如年龄、性别、疾病类型、病情轻重程度及有无并发症等，若研究对象代表性不好，则研究结果无法外推，从而无法被广泛运用。

4. 样本量的确定　研究对象样本量的确定需要考虑以下决定因素：一是研究结局或疾病的发生率，研究结局或疾病的发生率越高，样本量可以越少，反之要越多；二是显著性水平 α，即假设检验的 I 型错误（假阳性错误出现的概率），一般 α 越小，所需的样本量越大；三是检验效能（$1-\beta$），为避免出现假阴性错误的能力，β 越小，检验效能越高，所需样本量越大；四是单双侧检验，采用双侧检验比单侧检验所需的样本量大。在构建临床研究问题时，要正确估计研究所需的足够样本量。样本量太小不能代表总体，抽样误差大；样本量太大浪费人力、物力和财力。

（二）研究因素

1. 研究因素的性质　研究因素从性质上可分为以下几类：①根据研究目的施加于研究对象的各种干预措施，如药物、物理疗法等；②影响疗效和预后的因素，如体质、营养、病情等；③自然存在的影响发病的危险因素和病因因素，如环境污染、病毒等；④研究对象本身的某些特征，如性别、年龄、遗传因素、心理因素等。对于任何一个研究，当从众多的因素中选择一个或多个作为研究因素时，其他未被选择的、与研究因素同时存在且对研究结果产生影响的因素就是非研究因素，应当有意识地加以严格控制和消除。例如，一项评价聚乙二醇干扰素 α-2a 联合利巴韦林治疗慢性丙型肝炎疗效和安全性的随机对照研究中，对实验组对象采用聚乙二醇干扰素 α-2a 和利巴韦林治疗为研究因素，而病人的年龄、性别、疾病病程等成为非研究因素，因此，除了研究因素不同外，所有非研究因素在实验组和对照组都应当尽可能一致。

2. 研究因素的数量和水平　当研究因素为一个时，称为单因素，研究因素为多个时，称为多因素。研究因素在量上只有一个程度或等级时，称为单水平；存在多个程度或等级时，称为多水平。根据研究中研究因素和研究水平的数目，可产生四类试验类型：一是单因素单水平，如观察某一药物对高血压的降压效果；二是单因素多水平，如比较某一药物的不同剂量对高血压的降压效果；三是多因素单水平，如比较不同药物、不同疗法对高血压的降压效果；四是多因素多水平，如探索两种或以上药物在不同剂量水平下的联合用药对高血压的降压效果。不同数量和水平的研究因素作用于研究对象产生的效应不同，研究因素的水平过高会使研究对象受损害，过低则难以出现预期效果。

3. 研究因素的标准化　是指在整个研究过程中，研究因素的性质与实施始终要保持一致。标准化有利于分析研究因素与研究效应之间的关联，也使研究结果之间具有可比性。如对某新药物开展 Ⅲ 期临床试验，参与研究的不同机构采用的药物的生产厂家、药品批号、出厂日期及保存方法等要保持一致，具体实施中对给药剂量、剂型、给药途径、给药频率、持续时间等都要有统一规定，且不能随意改变。此外，对其他非研究因素也应该遵循标准化的原则，避免相关因素的差异干扰研究效应。

（三）研究效应

研究效应是指研究因素作用于研究对象后产生的效应，需要通过一些具体的指标来反映。选择恰当的效应指标应从以下几个方面考虑：

1. 指标的关联性 是指所选用的指标必须与所研究的临床问题具有密切的关系，能够确切反映研究因素产生的效应。研究目的不同，所选的指标不同，例如，评价阿莫西林对肺炎链球菌感染的疗效，最有关联的指标是治愈率。此外，在一个研究中，可能有诸多效应指标可供选择，但它们能够反映研究因素引起的效应的作用并不相同，故针对某一特定目的开展的研究，其效应指标的正确选择十分重要。如在一项评价冠状动脉血栓抽吸术疗效的研究中，研究者采用了抗凝血酶Ⅲ（ATⅢ）这个效应指标，但研究发现，ATⅢ活性与血栓抽吸术（研究因素）之间没有必然联系，因此该指标不宜作为效应指标。

2. 指标的客观性 研究效应指标从性质上可以分为主观指标和客观指标，主观指标是靠研究对象主观感受回答或研究者自行判断而不能客观检测的指标，如疼痛、恶心、乏力、食欲不佳等。客观指标是不易受主观因素影响的，并能够通过仪器测量或客观记录的指标，如心电图、B超、各种生理生化检测指标（如血常规、尿常规等）等。主观指标易受研究对象和研究者心理状态、启发暗示和感官差异等因素的影响，准确性和稳定性不够。因此，在构建临床研究问题时应尽量采用客观指标作为研究效应指标。例如，探讨2HREZ/4HR方案对痰菌阳性的肺结核病人的治疗效果，应选择完成预定疗程，最后2个月连续痰菌阴性为阴转治愈的客观指标，而治疗后病人是否咳嗽、盗汗、乏力、纳差等就为主观指标。如某些研究确实无适当的客观指标可用，则应创造条件尽量使主观指标客观化，如对于疼痛，可将疼痛程度用1~10的刻度量化，让病人采用疼痛评分来衡量。

3. 指标的真实性 是指所选指标能真实地反映研究效应，一般用灵敏度和特异度来衡量。在选用研究效应指标时，应选择灵敏度高、特异性强的指标。因为灵敏度高的指标能真实反映研究效应在研究对象体内的微量效应变化；特异度强的指标易于揭示问题的本质，能无偏倚地反映各种疗效的变化。例如，肝癌的诊断试验中，癌胚抗原不是特异性指标，因为糖尿病、非特异性结肠炎等病人血清中癌胚抗原也会增高，相比之下，甲胎蛋白诊断肝癌的特异性较强。此外，需要注意的是，灵敏度和特异度存在反向变化关系，因此，在科研中需要根据试验的需要，权衡灵敏度和特异度的关系，尽可能选择真实性高的指标。

4. 指标的可靠性 是指在相同的条件下重复测量同一受试者时所得结果的稳定程度，一般采用符合率、Kappa值和相关系数来反映指标的可靠性。在实际工作中，影响指标可靠性的因素有使用仪器、药物的变异、研究对象的生物学变异和个体差异，以及观察者之间或观察者自身的测量差异等。在科研实践中，要选择变异小的指标以提高研究结果的可靠性。例如，欲评价某药物的降血糖作用，如果选择血糖值作为效应指标，可能无法真实反映出研究效应，因为血糖值会受抽血时间、是否空腹、是否使用其他降糖药等因素的影响，而糖化血红蛋白是通过缓慢、持续及不可逆的糖化反应形成，其含量的多少取决于血糖浓度及血糖与血红蛋白接触时间，与上述因素均无关，其变异性更小，因此在该研究中，糖化血红蛋白更适合作为效应指标。

二、临床研究问题的构建方法

构建一个清晰、完整的临床研究问题可以使研究者对研究目标更加明确，是研究者能够选择正确、合理的研究方法，顺利组织实施研究的前提和基础。构建临床研究问题目前尚无绝对统一的方法，常用"PICOS"法、工作模型法等。

（一）运用"PICOS"方法构建临床研究问题

"PICOS"方法可为构建临床研究问题提供逻辑框架和思路。该方法中：

P（patient or population of interest）表示研究对象，指研究者需要清楚地界定一项研究的研究对象是什么人，如研究对象的性别、年龄或种族有何特点，需具有哪种疾病特征，样本量应为多大，如何抽样等。

I（intervention or exposure of interest）表示干预措施，指研究人群将采用的干预措施或与观察的项目相关的问题，如一种药物治疗、手术方式或危险因素的暴露状况等。

C（comparison with another intervention/exposure）表示对照组或将给予的措施，在诊断性研究中，

笔记栏

通常为"金标准"。

O（outcome of interest）表示与结局指标相关的问题，如采用什么指标作为结局，如何定义，如何测量等。

S（setting）表示研究的干预环境，指拟开展的研究将在什么样的环境中实施，其核心是诊治水平和服务条件，在确定研究问题时常常不做具体规定，而是在数据分析时依此进行亚组分析。

以"依替膦酸二钠治疗绝经后骨质疏松的疗效如何"的临床问题为例，简要说明采用"PICOS"方法构建成一个完整的临床研究问题的具体步骤：

P：绝经后出现骨质疏松的妇女，采用随机化分组方法将研究对象分为试验组和对照组。

I：试验组给予依替膦酸二钠治疗。

C：对照组给予钙剂治疗。

O：比较两组治疗前后骨密度变化，以研究对象的腰椎和股骨颈的骨密度增长率为结局指标。

S：本研究在临床医学中心开展。

（二）运用"工作模型"方法构建临床研究问题

工作模型（working model），又称概念模型（conceptual model），作为风险与获益评估的量化工具，可为医生、病人及医疗政策制定者的决策提供更为直观理性的信息，其应用也越来越普遍。该方法是将核心的研究问题考虑为一个回归模型的因变量，将所有可能的研究因素作为自变量，利用多因素模型来估算相关概率。例如，探讨"慢性阻塞性肺疾病（COPD）的长期预后的影响因素"，COPD的长期预后即为核心研究问题（因变量），病人的生活习惯、营养状况、治疗和护理模式及病人呼吸困难指数等可能影响COPD预后的因素列为自变量，通过建立多因素回归模型（通常为Logistic模型或Cox模型），确定影响COPD的长期预后的关键因素。用该方法构建临床研究问题时，尽量将研究问题和相关的因素界定清楚，以便后续指导研究者对研究问题的可行性进行评价和选择合适的研究设计方案。

三、临床研究问题的选择原则

临床研究问题构建完成后，并非每个问题都需要研究或能够真正成为可以开展的研究问题，如何从众多研究问题中选择出可能开展的研究题目需要考虑以下几个原则。

（一）重要性

重要性（significance）指临床研究问题在医疗卫生保健事业中有重大意义或是迫切需要解决的重大医疗卫生问题，主要以所研究疾病产生的疾病负担大小来衡量。通常选择对高发病率、高致残率、潜在减寿年数（potential years of life lost，PYLL）或伤残调整寿命年（disability adjusted life year，DALY）损失较大的疾病，或者对社会安定影响大、波及地域范围广、患病群体数量多的疾病开展研究，如恶性肿瘤发病机制研究、控制高血压减少脑卒中发生的前瞻性研究等。

（二）科学性

科学性（scientificity）指临床研究问题要有真实可靠的事实依据或科学理论根据，不能凭主观臆想。临床研究问题的科学性是其目的性和创新性的重要保障，科学性主要体现在以下三个方面：第一，必须要有科学依据。任何新的研究问题都是在已有研究结果的基础上提出的，是在继承基础上的进一步创新或深入。例如，开展理论型研究，要有一定的事实依据；开展应用型研究，要有一定的理论根据。第二，必须符合客观规律，即所提出的研究问题必须遵循客观规律，实事求是，而不是异想天开。第三，必须符合逻辑规则。研究思路和设计要符合逻辑性，以便获得真实可靠的研究结果，保证研究的先进性和可重复性。

（三）创新性

创新性（innovativeness）指临床研究问题或采用的研究方法具有独特性和首创性。创新是临床研究问题应具备的重要条件，是临床研究的价值所在。创新性主要体现在以下几个方面：第一，前人对此问题尚未研究和涉足，提出的研究问题是为了解决前人没解决或没有完全解决的问题。第二，前人对此问题已有研究，但结果尚存在一些疑点和争论，提出的研究问题是对此问题的发展、补充或修正。第三，前人对此问题已有研究，但研究方法还存在一些不足，提出的研究问题是对现有研究在研究方法上的突破与完善。第四，国外对此问题已有研究，但由于我国经济文化水平、卫生资源供给、医疗技术水平及人群特征等与国外存在差异，该研究尚未起步或研究力量较为薄弱，此类研究问题是借鉴国外研究的新成果解决我国的实际问题，以填补国内此领域的空白。

（四）可行性

可行性（feasibility）指临床研究问题的开展和完成所需要的条件是否具备。可行是临床研究顺利完成的重要保障。可行性主要体现在以下几个方面：是否具有前期研究基础；是否具有足够的理论基础；是否具有知识水平和技术能力配置合理的研究队伍；是否具有完善的仪器设备和实验条件；是否具有足够的研究经费和合理的时间周期。只有满足了上述各个方面的条件，才能使随后的研究工作顺利开展而达到预期效果。

（五）效益性

效益性（effectiveness）指临床研究问题的预期成果可能获得的效益，包括健康效益、经济效益和社会效益等。解决临床研究问题所投入的时间、人力、物力及财力，与最后可能得到的研究结果是否具有临床应用价值；能否促进临床医学理论知识的发展；能否被推广运用；能否以最小的科研投入（包括人力、财力、物力、时间）获取最大的经济效益等均需要评估，以估计该临床研究问题最终能获得的效益。一般来说，临床研究预期成果的效益应该高于或至少不低于研究的投入，尽可能实现效益最大化。

（六）伦理学

伦理学（ethics）指临床研究问题的研究过程应符合医学伦理学标准。临床研究主要以人作为研究对象，按照《赫尔辛基宣言》的精神，整个过程都应该符合以下几条伦理学标准：第一，所使用的临床干预措施或药物都必须有充分的科学依据，且安全、有效，保证受试者的利益不受损害；第二，要坚持知情同意原则，即要明确告知受试者研究的目的、意义、方法，以及研究过程中可能得到的利益和可能受到的损害等；第三，要坚持自愿参与的原则，尊重受试者的人权和人格，在试验过程中，受试者有权自行中止或退出。因此，任何以人为研究的科学研究，必须事先向有关机构的科研伦理委员会提出申请，接受其审查，审查通过后方可开展研究。

美国加利福尼亚大学 Stephen B. Hulley 教授等在其主编的《临床研究设计》一书中提出了选择临床研究问题的"FINER"标准。该标准中，F（feasible）指研究可行性，I（interesting）指研究者本人的研究兴趣，N（novel）指创新性，E（ethically）指伦理标准，R（relevant）指与现有知识、临床策略和将来研究的关联性。与上述六个方面的原则类似。

（袁　萍　邱培媛）

第三章 临床医学研究的基本要求

随着科学技术和医学的不断发展，临床医学研究日益增多，临床医学研究与基础实验研究有许多不同，欲取得科学性强的结果，首先，需熟悉临床医学研究的分类及设计方案，以及如何选择研究对象和研究因素等基本要素；其次，还需了解临床研究的特点，明确其结果应具有真实性、代表性、可比性和显著性，掌握临床医学研究的基本要求，从而在临床医学研究中做到游刃有余。

第一节 临床医学研究的概述

一、临床医学研究的定义

> **知识点3-1**
> 1. 临床医学研究定义。
> 2. 临床医学研究分类。

临床医学研究是以医疗服务机构为主要研究基地，以病人及相应群体（如不同发病阶段的病人）为主要研究对象，以疾病的诊断、治疗、预后和病因为主要研究内容，由多学科医务人员共同参与组织实施的科学研究活动。与理化实验及动物实验不同，人体作为最高形式的生命体，除具有生物界普遍存在的个体差异外，还具有思维、心理及社会活动带来的差异；另外，就疾病本身而言，还存在病程、病情、诊断与治疗等因素带来的影响，增加了临床医学研究的复杂性。因此，临床医学研究应该遵循医学科学研究的基本原则，尽量减少已知和未知影响因素的干扰，以保证研究结果的真实性、可靠性。

二、临床医学研究的分类

医学科研设计的类型取决于医学专业的各自特点、研究目的、研究对象等条件，临床研究的内容广泛，临床医生在临床医学研究过程中首先需要根据具体情况选择合适的研究方案，才能达到预期的目的。基于使用的临床流行病学的研究方法，可以将临床医学研究分为观察性研究和实验性研究两类。

（一）观察性研究

研究者为了解研究人群（如病人人群、高危人群等）的身体健康状况，以及研究有关因素的致病或保护作用，必须结合专业知识进行周密的观察性研究设计。观察性研究的设计是临床研究工作的先导和依据，也是研究结果准确可靠的保证。观察性研究需要收集资料，收集资料有三种方式：①可以通过调查询问的方式获取；②通过摘抄、记录的方式，如记录实验室检查的结果；③需要专业的医务人员采用公认的标准判定结果，如对影像学的判定获取数据等。一般来说，研究因素是客观存在的，不能用随机化分组来平衡混杂因素对调查结果的影响，所以收集研究结果的表格的设计、现场调查的质量及数据分析等显得特别重要。在临床上常见的观察性研究方法有横断面调查、病例对照研究、队列研究等。

（二）实验性研究

将选取的符合研究标准的若干实验对象随机分配到两个或多个处理组，观察比较处理因素与对照因素的效应，这种研究称为实验研究。实验研究的特点是研究者能人为设置处理因素及合理的对照因素；研究对象接受处理因素的种类或水平是由随机分配决定的。因此，实验研究能够更有效地控制误差，使多种实验因素包括在较少次数的实验之中。临床实验研究可以开展动物实验研究，为人体的研究提供佐证。就以病人为主要的研究对象来说，常见的实验研究主要指的是临床随机对照试验、交叉试验、自身前后对照试验等。

第二节　临床医学研究的基本要素

临床研究的目的是观察和论证某个或某些研究因素对研究对象产生的效应影响，因此研究对象、研究因素和研究效应是临床医学研究的三个基本要素。如在实验性研究中，用两种药物治疗两组高血压病人，观察比较两组病人

> 知识点 3-2
> 1. 临床医学研究的基本要素。
> 2. 研究效应选择应遵循的原则。

血压变化情况。在这个实验中，用到的药物是研究因素，高血压病人为研究对象，血压的变化为研究效应。在观察性研究中，如孕妇孕期感染风疹病毒对妊娠结局的影响研究，风疹病毒为研究因素，研究对象为孕妇，妊娠结局为研究效应。可见三个基本要素贯穿于整个临床医学研究过程中，影响着研究结果，各类临床医学研究设计都不能缺少这三个基本要素。

一、研 究 对 象

研究对象，就是研究的人群。在临床研究中，研究对象可以是病人，也可以是高危人群，有的研究需要寻找健康的正常人作为对照组，这种情况下正常人也作为了研究对象。需要说明的是，研究的目标人群与参加研究的人群不是一个概念。如在观察性研究中，一段时间内连续纳入同一种疾病的人群，由于医院级别不同，疾病的轻、中、重程度不同，因各种原因病人住院意愿不同，收治的病人并不是该疾病的所有病人。如果是随访性研究，由于各种原因的失访，观察到最终结局时，此时的全部病人也不是该病的所有病人。

在实验性研究中，研究对象又称为受试对象（subjects），是研究人员施加处理的对象，根据不同的研究目的，选择不同的受试对象。例如，针对某种疾病病人开展的研究，就要选择符合标准的病人。受试对象选择是否合理，对研究结果有着极为重要的影响。研究对象的选择需要满足两个基本条件，一是对处理因素敏感，二是反应稳定，同时需要兼顾受益情况、代表性、均衡性和依从性。

由此可见，目标人群是研究的外推人群，参加研究的人群往往只是研究目标人群的一小部分，尚且说它是个小样本，但是对这个小样本的无偏性需要考核和判定。所以无论是观察性研究还是实验性研究，均要注意最终研究对象的这个特点及下结论需要考虑的问题。

二、研究因素

研究因素（factor），在观察性研究中，也称为暴露因素，是自然存在的因素。在实验性研究中，研究因素也称处理因素（treatment）或干预因素，是研究者根据研究目的而确定的给予研究对象的干预措施或实验因素。研究因素有的是物理性因素，如噪声、震动、高温、理疗及外科手术等；有的是化学性因素，如药物等；生物性因素，如疫苗、其他生物制剂、病原生物体等；有的研究因素也可以是研究对象本身的某些特征，如年龄、性别、心理因素、血液生化指标、营养状况、遗传特征等。

临床医学研究的目的就是阐明某些研究因素作用于研究对象的效应，确定研究因素，需要注意把握主要研究因素，区分重要的非研究因素及潜在的影响因素。

（一）把握主要研究因素

任何研究效应都是多种因素作用的结果，包括已知的和未知的，我们不可能控制所有影响研究结果的因素，但是在一次研究中，需要锁定主要的目标因素进行研究，这个研究因素是与研究的假设息息相关的。

无论是在观察性研究中还是在实验性研究中，任何一个临床研究，收集有关因素需区分谁是研究因素、相关因素、混杂因素，这对于数据分析及研究结果的解释特别重要。

并不是每一项研究，在研究开始前，研究者对研究因素都是非常清楚的。当对一个疾病的临床问题选取研究因素毫无把握时，探索性研究势在必行。比如对于一个疾病发病的原因没有任何线索，进行病因性研究初期时，没有明确的目标性研究因素，此时进行流行病学的分布研究，寻找分布特点，寻找可供研究的因素线索，进而进行分析性研究，对主要研究因素进行筛查，可能获取多个相关因素，接下来仍需对这些因素进行进一步深入的因果论证研究。

同时，一个研究因素可以有多个水平，如药物剂量的不同水平，作用时间的长短等。因此，一个良好的研究设计需要在众多因素和水平中抓住主要因素。又如降压新药的疗效研究，药物疗效与药物剂量、疾病严重程度、是否合并其他疾病、病人年龄、职业、文化程度等因素均有关系，此时需要把握主要因素，即降压药物的疗效，其他因素则可以作为非处理因素，加以调整。

（二）区分研究因素与非研究因素

对于一个临床问题的研究，谁是研究因素，谁是非研究因素，两者能否互换位置，取决于研究者的研究假设。研究因素就是研究的目标因素，而非研究因素是指除研究因素之外所有能够影响研究结果的因素，流行病学上往往可视为混杂因素或协变量。

研究因素一旦确定，研究因素与非研究因素的位置是不能互换的，此时，可以分析研究因素对疾病的单独影响、剂量-反应关系，也可以按照非研究因素分组分析该研究因素在非研究因素不同亚组中对疾病的独立影响等。

研究因素可以是一个，也可以是两个及以上，这取决于研究者的研究思维和角度。当研究因素为多个时，研究者就可以研究因素间的联合影响及交互作用对结果的影响。

无论怎样确定研究因素，在整个研究中，都要区分研究因素与非研究因素，两者不能随意更换，导致整个研究出现逻辑性混乱。为获得真实可靠的研究结果，排除非研究因素的影响一定要贯穿在整个研究中。

（三）研究因素的标准化

研究因素的标准化就是如何保证研究因素在整个研究过程中始终如一，保持不变。

在实验性研究中，研究因素的标准化相对来说比较容易做到。在研究设计阶段可以制定研究因素标准化的具体措施和方法，包括研究因素的施加方法、力度、频度和持续时间等。标准化的目的是在整个研究过程中，采用研究因素的条件始终一致，所获得的资料才有可比性，有利于分析研究因素与疗效之间的关联。例如，在临床药物试验中，每个受试对象所接受药物的性质、成分、批号、剂型、剂量、使用方法等应完全一致。

在观察性研究中，研究因素的标准化问题需要研究者始终关注，研究因素是否在整个研究过程中有所改变。一般来说，在观察性研究中，研究因素往往会改变的，如研究脑卒中后血压水平对预后的影响，血压水平为研究因素，而实际上血压水平就是随时间、昼夜等改变的。行为因素也可能会改变，如研究吸烟与肺癌的关系，在前瞻性研究入组时，有的人是每天吸一包烟，而随着时间的变化，有的人在原来吸烟量的基础上吸烟量增加或减少，甚至戒烟。而有的人入组时不吸烟，后来成为吸烟者。如果忽视研究因素在研究期间的改变，只用入组时研究对象的吸烟情况分析吸烟与肺癌的关系，显然是错误的。在观察性研究中，有些研究因素无法做到标准化，这类研究如何分析研究因素对结果的影响请查阅有关文献。

三、研究效应

研究因素作用于研究对象所产生的效应即研究效应，需要通过各种指标进行测量和评价，即效应指标，因此选择效应指标尤为重要。效应指标分为主要指标和次要指标，主要指标反映研究的核心问题，必须齐全，不可遗漏，次要指标不宜太多，按其价值大小选择。

临床医学研究中常用的能反映效应的指标有发病率、死亡率、治愈率、缓解率、复发率、毒副作用发生率、临床症状和实验室测定结果的改变等。

效应指标有主观指标和客观指标，主观指标是研究者根据自己的主观判断和研究对象的主观感受、记忆等记录的指标。例如，被调查者主观感受的疼痛、疲倦、食欲不佳等情况，主观指标易受观察者主观感受和经验的影响，且多数是描述性和定性的指标。客观指标是借助仪器设备测量所得，具有较好的真实性和可靠性，且多数是定量资料，如临床检测病人的血脂四项、肝功能、肾功能等。

研究效应依赖于效应指标来反映，因此在研究设计时应认真选择效应指标，并遵循以下原则。

（一）关联性

选用的效应指标需与临床研究要解决的问题有密切的关系，即所选用的指标与本次研究的目的有本质上的联系，即关联性。如欲了解药物对糖尿病病人微血管并发症的疗效，研究效应指标就该选择新发的或恶化的糖尿病肾病和视网膜病变的发生率。

（二）客观性

尽可能选择客观指标，保证研究效应的真实性，如生化检查、身高、体重等。但有时客观指标也存在主观判断问题，如胸部 X 线影像是客观的，但判断时存在主观性，需要在研究开始前明确判断标准。如果需要选用主观指标，则要尽量进行量化处理，如将疼痛的程度用 1～10 的刻度尺让病人自行标定后再进行统计学处理分析。

（三）精确性

选用的效应指标要尽量精确，包括准确度和精密度。准确度指观察值与真实值的接近程度，主要受系统误差影响；精密度指相同条件下对同一对象的同一指标进行重复观察时，观察值与平均值的接近程度，受随机误差影响。研究效应指标要两者兼顾，需根据研究目的来权衡两者的重要性。

（四）灵敏性和特异性

在选用研究效应指标时，宜选用能准确反映研究效应本质且灵敏性高、特异性强的指标。灵敏性高的指标能反映研究效应的及时变化，而特异性强的指标既易于揭示问题的本质，同时又不被其他因素干扰，且与要解决的问题密切相关。在实际研究过程中，需要根据研究目的权衡灵敏度和特异度，选择合适的效应指标。如痰中结核菌素检出率是反映开放性肺结核疗效的特异性指标；而癌胚抗原作为筛查癌症的指标就不具备高度的特异性，因为消化道炎症也可能使血液中的癌胚抗原升高。

案例 3-1 中，效应指标包括主观评价指标和客观评价指标。主观评价指标由经过专门培训的具有硕士以上学历的中医师评价，评价全过程中医师不能获知病人的分组情况，很好地保证了资料的客观性和精确性。研究中主要客观评价指标包括血瘀证积分、心绞痛积分；次要客观评价指标包括硝酸甘油减停情况、西雅图心绞痛量表评分、血液流变性各指标及其降低值；安全性指标包括记录观察期间的不良反应。上述指标与研究的疾病关联性强，具有较高的灵敏度和特异度，其中主观指标详细给出了评分标准和评价方法，提高了客观性和精确性。

在反映效应指标时，值得注意的另一个问题是，如何根据疾病自然史发展的进程，选取研究相应的效应指标。比如在疾病诊断研究中，如何选取反映疾病早期改变的指标作为诊断指标；在疾病治疗过程中，如何选择某药物治疗在疾病进展的不同阶段，反映药物在疾病进展不同阶段治疗有效的反应指标。所以在进行不同的临床研究时，如何更好地选取反映效应的指标，值得研究者深入思考。

笔记栏

第三节　临床医学研究的特点与指导思想

一、临床医学研究的一般特点

临床工作是临床医学研究的平台，以病人及其相关群体为主要研究对象，观察性研究和干预性研究均会应用，现代先进的研究大多是宏观与微观相结合进行。临床研究设计方案必须全面考虑、周密实施、全程质控才能保证研究安全有效、顺利开展，并符合伦理学要求。一般而言，临床研究有以下特点：

（一）病人依从性差

> **知识点 3-3**
> 临床医学研究的特点。

依从性（compliance）是指病人正确执行医嘱，接受相应的医疗措施的程度，这里说的是临床治疗中的依从性。在临床医学研究过程中，即指研究对象执行研究措施的程度。临床医学研究的研究对象大多数为病人，由于病人病情、性格习惯、文化程度等影响，医生或研究者给予的治疗措施或研究因素，病人未必完全接受，也未必会完全配合收集资料的过程，即出现病人依从性差。临床医学研究过程中，无论研究设计方案多么科学，执行方案多么认真，整理分析资料多么精明，病人依从性差的话，也不会产生真实的研究结果，研究者的一切努力均会化为泡影。因此，在临床研究中要及时了解病人的依从性情况，采取必要的措施提高研究对象的依从性。提高病人依从性的措施详见本书第八章。

（二）非研究因素多

一项临床医学研究，通常选择一个或多个研究因素进行研究，其他与研究因素同时存在的未被研究的并且可能对研究结果产生影响的因素称为非研究因素。临床医学研究的对象主要为病人及其群体，会存在多种多样的非研究因素干扰研究结果，尤其是在观察性研究中，特别明显。如常见的年龄、性别、文化程度、居住条件及环境、病情轻重等。在研究设计阶段，需要尽可能地考虑周全所有的非研究因素，并在研究方案的各个阶段采取相应的措施控制非研究因素对结果的影响。

（三）"软"指标多

临床研究过程中选择的观察效应指标有硬指标和软指标。硬指标包括实验室检查指标、生物学指标等可通过相关仪器或检测方法精确测量得到精确数值的客观指标，而软指标则是指除此之外，通过医生的观察采集或病人的自我报告而获得的无法用仪器或其他手段直接进行精确测量的主要指标，可重复性差、不能准确度量，比如疾病的某些症状与体征、人的情绪和心理状态等。临床研究的主要对象是病人，研究过程中使用软指标的机会较多。

以疾病的临床症状和功能活动为主的软指标是疗效评价常选择的指标，设计时，首先应尽量将其分为不同的等级，使之半定量化或定量化。例如常用的疼痛分级，WHO 将疼痛程度划分为 0 度：不痛；Ⅰ度：轻度痛；Ⅱ度：中度痛；Ⅲ度：重度痛；Ⅳ度：严重痛。或者采用数字分级法（NRS）：0～10 代表不同程度的疼痛，0 为无痛，10 为剧痛。疼痛程度分级标准为 0：无痛；1～3：轻度疼痛；4～6：中度疼痛；7～10：重度疼痛。将软指标等级化时需要考虑其可行性。

在临床疗效评价中应用软指标，应遵循临床疗效评价的基本原则。首先，在设计上需要进一步明确研究目的，根据研究目的选择能够反映研究目的的疗效指标和测评工具，如评价一种药物对冠心病心绞痛的疗效，可选择单位时间内心绞痛的发作次数、基础用药的量等。其次，在疗效评价指标的选择上，应进一步具体化，选择能够反映疾病变化特点的指标。如评价一种疗法对心绞痛的疗效，指标选择可以定为心绞痛的缓解率。最后，疗效指标的选择应结合疾病的特点和干预措施的作用特点，也就是说要明确干预措施的作用特点，针对其特点选择更有针对性的指标。

案例 3-1 中，血瘀证积分和心绞痛积分均为软指标，文中给出了明确的计分方法，并且进行了等级的划分，将软指标等级化，评价疗效更加客观准确。

（四）符合伦理要求

临床医学研究主要以人为研究对象，应该严格遵守医学伦理道德、维护病人利益。按照《赫尔辛基宣言》的要求，凡是以人体为研究对象的临床研究，所使用的临床干预措施，都必须有充分的科学依据，要安全有效，保证无损于受试者的利益。任何以人为研究对象的科学研究，必须事先向有关伦理学委员会申请，接受伦理学委员会的审查，通过后方可进行研究。临床医学研究中需遵循伦理学基本原则见本书第二十五章。

二、临床研究应具有的指导思想

临床医学研究的对象是病人及其群体，研究过程相对于体外研究更复杂，研究过程需要具有科学性，在具体实施中要注重研究的代表性、真实性、可比性和统计学的显著性。

（一）研究的代表性

代表性（representativeness）主要指研究对象的代表性，若研究对象代表性差，结果外推性差，研究结论不能应用，研究的实际意义就差。因此，临床研究要求入选的研究对象在疾病类型、病情及年龄、性别等方面具有某病病人的全部

> **知识点 3-4**
> 1. 临床医学研究的指导思想。

特征，即可代表所研究疾病的全部病人，则临床研究的结论才能推论到目标人群，研究结果才具有明显的实用和推广价值。

临床研究在选择研究对象的时候，必须明确样本的来源、抽样的方法、选择研究对象的条件或标准及样本含量，最后还需评价研究对象对总体的代表性。

（二）研究的真实性

临床研究的真实性（validity）指一系列观察或实验所作推论的准确性，即临床研究结果反映研究对象的真实情况，是研究具有科学性的核心要素。欲保证研究的真实性，保证临床研究收集的数据、分析结果和所得结论与临床客观实际相符，需要在研究过程中控制各种误差。首先，设计阶段应特别关注资料收集和研究方法的选择，分析可能存在的偏倚并采取可行的措施防止和控制三大偏倚，若研究方案考虑不周、设计不合理，必将导致偏倚的出现，使最终的结果不真实。其次，在研究的整个过程中要有严格的质量控制措施，减少系统误差的出现，最后在资料整理和分析阶段也需采用一些相应的统计学方法来减少混杂偏倚的干扰，保证研究的真实性。

（三）研究的可比性

可比性（comparability）是科学性的表现，临床流行病学通过比较具有不同特征的人群在疾病发生、发展、转归过程中的差异，来研究这些特征或干预和疾病间的关系，为了保证研究结果的准确性、可靠性，要求研究组与对照组间具有可比性，即比较组之间除了研究因素不同以外，其他可能影响研究结局的非研究因素均处于相同或相近水平，即具有相同的研究背景，组间均衡可比。

在实验研究中，可以从研究设计、实施和资料处理等方面采取措施，尽量提高研究组间可比性。研究设计阶段要明确研究对象的入选条件，对受试者的基线条件进行限制，还可以使用匹配的方法要求对照组在某些因素和特征上与试验组保持一致，保证基线资料均衡可比。

在进行随机化分组时可采用分层随机分组，可将重要的因素设为分层因素，将病人分层后再通过严格的随机分组，可以保证比较组间基线的均衡可比。同时在设计阶段需要制定统一的检测标准，保证资料的准确性进而保证可比性。在研究实施阶段，应在测定基线数据后，尽快实施干预。如果间隔时间过久，病人的基线资料可能发生改变，破坏组间的均衡可比性。

资料处理阶段第一步需要检验组间基线资料是否均衡可比，组间基线资料应不具有统计学差异。若组间基线资料比较差异有统计学意义，则基线资料不均衡，组间可比性差，需要采用统计学方法进行分层分析或多因素分析以排除非研究因素在基线分布上的差异带来的影响。

（四）统计学的显著性

显著性（significance）指统计学检验的显著性，由于几乎所有的临床医学研究都是对样本的研究，因此均会存在抽样误差，必须对研究结果进行统计学检验，检验差异的来源，评价抽样误差的大小。

显著性检验即假设检验，通过科学的研究方案实施最后得到资料，经过整理资料后进行假设检验，重要的是，需要选择正确的统计学检验方法。首先建立假设：无效假设和备择假设，确定好检验水准，采用选择的正确的检验方法计算统计量，最后确定 P 值，按照 α 检验水准判断是否拒绝无效假设，进而判断能否接受备择假设，再从专业上解释研究的结果。

第四节　临床医学研究的科学精神

医学研究的对象是人，人既有生物属性、心理特征，又具有复杂的社会属性。因此，医学既具有自然科学的属性，又具有社会科学的属性。医学科学精神，是指在医学活动中，人们的思维理念、

知识点 3-5
1. 临床医学研究的科学精神。

行为方式和价值观念。医学科学精神在一定程度上指导着医学发展的方向。所以欲将临床医学研究做得更合理、更健康、更文明，就需要加强对医学研究的科学精神的理解和应用。

一、以人为本、严谨求实的精神

以人为本的理念是科学精神与人文精神的统一。以人为本，把人类的生存作为根本，以人类的身心健康、生存的可持续发展为价值理想。医学以病人为中心，病人是医疗服务的主体，要一切为病人着想，为病人提供优质服务，为病人办实事、办好事，对病人充满爱心。医务人员在疾病的治疗过程中，要注重与病人的沟通、对话和交流，并能用一种平等的态度对待病人，对待疾病和生命。对于临床医学研究来说，病人的健康和利益就是以人为本的主旨。临床医学研究的对象是病人及其群体，要时刻坚持以人为本的思想，把病人的健康、利益放在首位，在这样科学精神指导下开展临床医学研究，促进医学的发展，才能真正造福人群，惠及每一位病人。

严谨是一种严肃认真、细致周全、追求完美的工作态度；求实则是通过客观冷静的观察、思考和探求，悟透事物的内在机制，再采取最合适的方法去解决问题的做事原则。作为一种精神，精益求精是优秀的工匠们共同具有的思想特征和从业准则，那就是"要做就要做最好"。作为医学工作者同样需要具备工匠精神，严格要求自己，对病情了解做到真实、全面和完整，进行医学科学研究时也需要一丝不苟、严谨求实、精益求精。

二、创新、敬业精神

创新精神是指要具有能够综合运用已有的知识、信息、技能和方法，提出新方法、新观点的思维能力和进行发明创造、改革、革新的意志、信心、勇气及智慧。创新精神是一个国家和民族发展的不竭动力，也是一个现代人应该具备的素质。任何科学技术，都不能停留在已有的水平上，必须在继承的基础上创新。在科学技术飞速发展的今天，医学也在不断地进步，我们不仅要学习和继承前人，更要学习同时代其他医学科学家的知识、经验和成就，博采众家之长，不断发展，不断创新。医学未知的领域还有很多，我们对人体的生理、心理、病理还有许多未知，对许多疾病的诊断治疗有许多未知。所以医学必须发展，医学必须创新，临床医学研究的过程必定是不断创新的过程。

敬业精神是一种基于热爱基础上的对工作、对事业全身心忘我投入的精神境界，其本质就是奉献的精神。医学事业是崇高的事业，不管是临床救死扶伤工作还是医学研究都要树立主人翁责任感、事业心，追求崇高的职业理想，培养认真踏实、恪尽职守、精益求精的工作态度，力求干一行爱一行专一行，努力成为本行业的行家里手，要具有积极向上的劳动态度和艰苦奋斗精神，时刻保持高昂的工作热情和务实苦干精神，把对社会的奉献和付出看作无上光荣。纵观世界医学大家、科学家，首先都热爱自己的事业，然后经过严格的训练，孜孜不倦地追求，最终才成为一代名家。

三、团队精神

团队精神是大局意识、协作精神和服务精神的集中体现，核心是协同合作，反映的是个体利益和整体利益的统一，并进而保证组织的高效率运转。医务劳动，也是一种群体协作的劳动。在这个团结协作的团队里，大家目标一致，人与人之间相互学习、相互信任、和谐相处，既发挥个体优势，更发挥群体优势，才符合医学科学精神。同样，医学科学研究也需要团队成员的团结协作，发挥团队成员的优势，相互协作、优势互补，团队成员齐心协力向共同的方向努力，最终达到临床医学研究的共同目标。

四、做研究型的临床医生

一个好的医生，在诊治病人过程中，一定要不断思考问题，然后在临床实践中解决疑难问题，这样临床医学才能进步。将来的临床医生，在工作中发现问题，能够在临床上针对这些问题上升为临床科研问题，找到普遍的规律，运用现代的技术手段，解除病人的痛苦。如果不重视科研，没经过科研训练，将来或许可能成为一个好的看病的医生，但很难成为一个优秀的学科带头人，很难在国际上参与对话，或者代表国家与外国同行交流。所以临床医生不光要看好病，还要知道为什么能治好病，了解它的机制，另外还涉及一些疾病的预防，甚至涉及一些新治疗方案的研发问题，做研究型的临床医生。

（赵灵燕）

第四章 疾病频率常用的测量指标

临床研究的内容是疾病及各种健康问题，无论是疾病负担研究、病因研究，还是诊断试验评价、防治措施的效果及安全性评价、疾病预后评估及预后因素的研究等，都需要从描述疾病与健康问题入手，对疾病及健康问题进行测量。本章将主要介绍临床研究中较为常用的疾病频率测量指标。

第一节 概 述

一、疾病频率测量的主要作用

（一）疾病频率测量是临床流行病学研究的基础

群体原则是流行病学区别于其他医学学科最显著的特点。流行病学的用途在于通过对特定人群的研究，描述疾病在不同人群、不同地区及不同时间的分布特征，探讨疾病及其结局的影响因素，评价疾病防治措施的效果。而这些都需要通过频率指标如发病率、患病率、死亡率等对疾病进行定量测量。临床流行病学是用流行病学方法，以病人群体为研究对象，对疾病的发生、发展、干预和转归的群体特性及其防治效应进行研究、观测，进而获得相关事件的频率指标如治愈率、有效率、生存率、复发率、病死率等，借以指导临床实践中的诊断、治疗、预后等问题，为临床决策提供科学依据。

（二）疾病的频率指标可应用于研究疾病负担

疾病负担（burden of disease）是由于疾病所造成的早死或伤残和由此对病人、家庭乃至整个社会所引起的不同程度的影响。疾病负担包括疾病的流行病学负担和疾病的经济负担。疾病的流行病学负担可以通过发病、伤残或早死等指标对其进行测量，传统上常以发病率、死亡率和死因位次来描述。疾病负担是研究疾病对人群的生物、心理精神及对社会和经济等方面所造成的危害及影响，其研究结果有助于研究社区的疾病状态和健康状况，帮助我们确定包括医疗和预防在内的卫生服务重点，确定受危害的人群和进行卫生干预的目标人群，这是研究社区诊断（community diagnosis）的一种方法。疾病负担研究可以帮助我们了解疾病对人群的危害程度和规律，为卫生干预、卫生部门评价及卫生规划提供一个可比较的衡量标准，为确定医疗与预防决策、合理分配卫生资源提供依据。

（三）疾病的频率指标可应用于确定重点疾病

重点疾病的确定是依据有效的疾病监测和调查的资料，在科学的统计分析基础上，应用疾病频率指标，将主要疾病按其危害程度排序，进而反映出某时期、某地区的重点疾病或不同时期疾病的变化情况。因此，疾病的频率指标可为国家或某一地区重点健康问题的确定提供科学决策的信息和依据。对那些发生频率较高、危害严重且可预防和控制的疾病，应列为防治工作的重点，予以优先考虑，同时采取有效干预措施，控制疾病流行，降低疾病的危害程度，最终达到控制和消灭疾病的目的。对那些危害严重但至今仍无有效预防及控制措施的疾病，则应列为研究工作的重点。

（四）疾病的频率指标可应用于确定高危人群

根据疾病频率指标的变化可确定优先关注和需重点保护的人群。例如，有高血压、血脂异常、肥胖、高盐饮食和吸烟习惯的人群是心脑血管病的高危人群；有癌前病变和受致癌因素影响的人群是恶性肿瘤的高危人群；近亲婚配夫妻是生育出生缺陷儿的高危人群。确定高危人群、明确重点保护对象是制定防治措施和控制疾病的关键所在。

二、疾病频率测量指标的统计学类型

（一）构成比

构成比（proportion）是表示某事物或现象的各个部分在全体中所占的比重，即表示同一事物局部与总体之间数量上的比值，常用百分数表示。构成比的计算公式为：

> **知识点 4-1**
> 1. 疾病频率测量指标的统计学类型。
> 2. 疾病频率测量指标应用注意事项。

$$构成比 = \frac{某一组成部分的观察单位数}{同一事物各组成部分的观察单位总数} \times 100\% \qquad (式4-1)$$

例如，在某项关于年龄相关性黄斑变性危险因素的病例对照研究中，病例组男性 233 例、女性 201 例，男、女构成比分别为 53.7% 和 46.3%；对照组男性 223 例、女性 217 例，男、女构成比分别为 50.7% 和 49.3%。

（二）率

率（rate）是表示某事件实际发生数与一定时间内可能发生该事件的观察单位总数之比，用以说明该事件发生的频率或强度。率的计算公式为：

$$率 = \frac{同一时间内实际发生某现象的观察单位数}{一定时间内可能发生某现象的观察单位总数} \times K \qquad (式4-2)$$

式中 K 为比例基数，可以是 100%、1000‰、10 000/万、100 000/10 万等。

（三）比

比（ratio）又称相对比（relative ratio），是甲、乙两个有关联的指标值之比，用以描述两个指标值的相对水平，说明甲指标值是乙指标值的倍数或百分数。甲、乙两个指标可以是绝对数，也可以是相对数或平均数。相对比的计算公式为：

$$相对比 = \frac{甲指标值}{乙指标值}(或 \times 100\%) \qquad (式4-3)$$

如出生人口性别比、相对危险度（relative risk，RR）（详见队列研究）和比值比（odds ratio，OR）（详见病例对照研究）等均属于相对比。

三、疾病频率测量指标应用注意事项

（一）率的计算

率的计算必须有足够数量的分母作基础。分母过小时，计算的率不稳定。如某疗法治疗 5 例某病病人，3 例有效，有效率是 60%；如果 2 例有效，则有效率是 40%。可见，虽然有效人数只减少了 1 例，但有效率的波动幅度较大。这显然是不可靠的。因此，在总例数较小时，最好直接采用绝对数表示。

（二）不要把构成比与率相混淆

以构成比代替率是临床研究中常见的错误之一。如某研究者对 108 例宫颈癌病人的年龄分布资料（表 4-1）进行分析，认为宫颈癌在 26~35 岁年龄段的发病率最高。表 4-1 中的百分数是构成比而不是率，更不是发病率，只能说明在宫颈癌病人中，各年龄段病人数占 108 例病人的比例。要计算各年龄段的发病率，还需要有各年龄段的女性人口数。

表4-1　108例宫颈癌病人的年龄分布[n（%）]

年龄（岁）	宫颈鳞癌	宫颈腺癌	合计
≤25	3（2.8）	1（0.9）	4（3.7）
26~35	37（34.3）	32（29.6）	69（63.9）
36~45	9（8.3）	7（6.5）	16（14.8）
46~55	5（4.6）	5（4.6）	10（9.3）
56~65	4（3.7）	3（2.8）	7（6.5）
≥66	1（0.9）	1（0.9）	2（1.8）
合计	59（54.6）	49（45.4）	108（100.0）

（三）在进行率的比较时，应注意可比性

率的高低受多方面因素的影响，除了研究因素外，其余的影响因素要相同或相近，率之间方可进行比较。例如，手术治疗与药物治疗的疗效比较，如果手术治疗组都是早期病人，而药物治疗组都是晚期病人，就不具备可比性。除疾病分期外，年龄、性别也是疗效的重要影响因素，即使两组病人的疾病分期相同，而年龄、性别构成不同，同样也不具备可比性。可以分年龄、分性别计算率再进行比较，或对年龄、性别做标准化后再进行比较，也可以用其他方法进行分析。

第二节　发病患病指标

一、发病指标

（一）发病率

1. 定义　发病率（incidence rate）表示在一定期间内（通常为 1 年）、特定人群中某病新病例出现的频率。其计算公式为：

$$发病率 = \frac{一定时间内某人群中某病新发病例数}{同时期暴露人口数} \times K$$

（式 4-4）

K=100%、1000‰或 10 000/万等。

> **知识点 4-2**
> 1. 临床研究常用的发病患病频率指标。
> 2. 各指标的概念、计算及应用。
> 3. 比较分析发病率和患病率的区别及联系。
> 4. 影响患病率升高和降低的因素。

2. 分子与分母的确定　计算发病率时，分子是一定期间内某病新发生的病例数。某些急性疾病如流感、腹泻等，其发病时间容易确定，在观察期间内一个人可多次发病，则每次发病均应分别计为新发病例。但对发病时间难以确定的一些慢性疾病，如糖尿病、高血压、恶性肿瘤等，可将初次诊断的时间作为发病时间来确定新发病例。分母是暴露人口数，即有可能发生该病的人口，对那些不可能发生该病的人，如已经感染传染病或有效疫苗接种者、非易感者（曾患某病的人），理论上不应计入分母内（即不能算作暴露人口）。另外，对于在观察期之前已经确诊的慢性病病人，也不能算作暴露人口。但是，在实际工作中，有时由于人群较大，很难确定具体暴露人口数，分母多采用该人群在该期间内的平均人口数作为暴露人口。

期间平均人口数的确定有两种方法：一种方法是用该期间的期初人口数与期末人口数之和除以 2，将所得人口数作为期间平均人口数；另一种方法是用该期间的中间时间点的人口数作为平均人口数。如观察期间为 1 年，期初人口数即 1 月 1 日零时人口数，期末人口数即 12 月 31 日 24 时人口数，中间时间点的人口数即 7 月 1 日零时人口数。

发病率还可按不同年龄、性别、职业、民族、种族、婚姻状况、病种等特征分别计算，此即发病专率。由于发病率的准确度可受很多因素的影响，因此在对比不同资料时，应考虑年龄、性别等构成的影响，必要时先进行发病率的标化或使用发病专率。

3. 应用

（1）描述疾病分布，评价疾病负担：在流行病学研究中，发病率可用于描述疾病在不同地区、不同时间、不同人群的分布，说明疾病对人群健康的危害程度，可以根据发病率评价疾病负担，确定医疗、预防工作重点。如某省 2015 年监测数据显示，肺癌发病率在 55 岁后急剧上升，80 岁达到最高峰，提示中老年人群应作为肺癌防治的重点人群。

（2）病因学研究：发病率变化意味着影响发病的因素发生了变化，通过比较不同人群的发病率，可以探讨发病因素，提出病因假说。例如，有研究发现孕早期血清 25-OH 维生素 D 水平正常的孕妇，其妊娠期糖尿病发病率（5.7%）低于维生素 D 不足组（16.9%）和维生素 D 缺乏组（18.4%）（$P<0.05$），认为维生素 D 不足和缺乏可能是妊娠期糖尿病的危险因素。发病率是一定期间内特定人群中某病新病例出现的频率，在期初即开始观察的时候，影响发病的因素（暴露）已经存在，新病例是在观察期内发生的，发病率可以明确反映疾病发生与暴露的关系。

（3）评价防治措施效果：发病率的变化既可能是自然发生波动的结果，也可能是采用某些有效预防措施的结果，比较不同人群的某病发病率可以评价防治措施的效果。如某研究者选取孕前超重、肥胖孕妇，对照组给予常规护理，干预组在常规护理的基础上在孕中期进行饮食运动干预，结果干预组妊娠期糖尿病发病率（28.1%）低于对照组（55.9%）（$\chi^2=5.200$，$P=0.023$），说明饮食运动干预能有效减少孕前超重、肥胖孕妇发生妊娠期糖尿病的风险。

（4）发病率是前瞻性研究常用的指标，疾病监测资料也可计算某病的发病率。

（二）罹患率

罹患率（attack rate）与发病率一样，也是测量人群新发病例发生频率的指标，计算方法与发病率相同。但罹患率通常指在某一小范围、短时间内的发病率。观察时间可以日、周、旬、月为单位。常用于局部地区某些疾病如食物中毒、传染病及职业中毒等的暴发或流行时的调查。其优点是可以根据暴露程度精确测量发病频率。

（三）累积发病率

累积发病率（cumulative incidence，CI）是用来表示某病在一定时间内新发生的病例数占某固定人群总例数的比例。它是无病的人群经过一定时期后发病的平均概率，因此，其取值为0~1。

累积发病率适用于比较稳定的观察队列，分子必须是该队列人群在随访期的全部新发病例，分母是观察队列的起始人数。队列中的每一个个体在研究开始时必须未患该病，但有发生该病的可能。累积发病率的高低与随访期的长短有关，随访期越长，累积发病率越高。因此，在报道某病的累积发病率时，必须同时说明是多长时间的累积发病率。累积发病率可用于估计个体在一定时期内发生某种疾病的平均概率。如某病在某人群的5年累积发病率为2%，那么可以说该人群中的每个个体在5年内平均有2%的可能性发生该病。但需注意，上述解释必须有如下前提：①随访开始时该人群中的每一个个体均未患该病，但有发生该病的可能；②失访人数的比例极小；③没有因发生其他疾病而影响该病发生概率的大小。

累积发病率可用于纵向观察疾病与暴露因素关系的动态变化，以及干预措施的效果评价。详见"第六章队列研究"。

（四）发病密度

发病密度（incidence density）是指在一定时间内发生某病新发病例的速率，常用于动态队列研究。对于动态队列，由于队列内每一个个体的观察时间不同，用总的观察例数为分母计算发病率是不合理的，此时，应考虑队列中的每一个个体对观察时间的贡献，以人时为单位计算发病率，分母为总的人时（person time）数。用人时为单位计算的发病率具有瞬时频率性质，因此，称为发病密度。时间单位可以是年、月或日，较常用的是人年（person year）。总人年数是每一个个体的具体观察年数的总和。每一个个体的观察年数是从研究对象进入队列算起到退出研究（终点事件出现或失访）或研究结束时经过的年数（月数、周数甚至日数均可折算为年数）。具体计算方法详见"第六章队列研究"。

累积发病率与发病密度不同，累积发病率是指某一观察期间的人群发病比例，它的数值大小随观察期的长短而发生变化；而发病密度是指单位观察时间（通常指一年）内人群的发病率。详见第六章队列研究。

（五）续发率

续发率（secondary attack rate，SAR）也称二代发病率，指某些传染病易感接触者中在该病最短潜伏期与最长潜伏期之间续发病例所占的比例。常用作家庭、幼儿园班组或集体宿舍中传染病的调查指标。家庭中首发的病例称为"家庭原发病例"，易感接触者中在传染病最短潜伏期与最长潜伏期之间出现的病例称为续发病例，也称二代病例。

$$续发率 = \frac{一个潜伏期内易感接触者中发病人数}{易感接触者总人数} \times 100\%　　　　（式4-5）$$

计算续发率时须将原发病例从分子及分母中去除。对那些在同一家庭中来自家庭外感染或短于最短潜伏期、长于最长潜伏期的病例均不应计入续发病例。

续发率可用于比较传染病的传染力强弱，也可用于分析传染病的流行因素，包括不同因素如年龄、性别、家庭中儿童数、家庭人口数、经济条件等对传染病传播的影响，以及评价隔离、消毒、免疫接种等卫生防疫措施的效果。

二、患病指标

（一）患病率

1. 定义　患病率（prevalence rate）也称现患率，是指某特定时间内总人口中某病新旧病例所占比例。

按观察时间的不同，患病率可分为期间患病率和时点患病率。当观察时间为某一具体时点时，称为时点患病率。时点患病率较常用。通常时点在理论上是没有长度的，实际应用中一般不超过1个月。而期间患病率所指的是特定的一段时间，多超过1个月。

$$时点患病率 = \frac{某一时点一定人群中现患某病的新旧病例数}{该时点总人口数} \times K　　　　（式4-6）$$

$$期间患病率 = \frac{某观察期间内一定人群中现患某病的新旧病例数}{同期的平均人口数} \times K \qquad （式4-7）$$

K=100%、1000‰或10 000/万等。

计算患病率的分母为特定时间内被观察人群的总人口数或平均人口数，分子是该特定时间内被观察人群中观察到的所有病例数，包括新、旧病例。

2. 影响患病率升高、降低的因素

（1）使患病率升高的因素包括：①病程延长；②发病率增高；③病例迁入；④健康者迁出；⑤易感者迁入；⑥诊断水平提高或诊断方法的灵敏度提高；⑦报告率提高。

（2）使患病率降低的因素包括：①病程缩短；②病死率增高；③发病率下降；④健康者迁入；⑤病例迁出；⑥治愈率提高。

3. 患病率与发病率、病程的关系　当某地某病的发病率和该病的病程在相当长时间内保持稳定时，患病率、发病率和病程三者的关系是：

$$患病率=发病率 \times 病程，即：P=ID \qquad （式4-8）$$

P—患病率，I—发病率，D—病程。

因此，患病率受发病率和病程的影响。例如，由于糖尿病诊断标准中空腹血糖截断点的下调，使糖尿病发病率升高；同时，由于治疗方法的改进，糖尿病病人中死亡人数减少，病程延长，两者共同导致糖尿病患病率升高。再如，由于人们对脑卒中的认识水平逐步提高，及早就诊而获得脑卒中的早期诊断和有效治疗，使其病死率下降，病程延长，脑卒中患病率因此而升高。

该公式可用于推算某些疾病的病程。如有人曾调查美国明尼苏达州癫痫的患病率是376/10万，发病率为30.8/10万，则病程为12.2年。

4. 应用　患病率主要用来描述病程较长的慢性病如糖尿病、高血压、肥胖症等的流行情况，可为卫生政策制定、卫生资源合理分配、医疗设施规划、医疗质量评估、医疗费用投入等提供科学的依据。

发病率与患病率适用于不同的目的。发病率是在某一期间内某特定人群中发生某病新病例的频率。发病率的变化意味着致病因素的变化，发病率升高可能是因为存在某致病因素或其强度增大所致，发病率降低则可能是因为某致病因素消失或其强度减弱所致。如果能确定某致病因素与该病发病率之间的这种变化关系，则有利于做出两者之间的因果关系推断。因此，发病率更适用于病因研究。

患病率是在某特定时间内、某特定人群中存在的某病所有病例所占的比例，包括新发病例和旧病例。患病率可以反映出人群对某一疾病的疾病负担程度。患病率受发病率的影响，当致病因素得到有效控制时，发病率降低使得患病率降低；患病率还与疾病的治疗效果有关，当疾病能得到有效控制但又不能治愈时，病程会相应延长，患病率会因此而增高。因此，在缺少计算发病率条件的情况下，可以用患病率代替发病率来估计人群中某种疾病的严重性。另外，通过比较干预前后的患病率，可以评价防治措施的效果。

但是，患病率不适用于病因学研究。因为：①疾病的病程影响疾病的患病率，任何影响存活的因素均会影响疾病的患病率。因此，用现患病例进行的研究很可能在一定程度上反映的是存活的因素，而不是真正的病因。②疾病本身可能改变了暴露。如肥胖是发生2型糖尿病的一个重要原因，假如用现患病例进行研究，那么肥胖是指在调查时的肥胖情况，由于病人发生了糖尿病而增加了运动，控制了饮食，加之糖尿病本身体重减轻的症状，其结果是现在肥胖作为发生糖尿病的危险因素被掩盖了。另外，一次调查所得的资料，很难判断疾病与可能的致病因素谁先谁后，因而无法根据患病率的比较来分析它们之间的因果关联。

（二）感染率

感染率（infection rate）是指在某段时间内被检查的人群中，现有感染者人数所占的比例，感染率的性质与患病率相似。

$$感染率 = \frac{受检者中阳性人数}{受检人数} \times 100\% \qquad （式4-9）$$

感染者可通过检测某病病原体的方法来确定，也可用血清学或其他方法证明某人处于感染状态。感染率常用于研究某些传染病或寄生虫病的感染情况和评价防治效果，估计某病的流行趋势，也可为制定防治措施提供依据。感染率尤其适用于对结核、乙型肝炎、寄生虫等的隐性感染者、病原携带者及轻型和不典型病例的调查。

笔记栏

（三）病残率

病残率（disability rate）是指在一定期间内某人群中实际存在的病残人数的比例。通过询问调查或健康检查，可以获得确诊的病残人数。病残率可说明病残在人群中发生的频率，也可对人群中严重危害健康的任何具体病残进行单项统计。它是人群健康状况的评价指标之一。

$$病残率=\frac{病残人数}{调查人数}\times K \qquad （式4-10）$$

$K=100\%$、$1000‰$或$10\,000/$万等。

【案例4-1】

为了解某市区成人高血压的流行病学特征，为高血压防治工作提供科学依据，以整群随机抽样方法，抽取某市内六区的30个街道居委会作为调查点，对每个调查点≥18岁的常住居民进行问卷调查和体格检查。共调查28 515人，其中高血压病人7852人，患病率为27.5%，标化患病率为17.2%。高血压患病率随年龄、体重指数（BMI）、腰围的增加而上升。高血压知晓率、治疗率和控制率分别为65.8%、53.1%和14.9%。

【案例问题】

1. 患病率的概念及计算。
2. 本研究为现况调查，引起该地区高血压患病率增高的因素有哪些？

【案例4-1分析】

1. 患病率也称现患率，是指某特定时间内总人口中某病新旧病例所占比例。本研究中调查≥18岁的常住居民28 515人，其中高血压病人7852人，7852/28 515=27.5%，即为高血压的患病率；标化率计算所需要的标准人口为2000年第五次人口普查全国人口数据，经标准化后计算的标化患病率为17.2%。

2. 高血压是全球重大公共卫生问题和首要的死亡危险因素。高血压具有明显的家族聚集性，并且开始向年轻群体蔓延。近年来随着经济的快速发展，居民生活水平的提高及饮食结构改变、精神应激、吸烟等环境因素，体重增加、某些药物的使用及睡眠呼吸暂停低通气综合征（SAHS）等也会引起血压的改变，高血压的防治对于降低心血管病的发病率和死亡率具有重要意义。本调查显示，高血压患病率均随年龄的增加而上升。由于人口的老龄化，高血压患病人数将持续增加，高血压防治任务将逐年加重。随着BMI、腰围的增加，高血压患病率逐步上升。由于BMI、腰围是可以通过干预改变的危险因素，因此在高血压的防治过程中，应结合肥胖的预防控制，积极开展高血压管理，采取综合防治措施。

此外，该地区高血压知晓率为65.8%，治疗率为53.1%，反映了当地居民的防病意识及卫生资源的可及性较好；控制率14.9%较低，说明高血压病人治疗的效果不理想，应将工作重点放在指导病人进行规范治疗，加强卫生宣教和健康知识的普及，提高医疗卫生水平，尤其要把改善高血压的控制率作为防治工作的重点。

第三节 死亡生存指标

一、死亡指标

（一）死亡率

知识点4-3

1. 临床研究常用的死亡指标。
2. 各指标的概念、计算及应用。
3. 死亡率和病死率的区别及联系。

1. 定义 死亡率（mortality rate）是指在一定期间内（通常为1年），在一定人群中，死于某病（或死于所有原因）的频率。死亡率是测量人群死亡危险最常用的指标。计算死亡率的分子为死亡人数，分母为可能发生死亡的总人口数（通常为年平均人口数）。常以年为单位，多用千分率、十万分率表示。

$$死亡率=\frac{某时期内某人群中死亡总数}{同期平均人口数}\times K \qquad （式4-11）$$

$K=100\%$、$1000‰$、$10\,000/$万或$100\,000/10$万等。

死亡率又可分为粗死亡率和死亡专率。死于所有原因的死亡率为粗死亡率（crude death rate），简称死亡率（mortality rate），指某地某年平均每千人口中的死亡数，反映当地居民总的死亡水平。一般情况下，老人和婴儿的死亡率较高，男性死亡率高于女性。因此，在分析比较不同时期或不同地区的粗死亡率时，若比较资料的人口年龄或性别构成不同，须进行年龄或性别标化后方可进行比较。如表4-2是某地2013~2017年粗死亡率和年龄标化死亡率及其变动情况，随着年代变化，无论男性还是女性，粗死亡率均呈上升趋势，标化死亡率均呈下降趋势。

表4-2　2013~2017年某地区不同性别居民粗死亡率和年龄标化死亡率（1/10万）

年份	男性		女性		合计	
	粗死亡率	标化死亡率	粗死亡率	标化死亡率	粗死亡率	标化死亡率
2013	629.06	328.70	498.53	308.48	565.58	318.92
2014	698.02	353.15	549.88	318.95	625.83	335.90
2015	680.61	334.52	542.95	308.42	613.72	322.04
2016	682.97	319.62	536.66	288.18	611.93	304.47
2017	679.75	320.51	538.31	282.07	610.85	300.72

死亡率可按不同年龄、性别、职业、地区、种族、疾病等项目分别计算，称为死亡专率（specific death rate），如年龄别死亡率、某病死亡率等。

死亡率计算时应注意分母必须是与分子相应的人口。如宫颈癌死亡率的计算，其分母应该是同期女性平均人口数。

婴儿死亡率（infant mortality rate）是指某年平均每千名活产儿中未满1周岁婴儿的死亡数。

$$婴儿死亡率 = \frac{同年内不满1周岁婴儿死亡数}{某年活产总数} \times 1000‰ \qquad （式4-12）$$

婴儿对外界环境的抵抗力差，常因先天缺陷、营养不良、肺炎、传染病而死亡。婴儿死亡率的高低是反映一个国家或地区社会卫生状况和婴儿保健工作的重要指标。婴儿死亡率不受年龄的影响，可直接进行比较。

2. 应用　死亡率是反映一个人群总死亡水平的指标，用于衡量某一时期某人群死亡危险的大小，是一个国家或地区人群健康状况和卫生保健工作水平的综合反映，也可为当地卫生保健工作规划提供科学依据。2002~2009年，我国城乡居民年龄标化死亡率城市下降了29.53%，乡村下降了3.16%，说明我国医疗卫生服务能力日渐加强。表4-3为我国20世纪50~70年代部分城市居民前五位死因的疾病死亡率及死因构成的变动情况。可以看出，在20世纪50、60年代，传染性疾病是影响人群健康的主要疾病，但在70年代，传染性疾病已退出前五位，取而代之的是心脑血管疾病、恶性肿瘤等慢性非传染性疾病。表4-4为2012~2018年我国城乡居民前五位死因死亡率和死因构成，可见病种并无变化，其中恶性肿瘤死亡率在城市居民中一直位列第一，在乡村居民中除2004年和2005年分别降为2、3位之外，其他年份均位居首位。这些都表现出我国疾病死亡谱的长期变化趋势，为制订疾病防治措施及医学研究选题提供了重要的依据。

在两种情况下，某病死亡率可以反映人群该病的发病率：一是病死率高的疾病，如狂犬病；二是病程或存活时间短的疾病，如胰腺癌。此时，死亡率可用作疾病发生风险的指标而用于探讨病因。

同样，死亡率也可用作评价病死率高的疾病预防措施的效果。对病死率高的疾病，提高诊断、治疗效果可降低其病死率，也会使其死亡率下降。因此，对病死率高的疾病，在发病率比较稳定的情况下，死亡率的高低可反映诊断、治疗水平。

表4-3　我国城市人口主要疾病死亡率和死因构成的变动（1957年，1963年，1975年）

位次	1957年			1963年			1975年		
	死亡原因	死亡率（1/10万）	死因构成（%）	死亡原因	死亡率（1/10万）	死因构成（%）	死亡原因	死亡率（1/10万）	死因构成（%）
1	呼吸系统疾病	120.3	16.86	呼吸系统疾病	64.57	12.03	脑血管疾病	127.91	21.61
2	急性传染病	56.6	7.93	恶性肿瘤	46.12	8.59	心脏病	115.34	19.49
3	肺结核	54.6	7.51	脑血管疾病	36.87	6.87	恶性肿瘤	111.49	18.84
4	消化系统疾病	52.1	7.31	肺结核	36.32	6.77	呼吸系统疾病	63.64	10.75
5	心脏病	47.2	6.61	心脏病	36.05	6.72	消化系统疾病	28.78	4.86

表4-4　2012～2018 年我国城乡居民前五位死因死亡率（1/10万）、死因构成（%）

年份	恶性肿瘤				心脏病				脑血管疾病				呼吸系统疾病				损伤和中毒			
	城市		乡村		城市		乡村		城市		乡村		城市		乡村		城市		乡村	
	死亡率	死因构成	死亡率	死因构成	死亡率	死因构成	死亡率	死因构成	死亡率	死因构成	死亡率	死因构成	死亡率	死因构成	死亡率	死因构成	死亡率	死因构成	死亡率	死因构成
2012	164.51	26.81	151.47	22.96	131.64	21.45	119.50	18.11	120.33	16.91	135.95	20.61	75.59	12.32	103.90	15.75	34.79	5.67	58.86	8.92
2013	157.77	25.47	146.65	22.38	133.84	21.60	143.52	21.90	125.56	20.27	150.17	22.92	76.61	12.37	75.32	11.49	39.01	6.30	57.14	8.72
2014	161.28	26.17	152.59	23.02	136.21	22.10	143.72	21.68	125.78	20.41	151.91	22.92	74.17	12.03	80.02	12.07	37.77	6.13	55.29	8.34
2015	164.35	26.44	153.94	23.22	136.61	21.98	144.79	21.84	128.23	20.63	153.63	23.17	73.36	11.80	79.96	12.06	37.63	6.05	53.49	8.07
2016	160.07	26.06	155.83	22.92	138.70	22.58	151.18	22.24	126.41	20.58	158.15	23.26	69.03	11.24	81.72	12.02	37.34	6.08	54.48	8.01
2017	160.72	26.11	156.70	23.07	141.61	23.00	154.40	22.73	126.58	20.56	157.48	23.18	67.20	10.92	78.57	11.57	36.34	5.90	52.92	7.79
2018	163.18	25.98	158.61	22.96	146.34	23.29	162.12	23.47	128.88	20.51	160.19	23.19	68.02	10.83	77.67	11.24	35.63	5.67	51.48	7.45

（《中国卫生统计年鉴》2012～2018 年）

（二）累积死亡率

与累积发病率一样，也可以计算累积死亡率（cumulative mortality rate），累积死亡率既可以按观察时间累积，也可以按观察人口年龄累积。

1. 按观察时间累积的累积死亡率　是指当观察人口比较稳定时，无论观察时间长短，以开始时的人口数为分母，整个观察期内死亡人数为分子，得到观察期的累积死亡率（同样的方法可用来计算累积发病率），可用来表示某病在一定时间内新发生的死亡人数占该固定人群人口数的比例。累积死亡率又是平均死亡危险度的一个指标，也就是一个人在特定时期内死于某种疾病的概率。因此，其取值为 0～1 之间。

$$累积死亡率 = \frac{某一特定时间的死亡例数}{观察开始时的暴露人数} \times K \qquad （式4-13）$$

K=100% 或 1000‰ 等。

2. 按年龄累积的累积死亡率　是指某一年龄以前死于某种疾病（或所有疾病）的累积概率的大小。累积死亡率由各年龄死亡率相加获得。多用百分率来表示。

$$累积死亡率 = \left[\sum(年龄组死亡专率 \times 年龄组距)\right] \times 100\% \qquad （式4-14）$$

累积死亡率常用于慢性疾病如恶性肿瘤等，用来说明某一年龄以前死于某慢性疾病的累积概率的多少。

累积死亡率的适用条件为样本量大，人口稳定，资料比较整齐。

（三）病死率

1. 定义　病死率（fatality rate）是指在一定时期内，患某病的全部病人中因该病死亡者所占的比例。

$$病死率 = \frac{某时期内因某病死亡人数}{同期患该病的病人人数} \times 100\% \qquad （式4-15）$$

如果某病处于稳定状态时，病死率也可用死亡率和发病率推算得到。

$$病死率 = \frac{某病死亡率}{某病发病率} \times 100\% \qquad （式4-16）$$

在实际工作中，对于病程短的疾病，病死率应该是在每个患病成员都已经发生明确的结局后计算；对于病程长的疾病很难做到，一般用某年患某病的全部病人中因该病死亡者的比例来表示。

2. 应用　病死率可说明一种疾病的严重程度，也可反映一个医疗单位的医疗水平和质量，通常用于急性传染病，较少用于慢性病。需特别注意，因为不同医院收治的同一种疾病的病人，其严重程度也可能不同。因此，在以病死率为指标比较不同医院的医疗水平时，要注意可比性。

特别值得注意的是，病死率与死亡率因为同属于死亡指标，经常发生误用。计算病死率与死亡率的分母是不同的，计算死亡率的分母为平均人口数，包括了所研究疾病的病人和非病人；计算病死率的分母只是所研究疾病的病人。比如 2003 年中国内地累计 SARS 病例总数为 5327 例，死亡 349人，可以计算 SARS 病死率为 349/5327=6.5%。

二、生存指标

生存率

生存率（survival rate）是指接受某种治疗的病人或某病病人中，经若干年随访后，尚存活的病人数所占的比例。

$$生存率 = \frac{随访满n年尚存活的病例数}{随访满n年的病例数} \times 100\%$$ （式4-17）

生存率反映了疾病对生命的危害程度，可用于评价某些病程较长疾病的远期疗效。常用于某些慢性病，如恶性肿瘤、心血管疾病等的研究中。

【案例4-2】

分析2015～2016年某市居民脑卒中发病和死亡情况。结果显示户籍居民脑卒中年均发病率和标化率分别为620.78/10万和383.64/10万，年均死亡率和标化率分别为86.65/10万和55.31/10万。女性发病率（539.10/10万）和死亡率（75.67/10万）低于男性发病率（701.61/10万）和死亡率（97.46/10万）。

【案例问题】

1. 本例中计算的疾病频率指标有哪些？
2. 死亡率与病死率的区别与联系。

【案例4-2分析】

1. 脑卒中年均发病率、标化发病率和按性别特征计算发病专率；脑卒中年均死亡率、标化死亡率和按性别特征计算死亡专率。标化率的计算基于2000年中国标准人口构成。

2. ①死亡率是指在一定期间内（通常为1年），在一定人群中，死于某病（或死于所有原因）的频率。死亡率是测量人群死亡危险最常用的指标。死亡率是反映一个人群总死亡水平的指标，用于衡量某一时期某人群死亡危险性的大小，是一个国家或地区人群健康状况和卫生保健工作水平的综合反映，也可为当地卫生保健工作规划提供科学依据。在某些情况下，某病死亡率可以反映人群该病的发病率：一是病死率高的疾病，如狂犬病；二是病程或存活时间短的疾病，如胰腺癌。此时，死亡率可用作疾病发生风险的指标以用于探讨病因。同样，死亡率也可用作评价病死率高的疾病预防措施的效果，对病死率高的疾病，提高诊断、治疗效果可降低其病死率，也会使其死亡率下降。②病死率是指在一定时期内，患某病的全部病人中因该病死亡者所占的比例。表示某病病人因该病死亡的危险性。它可反映疾病的严重程度，也可反映医疗水平和诊治能力，常用于急性传染病，较少用于慢性病。病死率与死亡率因为同属于死亡指标，经常发生误用。计算病死率与死亡率的分母是不同的，计算死亡率的分母为平均人口数，包括了所研究疾病的病人和非病人；计算病死率的分母只是所研究疾病的病人。

第四节　寿命相关指标

【案例4-3】

某研究者利用2013～2017年某省死因监测点上报的死亡资料，全面分析近五年间该省居民死亡水平及其变化趋势，各类疾病所造成的死亡率及主要疾病对寿命造成的损失情况。结果显示，该省平均粗死亡率为636.46/10万，标准化死亡率为538.16/10万；居民前五位死因依次是循环系统疾病、恶性肿瘤、呼吸系统疾病、伤害、消化系统疾病。2013～2017年该省死因监测点全死因造成的寿命损失为371 024人年，平均减寿年数为8.36；男性人群全死因造成的寿命损失为222 535人年，平均减寿年数为9.51；女性人群全死因造成的寿命损失为133 390人年，平均减寿年数为8.59年。主要死因中伤害所造成的潜在减寿年数最大为236 007人年，平均减寿年数为25.57年。

【案例问题】

1. 潜在减寿年数的含义。
2. 居民死因第一位的是循环系统疾病，而减寿的主要死因中伤害排第一位，分析原因可能有哪些？

【案例4-3分析】

1. 潜在减寿年数是指某病某年龄组人群死亡者的期望寿命与实际死亡年龄之差的总和，即死亡所造成的寿命损失。该指标不仅考虑到死亡率水平的高低，而且考虑到死亡发生时的年龄对预期寿命的影响。

2. 在潜在减寿年数排序中伤害排第一位，可能是死因中伤害更趋向低年龄组人群，故对寿命损失的占比更大。疾病死亡率是指某期间某人群中死于某病的频率，它是测量人群死亡危险最常用的指标，用于衡量某一时期某人群死亡危险性的大小。疾病死亡率越高，说明该病对人群的危险程度越大。循环系统疾病在死因中排第一位，说明循环系统疾病是影响居民健康的首要疾病，其次是恶性肿瘤。

一、潜在减寿年数

1. 定义　潜在减寿年数（PYLL）是指某年龄组人群因某病死亡者的期望寿命与实际死亡年龄之差的总和，即死亡所造成的寿命损失。该指标是由美国疾病预防与控制中心（CDC）于 1982 年提出，现已在世界范围内广泛应用。它是在考虑死亡数量的基础上，以期望寿命为基础，进一步衡量死亡造成的寿命损失，强调了早亡对健康的影响，定量地估计疾病造成早亡的程度。

PYLL 是根据死亡年龄对期望寿命有影响这一原理提出的，即平均死亡年龄大时，对期望寿命影响较小；反之，对期望寿命的影响则较大。该指标不仅考虑到死亡率水平的高低，而且考虑到死亡发生时的年龄对预期寿命的影响。PYLL 可用来计算不同疾病、不同年龄组死亡者总的减寿年数。

2. 计算公式

$$\text{PYLL} = \sum_{i=1}^{e} a_i d_i \qquad （式 4\text{-}18）$$

式中，e 为预期寿命；i 为年龄组（通常计算其年龄组中值）；a_i 为剩余年龄。$a_i = e - (i + 0.5)$，其意义为：当死亡发生于某年龄（组）时，至活到 e 时还剩余的年龄。由于死亡年龄通常以上一个生日计算，所以尚应加上一个平均值 0.5 岁；d_i 为某年龄组的死亡人数。

3. 应用　PYLL 是人群中疾病负担测量的一个直接指标，也是评价人群健康水平的一个重要指标，可用于衡量某种死因对一定年龄组人群的危害程度，即可反映出对各年龄组人群的危害大小。主要应用包括：

（1）可用于计算不同疾病所致的寿命减寿年数，比较每种或每类疾病所致的寿命减寿年数，评价某种死因对人群的危害程度，用于综合估计导致某人群早死的各种死因的相对重要性，为确定不同年龄组重点疾病提供依据。如表 4-5 显示南京市某区居民 2014～2018 年主要死因的潜在寿命损失情况，结果显示男性 PYLL 排序前五位的疾病分别是恶性肿瘤、损伤和中毒、脑血管疾病、心脏病、泌尿生殖系统疾病，占全死因 PYLL 的 89.8%；女性 PYLL 排序前五位的疾病分别是恶性肿瘤、损伤和中毒、脑血管疾病、心脏病、呼吸系统疾病。而死亡构成位次发生了明显的变化，无论男性或女性，损伤和中毒在 PYLL 的顺位是第二位，但在死亡顺位中均排在第五位，说明更趋向低年龄人群，对寿命损失贡献较大。

表4-5　南京市某区居民2014～2018年不同性别主要死因PYLL及死亡构成比较

死因（ICD-10）	男性				女性			
	PYLL（%）	顺位	死亡构成（%）	顺位	PYLL（%）	顺位	死亡构成（%）	顺位
恶性肿瘤	5355（39.3）	1	34.8	1	3499（38.1）	1	23.2	2
损伤和中毒	4017（29.5）	2	9.4	5	2137（23.3）	2	7.4	5
脑血管疾病	1555（11.4）	3	21.3	2	1444（15.7）	3	26.2	1
心脏病	968（7.1）	4	13.1	3	763（8.3）	4	19.4	3
泌尿生殖系统疾病	337（2.5）	5	1.5	8	204（2.2）	8	1.3	8
呼吸系统疾病	320（2.3）	6	12.2	4	369（4.0）	5	12.8	4
传染病/寄生虫病	197（1.4）	7	0.9	9	31（0.3）	10	0.4	10
内分泌系统疾病	184（1.4）	8	1.4	8	224（2.4）	7	2.7	6
神经系统疾病	180（1.3）	9	0.6	10	171（1.9）	9	0.9	9
消化系统疾病	170（1.2）	10	2.5	6	232（2.5）	6	2.1	7

（2）可比较不同地区及不同时间PYLL的特点及变化趋势，对不同疾病连续多年计算PYLL，可了解疾病的变化趋势。每种疾病的平均死亡年龄不同，PYLL的值也不同。在对同一种疾病的死因构成与PYLL构成进行比较时，其顺位也常有差异。表4-6显示，2006～2010年中国农村由自杀引起的PYLL均高于城市，其PYLL值农村是城市的1.28～2.03倍，农村总体上呈下降趋势。

表4-6　中国2006～2010年由自杀引起的城乡PYLL值（10万人年）比较

	2006年	2007年	2008年	2009年	2010年
农村	206.75	217.33	187.24	174.23	166.99
城市	128.60	119.81	92.09	107.22	130.22
相对比	1.61	1.81	2.03	1.62	1.28

（3）在卫生事业管理中，作为筛选出确定重点疾病的指标，明确重点卫生问题；同时也适用于防治措施效果的评价和卫生政策的分析。

二、伤残调整寿命年

1. 定义　伤残调整寿命年（disability adjusted life year，DALY）是指从发病到死亡所损失的全部健康寿命年，包括因早死所致的寿命损失年（years of life lost，YLL）和疾病所致伤残引起的健康寿命损失年（years lived with disability，YLD）两部分。DALY是采用客观、定量的方法计算因各种疾病造成的早死与残疾对健康寿命年的损失，是反映疾病对人群寿命损失影响的综合指标，是测量疾病负担的主要指标之一。该指标在1993年由Murray和Lopea两人提出，并开始应用于全球疾病负担的分析。

疾病可给人类健康带来包括早死与残疾（暂时失能与永久残疾）两个方面的伤害，这些危害的结果均可减少人类的健康寿命。定量地计算某个地区每种疾病对健康寿命所造成的损失，以便科学地分析该地区危害健康的重点疾病和主要卫生问题。

2. 应用　DALY指标对于宏观地认识疾病和控制疾病十分重要，其主要用途有以下几个方面：

（1）比较与评价地区间的卫生健康状况，通过应用DALY指标跟踪全球或一个国家或某一个地区疾病负担的动态变化情况，监测其健康状况在一定期间的改进，对已有的措施进行初步的评价，了解干预措施的有效性。

（2）分析疾病在不同地区、不同人口学特征（性别、年龄）、不同时间的危害程度及变化趋势，确定不同病种的疾病负担；按DALY大小排序，可对不同地区、不同人群、不同病种进行DALY分布的分析，以确定危害人群健康的主要病种及其所累及的重点人群和地区，为确定防治重点提供重要信息资源。

表4-7　全球主要疾病2006年和2016年DALYs（1000）、年龄调整DALYs（/10万）及其变化趋势

死因	DALYs（1000）			年龄调整DALYs（/10万）		
	2006年	2016年	中位变化（%）	2006年	2016年	中位变化（%）
所有死因	2 490 698.9	2 391 258.0	−4.0	40 485.1	33 641.0	−16.9
传染病，妇科，围产期和营养相关疾病	918 804.8	667 823.7	−27.3	13 801.1	9396.8	−31.9
肺结核	56 881.5	43 557.9	−36.0	916.5	593.1	−35.3
HIV/AIDS	102 182.3	57 575.4	−43.6	1522.9	762.1	−50.0
腹泻	113 944.8	74 414.6	−34.7	1768.5	1063.1	−39.9
上呼吸道感染	5551.2	5991.2	7.9	83.0	81.0	−2.5
下呼吸道感染	131 015.4	91 844.6	−29.9	2022.6	1326.7	−34.4
疟疾	77 253.7	56 201.0	−27.2	1147.0	794.7	−30.7
肝炎	7718.6	5777.8	−25.1	117.8	78.6	−33.3
非传染性疾病	1 312 102.0	1 468 000.0	11.9	22 707.2	20 786.9	−8.5
肿瘤	189 094.4	213 221.0	12.8	3377.2	3024.9	−10.4
心血管疾病	321 851.2	353 120.9	9.7	6046.0	5178.4	−14.3
呼吸系统疾病	86 665.1	92 528.7	6.8	1601.5	1351.7	−15.6

续表

死因	DALYs（1000）			年龄调整DALYs（/10万）		
	2006年	2016年	中位变化（%）	2006年	2016年	中位变化（%）
消化系统疾病	33 020.0	34 368.9	4.1	561.3	484.9	−13.6
神经系统疾病	87 251.9	103 580.0	18.7	1491.2	1478.4	−0.9
糖尿病	45 989.7	57 233.7	24.4	827.9	814.2	−1.6
伤害	259 792.1	255 434.3	−1.7	3976.8	3457.3	−13.1
交通伤害	80 802.1	78 051.8	−3.4	1218.5	1044.0	−14.3
非故意伤害	111 226.3	107 423.5	−3.4	1750.0	1486.2	−15.1
自伤和人际暴力	61 630.8	58 717.9	−4.7	919.1	776.8	−15.5

表 4-7 显示全球所有死因 DALYs 从 2006 年的 2 490 698.9（1000）下降到 2016 年的 2 391 258.0（1000）；年龄调整 DALYs 由 40 485.1/10 万下降到 33 641.0/10 万。而非传染性疾病的 DALYs 从 2006 年的 1 312 102.0（1000）上升到 2016 年的 1 468 000.0（1000）；年龄调整 DALYs 由 22 707.2/10 万下降到 20 786.9/10 万。传染病，妇科，围产期及营养相关疾病的 DALYs 从 2006 年 918 804.8（1000）下降到 2016 年的 667 823.7（1000），10 年间年龄调整 DALYs 均为下降趋势。

（3）进行卫生经济学评价，如成本—效果分析，比较不同病种、不同干预措施降低 DALY 所需的成本，以求采用最佳干预措施来防治重点疾病，使有限的资源发挥更大作用。世界银行和世界卫生组织（WHO）已经成功地应用 DALY 定量地测定了全球疾病负担和医疗卫生干预措施的有效性。

3. 计算方法

$$DALY = YLL + YLD \qquad （式 4\text{-}19）$$

YLL 是相对于标准期望寿命（以世界上期望寿命最长的日本为标准）而言，死于某年龄组标准期望寿命之前的年数为早死所致的寿命损失年数，即：YLL ＝标准期望寿命－死亡年龄；YLD 为疾病所致伤残引起的健康寿命的损失，计算公式为：YLD ＝ 伤残年数×伤残权重，所谓伤残权重（disability weights）是指健康损失的严重程度，或是非致命伤残的严重程度，取值范围为 0～1。一般由专家确定，伤残越严重则权重值越接近 1。例如，癌症晚期的伤残权重为 0.81、老年痴呆为 0.64、艾滋病为 0.50、结核病为 0.27。全球疾病负担（global burden of disease，GBD）2010 研究课题组采用世界上不同国家的成千上万名调查对象收集到的数据，再次更新了伤残权重。在使用 DALY 测算 GBD 时，为了反映一个人在社会中的角色位置，早期还使用了年龄权重和折现率（discount rate）。但由于对年龄权重和折现率的争议较大，GBD 2010 研究课题组通过与哲学家、伦理学家和经济学家进行广泛磋商，决定在 GBD 2010 研究中暂不使用年龄权重和折现率。

DALY 计算有一定的局限性，虽然 DALY 可将疾病造成的早死和失能结合来反映疾病对人群造成的负担，但公式中有关权重等参数的确定具有主观性，难免与客观实际不完全一致。如 DALY 在计算时认为 10 个人丧失 1 年寿命与 1 个人丧失寿命 10 年是相等的，这与实际并不符合。同时，目前发展中国家由于自身资源缺乏或质量较差，有关失能的权重指标大多参考发达国家，不适合发展中国家。此外，DALY 不能对疾病给人群造成的心理负担、社会负担、家庭负担等给予充分评价，这些均是不足之处。

三、健康寿命年

健康寿命年（health life years，HeaLY）是 1988 年 Hyder 等将疾病的致死效果及致失能效果结合在一起提出的一个新的测量疾病负担的指标。

$$HeaLY = L1 + L2 \qquad （式 4\text{-}20）$$

式中，L1：该人群中因患某种疾病死亡而损失的健康寿命年。

L1：$P×I×CFR×[E（A0）－（A1－A0）]$。P：人群的总人数；I：该人群中某种疾病每年每千人口的发病率；CFR：该病的病死率；A1：因该病死亡时的平均年龄；A0：因该病发病时的平均年龄；E（A0）：年龄为 A0 时的期望寿命，采用标准期望寿命。

L2：该人群中因患某种疾病失能而损失的健康寿命年。

L2：$P×I×CDR×De×D1$。CDR：患该病人群因该病失能的比例；De：失能权重；D1：该病平均病程。

HeaLY 和 DALY 指标一样，从疾病的发病开始，根据疾病的自然史，考虑疾病引起死亡的情况及不同年龄组死亡的影响；同时更充分考虑到发病期间失能对健康的影响，这对于宏观地认识疾病和控制疾病具有十分重要的意义。

四、质量调整寿命年

质量调整寿命年（quality adjusted life year，QALY）是一种评价健康状态和生命质量的综合指标。如一位病人，经过诊断，可以以现在的疾病生存状态生活 10 年，假设这位病人可以选择完全健康，但是生存的时间将会减少为 8 年，则该病人今后的 10 年将被认为是 8 个质量调整寿命年。QALY 的计算需引用健康效用值（亦称为生命质量权重）的计算，它表示个体对不同健康状态的喜好程度，是个体在不确定的情况下做出的优先选择，反映的是个体的主观感受，受年龄、经济收入、教育程度等多种因素的影响。效用值通常用 0～1 的数值表示，0 代表死亡，1 代表完全健康。通过健康效用值可以对实际寿命进行调整，计算 QALY。如国外一些研究得出，轻度心绞痛的效用值为 0.9，慢性肾病伴随贫血的效用值为 0.63。根据人群的预期寿命与目前实际年龄的差值，乘以某种疾病的效用值即为 QALY。

QALY 的计算公式为：QALY=生命年数×生命质量权重　　　　　　　（式 4-21）

一般来说，卫生系统的研究者和决策制定者更关注 QALY 的变化，如通过医疗干预，计算病人能增加的 QALY 值，从而进行成本-效用分析。

第五节　疾病频率资料的收集及其应用

疾病相关频率指标的测量需要有足够的关于疾病与健康的相关价值的信息资料。信息资料主要通过描述流行病学方法包括疾病监测、现况调查、常规资料等获得，进一步对资料进行科学的整理、分析和解释，为决策者提供参考依据。本节主要介绍疾病监测和人口学资料的收集。

一、疾病相关频率资料的收集

（一）疾病监测

1. 定义　疾病监测（surveillance of disease）是指长期、连续地收集、核对、分析疾病的动态分布和影响因素的资料，并将信息及时上报和反馈，以便及时采取干预措施。有系统的疾病监测工作开始于 20 世纪 40 年代末，1968 年

> **知识点 4-5**
> 1. 疾病相关频率指标收集方法。
> 2. 疾病相关频率指标主要应用。

第 21 届世界卫生大会讨论了国家和国际传染病监测的问题。70 年代以后，许多国家广泛开展监测，观察传染病疫情动态，以后又扩展到慢性非传染性疾病，随着疾病谱、死亡谱及病因的改变，监测内容从疾病扩展到伤害、死因、行为危险因素、环境因素、食品与营养及药物不良反应等，逐渐形成了公共卫生监测。疾病监测是公共卫生监测的重要组成部分。

疾病监测最关键的是连续、系统地收集人群中疾病与健康相关的资料，分析其动态分布及影响因素，监测只是手段，其最终目的是预防和控制疾病的发生与流行。

2. 相关的基本概念

（1）被动监测与主动监测：被动监测（passive surveillance）是指下级单位常规地向上级机构报告监测资料，而上级单位被动接受。被动监测主要依据我国的相关法律法规的要求来进行，如我国的法定传染病报告监测信息系统、突发公共卫生事件报告系统、药品不良反应监测自发报告系统等。

主动监测（active surveillance）是指根据特殊需要，上级单位亲自调查收集或要求下级单位专门组织调查去收集资料。如为修正传染病报告监测数据所开展的传染病漏报调查，传染病暴发流行时进行的疫情调查或某些行为因素的监测活动均属于主动监测范畴。

（2）常规报告与哨点监测：常规报告（routine report）是指针对卫生行政部门所规定的疾病或各种健康相关问题进行常规监测报告。如我国的法定传染病报告信息系统，明确规定了报告病种、报告时限及责任报告单位和报告人等。常规报告主要由基层卫生工作人员来开展工作，漏报率高和监测质量低是不可避免的。

哨点监测（sentinel surveillance）是为了更清楚地了解某些疾病在不同地区、不同人群中的分布，以及相应的影响因素等，根据被监测疾病的流行特点，选择若干有代表性的地区或人群，按照统一

的监测方案系统地收集有关资料。如我国的艾滋病哨点监测系统，根据流行特点由设在全国各地的上百个监测点对高危人群进行定点、定时、定量的 HIV 抗体检测，同时收集监测人群与艾滋病传播相关的高危行为信息，分析不同地区、不同人群 HIV 感染状况和行为危险因素，从而了解我国艾滋病的感染状况和变化趋势，为艾滋病防治工作提供科学依据。

在全国监测系统中，哨点的选择应考虑两个方面，一个是代表性，通常采用分层原则，保证样本在不同卫生状况地区的人口比例与全国相似及地理分布的均衡性；其次是可行性，由于监测工作是对该地区或特定人群进行长期、连续、系统的观察，故所选地区应具备一些基本条件：如该地区领导重视、组织健全、协作配合好、有较好的医疗卫生条件等，收集的信息资料才能真实可靠。

3. 监测目的　包括以下几个方面：①描述疾病与健康相关事件在不同人群、时间、地区的分布特征和变化趋势，确定主要的健康问题；②研究疾病的影响因素，确定高危人群，为制定合理的干预措施提供依据；③通过对人群中疾病发病率、患病率变化的趋势分析，可为干预措施的效果评价提供最直接和可靠的依据；④预测疾病的发生和流行。

4. 疾病监测的种类

（1）传染病监测：主要针对传染病发生、流行及影响因素等进行监测，传染病监测是预防和控制传染病的重要举措，世界各国根据自己的情况确定法定报告传染病的病种。2005 年世界卫生大会审议通过了《国际卫生条例》[*International Health Regulations*，IHR（2005）]，根据该条例，WHO规定了 20 种全球预警和应对的传染性疾病。根据《中华人民共和国传染病防治法》，目前我国法定报告的传染病分为甲、乙、丙三类共 40 种并实行分级管理。

1）甲类传染病：2 种，包括鼠疫、霍乱，因其传染性强，病死率高，易引起大流行，实行强制管理措施。

2）乙类传染病：27 种，包括传染性非典型肺炎、艾滋病、病毒性肝炎、脊髓灰质炎、人感染高致病性禽流感、人感染 H7N9 禽流感、麻疹、流行性出血热（亦称肾综合征出血热）、狂犬病、流行性乙型脑炎、登革热、炭疽、细菌性和阿米巴性痢疾、肺结核、伤寒和副伤寒、流行性脑脊髓灰质炎、百日咳、白喉、新生儿破伤风、猩红热、布鲁氏菌病、淋病、梅毒、钩端螺旋体病、血吸虫病、疟疾、新型冠状病毒感染。乙类传染病由于其危害较甲类小，实行严格管理措施，其中传染性非典型肺炎、炭疽中的肺炭疽和新型冠状病毒感染按甲类传染病管理。

3）丙类传染病：11 种，为监测管理的传染病，包括流行性感冒（含甲型 H1N1 流感）、流行性腮腺炎、风疹、急性出血性结膜炎、麻风病、流行性和地方性斑疹伤寒、黑热病、棘球蚴病、丝虫病，以及除霍乱、细菌性和阿米巴性痢疾、伤寒和副伤寒以外的感染性腹泻病及手足口病。

我国传染病监测的主要内容包括人口学资料；传染病发病和死亡及三间分布情况和变化趋势；人群免疫水平的测定和变化情况；动物宿主和媒介昆虫种群分布及病原体携带状况；病原体型别、毒力耐药性等变动情况；传染病流行趋势的预测；防制措施效果的评价等。卫生行政部门可根据疫情增加传染病监测报告病种和内容。

（2）慢性非传染病监测：随着疾病谱的改变，疾病监测的范围扩大到慢性非传染病。不同国家、不同地区其监测内容不同，主要包括恶性肿瘤、心脑血管疾病、糖尿病、精神性疾病、职业病、出生缺陷等。

美国 CDC 从 20 世纪 80 年代起开展慢性病的健康促进活动，针对严重影响生命质量的 10 种可预防的慢性病，如冠心病、糖尿病、乳腺癌等开展监测。WHO 资助的心血管疾病及影响因素监测方案（即 MONICA 项目），第一期从 1984～1993 年，包括 27 个国家、38 个中心和 113 个报告单位，覆盖人口达 1300 万。中国 MONICA 方案由北京心肺血管医疗研究中心牵头，组织了我国 16 个省市、19 个监测区对心血管发展趋势进行了监测，其目的是监测心血管疾病的发生和病人死亡情况，以及相关的危险因素、卫生服务和社会经济发展的变化，以便采取有效行动，减少心血管疾病的死亡发生率。我国于 2002 年建立国家癌症登记中心，尤其自 2008 年中央财政支持开展肿瘤登记项目工作以来，全国肿瘤登记点从 2008 年的 54 个增加到 2014 年的 308 个，覆盖人口数从 2008 年的约1.1 亿人增加到 2014 年的约 3.0 亿人，国家癌症中心定期发布癌症相关信息，系统连续地收集、整理、分析恶性肿瘤发病、死亡、诊断方法、肿瘤分期、治疗方法、生存资料及地理信息等相关数据，建立肿瘤预测模型等，评价肿瘤的疾病负担和发展趋势，为肿瘤病因和防治研究提供基础数据，并评价国家肿瘤防控项目的效果。

（3）医院感染监测（hospital infections surveillance）：是长期、系统、连续地收集、分析医院感染在一定人群（主要为住院病人）中的发生、分布及其影响因素，并将监测结果报送和反馈给有关部门和科室，为医院感染的预防、控制和管理提供科学依据。医院感染监测包括全院综合性监测、目标性监测、细菌性耐药监测和抗菌药物使用监测。监测的管理与要求：医院应建立有效的医院感染监测与通报制度，及时诊断医院感染病例，分析发生医院感染的危险因素，采取有针对性的预防与控制措施，并纳入医疗质量管理考核体系；培养医院感染控制专职人员和临床医务人员识别医院感染暴发的意识与能力，发生暴发时应分析感染源、感染途径，采取有效的控制措施，并根据医院感染暴发的不同情况，在规定时间内向所在地的卫生行政部门进行报告，并同时向所在地疾病预防控制机构报告。若医疗机构发生的医院感染属于法定传染病的，还应按照《中华人民共和国传染病防治法》和《国家突发公共卫生事件应急预案》的规定进行报告。

（4）死因监测：居民病伤死亡原因（简称死因）监测是生命统计工作的一项重要内容，通过定期、系统地收集人群死亡资料，并进行综合分析，研究人群死亡水平、死亡原因及变化趋势，可反映监测人群健康水平，确定不同时期主要死因及疾病防治的重点。同时，准确、可靠的人群死亡信息对制定人口和卫生政策、确定资源配置和干预重点具有重要的意义，亦是医学、人口学、社会学等科学研究的基础信息。

我国于 1989 年和 1992 年分别建立了"全国孕产妇死亡监测网"和"全国 5 岁以下儿童死亡监测网"，监测信息用于反映我国妇女和儿童的健康状况。中国 CDC 分别于 2005 年和 2007 年制定并下发了《全国疾病监测系统死因监测工作规范（试行）》和《全国死因登记信息网络报告工作规范（试行）》，使死因监测工作更加规范。中国 CDC 和国家卫生健康委统计信息中心每年联合出版《中国死因监测数据集》，内容包括：概述部分介绍我国死因监测系统的发展历程、数据报告流程、统计分析方法、数据质量评价等；结果部分介绍人口学资料、总体死亡情况、主要大类疾病死亡水平构成、死亡原因等。

5. 疾病监测的基本步骤

（1）收集资料：根据研究目的，全面收集相关监测资料，包括人口学资料、人群疾病发病或死亡的资料、实验室检测的病原学和血清学资料、危险因素调查资料、干预措施记录资料、疾病流行和暴发的报告资料及流行病学专题调查资料等。随着计算机网络技术的飞速发展，监测开始采用网络直报系统，如我国的突发公共卫生事件监测系统和法定传染病报告信息系统，在县、乡一级已基本实现了网络直报，大大缩短了信息传递的时间，也为数据的快速处理奠定了基础。

（2）资料分析：将收集到的原始资料认真核对、整理，同时了解其来源和收集方法，保证数据的完整性和准确性。资料经统计学分析，计算相关指标并加以解释，揭示疾病分布特征、变化趋势及影响因素等。在数据分析过程中，一方面要注意数据的性质，正确选择合理的统计学方法，对数据进行充分的挖掘和利用；另一方面要考虑各种因素对疾病监测结果的影响，对统计分析的结果做出正确合理的解释。

（3）信息的交流与反馈：监测信息可以用不同的形式定期发放，如中国 CDC 出版的公开发行期刊《疾病监测》，比较及时地反映全国法定报告传染病的发病情况和死亡情况及疫情动态，并交流各地疾病监测工作中的经验和总结。此外，利用互联网来定期向社会公开发布信息，如发布监测日报、周报、月报、年报制度，专业人员可实时网上获得。监测系统必须建立信息反馈的渠道，将监测结果向上反馈给卫生行政部门及相关领导，向下反馈给下级监测机构及相关工作人员。

（4）信息的利用：通过监测获得的信息可以用来描述疾病的分布特征、确定流行的存在、预测变化趋势、评价干预措施效果等，充分利用监测信息，及时制定公共卫生策略，并采取有效的干预措施是疾病监测的最终目的。

■（二）疾病统计

疾病统计（morbidity statistics）是研究居民健康状况的一种重要方法。通过对人群某种疾病资料的收集、整理和分析，摸清疾病在人群中发生、流行的规律和对居民健康及劳动能力影响程度，为降低居民的发病率和提高人群健康水平提供科学依据。疾病统计的动态分析也是评价医疗卫生工作质量和考核病伤防治措施效果的一种重要分析方法。做好疾病统计工作需要具备以下三项条件：

1. 疾病资料的整理　要有一个统一的、较完整的、得到人们公认的国际疾病分类（international classification of diseases，ICD）标准，使疾病统计资料得以正确地整理，并使资料具有可比性。

ICD 作为 WHO 主导开发的疾病分类统计术语集合，被全球医疗、科研、政府及保险机构广泛使用。ICD 的目的是允许对不同国家或地区及在不同时间收集的死亡和疾病数据进行系统的记录、分析、解释和比较。但随着科学的进步和发展，人们对疾病和死因的认识也在不断发生变化，新的认识和新的病种也在不断出现，这就增加了重新制定或修改分类标准的必要性。1853 年由国际统计学会着手编制统一的疾病名称和死因分类，经 4 次修订，1893 年发行第一版，同时规定每隔 10 年修订 1 次，目前广泛使用的是 ICD-10 版本。ICD-11 于 2018 年 6 月发布，国家卫生健康委员会组织有关专家编译了《国际疾病分类第十一次修订本（ICD-11）中文版》，并要求自 2019 年 3 月 1 日起，各级各类医疗机构应当全面使用 ICD-11 中文版进行疾病分类和编码。

ICD 分类方法是依据疾病的主要特征，以及病因、部位、病理和临床表现，并用字母和数字结合进行编码，易于对数据进行储存、检索和分析，并可提供相应的其他健康状况信息。ICD-11 首次采用全电子版本，在便于使用的同时也降低了错误的发生率。共有 31 个国家和地区参与了 ICD-11 的现场试验。ICD-11 共收录了 55 000 个编码，远多于 ICD-10 的 14 400 个。WHO 分类术语和标准小组负责人 Robert Jakob 博士称，ICD-11 包含若干新的章节，其中一章关于传统医学。此前的 ICD 版本从未对传统医学进行分类。将传统医学写入 ICD 影响深远，将使目前正蓬勃发展的传统医学进一步扩大影响力，最终成为全球医疗保健不可或缺的一部分。加州大学洛杉矶分校东西方医学中心的 Ryan Abbott 认为，WHO 关于中医的决策可以理解成"是一种主流认可，将在全球范围内产生重大影响"。

2. 正确地规定疾病统计指标　以便从几个必要的方面反映疾病统计本身的一些特征。如反映发病与患病水平的指标，有发病率与患病率；反映疾病危害居民生命严重程度的指标，有某病的死亡率和病死率等；反映疾病对劳动生产力影响程度的指标，有缺勤患病率（平均每百名职工因病伤缺勤事例数）、因病伤缺勤率（平均每百劳动日职工因病伤缺勤日数）、平均每例缺勤日数；反映疾病防治效果的指标，有治愈率、有效率、生存率、病死率等。

3. 正确地安排收集疾病统计资料的程序　以保证取得完整可靠的原始资料。

（三）人口学资料的收集

人口学资料搜集方法，包括人口普查、日常人口登记制度、人口抽样调查和典型调查，以及其他搜集人口统计资料的方法。这些方法共同组成搜集人口统计资料的完整体系，它们既互相独立，又互相联系，主要收集人口的数量、人口组成及其变动，了解居民健康状况及社会生活条件对居民健康的影响。根据人口资料的特点，人口学资料可分为以下两类：

1. 人口静态资料　指对某一时间断面上相对静止的人口状态进行描述的资料。人口普查可获得某一时间断面上的人口数。实际工作中，不仅需要人口总数，也需要不同分组的人口数。分组可按人口自然属性如不同年龄、不同性别分组；也可按人口社会属性如不同民族、职业、经济收入、受教育程度、家庭结构等进行分组。

2. 人口动态资料　指对一定时间内由于出生、死亡和迁移等的变动变化进行描述的资料。在医学中应用较多的是"自然变动"，其指标可分为出生、死亡、平均寿命及再生育水平等四类。如 2010 年全国第六次人口普查和 2000 年全国人口普查相比，人口总量增长 5.84%，年平均增长 0.57%，比 1990～2000 年的年平均增长率 1.07% 下降 0.5 个百分点。数据表明，十年来我国人口增长处于低生育水平阶段。65 岁及以上人口占 8.87%，比 2000 年人口普查上升 1.91 个百分点。我国人口年龄结构的变化，说明随着我国经济社会快速发展，人民生活水平和医疗卫生保健事业的巨大改善，生育率持续保持较低水平，老龄化进程逐步加快。

二、疾病相关频率资料的应用

疾病相关频率资料是用来估计疾病频率指标及寿命相关指标的，从不同角度评价疾病负担。

（一）疾病负担的估计

疾病负担（burden of disease，BOD）是指疾病所造成的对健康、经济、资源的损失与产生的生物、心理和社会的危害，以及对疾病结局如死亡、失能和康复所带来的后果及影响。不仅包括疾病不同转归所带来的负担，也包括疾病对社会带来的负担及资源的消耗。因此 BOD 应包括疾病造成的病人群体的个人负担、家庭负担和社会负担三个方面。

在过去很长的一段时间，疾病负担的评价指标主要是发病率、死亡率、患病率、病死率、死因顺位或死因构成比及伤残率等传统的指标。以上几种传统指标的优势在于资料相对易于掌握、计算方便，结果直观，可用于各种疾病的一般性的描述。如我国的总死亡率由新中国成立前的 25‰降到

笔记栏

2010年的7.11‰,婴儿死亡率由新中国成立前的200‰降到2010年的13.1‰,平均期望寿命也从1949年的35岁增加到2010年的75.7岁。

随着社会的发展、人口的老龄化和某些危险因素的增加,一些慢性病和意外伤害所致的卫生问题日益加重,慢性非传染性疾病已成为严重威胁人类健康的首要疾病和重要公共卫生问题。与寿命相关的指标,如PYLL、DALY、HeaLY、QALY等指标更能评价疾病引起个体或群体的死亡和失能的疾病负担。

（二）经济负担估计

疾病经济负担是研究疾病、伤残、过早死亡对个人、家庭和社会所造成的经济损失,以及社会为了防治疾病而消耗的经济资源。疾病经济负担包括直接经济负担、间接经济负担和无形经济负担。

1. 直接经济负担　指社会为防治疾病而消耗的经济资源及病人或服务对象为了接受卫生保健服务而消耗的经济资源,包括直接医疗费用(如挂号费、药费、住院费、手术费、化验检查费等)和直接非医疗费用(如病人及陪护人员的差旅费、伙食费、营养保健品费、护工费等)。

2. 间接经济负担　指社会因疾病而带来的间接经济损失,它意味着劳动力有效工作时间的减少和工作能力的降低。

3. 无形经济负担　指病人及其亲属因疾病所遭受的痛苦、忧虑、悲伤等生命质量降低。这部分费用难以用货币进行衡量。

由于不同疾病所造成的经济负担不同,所以常常可通过对不同疾病所造成的经济负担来确定主要卫生问题。例如,非传染病造成的经济损失和DALY损失均远远超过传染病和意外伤害。如表4-8显示:1990年全国非传染性疾病造成的经济损失为8998.6亿元、累积寿命损失为1162.9百万人年,而传染病和寄生虫病造成的经济损失则为3864.3亿元、累积寿命损失为499.4百万人年。

表4-8　1990年全国按病因统计的主要疾病DALY损失及经济损失比较

疾病名称	DALY损失（百万人年）			经济损失（亿元）	
	男性	女性	合计	男性	女性
传染病和寄生虫病	277.4	222.0	499.4	2146.5	1717.8
肺结核	24.4	34.7	59.1	188.8	268.3
性传播疾病	33.3	0.8	34.1	257.7	6.2
腹泻	21.7	20.7	42.4	167.9	160.2
呼吸道感染	69.0	60.0	129.0	533.9	464.3
非传染性疾病	555.9	607.0	1162.9	4301.6	4697.0
肿瘤	72.0	113.1	185.1	557.1	875.2
糖尿病	4.1	3.6	7.7	31.7	27.9
营养及内分泌疾病	38.6	27.7	66.3	298.7	214.3
心血管	15.0	133.4	148.4	281.8	1032.2
呼吸系统疾病	85.4	96.0	181.4	660.8	742.8
消化系统疾病	37.8	49.9	87.7	292.5	386.1
生殖泌尿系统疾病	12.8	21.8	34.6	99.0	168.7
肌肉骨骼系统疾病	40.0	13.3	53.3	309.5	102.9
先天性异常	35.4	34.8	70.2	273.9	269.3
创伤	138.5	197.6	336.1	1071.7	1629.0
意外事故	84.7	148.3	233.0	655.4	1147.3
蓄意伤害	53.8	49.8	103.6	416.3	381.5

同样,可以通过成本—效果分析(cost effectiveness analysis,CEA)来分析、评价或比较成本消耗后获得的有用或有价值的效果。如2013年杭州市归因于吸烟的肺癌、胃癌、乳腺癌疾病负担研究中,归因于吸烟的DALY损失:总DALY损失为6813.577人年,肺癌6150.672(男5715.577,女435.095)人年,胃癌598.075(男587.547,女10.528)人年,乳腺癌(女性)为64.830人年。DALY损失比较,男性高于女性;男性肺癌＞胃癌,女性肺癌＞乳腺癌＞胃癌。归因于吸烟的疾病经济负担:疾

病经济负担共 6693.80 万元，肺癌 5359.03（男 4943.77，女 415.26）万元，胃癌 1045.63（男 1022.23，女 23.40）万元，乳腺癌 289.14 万元；其中直接经济负担为 2097.70 万元，肺癌 1251.30（男 1139.96，女 111.34）万元，胃癌 655.60（男 645.10，女 10.50）万元，乳腺癌 190.80 万元；间接经济负担：吸烟早死损失和吸烟致病成本共 4596.07 万元，肺癌 4107.71（男 3803.80，女 303.91）万元，胃癌 390.03（男 377.13，女 12.90）万元，乳腺癌 98.33 万元。归因于吸烟的疾病经济负担：男性肺癌高于胃癌；女性从高到低依次为肺癌、乳腺癌、胃癌。

（毛淑芳　唐晓君）

第五章　描述性研究

在开始探索特定科学问题时，观察性研究往往是研究者最先采取的研究设计方法，而描述性研究（descriptive study）是流行病学观察性研究方法中的基本类型，可用于在特定时间和地点，在特定群体中描述暴露因素、健康状态、疾病的分布特征，为进一步深入调查研究提供线索和基础。

第一节　概　　述

一、概　　念

描述性研究是指利用已有的或特殊调查的资料，按照地区、时间、人群描述有关暴露、健康状况或疾病状态的分布情况，通过总结分布特征及对比分析，得到深入研究的方向和线索。资料来源可以是已收集的信息，包括常规登记资料，如医院临床记录和疾病监测记录等，也可以通过专门设计的研究获取，如开展普查或抽样调查等。

> **知识点 5-1**
> 1. 描述性研究的概念。
> 2. 描述性研究的类型。

二、类　　型

依据研究目标、设计和研究对象的特征，常用的描述性研究方法可分为现况研究、个案研究、病例报告、病例系列分析、历史资料分析、随访研究、生态学研究等。

1. 现况研究　是在一个特定时点或时期内，在特定范围内的人群中，对某种（些）疾病或健康状况及相关因素进行调查的一种方法。它通过描述所研究的疾病或健康状况及相关因素在该调查人群中的分布，按不同暴露因素的特征或疾病状态进行比较分析，从而为建立病因假设提供线索。有关现况研究的介绍详见本章第三节。

2. 个案研究（case study）　又称个案调查，是指到发病现场核实诊断或暴发、对新发病例的接触史、家属及周围人群的发病或健康状况及可能与发病有关的环境因素进行调查，以达到查明所研究病例的发病原因和条件，控制疫情扩散及消灭疫源地，防止再发生类似疾病的目的。个案研究的对象一般为传染病病人，但也可以是非传染病病人或病因未明的病例等。个案研究是医疗卫生及疾病预防部门日常处理疾病报告登记工作的组成部分，调查内容由当地卫生部门具体规定。通过报告、登记和个案调查，可以得到有关疾病发病的第一手资料，既为地区疾病控制提供了分析基础，也为探索病因提供线索。

3. 病例报告（case report）　是对临床上某种罕见病的单个病例或少数病例的详细介绍，属于定性研究的范畴。研究涉及少数个案，通过对个案特征的把握得出结论，无须描述事物的集中趋势或离散程度，重点探求其产生的原因，为研究者提供分析和决策的线索。病例报告通常针对临床实践中某一个或几个特殊病例或个别现象进行探讨，判断一个病例是否为罕见病例则需要进行全面的文献检索。

4. 病例系列分析（case series analysis）　是临床医生最熟悉的一类研究方法。它是对一组（几例、几十例、几百例或几千例等）相同疾病的病人临床资料进行整理、统计、分析、总结并得出结论。病例系列分析一般用来分析某种疾病的临床表现特征，评价预防、治疗措施的效果。病例系列分析可以发现以往工作中存在的问题，为进一步研究提供线索，并能显示某些病变的自然进程的规律性，提示研究的重点和方向。

5. 历史资料分析　历史资料即既有资料，是研究疾病的三间分布特征、疾病危险因素和评价疾病防制措施效果的重要资料和信息来源。它在研究者开展研究前便已客观存在，属于流行病学研究中的基础资料范畴。研究者需通过回顾性调查，提取和利用相关机构的日常工作的记录、登记、各类日常报告、统计表格、疾病记录档案等历史资料，进一步开展统计分析，最终获得研究结果，属于描述性流行病学研究的常规方法。

6. 随访研究（follow-up study）　也称纵向研究，是通过定期随访，观察疾病、健康状况或卫生事件在一个固定人群中随着时间推移的动态变化情况。与现况研究只研究一个特定时点或特定时期内人群中暴露与疾病的分布不同，随访研究可以对研究对象进行连续观察。随访研究的随访间隔和方式根据具体的研究内容的不同而有所不同，可以是预定的时间段内（某季度、半年或一年内）执行的纵向调查，也可以是规律性实施的横断面研究（如以年为单位实施均匀的纵向研究）。在调查对象的文化程度允许的条件下，还可要求随访对象以日记的形式，记录急性病的发生与慢性非传染性疾病的变化情况，以提供更全面而准确的资料，避免可能存在的回忆偏倚。随访研究也可用于疾病自然史的研究，为该疾病的病因研究提供线索，或用于提出或检验某些病因学假设。

7. 生态学研究　统计学上常称为相关性研究。生态学研究是在群体的水平上研究暴露与疾病之间的关系，观察和分析的单位是群体，因此是一种粗线条的研究，仅能提供一定的病因线索。有关生态学研究的介绍详见本章第四节。

【案例 5-1】

胸外伤大致占所有外伤的 10%～15%，会导致肺炎、胸膜败血症和呼吸衰竭等严重并发症。为了解中国人群胸外伤的患病情况，研究者收集了中国某地区 2014 年 1 月至 2017 年 12 月在三甲医院就诊的所有胸部损伤病人，收集研究对象的年龄、性别、病因、损伤类型、损伤严重程度、治疗方法和效果等，描述其临床表现和相关病理，并分析胸外伤病人的治疗方法和结果。在胸外科就诊的 22 500 人中，胸外伤病人 3800 例，其中男性 3041 例（80.0%）、女性 759 例（20.0%）；平均年龄 49.7±5.8 岁。研究发现年龄在 30～69 岁的病人（$n=2521$，66.3%）人数最多，常见的导致胸外伤的原因主要包括交通事故（$n=1520$，40.0%）、滑倒（$n=828$，21.8%）、跌倒（$n=603$，15.9%）等。伤害类型主要为肋骨骨折（$n=2318$，61.0%）、气胸（$n=943$，24.8%）、血气胸（$n=269$，7.1%）、血胸（$n=155$，4.1%）等。有 48.3%（$n=1835$）的人同时患有其他伤害，其中大多数患有四肢骨折（$n=1505$，82.0%），然后是锁骨骨折（$n=147$，8.0%）。此外，有 28.7%的病人不需要接受除管腔胸腔切开术外的其他手术，15%的病人在治疗后期进入 ICU。经胸外伤小组治疗的病人年龄较大，女性较多，损伤严重程度评分较高，而住院时间较短。通过研究发现中年男性更容易发生胸部创伤，交通事故是主要原因，最常见的受伤类型是肋骨骨折。非手术治疗和胸腔切开术对大多数病人有效，专门的胸外伤小组采用多学科方法可以改善这些病人的治疗效果。

【案例问题】

1. 这是一个什么类型的研究？有什么特点？
2. 研究人群是什么？
3. 研究收集了哪些资料？
4. 该研究能否得出胸外伤的危险因素？

【案例 5-1 分析】

1. 这是一个病例系列分析，属于描述性流行病学的范畴。该研究不设立对照组，不对研究对象采取任何干预措施，仅通过观察、收集和分析相关数据，分析和总结研究对象或事件的特点。对于暴露与结局间关系的因果推断存在一定的局限性，仅可做一些初步的比较性分析，但可为后续的分析性或实验研究提供线索。

2. 研究人群是 2014 年 1 月至 2017 年 12 月在中国某地区三甲医院就诊的所有胸部损伤病人。

3. 研究收集的资料主要包括研究对象的年龄、性别、病因、损伤类型、损伤严重程度、治疗方法和效果等。

4. 该研究不能得出胸外伤的危险因素。由于病例系列分析中暴露与结局的时序关系无法确定，对于暴露与结局间关系的因果推断存在一定的局限性，仅可做一些初步的比较性分析，但可为后续的分析性或实验研究提供线索。

三、特　　点

知识点 5-2

1. 描述性研究的特点。
2. 描述性研究的用途。

描述性研究是揭示暴露和疾病因果关系的探索过程中最基础的步骤。相对于其他类型的流行病学研究，它的主要特点包括：

1. 描述性研究以观察为主要研究手段，不对研究对象采取任何干预措施，仅通过观察、收集和分析相关数据来分析及总结研究对象或事件的特点。

2. 描述性研究中，其暴露因素的分配不是随机的，且在研究开始时一般不设立对照组。

3. 暴露与结局的时序关系无法确定，对于暴露与结局间关系的因果推断存在一定的局限性，仅可做一些初步的比较性分析，但可为后续的分析性或实验研究提供线索。

四、用 途

通过开展描述性研究，一方面可以确定研究人群的特征；另一方面可以获得病因线索、提出病因假设，在此基础上，还可提出初步的预防控制、治疗对策及后续研究的方向。

1. 描述疾病或者健康状况的三间分布及发生发展的规律 描述流行病学从时间、空间（地区）和人间（人群）分布三个方面，对正在调查的或已有的资料进行描述，有助于阐明疾病或者健康事件的分布特征，揭示疾病或健康状态的分布及发生发展的规律。该类研究为疾病危险因素的发现，高危人群的确定，病人的早发现、早诊断和早治疗，人群疾病防制策略措施的提出，卫生政策和医疗卫生计划的制订提供基础资料，具有启示性作用。

2. 获得病因线索，提出病因学假设 疾病或健康状况在不同人群、时间和地区的分布差异可能是某些原因造成的。因此，比较疾病或健康状况在三间分布的差异，可以为后续研究提供线索，提出病因假设。

第二节 个案研究、病例报告与病例系列分析

一、个案研究

▍（一）概念

个案研究（case study）又称个案调查，是指对个别病例、病例的家庭及周围环境进行的流行病学调查。病例一般为传染病病人，也可以是非传染病病人或病因未明病例。

个案研究除应调查一般人口学资料外，还需要着重调查病人可能的感染日期、发病时间、地点、传播方式、传播因素和发病因素等，确定疫源地的范围和接触者，从而指导医疗护理、隔离消毒、检疫接触者和健康教育，制订控制策略。必要时可采集生物标本或周围环境的标本供实验室检测、分析使用。

> **知识点 5-3**
> 1. 个案研究的概念。
> 2. 病例报告的概念。
> 3. 病例系列分析的概念。

调查方法主要有访问和现场调查。针对传染病报告这类经常进行的个案调查应编制个案调查表，项目内容根据事件的发生和疾病的特点制定。事件发生后，应尽快到达现场，了解情况并做好记录，对病例、病例所在家庭及周围人群调查询问或深入访谈。

▍（二）目的和用途

1. 对病例的调查 调查病人发病的原因，从而采取紧急措施，防止或减少类似病例的发生。

2. 总结疾病分布特征 对某种疾病多次的个案调查所获得的资料可总结该疾病在人群中的分布特征，有助于掌握当地疫情，为疾病监测提供资料。

▍（三）局限性

个案调查一般不设置对照，也无人群有关变量的资料，无法分析变量与疾病或健康状况的因果关系。

二、病例报告

▍（一）概念

病例报告（case report）又称个案报告，是临床实践中对某种罕见病的单个病例或少数病例（一般不超过 5 个）进行报告。病例报告包括病人的病情、诊断及治疗中发生的特殊情况，也可以是经验教训等详尽的临床报告。

由于病例报告介绍的是新出现的或不常见的疾病或疾病不常见的临床表现，易被广大医务工作者所重视，从而可能形成某种新的假设。它是连接临床医学和流行病学的一个重要的节点。

▍（二）目的和用途

1. 发现新的疾病或提供病因线索 病例报告可以识别一种新的疾病，许多病例的首次发现往往都是通过病例报告完成的，病例报告还是暴露的不良反应的首要线索，是监测罕见事件的唯一手段，许多药物不良反应多由病例报告之后引起医务工作者的重视。1980 年 10 月，美国加利福尼亚大学洛

杉矶分校的 Gottlieb 医生遇到了一位不寻常的病人。这位 31 岁男性病人的口腔和食管发生了严重的白念珠菌感染，血液中 CD4$^+$T 淋巴细胞下降至几近于零，随后检查发现他患的是一种极罕见的肺孢子菌肺炎。同年 10 月，洛杉矶 Weisman 医生又接连发现了两例肺孢子菌肺炎病例。1981 年初，第 4 例和第 5 例相继出现。5 位病人治疗无效，先后死去，Gottlieb 医生感到了情况的紧迫，他向医学界的同行们发出了警告并将这一发现报告给美国疾病预防与控制中心（CDC）。1981 年 6 月 5 日，CDC 在《发病率和死亡率周报》上发表了标题为 *Pneumocystis Pneumonia-Los Angeles* 的文章，这些病例报告引起了 CDC 的重视，进而对其病因进行探索，发现了艾滋病。

2. 探讨疾病和治疗的机制　对罕见病例的病情、诊断、治疗、实验室研究及个别现象的详尽报告，可用来探讨疾病的致病机制和治疗方法。例如，专家怀疑麻醉药物氟烷可能会引起肝炎，但是由于氟烷暴露后发生肝炎的概率很低，而且引起术后肝炎的其他原因还有很多，因此，"氟烷肝炎"难以成立。后来，一份病例报告发现一名使用氟烷进行麻醉的麻醉师反复发作肝炎并发展成肝硬化，并且肝炎的症状总是在他进行麻醉工作之后的几个小时之内发生。该病例暴露于小剂量氟烷后肝炎即复发，再结合临床观察、生化检验和肝脏组织学等方面的证据，从而证明了氟烷可引起肝炎。

3. 介绍常见疾病的罕见表现　如早期播散性莱姆病通常会出现许多中枢神经系统症状，包括脑脊髓膜炎、神经根病变和脑神经病变等。2007 年，Chabria 等报告了一例以精神状态改变为唯一中枢神经系统表现的早期播散性莱姆病病例。

（三）步骤

1. 选题　病例报告一般首先要说明此病例值得报告的原因，报告的病例要新颖且具有临床价值，一般要进行详细的文献检索。

2. 病例报告的诊断　报告中应明确病例的诊断方法、诊断标准及诊断依据。

3. 病例完整的资料信息　提供病例完整的描述资料和有关数据资料，要对病例的一般情况、病情、诊断治疗过程、特殊情况等进行详尽描述，并提出各种特殊之处的可能解释。

4. 提供所报告病例是罕见病例的证据或指出病例的特别之处。

5. 进行小结并指出此病例报告给作者和读者以怎样的启示。

（四）局限性

病例报告的研究对象具有高度选择性，因此极易发生偏倚；另外，它只是基于一个或少数几个病例，不能用来估计疾病或临床事件发生的频率，所发现的任何危险因素都具有偶然性，因此不能用来论证科研假设，除极少数例外情况外，也不应该把病例报告作为改变临床诊断、治疗等实践的证据。

三、病例系列分析

（一）概念

病例系列分析是临床医生较为常用的一种方法，是指临床医生对一组相同疾病病人的临床资料，包括诊断、治疗、预后等内容进行整理、统计、分析并得出结论。与病例报告相比，病例系列分析通常是利用已有资料进行分析，属于回顾性研究范畴。

（二）目的和用途

1. 分析某种疾病的临床表现　包括病例的性别、年龄、职业分布，主要临床表现，主要的检验指标及检查结果，诊断与鉴别诊断，主要的治疗方法及疗效，预后情况等。

2. 评价某种治疗、预防措施的效果　例如，调查肺结核和结核性脑膜炎儿童的卡介苗接种情况，发现这些病人大多未接种过卡介苗，从而表明卡介苗能预防严重肺结核的发生。

3. 提出病因假设　例如，临床发现原发性肝癌病人中乙型肝炎病毒感染率高，从而为研究原发性肝癌的病因提供了线索，即乙型肝炎病毒感染可能与原发性肝癌有关。

（三）步骤

病例系列分析大致分为以下几个步骤：①根据临床观察和既往文献报道提出拟分析的问题；②深入查阅文献，明确拟研究问题的意义和价值；③阅读相关的病例记录，了解信息记录的情况，主要包括完整性和真实性，以判断研究进行的可行性；④通过设计简要的调查表确定信息收集的内容；⑤事先规定对于问题记录不清楚、项目不完整、病例纳入排除等的处理方法；⑥根据临床资料的具体情况，结合研究目的和研究内容进行分析。

（四）优点和缺点

1. 优点 病例系列分析基于日常积累的大量临床资料，具有资料收集容易，所需时间短，不需要太多的人力、物力，分析方法简单易行，容易被临床医生接受的特点；此外，病例系列分析可以充分挖掘和利用临床资料，发挥临床病例资源丰富的优势；通过病例系列分析还可以及时发现临床工作中的问题，提高医疗服务质量。

2. 缺点 如果参与人员较多，记录质量不一，偏倚较多且无法控制，则资料的真实性和可靠性相对较差，研究结论缺乏外推性；此外，由于缺乏标准化和规范化的方法，不同医疗机构日常收集的临床资料，其可比性较差；病例系列分析不设立对照组，因果论证强度较弱。

第三节 现 况 研 究

一、概 述

（一）概念

现况研究是指通过对特定时点（或时期）和特定范围内人群中的疾病或健康状况和有关因素的分布情况的资料收集、描述，从而为进一步的研究提供病因线索。从时间上来说，现况研究是在特定时间内进行的，收集的是特定时间断面的资料，故又称为横断面研究（cross-sectional study）。从观察分析指标来看，由于现况研究所得到的指标一般为特定时间内调查群体的患病率，所以又称为患病率研究（prevalence study）。

> **知识点 5-4**
> 1. 现况研究的概念。
> 2. 现况研究的特点。
> 3. 现况研究的目的。

（二）特点

1. 现况研究在时序上属于横断面研究，一般不设立对照组 现况研究在设计实施阶段，往往根据研究目的确定研究对象，然后调查研究对象中每一个个体在特定时点上的暴露（特征）和疾病状态，但是在资料分析阶段，则可根据暴露的状态或是否患病进行分组比较，或者探讨这一时点上不同变量之间的关系。

2. 现况研究在确定因果联系时受到限制 由于所调查的疾病或健康状况与某些特征或因素是同时存在的，即在调查时因与果并存，不能确定疾病或健康状况与某些特征或因素的时间顺序，故在现况调查中常进行相关性分析，仅能为建立因果联系提供线索，而不能据此做出因果推论。

3. 一般不用于病程较短的疾病 因为现况调查是在短时间内完成的，如果所调查疾病的病程过短，在调查期间有许多人可能已经痊愈或死亡，这样的研究纳入的对象往往是存活期长的病人，这种情况下，经研究发现与疾病有统计学关联的因素可能是影响存活期的因素，而不是影响发病的因素。

（三）目的

1. 描述特定时间疾病或健康状况的三间分布 通过现况调查可以了解某一时刻某地区某人群中某一疾病的存在情况和分布特征。例如，通过我国于 2012~2015 年进行的高血压全国抽样调查，可以了解我国高血压人群的总患病率，以及高血压在各地区、城乡、年龄、性别中的分布情况。

2. 提供病因研究线索 描述某些因素或特征与疾病或健康状况的联系以便形成病因假设，为分析流行病学研究提供线索。例如，在对脑卒中的现况调查中发现脑卒中人群中心房颤动病人的比例明显高于非脑卒中人群心房颤动病人比例，从而提出心房颤动可能是脑卒中危险因素的病因假设。

3. 确定高危人群 是疾病预防和控制中一项非常重要的措施，确定高危人群，可实现"早发现，早诊断，早治疗"的目的。例如，为了预防和控制冠心病，需要将目标人群中冠心病的高危人群鉴别出来。现有知识认为高血压是该疾病重要的危险因素，因此，可通过现况研究找出目标人群中的全部高血压病人，将其确定为冠心病高危人群。

4. 评价防制措施的效果 在不同阶段重复开展现况研究，可以长期动态收集有关暴露与疾病的资料，继而通过比较不同阶段患病率的差异，评价疾病监测、预防接种等防制措施的效果。例如，对某地区儿童进行腮腺炎疫苗接种前后的腮腺炎患病率调查，通过比较可以评价疫苗接种效果。

二、类　型

（一）普查

1. 概念　普查（census）即全面调查，是指在特定时点或时期对特定范围内（某一地区或具有某种特征）全部人群所做的调查或检查。特定时点应该较短，有时甚至指某个时点，如时间太长，人群中某种疾病的患病率或健康状况会发生变化，影响普查质量。特定范围是指某个地区或某种特征的人群，如对某地全部成年人（≥18 岁）进行体格检查。

2. 目的　①早期发现、早期诊断和早期治疗某些疾病。如对 35 岁以上已婚妇女开展阴道涂片检查，以期早期发现宫颈癌；②了解慢性病的患病及急性传染性疾病的疫情分布，如乳腺癌普查和针对疫区开展的普查；③了解居民健康水平，如居民膳食与营养状况调查；④了解人体各类生理生化指标的正常值范围，如对儿童身高、体重的测量等。

3. 优缺点　优点：①调查对象为全体目标人群，在确定调查对象上比较简单，不存在抽样误差；②能发现人群中的全部病例，早发现、早诊断、早治疗疾病，并可以普及医学卫生知识；③可以同时调查目标人群中多种疾病或健康状况的分布；④所获得的资料能够较全面地描述普查地区人群总体的情况及疾病的分布特征，为疾病或健康状况的病因研究提供线索；⑤比较容易为公众所接受。缺点：①工作量大，费用较高，组织工作复杂；②参加普查的工作人员多，调查质量不易控制；③调查内容有限，不适用于患病率很低且无简便易行诊断手段的疾病；④由于普查对象多，调查时间短，难免重复和遗漏，无应答比例较高。

（二）抽样调查

1. 概念　抽样调查（sampling survey）是指在特定时点、特定范围内的某人群总体中，通过随机抽样的方法抽取一部分有代表性的个体组成样本进行调查，以样本的统计量来估计总体参数所在范围，即通过对样本中的研究对象的调查研究来推论其所在总体的情况。

2. 优缺点　与普查相比，抽样调查可以节省人力、物力和时间，同时由于调查范围小，调查工作易于做得细致，抽样调查在流行病学调查中占有很重要的地位，是最常用的方法。但是抽样调查的设计、实施与资料分析均比普查要复杂，重复和遗漏不易被发现；不适用于变异较大的资料和需要普查普治的情况，不适用于患病率较低的疾病，因为需要很大的样本量，如果抽样比例大于 75%，则不如进行普查。抽样调查的要求是能将从样本获得的结果推论到整个群体（总体），为此，抽样必须随机化。

三、设计与实施

由于现况研究的规模一般较大，在调查中所遇到的问题可能是复杂多样的，所以良好的设计方案是保证研究成功实施的前提，也是研究目的获得成功的保障。现况研究设计中要特别引起重视的是抽样调查中所选择的研究对象的代表性，这是将研究结果向总体推论时的必要前提。随机抽取足够的样本和避免选择偏倚是保证研究对象（样本）具有代表性的重要条件。

现况调查的实施要遵循科学的研究程序，对调查中的每个环节都要进行周密的设计和推敲，只有遵循科学研究共同的规范、程序，调查结果才能经得起检验。而且只有在按照相同程序的前提下，调查的结果才有可能相互比较，共同的程序提供了比较的准绳。

（一）明确研究目的

这是现况研究的第一步。根据研究所提出的问题，明确该次调查所要达到的目的，如是要描述某种疾病或健康状况的三间分布还是要开展群体健康检查，确定高危人群；是要探索疾病的危险因素还是为了评价疾病防制措施的效果；是要为社区诊断提供基线资料还是为卫生决策提供科学参考。

确定调查目的需要做许多准备工作，只有充分掌握背景资料，了解该问题现有的知识水平、国内外研究进展情况，才能阐明该研究的科学性、创新性和可行性，才能估计其社会效益和经济效益。

（二）明确研究类型

根据研究目的确定是采用普查还是抽样调查，比如说，如果是为了进行疾病的"三早"预防，则可以选择普查；如果为了了解某种疾病的患病率，则采用抽样调查。同时，需要充分考虑两种研究类型的优缺点及现有的人力、物力和财力，以便在有限的资源下取得预期的研究结果。

（三）确定调查对象

选择调查对象首先要考虑研究目的，应根据研究目的对调查人群的分布特征、地域范围及时间点有一个明确的规定，并结合实际情况明确在目标人群中开展调查的可行性。如果为了要进行疾病的"三早"预防，则可选择高危人群，如果为了研究某些相关因素与疾病的关联，则要选择暴露人群或职业人群；如果是为了获得疾病的三间分布资料或确定某些生理生化指标的参考值，则要选择能代表总体的人群；如果为了评价疾病防治措施的效果，则要选择已实施了该预防或治疗措施的人群。

例如，比较某市不同区的精神疾病患病率，则可从不同区进行抽样。如果对某职业暴露有兴趣，可选择有暴露的工厂的工人与无暴露的工厂的工人，比较其患病率；或选择同一工厂中有暴露的工人与无暴露或暴露水平低的工人做比较。

（四）确定样本量和抽样方法

1. 样本量 样本大小是在设计任何一项现况研究时都必须注意的问题，样本太大或太小都不适宜。决定现况调查样本大小的因素主要是：①预期现患率 p，p 越小，所需的样本量越大；反之则样本量可小些。②对调查结果精确性高低的要求，精确性要求越高，即允许误差越小，所需样本就越大；反之亦然。③显著性水平（α），α 越小，样本量越大，α 通常取 0.05 或 0.01。

（1）若抽样调查的分析指标为计量资料，其样本含量可用下式估计：

$$n = \frac{(t_{\alpha/2})^2 S^2}{\delta^2}$$

式中，n 为样本大小，α 为显著性水平，S 为样本标准差，$t_{\alpha/2}$ 为 t 分布中 α 值确定后的 t 值，δ 为允许误差。

例1：拟调查研究对象的血糖含量，估计标准差约为 1.0g/dl，调查的允许误差为 0.2g/dl，$\alpha=0.05$，则所抽取的样本量应为多大？

$$n=（1.96*1/0.2）^2=96（人）$$

即需要调查 96 人。

（2）若抽样调查的分析指标为计数资料，其样本含量可用下式估计：

$$n = \frac{(Z_{\alpha/2})^2 p(1-p)}{\delta^2}$$

式中，n 为样本大小，α 为显著性水平，p 为估计率，$q=1-p$，$\alpha=0.05$，$Z_{\alpha/2}\approx2$，δ 为允许误差。

例2：拟调查我国的高血压患病率，预定 $\alpha=0.05$ 时，从以往全国高血压流行病学调查资料获知以往我国的高血压患病率为 30%，若调查的容许误差定为 0.1p，则所抽取的样本含量应为多大？

$$n=400[（1-0.3）/0.3]=933（人）$$

即需要调查 933 人。

以上公式仅满足单纯随机抽样和系统抽样方法的样本量计算。如果是分层抽样方法，可用样本量计算专用公式，如果是整群抽样，计算出样本量后再另加上 1/2 的量。

2. 抽样方法 目前在流行病学调查中使用的随机抽样方法可分为单纯随机抽样、系统抽样、整群抽样、分层抽样和多阶段抽样。在现况调查中，后三种方法较常用。

（1）单纯随机抽样（simple random sampling）：也称简单随机抽样，是最简单、最基本的抽样方法。从总体的 N 个研究对象中，利用抽签或其他方法（如随机数字法）抽取 n 个对象，构成一个样本，总体中每个对象被抽到的概率相等（均为 n/N）。

> **知识点 5-7**
> 1. 单纯随机抽样的概念。
> 2. 系统抽样的概念。
> 3. 分层抽样的概念。
> 4. 整群抽样的概念。
> 5. 多阶段抽样的概念。

在实际工作中，单纯随机抽样往往由于总体数量大、编号、抽样麻烦及抽到个体分散而导致资料收集困难等原因而应用较少，但它是其他抽样方法的基础。

（2）系统抽样（systematic sampling）：又称机械抽样，是按照一定的顺序，机械地每隔若干单位抽取一个单位的方法。

　　具体抽样方法：设总体单位数为 N，需要调查的样本数为 n，则抽样比为 n/N，抽样间隔为 $K=N/n$。例如，总体有 10 000 个单位，拟抽取 1000 个单位，抽样比为 1000/10 000=1/10，K=10 000/1000=10，采用单纯随机抽样法从 1～10 号中随机抽出一个作为起始号，例如为 5，以后每隔 10 个号抽取一个，抽取样本的编号依次为 5，15，25，35…。

　　系统抽样有以下优点：①可以在不知道总体单位数的情况下进行抽样。例如想抽取一年中所有新生儿的一个样本，不必准确了解一年中新生儿数量，可以根据估计而确定抽样间隔（K）；②在现场人群中较易进行；③样本是从分布在总体内部的各部分的单元中抽取的，分布比较均匀，代表性较好。系统抽样的缺点有：假如总体各单位的分布有周期性趋势，而抽取的间隔恰好与此周期或其倍数吻合，则可能使样本产生偏性。例如，疾病的时间分布有季节性，调查因素的周期性变化等，如果不能注意到这种规律，就会使结果产生偏倚。

　　（3）分层抽样（stratified sampling）：是指先根据某种特征将总体分为若干次级总体（层），然后再从每一层内进行单纯随机抽样，组成一个样本。用来分层的特征通常是调查研究的主要变量。分层抽样可以提高总体指标估计值的精确度，分层可以将一个内部变异很大的总体分成一些内部变异较小的层（次总体），层内个体变异越小越好，层间变异则越大越好。分层抽样组织管理更方便，可以保证总体中每一层都有个体被抽到，在样本相同时比单纯随机抽样、系统抽样和整群抽样的抽样误差都要小。

　　分层抽样又分为两类：一类称为按比例分配（proportional allocation）分层随机抽样，即各层内抽样比例相同；另一类称为最优分配（optimum allocation）分层随机抽样，即各层抽样比例不同，内部变异小的层抽样比例小，内部变异大的层抽样比例大，此时获得的样本均数或样本率的方差最小。

　　（4）整群抽样（cluster sampling）：是将总体分为若干群组，抽取其中部分群组（如村、居委会、班级、车间等）作为观察单位组成样本。用此方法抽样时，抽到的不是个体，而是由个体所组成的集体（即群体），被抽到的群组中的全部个体均作为调查对象。

　　整群抽样的特点有：①易于组织、实施方便，可以节省人力、物力；②群间差异越小，抽取的群组越多，则精确度越高；③抽样误差较大，故通常在单纯随机抽样样本量估算的基础上再加 1/2。

　　（5）多阶段抽样（multistage sampling）：在大型流行病学调查中，常同时将上面几种抽样方法结合起来使用，将抽样过程分为不同阶段，每个阶段的抽样可以采用单纯随机抽样、系统抽样或其他抽样方法，称之为多阶段抽样。其实施过程为：先从总体中抽取范围较大的单元，称为一级抽样单位（primary sampling unit，PSU）（如省、自治区、直辖市），再从每个抽得的一级单位中抽取范围较小的二级单位（县、乡、镇、街道），以此类推，最后抽取其中范围更小的单元（如村、居委会）作为调查单位。

（五）资料收集

　　1. 确定拟收集资料的内容　现况调查的目的确定后，在实施过程中需要将待研究的问题进一步具体化，即转化成一系列可测量的研究变量。现况调查的研究变量可分为以下几个方面：①人口学资料（包括姓名、年龄、性别、职业、文化程度、民族、住址等）；②疾病指标（包括死亡、发病、现患、伤残、生活质量、疾病负担等）；③相关因素（主要是指某些可能与研究疾病相关的特征，如吸烟、饮酒、经济收入、饮食习惯、家族史等）。

　　2. 资料的收集方法　在现况研究中，资料的收集方法一般有以下三种。

　　第一种是编制调查表后对研究对象进行调查，获得暴露或疾病的资料。调查表又称问卷（questionnaire），是流行病学研究获得原始资料的主要工具之一。通过调查表收集到的信息质量可直接影响整个调查研究工作的质量。因此，拟定出质量优秀的调查表是保证流行病学调查结果真实可靠的基本条件。设计问卷一般按以下步骤进行。首先，根据研究目的确定的调查内容归纳为一系列的变量，再将每个变量设置成各个指标，然后将各个指标根据调查对象不同而使用相应的语言，草拟出调查表上的项目（问题和答案），形成调查表初稿，之后通过预调查和修改，对调查项目进行筛选，最后对调查表进行信度和效度评价。

　　第二种是通过实验室测定或检查的方法获得，如血糖的检测、血脂的检测等。尽量采用简单易行的技术和灵敏度高的检验方法。

第三种是常规监测资料。具体可以采用：①常规登记和报告，利用疾病报告登记、体检记录、医疗记录或其他现有有关记录的资料。②专题询问调查与信函调查，根据调查目的和疾病种类制定调查表。调查中应注意调查对象的无应答率，因为它是影响数据收集的重要因素。一般认为调查的无应答率不得超过 30%，否则样本的代表性差，可能会影响结果的真实性。③临床检查及其他特殊检查的有关资料，收集各种医学检查数据和为特殊目的进行的检查，如就业、入学、入伍前体格检查等。

3. 调查员培训　调查员最基本的要求是实事求是的科学工作态度和高度的责任心。在进行现况调查前调查员应经过严格的培训和考核后再决定是否录用，采用统一调查和检测标准，避免测量偏倚的产生。

四、数据整理与分析

1. 资料整理　现况调查结束后首先应对原始资料逐项进行检查与核对，以提高原始资料的准确性、完整性，同时应填补缺漏、删去重复、纠正错误等，以免影响调查质量；对疾病或某种健康状态按已明确规定好的标准进行归类、核实，以便进一步分析计算。

2. 数据分析

（1）数据的预处理：对于连续变量的数据，了解数据的分布类型；非正态分布的数据，进行适当的数据转换以求转换后数据呈正态或近似正态分布。如果数据仍呈非正态分布，可以考虑将数据转换成分类变量进行统计分析，或者用非参数统计分析方法。

（2）计算各种率：现况调查中常用的率是患病率。分析时要考虑到混杂因子的存在，如比较不同地区某疾病的患病率，直接比较会导致错误结论，常可采用率的标准化（standardization）方法（标化率）。

除患病率外，现况调查中还常用到感染率、病原携带率、抗体阳性率、某种因素的流行率（如吸烟率）等指标，这些率的计算方法与患病率相似。此外还可能用到一些比、构成比等指标，如性别比、年龄构成等。在计算出上述的各种率以后，还要计算率的标准误，以估计率的抽样误差。

此外，根据调查获得的定量数据，如年龄、身高、体重、肺活量等，可计算这些变量的均数与标准差等指标。

（3）分析方法

1）描述分布：将资料按不同的人口学特征、时间特征和地区特征等进行分组，描述研究对象人数，计算和比较某疾病患病率，并应用统计学方法检验不同组间的差异。

2）相关分析：描述一个变量随另一个变量的变化而发生线性变化的关系，适用于双变量正态分布资料或等级资料，如体重与肺活量之间的相关关系。

五、常见偏倚及其控制

（一）常见偏倚

偏倚（bias）是指从研究设计与实施到数据处理和分析的各个环节中产生的系统误差，以及结果解释、推论中的片面性导致的研究结果与真实情况之间出现的倾向性差异，进而导致对暴露与疾病之间联系的错误描述。在现况研究中，主要存在选择偏倚和信息偏倚。

> **知识点 5-8**
> 1. 现况研究常见偏倚的种类。
> 2. 偏倚如何控制？
> 3. 现况研究的优缺点。

现况调查中可能发生的选择偏倚有：①无应答偏倚（non-response bias），调查对象不合作或因种种原因不能或不愿意参加，由于这些人的身体素质、暴露状况、患病情况、嗜好等可能与应答者不同，由此产生的偏倚称为无应答偏倚。如应答率低于 80%就较难通过调查结果来估计整个研究对象群体的现况。②选择性偏倚，在调查过程中，没有严格按照随机化原则抽样或主观选择研究对象，从而导致样本偏离总体的情况。如根据出院号来随机抽样时，任意变换抽样方法，改用入院号等其他方法来抽样；被抽中的调查对象没有找到，而随便找其他人代替，从而可能破坏了调查对象的代表性。③幸存者偏倚，在现况调查中，调查对象均为幸存者，无法调查死亡的对象，因此不能全面反映实际情况，带有一定的局限性和片面性。

信息偏倚主要发生在观察、收集资料及测量等实施阶段。现况调查中可能发生的信息偏倚有：

①调查对象引起的偏倚，询问调查对象有关问题时，由于种种原因回答不准确从而引起偏倚（报告偏倚或说谎偏倚）；调查对象对过去的暴露史等回忆不清，由其家属代替回忆，特别是健康的调查对象，由于没有患病的经历，而容易将过去的暴露情况等遗忘，而导致回忆偏倚。②调查员偏倚，调查员有意识地调查具有某些特征的对象，而不重视或马虎调查其他不具备某些特征的对象，而导致调查偏倚。如对肺癌病人再三询问其吸烟史，对健康者则不然。③测量偏倚，指测量工具、检验方法不准确，检验技术操作不规范等，或工作粗心而导致测量偏倚。

此外，在数据分析过程中，混杂因素的存在也可以导致偏倚的发生。

（二）偏倚的控制

偏倚是可以避免或减少的，因而在现况研究或其他类型的研究中需要对调查资料进行质量控制，以便尽量减少偏倚的产生，从而能描述事物或事件的真实情况。有效的质量控制的前提是研究设计时要反复论证，尽量设计严格，并应考虑到调查中或调查结束时对资料进行质量评价的方法和指标。

现况研究主要的质量控制措施有：①抽取研究对象时，严格遵守随机化原则；②提高研究对象的依从性和受检率，应答率一般应高于 80%；③正确选择测量工具和检测方法，包括调查表的编制等；④调查或检查方法标准化且前后一致；⑤进行预调查；⑥统一培训调查员；⑦调查后抽样重测，做好资料的复查、复核等工作；⑧选择正确的统计分析方法，注意辨析混杂因素及其影响。

六、优 缺 点

（一）优点

现况研究中常开展的是抽样调查。首先，抽样调查的样本一般来自人群，即从一个目标群体中，随机地选择一个代表性样本来进行暴露与患病状况的描述研究，故其研究结果具有较强的推广意义，以样本估计总体的可信度较高，其次，现况研究是在资料收集完成之后，将样本按是否患病或是否暴露来分组比较的，即来自同一群体自然形成的同期对照组，使结果具有可比性。最后，现况研究往往采用问卷调查或实验室检测等手段收集研究资料，故一次调查可同时观察多种因素，其在疾病病因探索过程中，为不可或缺的基础工作之一。

（二）缺点

现况研究与分析性研究的一个明显区别是其对特定时点即某一时间横断面和特定范围的规定，收集的信息通常只能反映调查当时个体的疾病与暴露状况，难以确定先因后果的时序关系。再者，现况研究调查得到的是某一时点是否患病的情况，故不能获得发病率资料，除非在一个稳定的群体中，连续进行同样的现况调查。另外，在一次现况研究中，如果研究对象中一些人正处在所研究疾病的潜伏期或临床前期，则其极有可能会被误定为正常人，使研究结果产生偏倚，低估该研究群体的患病水平。

第四节 生态学研究

一、概 述

（一）概念

知识点 5-9
1. 生态学研究的概念。
2. 生态学研究的特点。
3. 生态学研究的用途。

生态学研究（ecological study）又称相关性研究（correlational study），是描述性研究中的一种，它是以群体为基本单位收集和分析资料，在群体的水平上描述不同人群中某种因素的暴露状况与某种疾病的频率，研究某种因素与某种疾病之间的关系，如烟草消耗量与肺癌发病率关系的研究。

（二）特点

与现况调查不同，生态学研究在收集疾病及某种因素的资料时，不是以个体为观察和分析的单位，而是以群体为单位（如国家、城市、学校等），无法得知个体的暴露与效应间的关系，但可以反映群体的平均水平，这是生态学研究的最基本特征。通过描述某种疾病、健康状况或具有某种特征的个体在各群体中所占的百分数或比值，从这两组群体数据分析某种疾病或健康状况的分布与群体特征分布的关系，从而探索病因线索，如城市摩托车安全头盔的销量与交通事故发生率之间的相关性分析。

（三）用途

1. 提供病因线索，产生病因假设 通过收集人群中某种疾病或健康状况的频率与某种因素的暴露状态，分析该暴露因素与疾病之间分布上的关联，探索与疾病发生有关的线索，从而产生病因假设。生态学研究常常被广泛应用于慢性病的病因学研究，或环境变量与人群疾病（健康）状态关系的研究，为研究假设的建立提供依据。例如，生态学研究发现大肠癌在发达国家比发展中国家更常见，促使人们考虑饮食习惯或环境因素是否与大肠癌发病有关。

2. 评价人群干预措施的效果 在某些情况下，如果不是直接控制危险因素，而是通过综合方式（如健康教育、健康促进等）减少对危险因素的暴露，对此干预措施的评价只需在人群水平上进行，则生态学研究更为合适，通过描述人群中某种（些）干预措施的实施状况及某种疾病或健康状况的频率变化，做进一步比较和分析，对干预措施进行评价。例如，在某人群中推广低钠盐摄入，然后比较推广前后人均钠盐摄入水平的变化与人均血压值的变化趋势，以评价低钠盐干预的效果。此外，在疾病监测过程中，可应用生态学研究来估计某种疾病或健康状况的发展趋势，为制定疾病预防与控制的策略和措施提供依据。

二、类 型

（一）生态比较研究

生态比较研究（ecological comparison study）是生态学研究中应用最广泛的一种方法，生态比较研究中最为简单的方法是观察不同人群或地区某种疾病或健康状况的分布，然后根据同一时期、不同地区或人群疾病或健康状况分布的差异，探索差异产生的原因，提出病因假设。一般情况下，这种研究不需要暴露情况的资料，也不需要复杂的资料分析方法，如描述脑卒中在全国各地区的分布，发现空气污染重的地区脑卒中死亡率较其他地区高，从而提出空气污染可能是脑卒中死亡的危险因素之一。

> **知识点 5-10**
> 1. 生态学研究的类型。
> 2. 生态学研究资料的收集方法。

生态比较研究更常用来比较不同人群中某种因素的平均暴露水平和某种疾病或健康状况频率之间的关系，了解这些人群中暴露因素的频率或水平，比较不同暴露水平的人群中疾病或健康状况的频率，从而为病因探索提供线索。例如，有人根据由世界粮农组织提供的 129 个国家的食品消耗种类及数量和由世界卫生组织提供的该 129 个国家的胃癌和乳腺癌死亡率的资料，以人均食物种类的消耗量为暴露变量，分析比较胃癌和乳腺癌的死亡率，发现以淀粉食物为主的国家，胃癌高发，而平均脂肪消耗量高的国家，则乳腺癌高发，从而提出了这两种癌症与饮食之间病因假设的线索。生态比较研究也可应用于评价社会设施、人群干预及在政策、法令的实施等方面的效果。例如，产棉区男性患不育症的频率明显高于非产棉区，提示棉花生产与不育症的发生有关，进一步研究发现棉籽油的销量与不育症的发生有关，这些生态学研究为确定棉酚在男性不育症发病过程中的病因研究提供了线索。

（二）生态趋势研究

生态趋势研究（ecological trend study）是连续观察人群中某种因素平均暴露水平的变化（或者给予干预）和某种疾病或健康状况频率变化（发病率、死亡率等）的关系，了解其趋势变化，通过比较暴露水平变化前后疾病或健康状况频率的变化情况，判断该暴露与某种疾病或健康状况的联系。例如，研究心血管疾病的 MONICA 方案实施结果发现，人群的吸烟率、血压平均水平、血清胆固醇水平等的变化与心血管疾病的发病率和死亡率的变化有显著的联系。又如，某地在实施了结直肠癌序贯筛检等综合防治措施后，十余年的结直肠癌死亡率曲线有一个明显的下降趋势，提示这一综合措施在降低大肠癌死亡率方面是有效的。

相关研究往往先将一个地区的预定调查人群按年龄、出生年代等时间变量分成不同的群组，然后调查各人群疾病或健康状况频率的变化和某些因素的变化情况，以探索疾病或健康状况与这些因素及时间是否相关。

生态学研究在应用中也常常将比较研究和趋势研究两种类型结合起来，观察在几组人群中平均暴露水平的变化与某种疾病或健康状况频率之间的关系，以减小混杂因素的影响，提高生态学研究的准确性。

三、资料收集

随着科技的发展大数据时代的到来，生态学研究资料的来源也越来越广泛。生态学资料有以下多种来源。

（一）地理信息系统的应用

随着我国信息科学和数字卫生领域的发展，越来越多的数据汇总到相关的管理部门，为了充分利用这些数据的信息来揭示科学问题，生态学研究方法在这方面能够发挥重要作用。其中地理信息系统（geographic information system，GIS）近年来在生态学研究中得到了广泛的应用。

地理信息系统作为一类以计算机软硬件为支持平台，综合了空间科学、信息学、地理学和地图学等多个学科与理论的技术，可实现对空间数据的获取、存储、处理、分析与输出等操作，通过对地理空间数据进行科学管理和综合分析，从而为各类生态学研究提供具有参考价值的科学信息，例如，通过地理信息系统可分析疾病流行的空间特征和分布模式，探索其病因及可能的影响因素，为疾病流行的预警、监控、防制效果评价等提供决策与措施制定的参考依据；还可以对各类环境有害因素进行监测，通过进行空间分析和模型估计，对环境污染状况进行形象与直观的展示等。

（二）大数据的应用

大数据是社会信息化发展的产物。健康大数据来源广泛，主要包括基因组学、转录组学、蛋白质组学数据，电子病历、电子健康档案数据、网络健康数据等。通过对疾病（健康）相关大数据的比较分析，可以对流行病的病因学进行有效探讨，既可以帮助卫生行政部门做好卫生政策的制定，又可以辅助临床医护人员进行临床治疗与决策，为促进人类的健康做出贡献。

在公共卫生领域，健康大数据应用的核心在于预测，它给流行病学寻找病因线索提供了新的途径。通过对健康档案和电子病历中的数据进行挖掘，可以有效评价干预措施、药物疗效，进而改善医疗行为；通过对大型队列数据进行分析，可以有力揭示疾病，尤其是罕见疾病与暴露的相关关系。但不可否认的是，目前大数据的利用还存在很多问题，比如部分数据分析导向的流行病学研究颠倒了提出问题—数据分析的研究思路，先通过数据分析技术寻找相关关系，再来解释这种关联，使得结果为虚假关联的可能性很大。另外，要让大数据更好地服务于公共卫生研究，还需要依靠跨领域人才的合作，尽快解决"信息孤岛"问题。

四、优　缺　点

（一）优点

1. 生态学研究可应用常规或现成资料（如资料库）进行研究，节省时间、人力、物力、财力，且可以较快得到结果。

2. 生态学研究可为病因未明疾病的病因学研究提供线索，这是生态学研究最显著的优点。

3. 对于个体的暴露剂量无法测量的研究（如空气污染与肺癌的关系），生态学研究是唯一可供选择的研究方法。

4. 当研究的暴露因素在一个人群中变异范围很小时，很难测量其与疾病的关系。这种情况下，更适合采用多人群比较的生态学研究，如饮食结构与若干癌症的关系研究。

5. 生态学研究适用于对人群干预措施的评价。在某些情况下，如果不是直接于个体水平上控制危险因素，而是通过综合方式（如健康教育与健康促进等）减少人群对危险因素的暴露，对此干预措施的评价只需在人群水平上进行，则生态学研究更为合适。例如，评价控烟政策对人群健康的影响。

6. 在疾病监测工作中，应用生态趋势研究可估计某种疾病发展的趋势。

（二）缺点

> **知识点 5-11**
> 1. 生态学研究优缺点。
> 2. 生态学谬误的概念。

1. 生态学谬误（ecological fallacy）　生态学研究是以由各个不同情况的个体集合而成的群体为观察和分析的单位，无法得知个体的暴露与效应（疾病或健康状况）间的关系，得到的资料是群体的平均水平，是粗线条的描述，因此会削弱变量之间的联系，同时存在的混杂因素等原因会造成研究结果与真实情况不符，从而产生了生态学谬误，它是生态学研究最主要的缺点。例如，前述各个国家的淀粉类、脂肪类食物的消耗量并不等于实际摄入量，如果在群体水平上分析食物种类消耗量与乳腺癌、胃癌的关系，由此推论为"不同种类食物的消耗量不同会影响个体发生这两类恶性肿瘤的发病或死亡的概率"，就可能会出现

笔记栏

生态学谬误。因此，生态学研究发现的某种因素与某种疾病分布上的一致性，可能是两者存在真正的因果联系，也可能是两者毫无关系。在对生态学研究的结果作结论时应慎重。

生态学谬误在生态学研究中难以避免，其产生原因主要包括以下几种：①缺乏暴露与结局联合分布的资料。研究者只知道每个研究人群内的暴露、非暴露人群量，以及发生研究结局和未发生数，但不知道暴露、非暴露人群中各有多少个体发生了研究结局，即无法在个体水平上确定暴露与研究结局联合分布的信息。②无法控制可疑的混杂因素。由于它是在群体水平上进行观察分析的研究，因此无法对个体水平上混杂因素的分布不均进行控制。③相关资料中的暴露水平只是近似值或平均水平，并不是个体的真实暴露情况，无法精确评价暴露与疾病的关系，造成对暴露与研究结局之间联系的一种曲解。

2. 缺乏控制可疑混杂因素的能力　生态学研究是利用群体的暴露资料和疾病资料之间的相关性来评价两者之间的关系，它不能收集协变量资料，无法消除潜在的混杂偏倚。

3. 当暴露因素与疾病之间存在着非线性关系时，生态学研究很难得出正确结论　例如，有人对19 个国家的酒精消耗与冠心病死亡之间的关系进行了研究，结果为明显的负相关。实际上，分析性研究表明，酒精消耗与冠心病死亡之间不是负相关关系，而是一个"J"形曲线，即中度饮酒者冠心病死亡的危险比重度饮酒者和不饮酒者均低。生态学研究则很难对这种非线性关系得出正确结论。

生态学研究在应用时，应注意尽可能集中研究目的，不要在一个研究中设置过多的研究问题；在选择研究对象时，尽可能使组间可比，观察分析的单位尽可能多，每个单位内人数尽可能少；资料分析时采用生态学回归分析，分析模型中尽可能多纳入一些变量；对研究结果进行推测时，尽量与其他非生态学研究结果相比较，并结合所研究问题的专业知识等综合分析和判断。

（王梦莹　吴　涛）

第六章　队 列 研 究

【案例 6-1】

　　肺癌是严重威胁人类健康的恶性肿瘤之一，居全球及我国恶性肿瘤发病和死亡的首位。已知的危险因素包括吸烟、遗传和职业暴露等。研究提示，BMI 与肺癌发病风险呈负相关，但关于反映腹部脂肪蓄积的身体测量指标——腰围与肺癌发病关系的研究较少，结论不一致。本研究利用前瞻性队列研究设计，探讨腰围与男性肺癌发病风险的关联及其强度。

　　以某企业集团为研究现场，以某企业集团全体在职及离退休男性职工为调查对象，2006 年 5 月建立该企业集团男性动态队列。纳入标准：①年龄≥18 岁；②签署知情同意书。排除标准：①基线调查时已患恶性肿瘤；②缺乏基线调查腰围测量数据。结合《中国成人超重和肥胖症预防控制指南》中规定的男性腹部脂肪蓄积的腰围标准（男性腰围≥85cm 即可判定为腹部脂肪蓄积），由医护人员利用校准的皮尺，根据标准方法测量调查对象的腰围。采用腰围分布的五分位数进行分组：<80cm、80～cm、85～cm、90～cm、≥95cm，以腰围 80～cm 组为对照组。随访方法：研究对象参加该企业集团组织的每两年 1 次的健康体检，本次研究随访截止日期为 2014 年 12 月 31 日。每次随访，新发肺癌病例确诊采用病理诊断，若无病理诊断，由 2 名肿瘤科医生，结合其他临床信息，统一给出肺癌诊断意见。

　　截至 2014 年 12 月 31 日，105 386 名 19～104 岁研究对象共计随访 739 651.13 人年，平均随访时间为 7.00 年，共收集肺癌新发病例 707 例，肺癌发病密度为 95.59／10 万人年。以 80～cm 组为对照组，调整年龄、文化程度、吸烟状态、累计吸烟量、饮酒情况、体育锻炼、工作环境、糖尿病病史后，腰围<80cm、85～cm、90～cm、≥95cm 组发生肺癌相对危险度（95%CI）分别为 1.17（0.90～1.52）、0.96（0.74～1.23）、0.94（0.72～1.21）、0.80（0.63～1.03），趋势检验 $P=0.005$。分层分析显示，腰围与肺癌发病风险在吸烟组（腰围≥95cm 组与 80～cm 组相比：相对危险度=0.69，95%CI：0.48～0.99）、饮酒组（腰围≥95cm 组与 80～cm 组相比：相对危险度=0.65，95%CI：0.45～0.94）中呈负相关。结论为腰围可能与男性肺癌的发病风险之间有负相关关系。

【案例问题】

　　1. 这是一个什么类型的研究？特点是什么？

　　2. 该研究人群是什么？如何分组？

　　3. 在研究中收集哪些资料？

　　4. 如何分析腰围与肺癌之间的关系？

【案例分析】

　　1. 这是一个前瞻性队列研究。该研究特点：研究开始时肺癌未发生。有暴露因素，即为根据随访初始测得的腰围。有随访，追踪随访结束后出现的肺癌人群，因果顺序明确。

　　2. 研究人群是某企业集团未患恶性肿瘤的全体在职及离退休男性职工，采用腰围分布的五分位数进行分组，以 80～cm 组为对比组。

　　3. 在研究中收集的资料有：研究因素是腰围，其他因素包括社会人口学特征、吸烟饮酒等生活方式、工作环境等信息。研究结局为肺癌。另外，在诊治的医院摘录病史资料，对死亡者除搜集病历外，还对其家属进行死因调查等。

　　4. 数据分析包括两部分：①计算各腰围组肺癌的发生率，排除混杂因素后，计算不同腰围组相对于 80～cm 组肺癌发生的相对危险度 RR（95%CI），并做趋势检验；②本研究针对吸烟组、饮酒组进行了不同腰围与男性肺癌发病风险的亚组分析。

　　队列研究（cohort study）是分析流行病学的重要研究方法之一，它是直接观察人群暴露与非暴露某因素的状况，前瞻分析暴露因素与结局之间的关系。队列研究，有时也称为前瞻性研究（prospective study）、发生率研究（incidence study）、随访研究（follow-up study）及纵向研究（longitudinal study）等。队列研究与病例对照研究一起构成分析流行病学的重要内容，两种方法主要是用于检验病因假设，两者相比，队列研究检验病因假设的效能优于病例对照研究，因此，在流行病学病因研究中，队列研究成为更为广泛的应用方法。

第一节 概　　述

一、概　　念

队列（cohort）原意是指古罗马军团中的一个分队，在流行病学研究中借用该词，表示一个特定的研究人群，如某个时期进入某工厂工作的一组人群。某一特定范围内的人群亦可称为一个队列。根据特定条件的不同，流行病学中的队列一般有两种情况：一是指特定时期内出生的一组人群，称为出生队列（birth cohort）；另一种是泛指共同暴露于某一因素（如粉尘、化学物质）或具有某种特征的一组人群，这样的人群称作暴露队列（exposure cohort），反之，其人群为非暴露队列或参照组。对一个或多个队列（必须包括有不同暴露特征的人群）进行随访，追踪他们的结局，并分析暴露与这些结局的关系，就是队列研究。

队列根据人群进出的时间不同分为两种，一种称为固定队列（fixed cohort），另一种称为动态队列（dynamic cohort）。固定队列也称固定人群，是指人群在某一固定时间或一个短时间内进入队列，并进行追踪观察至观察期结束，不再加入新的研究对象，即保持队列的相对固定。动态队列也称动态人群（dynamic population），相对于固定队列而言，即在某时期确定队列后，原有的队列成员可以不断退出，新的研究对象可以随时加入，即队列研究对象是动态变化的。

暴露（exposure）是指研究对象接触过某种待研究的物质（如重金属、X 线），或具有某种待研究的特征（如年龄、性别、种族、胆固醇升高或携带某种基因）或行为（如吸烟、饮酒、多性伴）。这些待研究的物质、特征或行为即为暴露因素，亦称研究因素或研究变量（variable），即一定是与研究目的紧密相关的，研究者需要探讨和感兴趣的因素。暴露因素可以是有益的，即称为保护因素（protective factor），也可以是有害的，即称为危险因素（risk factor）。危险因素是指能引起某特定不良结局（outcome）（如疾病）发生，或使其发生的概率增加的因素，危险因素可以是个人行为、环境因素、生活方式或遗传因素等。

二、基本原理与特征

（一）基本原理

队列研究是在一个特定人群中选择所需要的研究对象，根据目前或过去某一个时期是否暴露于某个待研究的危险因素，或其不同的暴露水平而将研究对象分成不同的组，如暴露组和非暴露组，高水平（剂量）暴露组、中水平（剂量）暴露组和低水平（剂量）暴露组，追踪观察一段时间，比较两组或各组结局的发生率，以评价和检验该因素与结局有无关联及关联大小的一种观察性研究方法。研究的同时还应当收集除研究因素以外的其他相关信息，如人口学特征、社会经济状况等，以便调整这些因素对结局产生的影响，从而使暴露组和非暴露组间除暴露因素或暴露水平不同外，其余各方面都尽可能接近或一致。如果暴露组与非暴露组间某结局发生率的差异有统计学意义，研究中又不存在明显的偏倚，则可推测暴露与结局之间可能存在因果关系。其结构模式图见图 6-1。

（二）基本特征

1. 属于观察性研究　队列研究中的暴露不是人为给予或随机分配的，而是在研究之前就已客观或自然存在于研究人群中，研究结局也是在非干预情况下产生的，这是队列研究区别于实验性研究的关键。

2. 设立对照组　队列研究是按照研究对象有无暴露或不同暴露水平分组，以非暴露组或低暴露组作为对照组进行比较。

3. 时间上是前瞻性的　队列研究要求所有纳入的研究对象进入队列时没有出现所研究的结局，通过追踪观察一段时间以后结局才会发生，因此，队列研究又称为前瞻性研究。

4. 由"因"及"果"的研究　在队列研究中，先要明确研究对象的暴露状况，再去追踪随访是否有相应结局的发生，在病因推断上合乎先因后果的逻辑推理顺序，因此，队列研究检验暴露与结局的因果关系能力较强。

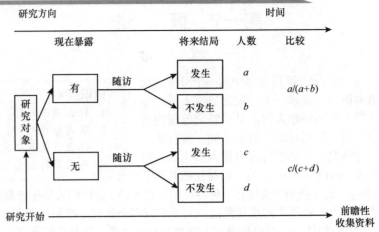

图6-1　前瞻性队列研究结构模式图

三、研究目的

（一）检验病因假设

　　由于队列研究是由"因"及"果"的研究，其检验暴露与结局的因果关系能力较强，因此，深入检验病因假设是队列研究的主要用途和目的。一次队列研究可以只检验一种暴露与一种结局之间的因果关系，如饮酒与 2 型糖尿病，也可以同时检验一种暴露与多种结局之间的关联，即检验多个假说，如孕妇饮酒与自然流产、死胎、异常分娩、新生儿低出生体重等的关联。

（二）评价预防效果

　　当研究暴露因素预防某结局发生的效应时，由于这里的暴露因素不是人为给予的，而是研究对象的自发行为，因此，可采用队列研究评价其在人群中的预防效果。这种研究可看作人群的"自然实验"（natural experiment）。如观察大量的蔬菜摄入可预防结肠癌的发生，一周有 6～7 天摄入蔬菜食物者可降低 14% 的总死亡风险，戒烟可减少吸烟者发生肺癌的危险等。

（三）研究疾病的自然史

　　疾病的自然史（natural history of disease）即疾病的自然发生、发展过程，包括疾病的易感期、潜伏期（病理发生期）、临床前期、临床期到结局的全过程。临床上观察疾病的自然史只能观察单个病人从发病到痊愈或死亡的过程，而队列研究可以观察人群中不同个体暴露于某因素后，疾病逐渐发生、发展，直至结局的全过程，包括亚临床阶段的变化与表现，同时还可以观察到各种遗传和环境因素对疾病进程的影响。队列研究不但可了解个体疾病的全部自然史，而且可了解全部人群疾病的发展过程。例如，对慢性乙型肝炎病毒（HBV）感染者队列定期随访以观察其临床慢性乙型肝炎病变、血清 HBV 感染指标变化、代偿性肝硬化、失代偿性肝硬化、原发性肝癌和死亡的发生时间及频率等。

（四）预后因素研究和新药上市后监测

　　队列研究是预后研究中最常用和最佳的研究设计类型，用于研究疾病预后的预测因素或影响因素，也可以研究不同治疗及护理措施等因素对疾病转归的影响。新药经过三期临床试验后上市，即可在临床上应用，但仍需要进行样本量更大和观察时间更长的队列研究以对其上市后的不良反应进行监测。这里的药物使用是研究对象自己选择或医生开具的，而不是研究者选择性给予的。

四、研　究　类　型

　　队列研究根据研究对象进入队列的时间和终止观察时间不同，分为前瞻性队列研究（prospective cohort study）、历史性队列研究（historical cohort study）和双向性队列研究（ambispective cohort study）三种类型（图 6-2）。

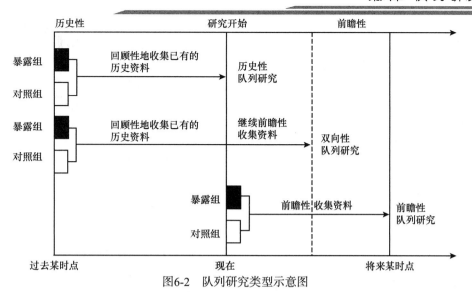

图6-2 队列研究类型示意图

（一）前瞻性队列研究

在研究开始时，根据研究对象目前的暴露情况分组，此时研究结局还没有出现，需要对研究对象追踪观察一段时间才能获得，所以也称为即时性队列研究（concurrent cohort study），是队列研究的基本形式。优点是可以直接获得暴露和结局的第一手资料，信息偏倚较小，结果可信，因果关系的论证力度较强；缺点是需要观察的样本人群很大，观察时间往往很长，花费较大，研究对象容易失访，可行性受影响。具有代表性的经典实例如1951～1976年Doll与Hill在英国医生中开展的"吸烟与肺癌关系"的队列研究、1948年开展的美国"Framingham心脏病研究"，以及2004年开展的中国慢性病前瞻性研究（China Kadoorie Biobank，CKB）均属于此类研究。

> **知识点 6-4**
> 1. 队列研究的类型。
> 2. 三种队列研究的优缺点对比。

（二）历史性队列研究

在研究开始时，研究者依据已经掌握的研究对象过去某个时点暴露情况的历史资料进行分组，此时研究结局已经出现，不需要对研究对象追踪观察，这种设计模式也称为回顾性队列研究（retrospective cohort study）或非即时性队列研究（non-concurrent cohort study）。该类研究的特点是暴露与结局均来源于历史记录或档案材料，如医院病历、个人医疗档案、工厂和车间的各种记录等，可以在短时间内完成资料搜集工作，不需要前瞻性随访观察，但其性质从暴露到结局的时间方向仍然属于前瞻性的，如果这些历史资料详细、准确和完整，无疑是一种省时、省力和出结果快的研究方法。缺点是历史资料内容上未必符合研究者的要求。例如，1968年Feinleib利用波士顿地区几个教学医院的病案记录，以1920～1940年入院，在马萨诸塞州居住，3821名年龄≤55岁的女性为研究对象，接受过下列手术之一者（①子宫切除；②单侧卵巢切除；③双侧卵巢切除；④采用镭或X线照射子宫或卵巢治疗）为暴露组，仅仅接受胆囊切除术者为对照组，比较两组妇女从就诊至1968年的乳腺癌发生率，结果显示：人工绝经的确可减少乳腺癌的发生风险。

（三）双向性队列研究

双向性队列研究也称为历史前瞻性队列研究（historical prospective cohort study）和混合型队列研究。如果在历史性队列研究之后，结局还没有充分显现，不能满足研究设计要求，则需要继续对研究对象追踪观察一段时间，是将前瞻性队列研究和历史性队列研究结合起来的一种设计模式，该方法兼有上述两种类型的优点，又在一定程度上弥补了各自不足，适用于同时研究具有短期效应和长期作用的暴露因素对人体健康的影响，例如，研究开始时某种暴露因素引起的短期效应（如肝功能损害、流产、不育等）已经发生，而与暴露有关的长期影响（如肿瘤）尚未出现，需要进一步观察。

第二节　研究设计与实施

一、不同类型队列研究的选用原则

考虑到不同类型队列研究的优缺点，因此，实施前，应根据具体情况审慎选择。

笔记栏

1. 选择前瞻性队列研究时，应重点考虑　①有明确的检验假设，一般应在病例对照研究及描述性研究已取得初步证据，提示有必要进行队列研究验证假设；②所研究结局事件的发生率较高，一般不低于5‰；③有明确规定的暴露因素和结局变量，且有准确和可靠的测量方法；④有把握获得足够观察人群的基线资料，包括暴露因素、人口学及其他相关因素的资料，大部分观察人群应能被随访至研究结束，并且能收集到完整可靠的结局资料；⑤应有足够的人力、物力和财力。

2. 选择历史性队列研究时，除考虑前述的①～③点外，还应考虑是否有足够数量的、完整可靠的、内容上符合要求的、有关暴露和结局的历史记录或档案材料。

3. 当在基本具备进行历史性队列研究的条件下，如果从暴露到现在的观察时间还不能满足研究设计的要求，还需要继续前瞻性观察一段时间时，则选用双向性队列研究。

二、设计与实施

（一）确定研究目的

> **知识点 6-5**
> 1. 队列研究的实施步骤。
> 2. 选择研究现场应具备的条件。

队列研究首先要确定研究目的，即本次研究要解决哪些具体问题。可以通过现况研究提出病因假设或病例对照研究初步检验假设，在此基础上，提出队列研究的研究目的，即对研究假设进一步验证其是否科学、正确。

（二）确定研究现场与研究人群

1. 研究现场　根据研究目的，队列研究可以在医院进行，也可以在人群现场（如社区）进行。前瞻性队列研究要求在研究期内能够观察到检验研究假设需要的足够数量的结局事件，故往往对研究对象需要进行较长时间的随访观察，因此在考虑研究现场具有代表性的基础上，应选择人口相对稳定，预期研究结局发生率较高，有较好的组织管理体系，当地政府重视，群众理解和支持，且当地文化教育水平较高，医疗卫生条件较好，交通较便利的现场。例如，1947年10月，美国政府资助马萨诸塞州开展心脏病研究，选择了Framingham作为研究现场。因为该镇为美国第二大城镇，居住2.8万居民，居民失业率低，人口较稳定，且距波士顿的几个医学中心很近；另外，自1918年该镇即作为美国结核病防治研究点，居民具有良好素养，易于配合协作，积累了较丰富的参与医学研究的经验。

2. 研究人群　在前瞻性队列研究中，研究人群必须是在研究开始时没有出现研究结局（如疾病），但有可能出现该结局的人群；通常包括暴露组和非暴露组（对照组），暴露组有时还可以根据暴露水平分为不同亚组。根据研究目的和研究条件的不同，研究人群的选择有不同的方法。

> **知识点 6-6**
> 1. 如何选择暴露组？
> 2. 如何选择非暴露组？

（1）暴露组的选择：暴露组为具有某暴露因素或研究因素的人群，又称为暴露队列，可以从以下四种人群中选择暴露组。

1）职业人群：如果要研究某种可疑的职业暴露因素与疾病或健康的关系，则可选择相关职业人群作为暴露人群，例如，选择至少有5年CS_2暴露史的粘纤厂工人研究长期低剂量CS_2暴露与冠心病的关系，选择石棉作业工人研究石棉与肺癌的关系等。通常情况下职业人群有关暴露与疾病的历史记录或档案材料比较全面、真实和可靠，故对职业人群进行队列研究时，常采用历史性队列研究或双向性队列研究。

2）特殊暴露人群：一般是指对某因素有较高暴露水平的人群，选择这种暴露人群有利于探索暴露与疾病之间的关系，有时是研究某些罕见特殊暴露的唯一选择，如选择原子弹爆炸的受害者、核事故中的高暴露人群或接受放射线治疗的人群研究放射线与白血病的关系。

3）一般人群：即某行政区域或地理区域范围内的全体人群，如城市的市区人口、城镇人口和农村人口等，选择其中暴露于研究因素者作为暴露组，而不暴露于该研究因素者作为对照组。在一般人群中选择暴露组，通常有两点考虑：第一，所研究的暴露因素和疾病或健康是在一般人群中常见的；第二，计划观察的发病或健康情况着眼于今后在一般人群中的防治，尤其是研究一般人群的生理生化指标、遗传标志物、生活习惯或环境因素等与疾病关系时。例如，美国Framingham心脏病研究就是在一般人群中前瞻性地观察冠心病的发病率及年龄、性别、家族史、血脂水平、体力活动、吸烟和饮酒等因素的作用。

4）有组织的人群团体：该类人群可看作一般人群的特殊形式，即某些群众组织或专业团体、机关或社会团体、部队、参加人寿保险或医疗保险的人员等，如医学会会员、工会会员、学校学生、部队军人等。选择这类人群的优势是组织管理系统较完善，可以有效地收集随访资料，应答率较高，且暴露组和对照组往往有相似的经历，可比性较好。例如，Doll 和 Hill 选择英国医生协会会员中的吸烟者作为吸烟与肺癌关系研究的暴露组，即属于此种情况。

（2）对照组的选择：设立对照组是分析流行病学的基本特征之一，其目的就是比较，以便更好地分析暴露的作用。正确选择对照是队列研究结果真实性的重要保证，因此，原则上要求对照组尽可能与暴露组具有可比性，即对照人群除未暴露或低水平暴露于所研究因素外，其他可能影响研究结果的因素或人群特征（如年龄、性别、民族、职业、文化程度等）应尽可能地与暴露组相同或接近。常用于选择对照的来源有下列四种。

1）内对照（internal control）：在一般人群或有组织的人群团体中，选择其中暴露于研究因素者作为暴露组，而未暴露于该研究因素者作为对照组，此即为内对照。暴露组和对照组来自同一个人群总体，可比性好，且可以从总体上了解研究对象的结局发生率（如发病率或死亡率），是一种较理想的对照组形式。例如，Doll 与 Hill 关于吸烟与肺癌关系的研究及 Framingham 心脏病研究均采用内对照。如果研究的暴露因素为定量变量（如血清胆固醇、血糖、血压、BMI 等）时，可按暴露水平分成不同的亚组，如果高暴露水平可增加疾病的发生风险，则以最低暴露水平者为对照组。

2）外对照（external control）：选择职业人群或特殊暴露人群作为暴露组时，常常需要在该人群之外寻找对照组，故称为外对照，也称为特设对照。例如，以放射科医生作为暴露组研究接触 X 线与急性白血病的关系时，可选用不接触或接触放射线极少的内科医生和五官科医生作为对照组。这种对照组的优势是随访观察时可免受暴露组的影响，即暴露组的"污染"，其缺点是与暴露组不是来自同一人群，需要注意两组间的可比性。

3）总人口对照（total population control）：这种对照可以认为是外对照的一种。当选择职业人群或特殊暴露人群作为暴露组时，以该地区全人群作为对照组即为全人群对照，也称为一般人群对照。在实际应用时，常以标化比（详见本章第三节）来分析暴露的致病作用。这种对照组的优点是资料容易获得，节约研究经费和时间。其缺点是对照组与暴露组在时间、地区及人群构成等方面可能存在差异，职业人群的健康状况通常优于一般人群，存在健康工人效应（health worker effect），故需要注意可比性问题。另外，总人口对照包含暴露人群，并非严格意义上的对照，因此，在总人口中只有少部分人暴露于研究因素时，可考虑采用该种对照。

4）多重对照（multiple control）：或称为多种对照，即同时设立上述两种或两种以上的对照组形式。例如，研究联苯胺与膀胱癌关系时，以染料厂暴露程度不同（高、中、低、无）的各车间工人或行政人员为各比较组，以运输业工人为外对照组，再以该染料厂所在地区的全人群为总人口对照组，通过多重对照比较，可以真实有效地反映联苯胺暴露发生膀胱癌的危险。选择多重对照可以减少一种对照带来的偏倚，增强研究结果的科学性和可靠性，但会增加工作量，也要注意暴露组与不同对照组之间的可比性。

（三）确定研究因素

研究因素也称暴露因素，一般在描述性研究和病例对照研究的基础上确定，但需明确定义何谓暴露。如在 Framingham 心脏病研究中研究长期咳嗽与心肌梗死危险之间的关系时，必须明确什么是长期咳嗽。长期咳嗽的定义

> **知识点 6-7**
> 1. 研究因素如何定义？
> 2. 什么是结局？

是指前一年中至少咳嗽 3 个月，分为有痰性咳嗽及无痰性咳嗽两类。通常根据研究目的，通过查阅文献或请教有关专家，同时综合考虑人力、财力和对研究结果精确度要求等因素，对暴露因素进行定义。一般要从定性和定量两个角度考虑。如果可以对暴露因素定量，则应明确其单位。不容易准确定量时，可以将暴露水平分成不同等级。此外，应考虑根据暴露经历的最大强度、一段时期的平均强度或累积暴露剂量（如暴露强度与暴露持续时间的乘积）来确定暴露水平，同时还要考虑暴露方式，如间歇暴露或连续暴露、直接暴露或间接暴露、一次暴露或长期暴露等。暴露因素的测量应采用敏感、精确、简单和可靠的方法。

队列研究除了需要确定主要的暴露因素外，还需要同时确定研究对象的人口学特征和各种可疑的混杂因素，以备在对研究结果进行深入分析时，控制混杂偏倚的影响。

（四）确定研究结局

研究结局也称为结果变量（outcome variable）或结局变量，简称为结局，是指在随访观察中预期出现的与暴露因素有关的结果事件，也即研究者希望追踪观察到的结果事件。结局是研究对象观察的自然终点（natural end point），即对出现结局的研究对象不再继续随访观察，故亦称观察终点（end-point of observation）。

根据研究目的，考虑时间、财力和人力等因素，应全面、具体、客观地确定研究结局。结局不仅限于发病、死亡，也有健康状况和生命质量的变化；既可以是终极结果，如发病或死亡，也可以是中间结局，如分子或血清的变化；结局变量既可以是定性的，也可以是定量的，如血清抗体的滴度、尿糖及血脂等；结局变量既可以是负面的，如疾病发生，也可以是正面的，如疾病康复或生命延长。

结局变量的测定，应给出明确统一的标准，并在研究全程中严格遵守。如果以某种疾病发生为结局，一般采用国际或国内通用的疾病诊断标准，如《疾病和有关健康问题的国际统计分类》第10版（ICD-10），以便不同地区的研究结果进行比较。此外，需要考虑一种疾病常常会有多种表现，如轻型和重型、不典型和典型、急性和慢性等区别，因此，可以考虑按照自定标准判断，准确记录其他可疑症状或特征供以后分析时参考。

队列研究除了确定主要研究结局外，为了提高一次研究的效率，还可以考虑确定可能与暴露有关的多种结局，分析一因多果的关系。例如，在 Doll 和 Hill 关于吸烟与肺癌关系的队列研究中，同时观察了吸烟与肺癌及其他多种疾病（包括其他癌、其他呼吸系统疾病、冠状动脉栓塞等）的关系。

（五）确定样本量及估计检验效能

1. 计算样本量时需要考虑的问题

> **知识点 6-8**
> 1. 什么是失访率？
> 2. 影响样本量的因素。
> 3. 样本量的估算。

（1）暴露组与对照组的比例：一般来说，对照组的样本量不宜少于暴露组，通常是相等的。当暴露组样本量较少时，为了达到统计学要求，可考虑增加对照组样本量。

（2）失访率：队列研究通常需要对研究对象追踪观察相当长时间，研究对象的失访不可避免，因此，需要预估失访率，适当扩大样本量，以防由于失访所致的样本量不足。

2. 影响样本量的因素

（1）在一般人群或对照组人群中估计所研究结局的发生率（如疾病的发病率或死亡率）p_0，p_0 越接近 0.5，要求样本量越大。

（2）在暴露组中估计所研究结局的发生率（如疾病的发病率或死亡率）p_1 或暴露组与对照组人群结局发生率之差 d（$d=p_1-p_0$），d 值越大，所需要的样本量越小。如果 p_1 不能获得，可设法取得相对危险度（RR）的估计值，由式 $p_1=\text{RR}\times p_0$ 可求得 p_1。

（3）显著性水平 α，即第 I 类错误（假阳性）的概率，α 值越小，所需样本量越大。通常取 $\alpha=0.05$ 或 0.01。

（4）把握度（$1-\beta$），又称为效力（power），β 为第 II 类错误（假阴性）的概率，如果要求 $1-\beta$ 越大，即 β 值越小，则所需要的样本量越大。通常 β 值取 0.10 或 0.20。

3. 样本量估计　在暴露组和对照组样本量相等的情况下，可用下式计算各组样本大小：

$$n = \frac{(Z_\alpha \times \sqrt{2\overline{p}(1-\overline{p})} + Z_\beta \times \sqrt{p_1(1-p_1)+p_0(1-p_0)})^2}{(p_1-p_0)^2} \qquad （\text{式 6-1}）$$

式中，p_1 与 p_0 分别代表暴露组与对照组的估计结局发生率，$\overline{p}$ 为两组结局发生率的平均值，Z_α 与 Z_β 为标准正态分布下双（单）侧尾部面积为 α 或 β 时所对应的正态变量 Z 界值，可查相关数据表求得。

例如，采用队列研究探讨孕妇暴露于某药物与婴儿先天性心脏病之间的关系。已知未暴露孕妇所生婴儿的先天性心脏病发病率 p_0 为 0.007，估计该药物暴露的 RR 为 2.5，设 $\alpha=0.05$（双侧），$\beta=0.10$，求调查所需要的样本量。

$$Z_\alpha=1.96,\ Z_\beta=1.282,\ p_0=0.007,\ p_1=\text{RR}\times p_0=2.5\times0.007=0.0175$$

$$\overline{p}=\frac{1}{2}(0.007+0.0175)$$

将上述数据代入式 6-1 得：

$$n = \frac{(1.96\sqrt{2 \times 0.0123 \times 0.9877} + 1.282\sqrt{0.0175 \times 0.9825 + 0.007 \times 0.993})^2}{(0.0175 - 0.007)^2} = 2310$$

即暴露组与对照组各需 2310 人。如果考虑失访，尚需在此基础上增加 10%的样本量，即各组实际需要样本量为 $n=2310 \times (1+0.1)=2541$ 人。

另外，只要已知 α、β、p_0 和 RR 四个基本数据，即可以从某些参考书的相应数据表上查出所需要的样本量，也可以应用 PASS 等统计软件计算样本量。

4. 估计检验效能 在假设检验中，若 $p > \alpha$，则结论为按 α 水准，不拒绝 H_0，结论为关联无统计学意义，此时，需要衡量检验效能的大小。检验效能也称为把握度，其含义是指当两样本确实存在差异，按规定的检验水准 α 所能发现该差异的能力。一般认为，检验效能不低于 0.75，否则检验的结果很可能难以反映总体的真实差异，出现非真实性的阴性结果。检验效能与样本量、Ⅰ类错误、Ⅱ类错误和总体率的差值等有关。

（六）确定观察期间

观察期间是指队列研究开始时间与观察终止时间之差，简称观察期，也称随访期。观察终止时间是指整个研究工作截止的时间，也即预期可以得出研究结果及结论的时间。观察终止时间直接决定了观察期或随访期的长短。对队列中每个研究对象开始随访的时间及随访时间的长短直接关系到队列研究的成败，因此，开始随访日期和终止随访日期均应明确。

随访期长短取决于两个因素，一个是暴露因素作用于机体至产生结局的时间，即潜隐期和潜伏期，另一个是考虑需要观察的人年数（详见本章第三节）。在考虑上述两个因素的基础上尽量缩短观察期间，以节约人力、物力，减少失访。例如，Doll 和 Hill 关于吸烟与肺癌关系的队列研究是从 1951 年开始的，持续至 1976 年。

（七）收集资料与随访

1. 基线资料的收集 队列研究在研究对象选定后，需详细收集每个研究对象的基线资料，主要包括：①人口学及可能的混杂因素资料，如年龄、性别、职业、民族、文化程度、婚姻状况等个人情况，家庭环境、个人生活习惯及家族疾病史等。②暴露因素资料，详细调查现在的或既往累积的暴露情况，如有无暴露，暴露的类型、频率、剂量，最早暴露的时间、最高暴露剂量、累积暴露剂量等。③结局资料（疾病与健康状况）。收集上述资料，一方面是作为排除已患有所研究结局的人员及判定暴露组与对照组的依据；另一方面也为今后分析和调整其他影响研究结局的因素提供保证。

获取基线资料的方式一般有下列四种：①制订统一且详细的调查表，直接对研究对象或其他能提供信息的人进行调查；②查阅医院、工厂、单位及个人健康记录或档案；③对研究对象进行体格检查、实验室检查和特殊项目检查；④若所研究的暴露因素为环境中的某些物理、化学、生物、气象等因素，需要查阅卫生、气象等部门的记录，还需要进行环境因素的定期监测。

2. 随访（follow up） 是队列研究中一项十分艰巨和重要的工作，随访的对象、方法、内容、时间、随访者等均直接关系到研究工作的质量，因此，需要事先周密计划，严格实施。

（1）随访对象与方法：所有完成了基线调查的合格研究对象，包括暴露组和对照组均为随访对象。收集随访信息或资料的方法应尽可能与基线调查相同，对暴露组和对照组应采取相同的随访方法，并且调查方法、检测工具、调查人员等在整个随访过程中应尽量保持不变。如果能够采用盲法随访，即随访人员在不知道研究对象分组状态的情况下进行随访调查，可以减少观察者偏倚。

（2）随访内容：一般与基线资料的内容一致，但随访收集资料的重点是结局变量。由于研究对象的暴露情况会发生改变，如可能更换职业、采用不同的避孕方式或因为参加该项研究而改变其原有的行为。如在一项观察血压与疾病关联的队列研究中，一些高血压病人可能因参与调查而知晓高血压的危害，开始自行降低食盐量或减轻体重等，从而改变暴露情况。因此，要不断收集有关暴露状况和主要混杂因素的资料，以便及时了解其变化，分析时充分考虑其影响。

（3）随访间隔：如果观察时间或随访期较短，在研究结束时搜集资料即可。但大多数情况下队列研究的随访期比较长，需要多次随访，其随访间隔与随访次数依据研究结局出现的速度、研究人力、物力等条件而确定。随访间隔时间过短，浪费人力、物力，也会给研究对象造成不必要的麻烦甚至伤害；间隔时间过长则容易失访，并且观察不到中间情况的变化。一般慢性病的随访间隔可定为 1～3 年。如 Framingham 心脏病研究每 2 年随访一次。

（4）随访者：原则上基线调查者应为随访者，以便增加随访和基线调查的可比性。根据随访内容，调查员可以是普通的询问调查者，也可以是实验室检测人员、临床医生等，但需经过培训。应严格控制不同随访者之间的差异。研究者最好不要亲自参与随访，否则易带来主观偏倚。

（八）质量控制

队列研究随访期较长，涉及人员多，因此，加强实施过程尤其是资料收集过程中的质量控制是保证研究质量的关键环节。应注意以下几点：①选择诚实可靠、有严谨工作作风和科学态度的调查员，调查员应具备必要的文化程度，具备调查所需的专业知识；②在收集资料前，严格培训所有调查员，使其掌握统一的调查和随访方法及技术，并进行考核；③编写调查员手册，内容包括研究操作程序、注意事项及调查问卷的完整说明等；④制定常规的监督措施，包括抽样重复调查、人工或用计算机及时进行数值检查或逻辑检错、定期观察每个调查员的工作、在访谈时使用录音或其他多媒体技术等，并将其落到实处。应注意将监督结果及时反馈给调查员。

第三节 资料整理与分析

队列研究在进行资料分析前，需要对原始资料审查，了解资料的正确性与完整性。对有明显错误的资料应进行重新调查、修正或剔除；对不完整的资料要设法补齐。在此基础上，通过计算机软件将原始资料录入计算机，建立数据库。

队列研究资料的分析思路：先进行描述性统计，描述研究对象的组成、人口学特征、随访时间、结局发生情况及失访情况等，分析两组的可比性及资料的可靠性；然后再进行推断性分析，即通过比较两组或多组结局发生率的差异，推断暴露与结局是否有关联及其关联强度大小。

一、资料整理模式

根据统计分析要求和资料性质，队列研究的资料按照固定队列和动态队列的不同分别整理成表6-1或表6-2形式。

表6-1 固定队列研究资料归纳整理表

组别	发病人数	未发病人数	合计	累积发病率
暴露组	a	b	$a+b=n_1$	a/n_1
非暴露组	c	d	$c+d=n_0$	c/n_0
合计	$a+c=m_1$	$b+d=m_0$	$a+b+c+d=t$	m_1/t

表6-2 动态队列研究资料归纳整理表

组别	发病人数	人时数	发病密度
暴露组	a	$N_1（P_1T_1）$	a/N_1
非暴露组	c	$N_0（P_0T_0）$	c/N_0
合计	M	T	M/T

二、常用指标及计算

（一）率的计算

计算结局事件的发生率是队列研究资料分析的关键，根据队列特点选择不同的指标。

1. 累积发病率（CI） 表示在随访期内研究对象某疾病累积发生的频率或强度，亦是平均危险度的指标之一。当研究人群的数量较大且比较稳定即为固定队列时，可用观察开始时的人口数作分母，以整个观察期内的发病人数为分子，计算某病的累积发病率。同样的方法可以计算累积死亡率。随访时间越长，累积的病例数越多，因此，报告累积发病率时必须说明时间长短。

$$CI=观察期内的发病人数/观察开始时的人数 \quad （式6-2）$$

2. 发病密度（ID） 是指一定时期内单位人时的发病率。当队列是一个动态人群时，研究对象进入队列的时间先后不一及各种原因造成研究对象在不同时间失访等，均可以引起每个研究对象被观察的时间不一样。如果观察期间为 10 年，有的研究对象可能只被观察了 3 年、5 年、7 年或几年几个月不等。此时，不宜计算累积发病率，需以观察人时（person time，PT）即观察人数与观察时间的乘积为分母计算发病率。以人时为单位计算出来的发病率带有瞬时频率性质，即表示在一定时间内发生某病新病例的速度，称为发病密度。人时的时间单位可采用年、月、日、时等，最常用的是年。以人年（person year）为单位计算的发病密度，也称为人年发病率。

$$ID=观察期内的发病人数/观察总人时数 \qquad （式6-3）$$

3. 标化比 当研究对象人数较少，结局事件发生率比较低时，不宜直接计算率，此时以全人口发病（死亡）率作为标准，计算出该观察人群的理论发病（死亡）人数，即预期发病（死亡）人数，再求出观察人群实际发病（死亡）人数与此预期发病（死亡）人数之比，即标化发病（死亡）比。最常用的指标为标化死亡比（standardized mortality ratio，SMR）。这一指标在职业病流行病学研究中常用。标化比虽然是在特殊情况下用来替代率的指标，但实际上不是率，而是以全人口的发病（死亡）率作为对照组计算出来的比，其流行病学意义与后述的效应指标（RR）类似。

例如，某厂 30～40 岁组工人 500 名，某年内有 2 人死于肺癌，已知该年全人口 30～40 岁组肺癌的死亡率为 2‰，求其 SMR。

$$SMR = \frac{研究人群中的观察死亡数(O)}{以标准人口死亡率计算出的预期死亡数(E)} \qquad （式6-4）$$

已知 $O=2$，$E=500×2‰=1$

$$SMR = \frac{2}{1} = 2$$

即某厂 30～40 岁年龄组工人死于肺癌的危险是相应一般人群的 2 倍。应注意，该值仅是点估计，还需计算其 95%CI。

如果不能得到某单位的历年人口资料，而仅有死亡人数、原因、日期和年龄，则可改算成标化比例死亡比（standardized proportional mortality ratio，SPMR）。其计算方法是以全人口中某病因死亡占全部死亡的比例乘以某单位实际全部死亡人数而得出某病因的预期死亡数，然后计算实际死亡数与预期死亡数之比。

例如，某厂某年 30～40 岁年龄组工人死亡总数为 100 人，其中因肺癌死亡 5 人，全人口中该年 30～40 岁组肺癌死亡占全死因死亡的比例为 2.2%，则求其 SPMR。

$$SPMR = \frac{5}{100×2.2\%} = \frac{5}{2.2} = 2.27$$

即某厂 30～40 岁年龄组肺癌死亡的危险为一般人群的 2.27 倍。

（二）关联强度的计算

队列研究可以直接计算暴露组和对照组结局的发生率，如果差异有统计学意义，说明暴露与结局（发病或死亡）有关联，则可以进一步估计暴露与结局之间的关联强度，即评价暴露的效应。常用的效应测量指标如下：

> **知识点 6-10**
> 1. 如何计算及解释 RR 和 AR？
> 2. RR 和 AR 有何异同？
> 3. 如何计算及解释 AR%和 PAR%？

1. 相对危险度（relative risk，RR） 包括危险度比（risk ratio）或率比（rate ratio）。暴露组的危险度（测量指标是累积发病率）与对照组的危险度之比称为危险度比。暴露组与对照组的发病密度之比称为率比。危险度比和率比都是反映暴露与发病（死亡）关联强度的最有用指标，有相同的表达方式和流行病学意义。计算公式为：

表6-3 相对危险度与关联的强度

RR		关联强度
0.9～1.0	1.0～1.1	无
0.7～0.8	1.2～1.4	弱
0.4～0.6	1.5～2.9	中
0.1～0.3	3.0～9.9	强
<0.1	10～	很强

（Monson，1980）

$$RR = \frac{I_e}{I_o} \qquad （式6-5）$$

式中，I_e 和 I_o 分别代表暴露组和对照组的率。RR 表明暴露组发病或死亡的危险是对照组的多少倍。RR=1，表明暴露因素与研究的疾病之间无关联；RR>1，为"正"（positive）关联，表示暴露因素为危险因素；RR<1，为"负"（negative）关联，表示暴露因素为保护因素。表 6-3 列出了一个常用的判断关联强度的标准。可见，RR 值离 1 越远，表明暴

露的效应越大，暴露与结局关联的强度越强。

（式6-5）计算出的 RR 是一个点估计值，即是一个样本值。若要估计总体的 RR 范围，可计算 RR 的 95%CI，常用 Woolf 法和 Miettinen 法（采用 Miettinen 法计算 OR 值 95%CI 的公式为：$OR95\%CI=OR1\pm1.96/\sqrt{\chi^2}$）。Woolf 法是建立在 RR 方差基础上的简单易行的方法。

$$Var(\ln RR) = \frac{1}{a} + \frac{1}{b} + \frac{1}{c} + \frac{1}{d} \qquad （式6-6）$$

$\ln RR$ 的 95%$CI=\ln RR \pm 1.96\sqrt{Var(\ln RR)}$，其反自然对数即为 RR 的 95%$CI$。

2. 归因危险度（attributable risk，AR）　又称特异危险度、率差/危险度差（rate/risk difference，RD）和超额危险度（excess risk），是暴露组发病（或死亡）率与对照组发病（或死亡）率相差的绝对值，它表示危险特异地归因于暴露因素的程度，即由于暴露因素的存在使暴露人群发病（或死亡）率增加或减少的程度。计算公式为：

$$AR = I_e - I_o = \frac{a}{n_1} - \frac{c}{n_0} \qquad （式6-7）$$

由于

$$RR = \frac{I_e}{I_o}, \quad I_e = RR \times I_o$$

所以

$$AR = RR \times I_o - I_o = I_o(RR-1) \qquad （式6-8）$$

RR 与 AR 都是表示关联强度的重要指标，彼此密切相关，但其流行病学意义却不同。RR 说明暴露者与非暴露者比较发生相应疾病危险的倍数；AR 则是指暴露人群与非暴露人群比较所增加的疾病发生率，如果该暴露因素消除，就可以减少这个数量的疾病发生。前者具有病因学意义，后者在公共卫生学上的意义更大。以表 6-4 为例说明两者的区别，从 RR 看，与非吸烟者相比，吸烟者死于肺癌的危险比死于心血管疾病的危险大得多，说明吸烟与肺癌的病因联系较强；但从 AR 看，吸烟对心血管疾病的作用较大，如果消除吸烟因素，可以使心血管疾病的死亡率下降更加明显，即预防所取得的社会效果将更大。

表6-4　吸烟与肺癌和心血管疾病的RR与AR比较

疾病	吸烟者（1/10万人年）	非吸烟者（1/10万人年）	RR	AR
肺癌	50.12	4.69	10.7	45.43
心血管疾病	296.75	170.32	1.7	126.43

3. 归因危险度百分比（attributable risk percent，ARP 或 AR%）　又称为病因分值（etiologic fraction，EF）或归因分值（attributable fraction，AF），是指暴露者中暴露所致的发病率或死亡率占暴露者全部发病率或死亡率的百分比。计算公式为：

$$AR\% = \frac{I_e - I_o}{I_e} \times 100\% \qquad （式6-9）$$

或

$$AR\% = \frac{RR-1}{RR} \times 100\% \qquad （式6-10）$$

4. 人群归因危险度（population attributable risk，PAR）　人群归因危险度是指总人群发病率中归因于暴露的部分。计算公式为：

$$PAR = I_t - I_o \qquad （式6-11）$$

式中，I_t 为全人群的发病率或死亡率，I_o 为非暴露组的发病率或死亡率。

5. 人群归因危险度百分比（population attributable risk percent，PARP 或 PAR%）　也称人群病因分值（population etiologic fraction，PEF）或人群归因分值，是指 PAR 占总人群全部发病（或死亡）的百分比。计算公式为：

$$PAR\% = \frac{I_t - I_o}{I_t} \times 100\% \qquad （式6-12）$$

或

$$PAR\% = \frac{P_e(RR-1)}{P_e(RR-1)+1} \times 100\%$$

式中，P_e 为人群中有某种暴露因素的暴露比例。从该式可以看出，PAR%既与反映暴露致病作用的 RR 有关，又与人群中暴露者的比例有关，说明暴露对一个具体人群的危害程度。如果暴露是某种疾病的重要病因，即 RR 较大，而在人群中的暴露率很小，则 PAR%也会较小。如二硫化碳（CS_2）暴露使黏胶纤维厂工人患心肌梗死的 RR 达 3.6，但 CS_2 仅是一种职业暴露，在全人群中的暴露率非常低，因此，PAR%会很小，说明在全人群中针对 CS_2 采取的措施对于预防心肌梗死的意义不大，只要做好职业防护即可。

例如，已知中国成人男性吸烟者糖尿病的发病率（I_e）为 10.89/1000 人年，中国成人男性非吸烟者糖尿病的发病率（I_o）为 7.67/1000 人年，中国成人男性人群糖尿病的发病率（I_t）为 8.78/1000 人年，则：

RR=I_e/I_o=10.89/7.67=1.42，说明中国成人男性吸烟者的糖尿病发病危险是非吸烟者的 1.42 倍。

AR=I_e-I_o=（10.89-7.67）/1000 人年=3.22/1000 人年，说明如果去除吸烟因素，则可使中国成人男性吸烟人群糖尿病发病率减少 3.22/1000 人年。

AR%=（I_e-I_o）/I_e×100%=（10.89-7.67）/10.89×100%=29.57%，说明中国成人男性吸烟人群由吸烟引起的糖尿病占吸烟人群糖尿病的 29.57%，亦即中国成人男性吸烟人群中的糖尿病有 29.57%是由吸烟引起的。

PAR=I_t-I_o=（8.78-7.67）/1000 人年=1.11/1000 人年，说明如果去除吸烟因素，则可使中国成人男性人群糖尿病发病率减少 1.11/1000 人年。

PAR%=（I_t-I_o）/I_t×100%=（8.78-7.67）/8.78×100%=12.64%，说明中国成人男性人群中由吸烟引起的糖尿病占男性人群糖尿病的 12.64%，亦即中国成人男性人群中的糖尿病有 12.64%是由吸烟引起的。

6. 剂量-反应关系 反映发病率或死亡率与暴露之间的共变关系。如果某种暴露存在剂量-反应关系（dose-response relationship），即暴露的剂量越大，其效应越大，则该种暴露作为病因的可能性就越大。具体分析方法是先列出不同暴露水平下的发病率，然后以最低暴露水平组为对照，计算各暴露水平的相对危险度和危险度差。必要时作趋势性检验。在吸烟与肺癌关系研究的队列研究中，Doll 和 Hill 将男医师按照每日吸烟量分为 3 组，并与不吸烟组作比较，结果如表 6-5 所示。随着每日平均吸烟量的增加，肺癌死亡率急剧上升，患肺癌死亡的危险性升高，表明吸烟与肺癌死亡率之间存在剂量-反应关系。

表6-5　英国男医师中不同吸烟量组的肺癌死亡率（1951～1961年）

每日吸烟量（支）	年死亡率（‰）	RR	AR
不吸	0.07	1.0	0.00
1～	0.57	8.1	0.50
15～	1.39	19.9	1.32
25～	2.27	32.4	2.20
合计	0.65		0.58

但是，在有些情况下，疾病的发病或死亡危险并不是随着暴露剂量的增加而一致地升高，而是在达到一定剂量的暴露后才呈现剂量-反应关系。

三、常用的统计分析方法

由于队列研究多为抽样研究，当两个或多个率进行比较时，需要做统计学检验（假设检验）。下面介绍一些最常用的统计分析方法。

（一）u检验

当研究样本量较大，p 和 $1-p$ 都不太小，如 np 和 $n(1-p)$ 均大于 5 时，样本率的频数分布近似正态分布，此时可应用正态分布的原理来检验率的差异是否有显著性，即用 u 检验法来检验暴露组与对照组之间率的差异。求出 u 值后，查 u 界值表得 P 值，按所取的检验水准即可作出判断。

对于表 6-1，比较两组累积发病率的差别是否有统计学意义，则公式为：

笔记栏

$$u = \frac{p_1 - p_0}{\sqrt{p_c(1-p_c)(1/n_1 + 1/n_0)}}$$ （式6-13）

式中，p_1 为暴露组的率，p_0 为非暴露组的率，n_1 为暴露组观察人数，n_0 为非暴露组观察人数，p_c 为合并样本率，$p_c = \frac{a+c}{n_1 + n_0}$，其中 a 和 c 分别为暴露组和对照组结局事件的发生数。

对于表6-2，比较两组发病密度的差别是否有统计学意义，则公式为：

$$\chi^2 = \frac{(a - N_1M/T)^2}{MN_1N_0/T^2}$$ （式6-14）

式中，a 为暴露组病例数，M 为暴露组和非暴露组病例数之和，N_1 为暴露组人时数；N_0 为非暴露组人时数，T 为暴露组和非暴露组总人时数。

对同一资料有 $\chi^2 = u^2$，则 $u = \sqrt{\chi^2}$，故式（6-14）可以变换为：

$$u = \frac{a - N_1M/T}{\sqrt{MN_1N_0/T^2}}$$ （式6-15）

（二）分层分析

如果混杂因素在暴露组与对照组中分布不均衡的情况下，常常会影响研究结果及结论的真实性，此时可进行分层分析。

（三）其他

如果研究样本较小，样本率较低时，可采用直接概率法、二项分布检验或泊松（Poisson）分布检验；当率稍大和样本稍大，满足 χ^2 检验要求时，可采用四格表资料 χ^2 检验；对于 SMR 和 SPMR 的检验，可以采用计分检验（score test）；当需要进行多因素分析时，可采用 Logistic 回归、Cox 回归等分析方法。

第四节　队列研究的优缺点

一、优　　点

> **知识点 6-11**
> 1. 队列研究的优点。
> 2. 队列研究的缺点。

1. 由于是在结局发生之前收集研究对象的暴露资料，并且是研究者亲自观察得到的，所以资料完整可靠，一般不存在回忆偏倚。

2. 可以直接获得暴露组和对照组人群的发病率或死亡率，能直接计算出反映疾病危险强度的 RR 和 AR 等关联指标，可以充分而直接地分析暴露的病因作用。

3. 由于暴露在前，疾病发生在后，因果时间顺序合理，加之偏倚较少，故其检验病因假说的能力较强，一般可证实因果联系。

4. 有助于了解人群疾病的自然史。

5. 能观察到多种疾病的结局，可分析一种暴露与多种疾病的关系。

二、局　限　性

1. 不适于发病率很低的疾病的病因研究，因为在这种情况下需要的研究对象数量太大，一般难以达到。

2. 由于随访时间较长，研究对象不易保持依从性，容易产生失访偏倚。

3. 研究设计的要求更严密，研究耗费的人力、物力、财力和时间较多，其组织与后勤工作亦相当艰巨，不易实施。

4. 在随访过程中，未知变量引入人群（如环境的变化，其他干预措施的引进等），或人群中已知变量的变化（如原有的肥胖者减肥）等，都可使结局受到影响，使分析复杂化。

上述队列研究的优缺点是与病例对照研究相比较而言的。

第五节 其他实践类型

一、基于一个综合队列的队列研究

在某些大型的流行病学研究实践中，为了提高研究效率，研究者在开始时选择一定范围内符合某种条件（如长期居住，同意参加，不患有某种或某些疾病）的全部人群组成一个综合队列（没有分组），收集队列人群多种可疑危险因素的暴露情况（如遗传、环境、行为、生活方式及卫生服务等），检查其健康状况；然后前瞻性随访，观察内容包括暴露因素的变化情况及多种健康结局的发生情况；队列随访结束后，根据研究目的按照基线暴露情况分为不同的暴露组和对照组，基于队列研究的分析思路分析暴露与结局的关系。该类研究设计的特点是：在研究开始时，并没有像传统队列研究设计那样按暴露分组，而是收集大量研究者感兴趣的暴露信息，最终分析时才按暴露情况分组进行结局的比较，本质上还是队列研究。一个如此设计的综合队列研究可以理解为多个队列研究（针对每个暴露因素的分析都构成一个经典的队列研究）的综合体。典型案例：1948 年开始的美国 Framingham 心脏病研究，对 30~62 岁的 5127 人进行随访观察，探索吸烟、肥胖、高血压、高胆固醇、缺乏体育活动等因素与心血管病的关系；2004 年中国启动了一项大型的慢性病前瞻性研究（CKB），在中国 10 个省招募了 50 余万健康成年人，对队列人群长期随访至少 20 年，探讨环境、个体生活方式、生化指标及遗传等众多因素对慢性病发生、发展的影响。

二、基于大数据的历史性队列研究

在某些区域范围内已实现居民健康信息的全程覆盖（从怀孕、出生到死亡）和全区域共享，这些居民健康数据还可以与环境、气象、医保、药品销售等数据库互联。可以利用这些数据开展队列研究，基本思路是：①提出研究问题，如肥胖与高血压的关系；②从大数据中找出暴露组和对照组，如 10 年前血压正常有肥胖者为暴露组，同期血压和体重均正常者为对照组；③查阅两组人群目前的结局，如血压信息；④分析暴露与结局的关系。

（向 阳 王 倩）

第七章 病例对照研究

病例对照研究（case-control study）属于观察性研究，是常用的分析流行病学研究方法之一，也是罕见病病因研究的常用手段。病例对照研究的概念产生于 19 世纪 40 年代，20 世纪中期以来，其理论和方法日趋完善，在经典病例对照研究设计的基础上衍生出若干种新方法，克服了病例对照研究方法本身的局限性，使其更加完善和成熟，在疾病病因及流行因素探索、临床疗效评价、疾病预后研究等方面得到广泛应用。

第一节 概 述

一、基 本 概 念

知识点 7-1

1. 病例对照研究的概念。
2. 病例对照研究的特点。
3. 病例对照研究的用途。

病例对照研究是以确诊的患有某特定疾病的病人作为病例组，以不患有该病但具有可比性的个体作为对照组，通过咨询、实验室检查或复查病史，搜集研究对象既往各种可能的危险因素的暴露史，测量并比较病例组与对照组中各种因素的暴露比例，经统计学检验，若两组差别有意义，则可认为因素与疾病之间存在着统计学上的关联。

例如，采用病例对照研究方法研究饮酒与胃癌的关联，可以选择一组胃癌病人为病例，再选择一组无胃癌的"健康"人群为对照，分别调查两组研究对象既往的饮酒情况，如果胃癌病例组既往饮酒的比例显著高于对照组，则提示饮酒与胃癌的发生有关。但病例对照研究得到的关联不一定是因果联系，需要考虑随机误差和系统误差的影响。

病例对照研究中的所谓"病例"，可以是某种疾病的病人，某种病原体的感染者，或具有某种特征（如健康、有效、痊愈、死亡、药物副作用等）的人，对照可以是未患该病的其他病人，或不具有所感兴趣的健康相关事件的个体，或健康人。病例对照研究的基本设计思路是收集研究对象过去的暴露情况，其为患病后（结果）探索病因的研究方法，或是在疾病发生之后去追溯假定的病因因素的方法，在时间顺序上属于回顾性研究（retrospective study）。其原理见图 7-1。

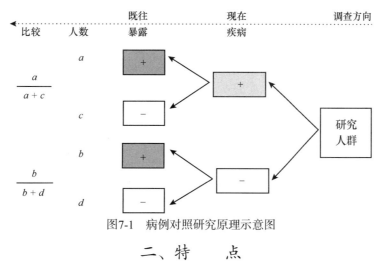

图7-1 病例对照研究原理示意图

二、特　点

1. 属于观察性研究　病例对照研究客观地收集研究对象的既往暴露史，不采取干预措施，暴露因素是自然存在而非研究者人为控制或施加的。

2. 设立对照　不同于横断面研究，病例对照研究设立一组或多组对照，目的是与病例组的暴露比例进行比较，探讨暴露与疾病的关联。

3. 由果到因的回顾性调查　研究开始时，结局（患病与否，或是否出现待研究的健康相关事件）已经发生，通过回顾性追溯获得暴露情况。从方向上来看，病例对照研究属于从疾病（果）到暴露（因）的回顾性调查。

4. 论证病因强度较弱　由于病例对照研究不能观察到由因到果的发展过程，只能回顾既往暴露与疾病的关联，一般而言不能证实暴露因素与疾病间的因果联系，其论证因果关联的强度低于队列研究和实验性研究，但其结果可以为队列研究及实验性研究提供病因研究的线索和方向。

三、用　途

1. 广泛探索疾病的影响因素　对病因不明的疾病广泛探索可疑危险因素是病例对照研究的优势，可以从众多的可疑因素中筛选出重要的暴露因素，进一步采用队列研究和实验性研究验证。过去数十年来，随着对人类生命和健康认识的不断深入，流行病学也将研究内容从疾病扩大到与健康状态相关的范畴。除了疾病病因研究外，病例对照研究也有助于广泛探索健康状况的影响因素，这与以疾病为中心向以健康为中心转变的医学模式相一致。

2. 检验病因假说　描述性研究形成的病因假说可进一步通过病例对照研究加以检验。例如，在生态学研究发现烟草消费量与肺癌相关的基础上，深入调查吸烟量、吸烟年限、吸烟方式、曾是否戒烟等详细的烟草暴露情况，检验吸烟与肺癌发生风险的病因假设。

3. 疾病治疗效果和预后的影响因素研究　同一疾病可有不同的结局，不同的治疗方式也会出现不同的结局。将发生某种临床结局者作为病例组，未发生该结局的病例作为对照组，进行病例对照研究，可以分析产生不同结局的影响因素，从而采取有效的干预措施，提高疗效，改善预后。

四、研　究　类　型

根据对照的选择方式，可以将病例对照研究分为非匹配病例对照研究和匹配病例对照研究两大类。

（一）非匹配病例对照研究

非匹配病例对照研究是指对照的选择不依赖病例的特征，对两组研究对象间的关系不作特别限制和规定，一般而言对照人数应等于或多于病例人数。例如，欲探讨某社区肺癌发生的危险因素，可将该社区的全部肺癌病人作为病例组，剩下的未罹患肺癌的居民作为对照组，进行病例对照研究。这种类型的研究设计在确定研究对象时比较容易，但可能导致病例组和对照组在某些特征方面不可比。

（二）匹配病例对照研究

匹配（matching）又称作配比，是指在选择对照时，人为使对照组在某些因素或特征上与病例组保持一致，这些因素或特征被称为匹配因素或匹配变量，如年龄、性别、种族、居住地等均是常用的匹配因素。匹配目的一是提高研究效率，二是去除匹配因素对研究结果的干扰（混杂），从而更准确地说明暴露因素与疾病的关系。但是应该注意的是，匹配在控制了相应因素造成的混杂时可能会引入新的混杂，匹配并不能控制所有的混杂。根据匹配方式可分为成组匹配和个体匹配两种形式。

1. 成组匹配（category matching）　又称频数匹配（frequency matching），是指在选择对照时，要求对照组中某种或某些因素或特征所占的比例与病例组一致或相近。例如，选择一组肺癌病人作为病例组，根据病例组的年龄和性别构成选择一组健康对照，要求对照组与病例组的性别和年龄构成差异无统计学意义，这就是按性别和年龄进行的成组匹配病例对照研究。成组匹配的病例对照研究虽然并不要求两组人数相等，但不建议两组人数相差太大。

2. 个体匹配（individual matching）　是指以个体为单位选择对照，使对照在某种或某些因素或特征方面与病例相同或接近。1 个病例可以匹配 1 个或多个对照，如 $1:1$、$1:2$、$1:3$……$1:R$。随着匹配对照数 R 值的增加，研究效率也在增加，但当 1 个病例匹配超过 4 个对照（$1:4$）时，研究效率增加缓慢而工作量却增加显著，因此一般不建议超过 $1:4$ 匹配。

五、衍　生　类　型

近年来，在传统病例对照研究的基础上衍生出了多种类型。

1. 巢式病例对照研究（nested case-control study）　是在一个事先确定的队列基础上，应用病例对照研究的设计思路进行研究分析，是将传统病例对照研究和队列研究结合后形成的一种研究方法。具体方法如下：收集队列研究成员的基线信息、暴露情况、生物样本等；随访并确定随访期内的病例，组成病例组；采用危险集抽样为每个病例抽取一定数量的对照，构成对照组；比较两组的相关信息，对基线收集的生物样本进行必要的检测（反映疾病发生前的暴露情况）；统计分析，计算关联强度；获得研究结果和结论。

巢式病例对照研究可显著节约成本和时间。与普通病例对照研究相比，巢式病例对照可最小化选择偏倚，降低甚至消除回忆偏倚，提高统计效能和检验效率，可用于罕见病的研究。

2. 病例队列研究（case-cohort study）　又称病例参比研究（case-based reference study），是一种队列研究与病例对照研究结合的设计形式。在队列研究中常常会见到，随访一段时间后只出现了少量病人，大多数对象只能得到截尾（censored）观察结果，这时如果要获得所有对象的协变量资料进行分析，需花费大量资源。为此，Prentice 在 1986 年提出了一种新的设计方法，即病例队列研究。其设计方法是在队列研究开始时，从队列中按一定比例随机抽样选出一个有代表性的样本为对照组，观察结束时，以出现预期结局的所有病例为病例组，与上述随机对照组进行比较。病例队列研究与巢式病例对照研究的不同之处在于：①对照是在基线队列中随机选取的，不与病例进行匹配；②对照是在病例发生前就已经选定，而巢式病例对照研究是在病例出现之后再选择对照；③可以同时研究几种疾病，不同的疾病有不同的病例组，但对照组都是使用同一组随机样本。

3. 单纯病例研究（case only study）　由 Piegorsch 等于 1994 年首先提出，也称病例，病例研究（case-case study）。该方法的基本原理是：确定某一患病人群作为研究对象，追溯每一位成员的环境暴露资料，收集病人的一般信息、混杂变量及其他相关资料，采集病人的生物标本，利用分子生物学技术检测基因型。以具有某一基因型的病人作为病例组，以无该基因型的病人作为对照组（当基因型别较多时，可以分成多组资料），在调整其他协变量（如年龄、性别、种族、职业等）后，根据基因型与环境暴露情况，按病例对照研究的方式分析资料。单纯病例研究应用的前提条件是在正常人群中，基因型与环境暴露各自独立发生，且所研究的疾病为罕见病。单纯病例研究主要用来探讨基因与环境的交互效应，但不能分析各自的主效应。

第二节　研究设计与实施

病例对照研究的实施步骤主要包括提出假设，制订研究计划，收集和分析资料，总结并提交报告。研究方案应明确研究目的、确定研究类型、确定研究因素、选择研究对象、估计样本含量、确定资料收集与分析方法和预期分析指标、做好质量控制及组织计划与经费预算等。

一、确定研究目的与类型

开展病例对照研究前应明确研究目的，根据目的确定研究类型。如果欲广泛探索疾病的危险因子，可以采用不匹配或频数匹配的病例对照研究设计。如果已有明确的假说，通常采用匹配病例对照研究设计。如果所研究的疾病发病率较低或能够收集到的符合规定的病例数很少，则可以采用个体匹配方法，即一个病例匹配多个对照（$1:R$），以较小的病例样本量获得较高的检验效率。

【案例 7-2】
　　1980 年美国 CDC 接到 TSS 报告时，怀疑该病与使用月经棉条有关，初期采用的是成组匹配病例对照研究设计。CDC-1 调查研究包含了 50 名病例和 50 名对照，威斯康星州调查包含 31 名病例和 93 名对照，犹他州调查包含 12 名病例和 40 名对照。接着 CDC 进一步采用 1:1 配对方式，选择 52 对病例和对照，调查月经期连续使用棉条与 TSS 的关联。为弄清哪种商标的月经棉条与 TSS 关系最密切，采用了 1 个病例匹配多个对照的形式（CDC-2 调查），选择媒体大量报道该事件前患病的 50 名 TSS 病例为调查对象，每人提供 3 名同性朋友或熟人为对照，要求年龄相差小于 3 岁，居住在同一地区。
【案例问题】
　　1. 病例对照研究中匹配的主要目的是否是用来控制混杂的？
　　2. 配对设计的资料能否采用群体匹配设计的分析方法？
【案例 7-2 分析】
　　1. 匹配目的一是提高研究效率，二是去除匹配因素对研究结果的干扰（混杂），从而更准确地说明暴露因素与疾病的关系。但是应该注意，匹配在控制了相应因素的混杂时可能会引入新的混杂。
　　2. 虽然配对设计的资料可以采用群体匹配设计的分析方法，但配对设计的资料采用对应的配对分析更能精确揭示其中的统计学联系。

二、确定研究因素

1. 确定研究因素的种类　根据研究目的确定研究因素，研究因素既包括可疑的或待研究的暴露因素，也包括可能影响研究结果的其他因素。筛选研究因素的线索可来源于描述性研究、其他地区和人群中开展的病例对照研究、其他学科领域获得的研究结果等。选择研究因素的种类和数量应适当，与目的有关的变量不可少，与目的无关的变量不要纳入。

2. 明确研究因素的定义　尽量采用客观的指标对研究因素暴露与否或暴露水平做出明确而具体的定义，尽可能采用国际或国内统一的标准或行业内认可的"金标准"，以便不同研究结果能够比较。缺乏统一标准时，研究者可根据实际情况做出具体、科学、可操作的定义。研究因素既可以是连续性变量，也可以是分类变量，既可以是定性的，也可以是定量的。

三、确定研究对象

研究对象包括患有所研究疾病的病例和未患该病的对照。

（一）病例的选择

1. 选择原则　首先应对所研究的疾病有明确的定义，例如，欲研究吸烟与结核病发病风险的关联，研究者需明确"结核病"的定义，是指所有临床诊断的活动性肺结核病（包括细菌学阴性），还是痰菌培养阳性的肺结核病（金标准），抑或是细菌学阳性的结核病，否则实际操作时将无所适从。为了控制非研究因素对结果的干扰或者为了研究某些特定人群的暴露情况与疾病的关联，可对研究对象的某些特征（如性别、年龄、民族等）做出规定或限制，即制定纳入标准。病例是指患有所研究疾病且符合纳入标准的病人，但并非所有符合纳入标准的病例均适合作为研究对象，因此还需制定排除标准。值得注意的是，不能以纳入标准的反面作为排除标准。例如，有研究者设定病例的纳入标准为：男性；年龄＞30 岁；糖尿病，排除标准为：女性；年龄≤30 岁；无糖尿病，这样定义排除标准显然是错误的。

病例应具有代表性，即所选择的病例应足以代表产生病例的人群中的病例总体。但在实际工作中，病例的代表性远不如对照的代表性重要。

2. 病例类型　病例可分为新发病例（incident case）、现患病例（prevalent case）和死亡病例（death case），选择不同类型的病例各有其优缺点，研究者应根据疾病类型和研究目的做出选择。选择新发病例的优点在于：患病时间短，对暴露史的回忆比较清楚，信息提供较为准确可靠，可避免因临床预后的不同而引起选择偏倚；缺点是病例收集不能在短时间内完成，耗时长，费用大。选择现患病例的优点是：短时间能够收集足够数量的病例，花费低；不足之处在于现患病例对既往暴露史的回忆易发生偏差，如果所研究的因素与预后有关，则仅纳入存活的现患病例会歪曲暴露与疾病间的真实联系。选择死亡病例的优点是：耗时短，费用低；缺点是无法与病例直接交流，所获资料准确性可能较差。一般认为，应尽可能选择新发病例。

3. 病例来源　病例的来源多样，既可来自医院，也可来自社区。医院是病例获得诊断和治疗的集中地，从医院选择病例具有诸多优点，如病例数量多，方便可行，节省时间和费用，研究对象配合度好，疾病信息准确、完整；但是不足之处也不容忽视，如易发生选择偏倚，因为医院对病人有选择性，病人对就诊的医院也有选择性，因此建议从多个医院选择病例。从社区人群中选择病例的优点是代表性较强，但不易获得病例的真实信息，病人或家属往往不愿配合，工作量和难度均较大。也有研究者从疾病发病登记报告系统、居民死因登记报告系统中识别和选择病例。

（二）对照的选择

1. 选择原则　对照的选择往往比病例选择更复杂、更困难，对照选择是否恰当是影响结果真实性的关键因素。对照是未患所研究疾病的人，并不是要求完全不患任何疾病。选择对照时应遵循的原则包括：①代表性原则，即所选择的对照应是产生病例的源人群中未患该病者的一个随机样本，换句话说，一旦该对照发病，也应与病例组有同样的可能被选为病例。②可比性原则，即对照在某些关键特征上与病例可比，但并非指对照和病例要完全一致。代表性原则和可比性原则往往存在矛盾，选择对照时如片面追求可比性原则，则可能影响其代表性。

2. 对照类型　选择对照时可采用匹配与非匹配对照两种类型。匹配的目的主要是提高研究效率，其次是控制混杂因素的干扰。匹配因素应根据研究目的确定，并非越多越好。匹配因素应是已知或可疑的混杂因素（confounding factor），即该因素既与暴露有关，又与疾病有关，并且不是暴露导致疾病过程的中间变量。不能将待研究的暴露因素作为匹配变量进行匹配，也不要将无关因素作为匹配变量试图使对照组与病例组尽可能一致，出现这种情况时常被称为匹配过度（over-matching）。

3. 对照来源　对照一般应根据病例的来源进行选择，不同来源的对照各有其优缺点，在实际工作中，可以选择多重对照，即一组病例配两组或多组不同来源的对照。如可以同时选择社区对照和医院对照，观察两组结果的异同，以弥补各自的不足。

（1）来源于医疗机构：如果病例和对照均来自医院，则该研究可被称为以医院为基础的病例对照研究（hospital-based case-control study）。从与病例来源相同的医院选择对照，优点是操作方便，易取得研究对象配合，可以有效利用医疗档案资料，但代表性较差，易产生选择偏倚。因此应尽可能选择多个科室、多个病种的病人作对照。由于医院中所选的对照可能罹患各种疾病，选择对照时应选择未患与所研究疾病存在共同病因的疾病，例如，研究吸烟与肺癌的关联时，不应选择在呼吸科就诊的慢性阻塞性肺疾病病人为对照。

（2）来源于社区：如果病例和对照均来自社区，则该研究可被称为以社区为基础的病例对照研究（community-based case-control study）。从社区选择对照最大的优点是代表性强，但实施难度大，费用高，所选对照对象不易配合。

（3）来源于病例的邻居：选择邻居作为对照有助于控制居住地区、社会经济地位等因素的混杂作用，但其代表性较差。

（4）来源于病例的配偶、同胞、亲戚、同学或同事等：这种对照选择起来比较容易，研究对象比较合作，但代表性较差。在判断遗传和环境因素对疾病的影响时，这种对照是一种可取的方法。以病例-配偶对照设计为例，病例及其配偶的遗传背景存在差异，而生活环境、生活方式、饮食等暴露基本一致，据此可以判断疾病与遗传有关还是和环境有关。但病例和配偶的性别不同，如果待研究疾病的发生风险与性别有关，则不宜选择该类型对照。

四、估计样本含量

合适的样本量是获得预期结果的必要条件和保证，样本含量的估计是研究设计的必要步骤。

（一）样本大小的影响因素

病例对照研究中影响样本大小的主要因素如下。

1. 研究因素在对照组中的估计暴露率（p_0），可来自文献报道或前期预试验结果。

2. 研究因素与疾病关联强度的估计值，即相对危险度（RR）或比值比（OR），可来自文献报道或前期预试验结果。

3. 假设检验的显著性水平，即第 I 类错误的概率（α），一般为 0.05。

4. 把握度（$1-\beta$），一般为 0.8 或 0.9，β 为第 II 类错误的概率。

一般而言，α 或 β 越小，所需样本量越大；α、β 和 p_0 一定时，OR 或 RR 的估计值越远离 1，即暴露与疾病的关联越强，所需的样本量越小。

（二）样本大小的估计方法

估计样本大小时需要注意：①样本含量的估计值是在设定相关参数的条件下计算出来的，一旦参数发生改变，样本量估计值也会发生改变。设定的参数如 p_0、OR、RR 等大多来自文献或预试验结果，不一定正确反映真实的情况，因此估计出的样本量并非是绝对准确的数值。②样本量并非越大越好，样本量过大会影响调查工作的质量，增加成本；样本量不足则达不到所需的研究效率。③病例组和对照组样本量相近时研究效率最高，两组样本量不应相差过于悬殊。④对照匹配方式不同时，样本量大小的估计方法不同。样本量可采用本章提供的公式进行计算，也可以利用各类软件进行估计。

1. 非匹配或成组匹配设计 非匹配设计与成组匹配设计的样本量估计方法相同。

（1）病例数与对照数相等时，可用以下公式：

$$n = 2\overline{pq}(z_\alpha + z_\beta)^2 / (p_1 - p_0)^2 \qquad \text{（式 7-1）}$$

n 为病例组或对照组人数，z_α 与 z_β 分别为 α 与 β 对应的标准正态分布的分位数。p_0 与 p_1 分别为对照组与病例组某因素的暴露率。$q_0 = 1 - p_0$，$q_1 = 1 - p_1$，$\overline{p} = (p_0 + p_1)/2$，$\overline{q} = 1 - \overline{p}$，$p_1 = (OR \times p_0)/(1 - p_0 + OR \times p_0)$。

（2）病例数与对照数不等时，所需的病例数可通过下式计算：

$$n = (1 + 1/c)\overline{pq}(z_\alpha + z_\beta)^2 / (p_1 - p_0)^2 \qquad \text{（式 7-2）}$$

式中，$\overline{p} = (p_1 + cp_0)/(1 + c)$，$\overline{q} = 1 - \overline{p}$，$c$ = 对照数/病例数，$p_1 = (OR \times p_0)/(1 - p_0 + OR \times p_0)$，对照组人数 = $c \times n$。

2. 个体匹配设计 因匹配的对照数目不同，计算公式也不同。以 1:1 匹配设计为例，计算公式为：

$$m = \left[\frac{z_\alpha}{2} + z_\beta \sqrt{p(1-p)}\right]^2 / \left(p - \frac{1}{2}\right)^2 \qquad \text{（式 7-3）}$$

式中，m 为病例与对照暴露情况不一致的对子数，式中 $p = OR/(1 + OR)$。

研究需要的总对子数 M 为：

$$M \approx m / (p_0 q_1 + p_1 q_0)$$（式7-4）

式中，p_0 与 p_1 分别为对照组和病例组的暴露率，$p_1 = (OR \times p_0) / (1 - p_0 + OR \times p_0)$，$q_0 = 1 - p_0$，$q_1 = 1 - p_1$。

上述计算公式设想的是单一暴露因素，而病例对照研究往往涉及多个研究因素，那么以哪一个因素为依据估计样本量呢？①针对不同因素的暴露率及其效应，分别估计样本量，以所需的最大样本量进行估计，保证高水准、高效能地检验假设；②根据实际情况，舍弃一些次要因素和关联强度较弱的因素，可以适当减少所需样本量。

五、资料收集方法

可以利用专门设计的调查表进行调查，也可以查阅医疗记录、登记报告资料、职业档案，进行体格检查等，有些研究还需要采集血液、尿液、粪便等生物样本或环境样品进行实验室检测。在收集资料时要注意，病例和对照的调查时间应相近，接受调查的环境和方法要相同。例如，在开展吸烟与肺癌关联的病例对照研究时，有研究者往往详细追问病人的吸烟史，而调查健康对照时只是一带而过，这样就会产生信息偏倚，人为夸大吸烟与肺癌的关联。资料收集过程要注意质量控制，可以抽取一定比例的研究对象进行重复调查，比较一致性。

第三节　资料的整理与分析

一、资料整理

首先对收集到的资料进行全面检查与核实，查漏补缺，保证资料的质量和完整性。对缺失值应尽量补充完整，实在无法获得原始信息时也可利用计算机技术进行缺失值填充。资料整理和核实后录入计算机，建立数据库。

二、资料分析

资料分析包括描述性分析和推断性分析。

（一）描述性分析

1. 研究对象的一般特征描述　对病例组和对照组的一般特征，如样本量、性别、年龄、职业、婚姻、居住地、疾病类型（仅病例组）等特征的分布情况描述，连续性变量一般以均数（标准差）或中位数（四分位数间距）表示，分类变量常用构成比表示。

2. 均衡性检验　对病例组和对照组的某些基本特征进行均衡性检验，比较这些特征在两组研究对象中的分布是否存在差异。常采用 t 检验、方差分析、χ^2 检验等统计学方法评价可比性。对差异具有统计学意义的因素，在后续分析时应考虑其对研究结果可能造成的影响并加以控制。

（二）推断性分析

知识点7-5

1. 什么是比值比 OR？
2. 如何计算成组匹配和个体匹配设计资料的 OR？
3. 比值比 OR 的点估计与 95%可信区间的含义。
4. 分层分析的目的。

推断研究因素与疾病的关联是否具有统计学意义，以及这种关联是否由于某些因素的混杂所导致。非匹配（或成组匹配设计）和个体匹配设计的资料分析方法不同。

1. 非匹配或成组匹配设计资料的分析　将资料整理成如下四格表形式（表7-1），对暴露因素与疾病间的关联进行分析。

表7-1　非匹配或成组匹配病例对照研究资料分析表

暴露因素	病例组	对照组	合计
有	a	b	n_1
无	c	d	n_0
合计	m_1	m_0	T

（1）暴露与疾病的关联分析：分析病例组某因素的暴露比例（a/m_1）与对照组该因素的暴露比例（b/m_0）之间的差异是否具有统计学意义，此类四格表资料一般采用 Pearson χ^2 检验。

$$\chi^2 = (ad-bc)^2 T/m_1 m_0 n_1 n_0 \qquad (\text{式 } 7\text{-}5)$$

上述公式有其应用条件，当四格表中一个格子的理论数 $T>1$ 但 <5，总例数 >40 时，需采用校正 χ^2 检验。当样本量 <40 或者理论数 $T<1$ 时，可用 Fisher 精确检验。

$$\chi_{校}^2 = (|ad-bc|-T/2)^2 T/m_1 m_0 n_1 n_0 \qquad (\text{式 } 7\text{-}6)$$

【案例 7-3】

1980 年 7 月，CDC-1、威斯康星州、犹他州三个病例对照研究采用的是成组匹配设计类型。其资料整理如表 7-2 所示。CDC-1 和威斯康星州的四格表统计学检验 P 值均小于 0.05，显示关联有统计学意义。犹他州的 P 值虽然大于 0.05，但表中数据显示的关联方向与 CDC-1 和威斯康星州一致，上述结果初步显示使用月经棉条与 TSS 有关。

表7-2 月经棉条使用与TSS关系的初步分析

调查地区	月经棉条	病例	对照	P
CDC-1	使用	50	43	0.02
	未使用	0	7	
威斯康星州	使用	30	71	0.014
	未使用	1	22	
犹他州	使用	12	32	0.20
	未使用	0	8	

【案例问题】

病例对照研究结果显示使用月经棉条与 TSS 的关联有统计学意义，能否说明月经棉条是 TSS 发生的原因？

【案例 7-3 分析】

使用月经棉条与 TSS 的关联有统计学意义，但并不能说明使用月经棉条是 TSS 发生的原因，因为这种关联仍有可能是虚假关联或间接关联，需要排除各种混杂因素的影响后进一步观察这种关联是否仍然存在。此外，病例对照研究属于回顾性研究，尚无法证实暴露与疾病的因果时序关系，不能直接下因果关联的结论。

（2）暴露与疾病的关联强度分析：队列研究常用相对危险度（RR）表示关联强度，但是病例对照研究无法获得暴露组和非暴露组的发病率或死亡率，因而不能获得 RR，但可通过计算比值比（odds ratio，OR）来近似估计 RR。OR 是指病例组某因素的暴露比值与对照组该因素的暴露比值之比，反映了病例组某因素的暴露比例为对照组的倍数。

以表 7-1 为例，病例组暴露率为 a/m_1，无暴露率为 c/m_1，两者的比值（odds）$=(a/m_1)/(c/m_1)=a/c$。同理，对照组暴露率与无暴露率的比值 $=b/d$。则

$$OR = \frac{a/c}{b/d} = \frac{ad}{bc} \qquad (\text{式 } 7\text{-}7)$$

研究发现，如果疾病的发病率较低，所选择的病例和对照代表性好，则 OR 接近于 RR，而罕见病研究正是病例对照研究的优势之一，因此病例对照研究中常用 OR 近似估计 RR。OR 的含义与 RR 类似，$OR=1$，表明研究因素与疾病间无关联；$OR>1$，表明该因素为危险因素，OR 越大则关联强度越大；$OR<1$，表明该因素为保护因素，此时 OR 越小，关联强度越大。

【案例 7-4 分析】

以表 7-2 月经棉条与 TSS 关系的初步分析为例。三个地区的调查均是群体匹配设计，故可采用式 7-7 估计关联强度。由于 CDC-1 和犹他州研究资料的表格中存在数字 0（$b=0$），直接使用公式 7-7 会因分母为 "0" 而无法计算。有学者主张在表格中的各数字后加上 0.5，然后计算 OR 值。但也有学者反对，认为此法得到的是虚假 OR（fudged OR）。

【案例问题】

1. 什么是 OR？

2. OR 是否等于 RR？

【案例 7-4 分析】

1. 队列研究常用 RR 表示关联强度，但是病例对照研究无法获得暴露组和非暴露组的发病率

或死亡率，因而不能获得RR，但可通过计算比值比OR来近似估计RR。OR是指病例组某因素的暴露比值与对照组该因素的暴露比值之比，反映了病例组某因素的暴露比例为对照组的倍数。

2. OR并不等于RR，只是RR的近似估计值。当疾病的发生频率较低，研究对象的代表性较好时，OR与RR的近似程度较高。

（3）估计OR可信区间：一次病例对照研究并不能纳入病例和对照的总体，获得的OR值仅是一次样本的点估计，不完全等于总体OR值，存在抽样误差。因此，在报告OR值时还需要按一定的概率（通常为95%）报告其可信区间。可采用Miettinen卡方值法，也可采用Woolf自然对数转换法计算OR值的95%CI。

采用Miettinen卡方值法计算OR值95%CI的公式为：

$$OR95\%CI=OR\left(1\pm1.96/\sqrt{\chi^2}\right) \tag{式7-8}$$

采用Woolf自然对数转换法计算OR值95%CI的公式为：

$$\ln OR95\%CI=\ln OR\pm1.96\sqrt{\mathrm{Var}(\ln OR)} \tag{式7-9}$$

Var（lnOR）为OR自然对数的方差，$\mathrm{Var}(\ln OR)=\dfrac{1}{a}+\dfrac{1}{b}+\dfrac{1}{c}+\dfrac{1}{d}$

lnOR95%CI的反对数值即为OR95%CI。

上述两种方法计算结果基本一致，相对于Woolf自然对数转换法，Miettinen法计算更简单，较常用。

可以根据可信区间是否包含1来推断暴露与疾病间关联是否有统计学意义。如果95%CI包括1，说明如果进行多次病例对照研究，有95%的可能其OR值等于1或接近1，即研究因素与疾病无关。

2. 个体匹配设计资料的分析 个体匹配设计的资料整理与分析时不应将匹配的对子拆开。以1:1个体匹配（配对）研究为例，根据病例与对照的暴露情况，将资料整理成如表7-3所示形式，表中的a、b、c、d均为对子数。

表7-3　1:1配对病例对照研究资料整理模式

对照组	病例组		合计
	有暴露史	无暴露史	
有暴露史	a	b	$a+b$
无暴露史	c	d	$c+d$
合计	$a+c$	$b+d$	T

（1）判断暴露与疾病有无关联：采用McNemar χ^2检验公式计算。

$$\chi^2=\frac{(b-c)^2}{(b+c)} \tag{式7-10}$$

当$b+c<40$或有理论数小于5但大于1时，采用校正公式：

$$\chi^2=\frac{(|b-c|-1)^2}{b+c} \tag{式7-11}$$

（2）计算暴露与疾病的关联强度OR。

$$OR=c/b \tag{式7-12}$$

除了计算OR点估计值，还需报告其95%CI，计算方法可采用Miettinen法或Woolf自然对数转换法。

表7-4　连续使用月经棉条与TSS 【案例7-5】
关系的1:1配对分析

对照	病例	
	是	否
是	33	1
否	16	2

CDC开展的成组匹配病例对照研究设计结果显示使用月经棉条与TSS有关。紧接着CDC采用1:1配对设计方法，调查52对病例和对照在月经期连续使用月经棉条的情况，数据如表7-4所示。

从表中可以看出，TSS病例中有49人连续使用月经棉条，3人未连续使用，而对照中连续使用的有34人，未连续使用的有18

人。如果用这4个数字建立非配对分析的四格表，则 $OR=（49×18）/（34×3）=8.6$。

但是，配对设计的资料采用对应的配对分析方法，更能精确揭示其中的统计学联系。针对表7-3数据，采用校正 McNemar $\chi^2=\dfrac{（|16-1|-1)^2}{16+1}=11.53$，$P=0.007$。配对设计 $OR=16/1=16$，$95\%CI$ 计算公式为：$OR（1\pm1.96/\sqrt{\chi^2}）=3.3\sim79.3$。由于样本量不大，所以可信区间较宽，但均在1的右侧，说明关联成立的可能性极大。

CDC-2调查采用1∶3匹配设计，重点分析使用 Rely 商标的病例和对照，排除了没有使用过月经棉条和使用过多种商标棉条产品的人，因此资料分析时包括了1∶3和1∶2匹配设计两种表格（表7-5、表7-6）。根据表7-5资料，计算 $OR=7.67$（$99\%CI$∶$1.4\sim42.1$），$P=0.02$。根据表7-6资料，计算 $OR=5.67$（$99\%CI$∶$1.1\sim28.9$），$P=0.006$。还可以将1∶2和1∶3匹配资料合并分析，计算合并 $OR=7.7$（$99\%CI$∶$2.1\sim27.8$）。需要注意的是，该研究中 CDC 资料分析者采用的是 $99\%CI$，较传统的 $95\%CI$ 范围宽，其目的是减少统计分析中的 I 类错误，即将假阳性概率降低到 1%，以便为司法诉讼留有余地。

表7-5　1∶3匹配分析表

病例使用Rely	对照使用Rely			
	3∶3	2∶3	1∶3	0∶3
是	1	1	5	4
否	0	1	1	1

表7-6　1∶2匹配分析表

病例使用Rely	对照使用Rely		
	2∶2	1∶2	0∶2
是	3	3	7
否	0	3	4

【案例问题】

1. 什么是个体匹配？

2. 个体匹配设计时，1个病例是否不能匹配超过4个对照？

【案例7-5分析】

1. 个体匹配是指以个体为单位选择对照，使对照在某种或某些因素或特征方面与病例相同或接近。

2. 1个病例可以匹配1个或多个对照，如1∶1、1∶2、1∶3……1∶R。随着匹配对照数 R 值的增加，研究效率也在增加，但当1个病例匹配超过4个对照（1∶4）时，研究效率增加缓慢而工作量却增加显著，因此一般不建议超过1∶4匹配。但并非不能匹配超过4个对照，如果条件允许，匹配的对照数可大于4。

（三）分级分析

病例对照研究中，有时可将暴露因素分为不同水平，如吸烟量、饮酒量等，此时除了将暴露分为有和无外，还可以进行资料的分级分析，分析暴露和疾病的剂量-反应关系，以增加因果关系推断的依据。

1. 资料整理　将不同暴露水平的资料由小到大或由大到小分成多个有序的暴露等级，以无暴露或最低水平的暴露组为对照，观察不同水平的暴露与疾病间是否存在剂量-反应关系。资料整理成表7-7所示的列联表格式。

表7-7　病例对照研究分级资料整理表

	暴露分级						
	0	1	2	3	4	……	合计
病例	a_0（$=c$）	a_1	a_2	a_3	a_4	……	m_1
对照	b_0（$=d$）	b_1	b_2	b_3	b_4	……	m_0
合计	n_0	n_1	n_2	n_3	n_4	……	T

2. 病例组与对照组暴露水平分布的检验 用 $R \times C$ 列联表 χ^2 检验。

3. 计算各暴露水平 *OR* 及 95%*CI* 通常以不暴露组或最低水平的暴露组为对照，分别计算不同暴露水平下暴露与疾病的关联强度。

4. 剂量-反应关系判断 采用趋势 χ^2 检验判断剂量-反应关系是否具有统计学意义。

（四）分层分析

分层分析（stratification analysis）是把病例组和对照组按某些特征分为不同层，分别在每一层分析暴露与疾病的关联，比较层间效应的一致性，从而可以在一定程度上分析和控制混杂因素对研究结果的影响。以非匹配或成组匹配的病例对照研究设计为例，基本分析步骤如下：

1. 资料整理，将资料整理如表7-6的分层分析形式。

2. 计算各层 *OR* 及 95%*CI*，计算方法同前。

3. 对层间 *OR* 进行齐性检验（homogeneity test），如差异无统计学意义，可认为层间效应一致，不同层资料是同质的（homogeneous），接下来可计算合并（校正分层因素）后的总 χ^2、总 *OR* 及其 95%*CI*，以分析和判断分层因素是否起混杂作用。

调整分层因素后的合并总 χ^2 和总 *OR* 的计算常

表7-8　病例对照研究分层分析表

暴露	*i*层		
	病例	对照	合计
有	a_i	b_i	n_{1i}
无	c_i	d_i	n_{0i}
合计	m_{1i}	m_{0i}	t_i

用 Mantel-Haenszel 提出的公式，分别以 χ^2_{MH} 和 OR_{MH} 表示。

$$\chi^2_{MH} = \left[\sum_{i=1}^{I} a_i - \sum_{i=1}^{I} E(a_i) \right]^2 / \sum_{i=1}^{I} V(a_i) \qquad （式7-13）$$

式中，$E(a_i)$ 为 a_i 的理论值，即 $\sum_{i=1}^{I} E(a_i) = \sum_{i=1}^{I} m_{1i} n_{1i} / t_i$

$V(a_i)$ 为 a_i 的方差，

$$\sum_{i=1}^{I} V(a_i) = \sum_{i=1}^{I} \frac{m_{1i} m_{0i} n_{1i} n_{0i}}{t_i^2 (t_i - 1)} \qquad （式7-14）$$

OR_{MH} 的计算公式为：

$$OR_{MH} = \frac{\sum_{i=1}^{I} (a_i d_i / t_i)}{\sum_{i=1}^{I} (b_i c_i / t_i)} \qquad （式7-15）$$

OR_{MH} 的 95%*CI* 计算可用 Miettinen 法或 Woolf 法。

进一步比较未分层前计算的粗 *OR* 与分层后的合并 *OR* 值，若差异明显则说明分层因素存在混杂效应，反之则说明分层因素不产生混杂。

4. 当各层间的 *OR* 相差较大，即齐性检验层间差异有统计学意义时，提示各层资料不同质，不宜再计算分层后的合并总 χ^2 和总 *OR*，应进一步考虑分层因素与暴露因素间是否存在交互效应（interaction）。

（五）多因素分析

疾病的发生往往是多个因素综合作用的结果，病例对照研究涉及的因素较多，需要从中筛选出对疾病有重要影响的变量。因此，简单的单因素分析及分层分析往往不能对多个因素与疾病的关系做出判断，也不可能同时对多个混杂因素加以控制，因而需应用多因素分析法，常用的是 Logistic 回归分析。个体匹配（配对）病例对照研究资料可使用条件 Logistic 回归模型，非匹配或成组匹配病例对照研究资料采用非条件 Logistic 回归模型。

第四节　优点与局限性

一、优　点

1. 病例对照研究适用于罕见病的病因研究。

2. 相对于队列研究和实验性研究而言，病例对照研究省力、省钱、省时间，易于组织实施。

知识点 7-6
1. 病例对照研究的优点。
2. 病例对照研究的缺点。

3. 病例对照研究可同时研究多个因素与某一种疾病的联系。

4. 病例对照研究不仅应用于病因探讨，而且广泛应用于诸多健康相关事件的研究，例如疫苗免疫学效果的评价、疾病预后影响因素、暴发调查等。

二、局 限 性

1. 该研究不适用于罕见暴露与疾病的关联研究。

2. 该研究易发生各种偏倚，尤其是难以避免回忆偏倚等。如果纳入的病例为现患病例，则可能发生现患-新发病例偏倚。如病例和对照来自医院，则可能发生伯克森偏倚。

3. 该研究属于回顾性研究，难以确定暴露与疾病的时间先后顺序，无法直接获得因果关联的结论。

4. 该研究无法计算暴露组和非暴露组的发病率，只能通过 OR 来估计 RR。

（王建明 张思慜）

第八章 实验性研究

【案例 8-1】

　　1843 年，美国首次暴发脊髓灰质炎疫情，1930 年后疫情再次流行，尤以 1952 年疫情最为严重，共发生 57 628 例脊髓灰质炎，大量儿童因此瘫痪，由此，脊髓灰质炎也成为美国 20 世纪初期最令人恐惧的儿童疾病之一。科学家们为预防脊髓灰质炎流行做出了很多努力，其中 Salk 在 1952 年率先成功研制出脊髓灰质炎灭活疫苗，为证实其有效性且能加以推广，科学家们于 1954 年启动了一项大规模的疫苗现场试验。

　　Salk 疫苗的现场试验在美国的 44 个州、加拿大和芬兰的部分地区进行。其中美国 33 个州（总共 1 080 680 名 1～3 年级儿童）采用观察对照设计，2 年级学生接种疫苗（愿意且按规定完成 3 次接种的共 221 998 人），1 年级和 3 年级学生不作任何注射，仅对其进行观察（共 725 173 人）；其他 11 个州（总共 749 236 名 1～3 年级儿童）采用安慰剂对照设计，将同意参加的 455 474 人随机分为 2 组，一组接种 Salk 疫苗，另一组接种没有任何作用的安慰剂。当地的医生和被接种者都不知道具体的分组情况，只有疫苗评价中心（Vaccine Evaluation Center）的工作人员了解。自 1954 年 4 月 26 日疫苗接种开始，这项工作一直持续到 6 月中旬。第三次接种后 2 周起至 1954 年 12 月 31 日为观察期，由地方卫生官员和疫苗评价中心的工作人员对研究对象进行监测。试验结束时，完成 3 次规定注射的（0 周、1 周和 5 周，肌内注射）疫苗组共 200 745 人，安慰剂组共 201 229 人。除此之外，试验还在接种前、接种结束 2 周后和 5 个月后采集了接种组和对照组共 40 000 多儿童的血清，用以检测和观察个体抗体水平的变化及持续时间。整个试验期间，研究对象共发生脊髓灰质炎 863 例，接种组没有因疫苗引起的脊髓灰质炎病例或死亡。最后，Salk 疫苗的现场试验虽然受到一些质疑，但仍取得了巨大的成功。

【案例问题】

　　1. 本次研究设计的方法是什么？

　　2. 研究目的是什么？如何做到明确研究目的？

　　3. 本次试验现场为什么选择脊髓灰质炎疫情最严重的地区和脊髓灰质炎发病率最高的 1～3 年级学生？

　　4. 本案例在研究对象的选择上存在什么问题？

　　5. 什么叫作观察对照？有什么特点和不足？

【案例 8-1 分析】

　　1. 本次研究属于实验流行病学研究中的现场试验。

　　2. 本研究主要是评价灭活脊髓灰质炎疫苗的预防接种效果，并加以推广。通常实验流行病学研究的目的是期望将在受试人群中所取得的结果应用到更大规模的目标人群中去，而非只限于研究人群。本研究明确了评价疫苗效果的标准，即脊髓灰质炎的发病率是否降低。另外，通过纳入大量的目标人群（儿童人群）样本进行研究，使研究人群代表性更强，研究结果的外推更可靠。

　　3. 选择脊髓灰质炎疫情最严重的地区和脊髓灰质炎发病率最高的 1～3 年级学生，是因为该人群预期发病率较高，在试验结束时，能够获取较明显的试验效果。

　　4. 本案例中疫苗接种组儿童与对照组儿童不是同一年龄组，对象的选择标准不够严格；研究对象在选择时并没有排除处在脊髓灰质炎潜伏期的儿童。

　　5. 观察对照即空白对照，是指对照组不加任何处理因素。本案例中美国 33 个州的 1～3 年级儿童不做任何注射即采用的观察对照。特点是简单易行。不足是容易引起心理差异，从而影响试验效应的测定，同时使用观察对照也可能存在较明显的伦理学问题等。

第一节 概　述

一、基本概念及原理

　　流行病学研究包括观察性研究和实验性研究。所谓"观察"（observation）是在不干预、自然的情况下认识自然现象的本来面目，描述现状、分析规律；而"实验"（experiment）则是在研究者的控制下，对研究对象人为施加或去除某种因素，进一步观察研究对象发生的改变，由此评价这些人

笔记栏

86

为措施的效果。

实验流行病学（experimental epidemiology）是指研究者根据研究目的，按照预先设计的研究方案将研究对象随机分配到实验组和对照组，对实验组人为地施加或减少某种因素，对照组接受对照措施，然后追踪观察干预因素的作用结果，比较和分析两组人群的结局，从而判断干预因素的效果。为了确保研究结果的真实性和可靠性，研究者必须预先做好实验设计，以保证研究过程和研究结果的科学性。

在实验流行病学研究中，可根据研究对象的属性把实验性研究分为基础性实验、动物实验和人群试验。以人群为研究对象，如以医院、社区、学校等现场为"实验室"，在人体上开展的实验性研究则称为实验流行病学，有时又被称作流行病学实验（epidemiological experiment）、干预实验（intervention trial）等。其原理见图 8-1。

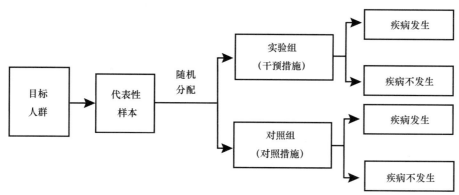

图8-1　实验流行病学原理图

二、基 本 特 征

在流行病学实验中，研究对象被分到两组或多组中，分组是按照随机原则进行的，实验组是接受人为的干预措施，对照组接受的是对照措施，实验组和对照组接受的措施不可弄混，这是人为施加的措施。整个研究的目的是观察人为干预的措施产生的效果，实验组与对照组需要同步进行，前瞻性随访一段时间，研究的结局才能出现。从实施干预措施开始跟踪研究对象，这些对象虽不一定从同一天开始，但必须从一个确定的起点开始跟踪观察。因此，一个完整的实验流行病学的基本特征可概括为以下四点：①属于前瞻性研究，是追踪干预措施后出现的结局。②人为地施加干预措施，包括对实验组的干预措施和对照组的对照措施。③随机分配，是真正意义的随机，一般采用随机数字表进行。④设立平行的对照组，对照组可以是一组，也可以是多组。这里强调平行的意义，在于实验组和对照组的实验是要求同步进行，先做实验组，后进行对照组的实验是不可取的。

根据上述特征可以看出，实验流行病学不同于描述性研究和分析性研究，属于实验法，即研究者将干预措施随机分配给研究参与者。如果没有人为干预，就不能称为实验研究。缺乏人为干预及前瞻性，只能是一个时间断面上的观察性研究。具备随机分组、设立对照、有干预措施、前瞻性研究这四个基本特征的流行病学研究称为真实验。在随机、对照、干预、前瞻四个基本特征中，缺少随机和（或）对照，不能保证严格的随机分配，或缺少严格意义上的平行对照就属于类实验（quasi-experiment）。人群在自然状态下，并非人为干预，人群暴露（或减少暴露）某个因素，前瞻观察出现的结果，就可以称为人群自然实验（natural experiment），如人群中一部分人自己主动吸烟或吸烟的人群主动戒烟，前瞻观察肺癌出现的结果。实验流行病学特征及类实验见图 8-2。

根据类实验是否设立对照组可分为以下两类：

（一）不设平行对照组

这种类实验虽然没有设立平行对照组但并不代表没有对比，其对比是通过下列两种方式进行的：一是自身前后对照进行比较，即同一名受试者在接受干预措施前后比较。二是用已知的或公认的数据与该项干预措施的结果比较。但是这里的不设平行对照组，已经不属于实验流行病学严格意义的对照了。

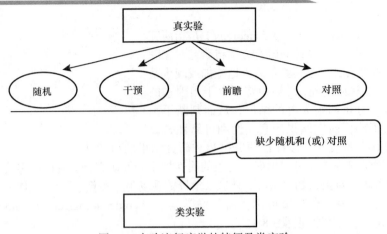

图8-2　实验流行病学的特征及类实验

（二）设对照组

有些试验虽然设立了平行对照组，但研究对象的分组并不是随机分配的，这也属于类实验。例如在社区试验中，并不是总能获得随机对照的，如果只能对整个居民区人群实行预防，随机分组就不可能进行，这时可选择具有可比性的另一个社区人群作为对照组。类实验常用于研究对象数量大、范围广而实际情况不允许对研究对象作随机分组的情况。

三、主 要 类 型

关于实验流行病学研究的分类，目前还未形成统一的观点。一般认为，根据研究目的和研究对象分为临床试验、现场试验和社区试验三种类型。也有学者将其分为临床试验和社区试验两类，前者是指以个体为干预对象的试验，后者是以群体为干预对象的试验；另有学者将其分为临床试验和现场试验，前者是指以病人为干预对象的试验，后者是指以一般人群为对象的试验。也有学者根据实验过程中有无对照组或是否随机分组分为真实验和类实验。

本章将按临床试验、现场试验和社区试验这三种分类进行介绍。这三种试验的类型、对象及主要用途见表 8-1。流行病学实验研究主要是针对人群开展的，而不同于实验室研究和动物研究严格的条件控制，因此称为试验（trial），而不是实验（experiment）。

表8-1　实验流行病学的主要类型

类型	对象	主要用途
临床试验（clinical trial）	个体病人	治疗效果检验和评价
现场试验（field trial）	未患病者	疾病的预防研究
社区试验（community trial）	社区人群	某种预防措施或方法的考核或评价

1. 临床试验（clinical trial）　也称为随机对照试验或随机临床试验（randomized controlled trial, randomized clinical trial, RCT）。临床试验是以病人为研究对象，按照随机分配的原则，将同质病人分为两组或多组，试验组给予干预措施，对照组给予对照措施，前瞻观察一段时间，旨在研究特定干预措施的效果，通常用来对某种药物或治疗方法的效果进行检验和评价。

临床试验多为药物研发的临床试验和在医院开展的治疗性试验，也可用于评价预防措施效果和病因研究。以个体病人为单位分组干预，需尽可能使其基线特征一致、随机分配治疗措施、采用分组隐匿和盲法。

临床试验基于伦理学考虑常选用经典疗法作为对照，对于所研究的疾病没有可接受疗法的，可以应用安慰剂作为比较。

我国"氯吡格雷联合阿司匹林与阿司匹林单独治疗急性非致残性脑血管事件高危人群研究"（Clopidogrel in High-risk patients with Acute Non-disabling Cerebrovascular Events，简称 CHANCE 研究）就是一个经典的随机临床试验。

2. 现场试验（field trial）　也称为人群预防试验（prevention trial）。在某一特定的环境下，以自然人群为研究对象，通常用于评价疾病预防措施（如评价疫苗）的效果。

以尚未患病的个体为单位分组干预，同样需要随机化分组和采用盲法等。现场试验多为在社区、学校、工厂等现场针对健康人群或高危人群开展的预防性试验，也可用于评估某些暴露保护或医疗保健措施。

由于现场试验研究疾病的发病率一般较低且需要大量的现场走访调查等，会纳入较多的研究对象，并且花费较多的人力、物力和时间，但其在疾病预防研究方面仍是不可或缺的一种方法。

我国近年来开展的甲型 H1N1 流感疫苗试验、EV71 疫苗 Ⅱ 期和 Ⅲ 期临床试验等就是现场试验的优秀范例。而用于评估某些暴露的保护措施，可以进行小规模、低成本的现场试验，比如铅暴露保护的多种方法评估，可以选择工人的血铅等生物标志物评价，不涉及对疾病结果的长期随访或测量。

3. 社区试验（community trial）　也称为社区干预项目（community intervention program，CIP），以社区人群整体为干预单位，常用于评价不易落实到个体的干预措施的效果。例如，评价食盐加碘预防地方性甲状腺肿的效果或改水降氟预防饮水性地方性氟中毒的效果。

社区试验，可用于对某种预防措施或方法进行考核或评价的预防性试验，或用于通过改变环境或不良行为等以消除可疑病因的干预性试验。与现场试验不同的是，社区试验以社区人群或某类人群组/亚组为单位分配干预措施，如按某学校的班级、某工厂的车间或某城市的街道等分组，一般采用整群随机分配干预措施的方法保证组间可比性。但是社区试验在实际开展时，通常很难将正在进行干预的社区与可能发生的社会变化隔离开来，特别是可能在控制点出现意外或有利风险因素的变化。所以研究设计时尽量选择少数社区作为研究场所，如果只包含两个社区则要求干预社区与对照社区间基线特征有类似的分布。

随着疾病模式的转变，社区试验受到越来越多的重视，人们提出了疾病预防全人群策略，相比于控制知情志愿者的行为改变，通过改变社区的自然或人文社会环境等条件来达到预防的目的更为经济有效，也更容易实施推广。

四、用　　途

总的来说，实验性研究属于实验法，是属于流行病学研究证据的最高等级，既有人为施加的干预措施，也强调随机分组，是证实或确证治疗方法的重要一环，也是确证因果关系的最终手段，在流行病学研究中发挥着重要的作用。归纳实验流行病学的主要用途有两个：

1. 评价疾病防治措施效果　在临床上，临床试验作为最重要的一种实验性研究方法，可用于疾病治疗中单独一种药物、联合用药、手术和治疗预后方案的评价，新药或健康与医疗新技术的测试评估。在疾病预防方面，实验性研究还可用于评估筛查与早期发现疾病的新方案或评估组织与提供卫生服务的新方法，以及评价疾病的防治效果，如疫苗预防传染病的效果评价、综合卫生干预政策的评价等。

2. 验证假设　通过人为施加的干预措施，实验性研究有时还可以用于非传染性疾病和原因不明疾病的病因研究。但基于伦理学考虑，在研究实践过程中有时较难采用实验性研究探讨危险因素对人体的病因性作用，但可以通过去除某危险因素，比较疾病减少的程度，从而确定该因素的病因作用，即去因试验。

第二节　研究设计与实施

实验流行病学是以人为研究对象并施加某种干预措施的一门学科，然而伦理约束严格限制了对人类进行有效实验的可能性，只有遵守科学协议，不与主体的最佳利益相冲突，才能在道德上允许对人群受试者进行实验，因此，为了确保研究方案的可行性及符合伦理道德原则，必须事先制订一份详细的设计书（protocol），提交医学伦理委员会批准后才能实施。在设计和实施研究中，应考虑研究目的、研究对象、试验现场、样本含量、对照组的设置、观察方法及结局、观察期限及资料的收集等要素。

一、明确研究目的及相关定义

在研究设计开始之前，应首先明确研究目的。研究目的可根据 PICO 的框架进行构建，即对实际临床或公共卫生决策中所涉及的病人（patient）或人群（population）、干预（intervention）、对照（control）、结局（outcome）四个方面分别进行明确的定义。例如，与无治疗相比，辛伐他汀（simvastatin）是否可以在血脂中度偏高的心血管病高危男性人群中降低心血管病的五年发病和死亡风险，该类研究问题就包含了上述框架的四个方面。

明确研究目的后，还要对框架的四个方面进行非常详细的定义。首先，研究人员在决定谁被纳入或不被纳入研究时，不应存在主观决策因素，因此病人的定义不仅应包括疾病的诊断标准，还应考虑年龄、性别、病程、既往史、治疗史等方面的信息。例如，在有缺血事件风险的病人（CAPRIE）试验研究中，氯吡格雷与阿司匹林在降低动脉粥样硬化血管疾病病人心脏病发作和中风风险方面的效果相比较，纳入标准包括已建立的、近期诊断的中风和心脏病发作或外周动脉疾病；排除标准包括对研究药物的禁忌。其次，干预和对照应考虑治疗的强度、频率、途径等。最后根据试验目的、干预时间和效应（结局事件）出现的周期等，规定研究对象开始观察、终止观察的日期。对于药物副作用的短期研究可能只需要几个月，而对于癌症等发病率低的疾病发展研究可能需要数十年时间，但原则上观察期限不宜过长，以能出结果的最短时间为限，例如，在 CAPRIE 研究中，随访时间最长为 3 年。在随访期间，调查人员通过定期医疗访问，电话访谈或网络问卷调查获得参与者的结果信息。详细的定义不仅可以使研究问题变得清晰，而且有助于决策者评价研究结果的外推性。

二、研究现场及对象的选择

（一）研究现场

根据不同的研究目的选择具备一定条件的试验现场。现场试验和社区试验应选择有以下条件的试验现场：

1. 人口相对稳定，流动性小，并要有足够的数量。

2. 所研究的疾病在该地区有较高而稳定的发病率，以期在试验结束时，能有足够的发病人数达到有效的统计分析。

3. 所选择的试验现场医疗条件水平较高，医疗保健系统健全，有比较完善的登记报告制度，医疗机构及诊断水平较高。

4. 在评价某疫苗的免疫学效果时，应选择近期内未发生该疾病流行的地区。

5. 该地区领导重视，当地群众愿意接受，有较好的协作条件等。

不同的研究目的，试验人群（即研究对象）的选择标准也不同，可能包括健康、高风险或患病的个体。因此应制订出严格的入选标准和排除标准，避免某些外来因素的影响。

（二）研究对象的选择

研究现场确定后，需要确定研究人群。实验设计之初，应考虑在哪些人群中进行流行病学实验研究。所谓研究人群是指符合研究要求条件的人群，既包括实验组，也包括对照组，两者均属于研究人群。

通常实验研究的目的总是期望将在受试人群中所取得的结果应用到更大规模的人群中去，而非只限于实际人群。为了便于说明实验组与对照组的选择，须先弄清下列三个名词的概念。

目标人群（target population），也称靶人群或参考人群（reference population），是指打算将流行病学实验结果推论（外推）的总体人群。

实际人群（actual population），是指符合研究对象标准的人群。

研究人群（study population），也称实验人群（experimental population），是指实际人群中的一个样本。

上述三者的关系是研究人群来自实际人群，而实际人群又来自目标人群。这三类人群的数量随实验研究的目的而不同。

选择研究对象的主要原则有以下几点：

1. 被选择的对象应该从实验研究中可能获益　如研究乙型肝炎疫苗预防效果，应选择母亲为

HBsAg 阳性者的婴儿为研究对象。

2. 选择预期发病率较高的人群作为实验研究对象 在研究评价某疫苗的预防效果时，应选择疾病高发地区的人群进行试验；进行抗心律不齐的药物效果观察时，其研究对象最好是近期频繁发作过心律不齐的病人，而不是仅发作一次的病人。

3. 已知试验对其有害的人群，不应作为研究对象 在临床试验中，往往把老人、儿童、孕妇从研究对象中排除，其原因是考虑到药物可能出现不良反应。

4. 只选择依从性好的人群作为研究对象 所谓依从者是指志愿参加试验，并在试验中能够坚持到底的人。应选择能服从试验设计安排，密切配合，将试验坚持到底的人群，以减少失访率。

三、估计样本含量

通常应根据研究目的预先估计样本含量，解决"为了有确定的显著性水平和足够的把握拒绝无效假设，需要多少研究对象"的问题，但在实际研究中也要结合研究的经费、人力、物力等和结果分析所需要的内容进行样本含量的调整，以便得出更好的结果，防止因样本量过多造成人力、物力、财力和时间的浪费及质量控制的困难。

> **知识点 8-3**
> 1. 影响样本含量的主要因素。
> 2. 样本量大小的计算方式。
> 3. 对照的类型。
> 4. 对照的意义。

1. 影响样本量大小的主要因素

（1）实验组和对照组结局事件指标的数值差异大小：差异越小，所需的样本量越大，如干预措施实施前后研究人群中疾病的治愈率或有效率的差异。

（2）显著性水平：即检验假设时的第 I 类错误 α 值。

（3）把握度（power）：即 $1-\beta$，为拒绝无效假设的能力或避免假阴性的能力。

（4）单侧检验或双侧检验：单侧检验比双侧检验所需样本量小。如果肯定实验组的效果好于对照组或只检验当实验组效果优于对照组时，就用单侧检验；当不能肯定是实验组和对照组哪一组效果好时，即可能实验组优于对照组或对照组优于实验组时，则用双侧检验。

（5）研究对象分组数量：分组数量越多，则所需样本量越大。

2. 样本量大小的计算方法 样本量的计算有公式法、查表法、文献法等。在实验性研究中可根据样本资料类型使用公式法对样本大小进行估计。

（1）非连续性样本（计数资料）：如治愈率、有效率、发病率、感染率、病死率等，组间比较可使用下列公式计算：

$$N = \frac{\left[Z_{1-\alpha/2}\sqrt{2\overline{p}(1-\overline{p})} + Z_{\beta}\sqrt{p_1(1-p_1) + p_2(1-p_2)} \right]^2}{(p_1 - p_2)^2} \qquad \text{（式 8-1）}$$

p_1、p_2：对照组发生率、实验组发生率，$\overline{p} = (p_1 + p_2)/2$；$Z_{1-\alpha/2}$：为 α 水平相应的标准正态差（查表 8-2 获得）；Z_{β}：为 $1-\beta$ 水平相应的标准正态差（查表 8-2 获得）；N：为计算所得一个组的样本大小。

先确定 α 和 β 后，查表 8-2 确定相应 Z 值。

表8-2 标准正态差分布的分位数表

α或β	检验效力（$1-\beta$）	$Z_{1-\alpha}$（单侧检验） Z_{β}（单双侧检验）	$Z_{1-\alpha/2}$（双侧检验）
0.001	0.999	3.090	3.290
0.002	0.998	2.878	3.090
0.005	0.995	2.576	2.807
0.010	0.990	2.326	2.576
0.020	0.980	2.058	2.326
0.025	0.975	1.960	2.242
0.050	0.950	1.645	1.960
0.100	0.900	1.282	1.645
0.200	0.800	0.842	1.282

（2）连续性样本（计量资料）：如病毒负荷、血糖、血压、血脂、胆固醇等，若按样本均数比较，当两组样本量相等时，可按下列公式计算样本量大小：

$$N = \frac{2(Z_{1-\alpha/2} + Z_\beta)^2 \sigma^2}{d^2}$$

（式 8-2）

σ：为估计的标准差；d：为两组均值之差；$Z_{1-\alpha/2}$、Z_β 和 N 所示意义同上述计数资料的计算公式。以上公式适用于 $N \geqslant 30$ 时。

事实上，研究设计类型不同、结局指标类型不同，则计算样本量的方法也不同，一些样本量计算软件（如 PASS）可以很好地解决这些问题，只需在软件中输入：①研究设计类型（如随机对照试验）；②结局指标类型（如二分类变量：体重下降 10% 以上的人数比例）；③结局指标的预计值（如安慰剂组 10%，实验组 14%）；④检验水准 α（通常取 $\alpha=0.05$）；⑤把握度 $1-\beta$（通常为 80% 或更高），就可以快速地获得样本量的最少估计值，再根据实际情况适当扩大样本量。

四、设置对照组

如果不设立对照，在观察干预措施的效果时，我们无法确保该效果是由所研究的干预所导致的。因此，对于实验性研究来说，实验组施加了研究的干预措施，为评价其结果效应必须设置对照。

（一）对照的类型

按选择对照的方法可以分为：①随机对照（randomized control）；②非随机对照（non-randomized control）。

按对照接受的干预措施可以分为：①标准对照或有效对照（standard control）；②安慰剂对照（placebo control）；③空白对照（blank control）。

按对照设计方案可以分为：①自身对照或前后对照（self control）；②交叉设计对照（cross-over design control）（图 8-3）；③历史对照（historical control）。

1. 标准对照　是实验流行病学研究常用的一种对照方式，是以常规或现行的最好防治疾病的方法作对照，适用于已知有肯定防治效果的疾病。

2. 安慰剂对照　安慰剂（placebo）通常用乳糖、淀粉、生理盐水等成分制成，不加任何有效成分，但在外形、颜色、大小、味道与试验药物或制剂极为相似。在所研究的疾病尚未有有效的防治药物或使用安慰剂对研究对象的病情无影响时才使用。

3. 自身对照　即以同一群人实验前后作对比，如评价某预防规划实施效果，在实验前需要规定一个足够的观察期限，然后将预防规划实施前后人群的疾病和健康状况进行对比。

4. 交叉设计对照　即在实验过程中，将研究对象随机分成两组。第一阶段，一组人群给予干预措施，另一组人群为对照组，接受对照措施，干预结束后，两组对换试验。这样，每一个研究对象均兼作试验组和对照组成员，减少组间差异的影响。这种对照必须有一个前提，即第一阶段的干预一定不能对第二阶段的干预效应有影响，由于很多研究实施中很难保证此点，因此，这种对照的使用受到一定的限制。交叉设计见图 8-3。

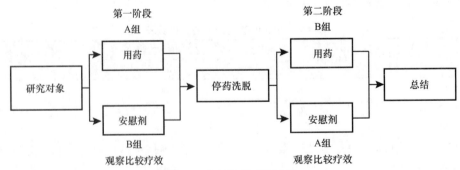

图8-3　交叉设计对照方法

在实际研究中通常根据实际情况选择对照类型，考虑研究对象的依从性、随机化实施难度、疾病是否已有肯定疗效的方法、研究时限等问题，但对照的设置都需要注意控制实验组和对照组基本特征一致、外部条件相同，并尽量使组间研究同步进行、例数相等及采用随机化和盲法。

此外，尚有历史对照、空白对照等，由于这类对照缺乏可比性，除了某些特殊情况外，一般不宜采用。

需要说明的是，尽管这里列举了一些对照形式，并且对每种对照形式进行了解释，但是真正进行流行病学实验时，要确切把握流行病学实验的四个特征，开展真实验，实验流行病学的四个特征一个都不能少。一个实验，在有人为干预措施及前瞻性随访存在的情况下，对照的实施及随机分组更为重要，在实际应用过程中极易出错。没有按照随机原则的分组或缺乏对照，这个实验研究应归为类实验。另外，一个实验，尽管有对照但不是平行可比的对照，这类研究可能对比的意义就会下降，研究的结果就很难说明问题了。

（二）对照的意义

1. 区分干预因素和对照因素的效应 施加干预措施后往往观察到的是多种因素的结果效应，如干预因素、营养因素、心理因素等，设置合理的对照可以充分地区分和识别出所研究干预措施的效应。

2. 选择合适的对照可以最大限度地避免下列因素的影响 ①不能预知的结局（unpredictable outcome）：疾病的临床结局很多时候都不容易预测，再加上个体生物学差异、病史病因差异和病程病情差异等，如果不设置对照则很难看到干预措施的真正效应。②向均数回归（regression to the mean）：临床上经常见到一些极端的症状或体征，即使不治疗，也会有向均数靠近的现象。③霍桑效应（Hawthorne effect）：是指在实验性研究中，研究对象由于意识到自己被关注和被观察而改变行为所产生的正向或负向心理及生理效应。④安慰剂效应（placebo effect）：一些病人依赖医药，即使使用无治疗作用的安慰剂也能表现出正向的心理效应。目前已知的安慰剂可使 1/3 的病人增强信心、减轻病情、减少不适症状（如术后疼痛、呕吐或瘙痒等）。在实验性研究中，安慰剂效应可能影响如主观描述症状及改善情况这类疗效评价指标，所以以安慰剂作为对照可以减少研究对象心理效应的干扰。

3. 确定不良反应 合适的对照不仅可以排除其他因素的影响，还可以鉴别一些干预措施的不良反应，在药物研发的临床试验中应用较多。

五、随机化与盲法

实验流行病学与其他研究的最大差别就是有人为施加的干预措施，根据结局评价该措施的效果，在试验实施过程中容易被多种因素影响，比如研究人员和项目实施人员的主观希望或偏见、研究对象的个体依从性和健康素养差别及不可预测因素等。如果通过匹配的方法既耗费大量时间、人力、物力，也无法完全保证组间可比性，而通过随机化分组和盲法，可使每个研究对象被分配的机会均等，能最大限度地避免上述因素的影响，提高可比性，同时也提高了研究质量。

（一）随机化分组与分组隐匿

目前随机化分组主要有以下几种方法。

1. 简单随机分组（simple randomization） 即通过掷硬币（正、反两面分别指定为实验组和对照组）、抽签、随机数字表等简单的方法把研究对象以个体为单位进行分组。例如要把 10 个病人随机分为 A、B 两组，可以先将病人按入选顺序排序 1~10，然后为每个病人查阅随机数字表或利用随机数字生成器取得一个随机数字，进一步按奇偶数将这 10 个病人分成两组，由此完成简单随机分组的过程。

> **知识点 8-4**
> 1. 随机化分组的四种方法。
> 2. 随机化分组的原则。
> 3. 盲法的含义及其分类。

2. 区组随机分组（block randomization） 当研究对象样本量较小，而影响实验结果的因素又较多时，可采用区组随机化分组提高组间可比性。例如，将年龄、性别、病情等条件相近的一组研究对象作为一个区组（通常 4~6 例一组），使每一个区组内的受试对象数量相等，再在组内进行单纯随机分组。这样可使分组过程中治疗组与对照组病例数始终保持相对一致，并且可以根据试验目的的要求设计不同的区组。

3. 分层随机分组（stratified randomization） 即按照研究对象特征，对可能产生混杂影响作用的某些重要因素，如年龄、性别、病程、病情等，先进行分层，再在每层内进行简单随机分组。例如，性别是某种疾病治疗预后的影响因素，当评价其干预措施的效果时，就不能使用简单随机分组，这样会使两组男女比例不同而无法正确地做出评价，而采用分层随机分组可以先按性别分层再在层内随机分组，使两组性别分布一致，提高可比性。

4. 整群随机分组（cluster randomization）　即以条件相近的家庭、学校、医院、村庄或居民区等为单位随机分组。

试验中为了更好地避免出现选择偏倚，还要使用随机分组治疗方法隐匿（简称分组隐匿，allocation concealment）的方法，即防止研究人员、实施人员和研究对象在分组前知晓随机分组的方案，从而避免研究者和研究对象因主观因素对方案有所选择，而采用了分组隐匿的随机分组就称为隐匿随机分组（concealed random allocation）。简单的分组隐匿可以采用信封法，就是将每个分组方案装入一个不透光的信封中，信封外写上编码，密封好交给研究者。待有对象进入研究后，将调查对象逐一编号，再打开相应编号的信封，按照信封中的分配方案进行分组，并采取相应的干预措施。当然，也可以采用中央随机化语音交互系统实现分组隐匿。

研究表明，与采用隐匿分组的随机临床试验比较，没有采用隐匿分组的随机临床试验会高估疗效达 40%。随机分组联合分组隐匿才是真正意义上的随机分组，否则，随机分组很可能成为随意分组。因此，进行随机分组时，必须特别注意以下 4 个原则：①随机数字的分配必须在确定纳入一个病人后才能进行；②随机分配方案必须隐匿；③一个病人随机数字的分配必须一次完成，一旦确定绝对不能更换；④一个病人的分组时间应尽可能接近其治疗开始的时间。

（二）盲法

在实验性研究中，盲法（blinding 或 masking）的含义就是使该对象不知晓干预措施如何分配，减少或避免因为主观心理因素引起的误差。

目前临床试验中这些对象可以包括负责分配病人到治疗组的人、病人、照顾病人的医护人员和负责收集资料等的研究实施者，研究者也通常以此划分盲法的四个层次。此外，盲法还有单盲（single blind）、双盲（double blind）和三盲（triple blind）的分类方式，即针对研究对象、研究实施人员和负责资料收集及分析的人员使用盲法。从而在研究设计阶段、资料收集及分析阶段避免实验性研究中容易出现的选择偏倚和信息偏倚。

对于未使用盲法的试验称为开放性试验（open trial）。在评价如不同外科手术疗效、改变研究对象不良生活习惯等干预措施和客观指标明显的试验时，通常难以使用盲法，这样容易产生偏倚，但易设计实施且便于及时处理异常情况。

六、确定结局变量及其测量方法

知识点 8-5
1. 终点的类型。
2. 如何确定结局变量。

实验流行病学研究的效应是以结局变量（outcome variable）来衡量的。在预防性试验中，观察的结局变量通常是疾病的先兆或疾病的第一次出现；而在治疗性试验中，观察的结局变量通常包括症状改善、存活时间或疾病复发。

通常将这些终点变量称为主要结局（primary outcome），这是试验设计用于评估和用于样本量计算的指标。例如，CAPRIE 研究的主要结果是缺血性卒中、心肌梗死或血管性死亡的总发生率。剩下的终点变量，称为次要结局（secondary outcome），即被认为不太重要的结果。因为主要结果的获得通常需要更长的观察时间、更大的样本量及更多的耗费，因此临床研究也会考虑评价一些替代指标（surrogate markers），即采用与临床结果相关的实验室检查结果来代替临床事件。采用替代指标的目的是减少随访时间、样本量和研究成本。例如，在艾滋病治疗的实验研究中，$CD4^+T$ 淋巴细胞水平和 HIV 核糖核酸（RNA）水平已被用作治疗有效性的替代指标。尽管大多数研究人员认为替代指标可用于在研究的早期阶段识别出有前景的治疗方法，但也有些人认为这可能会导致错误的结论，因为替代指标并不总能预测临床终点的发生，例如，预测机会性感染的发生和艾滋病病毒感染后的存活率。因此，结局变量的选择要根据研究目的和研究阶段而定，可通过实施高随访率的策略，以及在研究设计中增加验证过程来确保获得高质量的结果数据。

第三节　资料的收集、整理与分析

实验流行病学研究资料的整理和分析与其他研究资料的处理一样，首要任务是仔细检查原始数据，了解资料的完整性与正确性，对明显的错误及时进行核对纠正，再对资料的基本情况进行统计学描述和分析，进一步计算各组结局指标并进行推断性分析。在资料的整理和分析过程中还应注意质量控制，防止偏倚的发生。

一、资料的收集与整理

实验性研究属于前瞻性研究，主要通过随访（follow-up）的方式收集资料。为了确保资料的质量和完整性，试验通常需要设计填写专门的病例报告表（case report form），通过统一培训和考核调查人员，收集研究对象的基线资料、随访资料和结局资料，再安排项目监督人员定期检查、记录资料的收集和随访等情况。调查人员通常通过面访研究对象或知情者、体检采样、环境调查、到单位获取档案资料和记录等方式开展随访及获得资料，这些资料一般包括研究对象进入试验之前的基本情况（人口学、身体状况等）、接受干预措施的实际情况（疾病转归、进程等）、可影响结局的因素、结局变量指标等。在随访前或随访过程中应根据干预时间、结局出现的时间和实际情况决定观察期内的随访次数及时间节点，如果观察期限较短，通常只在随访终止时收集一次资料。应注意的是，对所有研究对象都应同等地进行随访并且坚持到观察终止期。如果试验期间有失访，应做好失访者信息收集和补充资料。在试验收集资料之前，最好能获得社区、单位的支持，这有利于建立全面的资料收集监测系统和获取数据。

资料整理是资料分析的首要步骤，要依据研究目的和研究设计对研究资料的完整性、规范性和真实性进行核实，并进一步录入、归类，使其系统化、条理化，便于进一步分析。在整理数据过程中，要将纳入研究的试验者的全部资料收集整理好，特别是在随机分组后未能完成试验者的资料。研究对象在随机分组前或后离开试验所带来的影响是不同的，主要有以下两种情况：排除和退出。随机分组前研究对象因各种原因没有被纳入称为排除（exclusions），而退出（withdrawal）是指研究对象在随机分配后从实验组或对照组退出，这不仅会造成原定的样本量不足，使研究功效（或把握度）降低，且破坏了分组的随机性，易产生选择偏倚。因此，在整理资料时要充分考虑上述两个因素。

> **知识点 8-6**
> 1. 随访的方法和内容。
> 2. 资料整理时需要考虑的两个因素。
> 3. 退出的原因。
> 4. 如何防止和减少不依从者的出现。

（一）排除

排除对研究结果的内部真实性不会产生影响，但可能影响研究结果的外推（extrapolation），被排除的研究对象越多，结果推广的面越小。因此，从评估潜在的受试者到真正随机分组研究对象的过程中，被排除者及其排除原因的资料需要整理。为了观察并筛选出真正符合纳入标准的受试对象，研究者可在研究设计中加入试运行期（run-in period）。该方法是指在随机分组之前，通过短期的试验了解研究对象的合作、依从、不能耐受的不良反应等情况，从而排除不符合标准或可能无法坚持试验的研究对象，如对干预措施有禁忌者、无法追踪者、可能失访者、拒绝参加试验者，并在随后的试验中只选取能够参加试验者进行随机分组。医师健康研究（the physicians' health study）是第一个应用试运行期方法的大规模 RCT，用以观察阿司匹林和 β-胡萝卜素在预防冠心病和肿瘤方面的作用。

（二）退出

退出的原因可能有以下三种：

1. 不合格（ineligibility）　不合格的研究对象包括已进行随机化分组但不符合纳入标准者、一次也没有接受干预措施或没有任何数据者，一般在资料整理时应剔除。

2. 不依从（noncompliance）　不依从的研究对象又可根据以下两种情况进行分类：①退出或脱落（withdrawal，drop-out）实验组，实验组成员不遵守干预规程。②加入（drop-in）实验组，对照组成员不遵守对照规程而私下接受干预规程。研究对象不遵守试验规程的原因一般有以下三种：①试验或对照措施有副作用；②研究对象对试验不感兴趣；③研究对象的情况发生改变，如病情加重等。

可采取以下方法防止和减少不依从者的出现。①要注意设计的合理性，试验期限不宜过长。②对研究对象要进行宣传教育，讲清试验目的、意义和依从性的重要性。③要简化干预措施等，以便取得研究对象的支持与合作。对不依从者不能剔除，应采用意向治疗分析。此外，还要调查不依从的原因与程度并详细记录。不依从率的高低与不依从的原因应当是资料分析的重要内容之一。

3. 失访（loss to follow-up）　研究对象因迁移或与本病无关的其他疾病死亡等而造成失访。在实验流行病学研究中应尽量设法减少失访，一般要求失访率不超过 10%。在试验中出现失访时，尽量用电话、通信或专门访视进行追查，了解失访的原因，详细记录失访发生的时间。资料分析时须对失访者的特征进行分析，还可采用生存分析的方法，充分利用资料。

二、资料的分析

整理资料后首先对研究对象的基线特征进行描述，即对研究对象的一般特征，如年龄、性别、职业、居住地等的分布特征进行描述；其次根据研究目的选择分析方法进一步分析。

（一）意向治疗分析

在意向治疗分析（intention-to-treat analysis，ITT）（也称为实用试验或者项目效应分析）中，所有随机分配到治疗中的个体都会被分析，即无论他们是否完成治疗，甚至是否真正接受了该组的治疗，都保留在原组进行分析。如图8-4所示，选择合适的病例后，随机分配每个病例接受治疗1或治疗2。试验结束后，完成治疗1的病人为A组，未完成治疗1的病人部分接受了治疗2为B组，完成治疗2的病人为C组，未完成治疗2的病人部分接受了治疗1为D组，意向治疗分析为比较A+B组和C+D组，即进行原组比较。

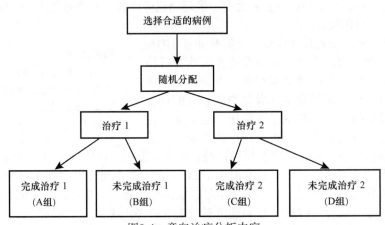

图8-4　意向治疗分析内容

知识点 8-7

1. 意向治疗分析的优缺点。
2. 意向治疗分析的应用。
3. 三种数据集的基本概念。
4. 评价治疗措施效果的主要指标。
5. 评价预防措施效果的主要指标。

该方法有以下几个优点。首先，它保留了随机化的特点，也就是说，它保留了已知和未知混杂在群体的基线可比性。其次，如果干预措施保持有效，它保持了原有的统计功效。最后，因为不同的研究者在重要的预后因素上的看法是彼此不同的，ITT 能有效避免选择偏倚。因此，应用ITT 将有助于确保研究结果的公正。

除了ITT 外，还有其他两种分析方法：效力分析（也就是依从者分析，又称为解释性试验或生物效力试验）和接受治疗分析。效力分析比较的是完成该组治疗（完全遵循研究方案）的病人，即仅比较 A 组和 C 组。接受治疗分析是对实际接受干预措施进行分析，即比较 A 组+（D 组中接受治疗 1 者）和 C 组+（B 组中的接受治疗 2 者）。

三种分析方法各有其用途，但在评价项目的真实性时，ITT 是最有效的方法。

（二）统计分析数据集

基于前述的意向治疗分析和依从者分析原则，统计分析数据可以形成如下的数据集。

1. 全分析集（full analysis set，FAS）　基于意向性原则，全部随机化（对于单组研究则是筛选合格）的受试者都应该纳入分析。有些方案将该集合的人群称为 ITT 人群。根据 ITT 原则，研究者需要完整地随访所有随机化对象的研究结果。FAS 集是从所有随机化的受试者中，以最少的、合理的方法剔除受试者后得出的。

2. 符合方案集（per-protocol set，PPS）　基于符合方案原则，全部随机化的受试者中，完全按方案设计进行研究的那一部分才能纳入分析。一般研究中把没有重要违背方案的受试者都认为是符合方案的。这样的数据集经过统计分析得出的结果，被认为是尽可能接近按药品说明书使用的病人能取得的疗效。

3. 安全性分析集（safety analysis set，SAS）　主要是对于安全性分析，不使用意向性原则和符合方案原则，而是"暴露"（exposure）原则，即所有至少使用过一剂研究药物的受试者，都必须观察安全性指标。

三、评价指标

实验性研究通常用来评价疾病治疗效果或预防效果，根据不同的研究目的选择相应的评价指标，并尽可能选择具有较高信度和效度、易于观察和测量的指标，定量的指标则更容易比较且易被大众接受。

1. 评价治疗措施效果的主要指标 包括有效率、治愈率、N 年生存率。

$$有效率 = \frac{治疗有效例数}{治疗的总例数} \times 100\%$$

注：治疗有效例数=治愈人数+好转人数

$$治愈率 = \frac{治愈人数}{治疗人数} \times 100\%$$

$$N年生存率 = \frac{N年存活的病例数}{随访满N年的病例数} \times 100\%$$

此外还可根据实际情况选择生存率（寿命表法）、病死率、复发率、后遗症发生率、病程长短、病情轻重、病后携带病原状态等评价指标。

2. 评价预防措施效果的主要指标 包括保护率（protective rate，PR）、效果指数（index of effectiveness，IE）等。

$$保护率 = \frac{对照组发病率(或死亡率) - 实验组发病率(或死亡率)}{对照组发病率(或死亡率)} \times 100\%$$

$$效果指数 = \frac{对照组发病率(或死亡率)}{实验组发病率(或死亡率)}$$

此外还可使用抗体阳转率、抗体滴度几何均数、病情轻重、疾病发病率、感染率等指标。

3. 临床试验中的需治疗人数（number needed to treat，NNT） 需治疗人数又称需处理数，可把抽象的率转变为一个具体的频数，使临床试验结果转化为临床实践应用的指标，具有表达统计学意义及临床意义的双重作用，是一个衡量临床治疗效果、指导临床决策的有用工具。从数学关系上讲，NNT 等于绝对危险度（AR）的倒数。

假设观察一个 RCT 试验结局，设治疗组事件发生率（experimental event rate）为 EER，对照组事件发生率（control event rate）为 CER，则危险度指标计算公式见表 8-3。

在临床试验中，如果试验组同对照组相比，接受治疗的试验组病人发生不良事件的概率减少时，NNT 为某种治疗措施实施一段时间后，预防 1 例发生不良事件所需治疗的病人数，NNT 值越

表8-3 危险度评价指标

指标	公式
相对危险度（RR）	EER/CER
效果指数（IE）	CER/EER
保护率（PR）	|CER–EER|/CER
绝对危险度（AR）	|CER–EER|
需治疗人数（NNT）	1/|CER–EER|

小越好；如果试验组同对照组相比，接受治疗的试验组病人出现好的结局事件的概率增加，NNT 为某种治疗措施实施一段时间后，出现 1 例好的结局所需治疗的病人数。当 NNT 为负值（劣势）时，又称 NNH（number needed to harm），即某种干预引起 1 例某种不良事件所需要的人数，表明治疗措施产生的有害效应，NNH 用于评价干预造成的有害效应，NNH 的绝对值越大越好。如果试验组同对照组相比，接受治疗的试验组病人出现不良反应的概率增加，NNH 为某种治疗措施实施一段时间后，出现 1 例不良反应所需治疗的病人数。根据 NNT 的 95%CI 可判断试验组的效果，当 95%CI 包含 0 时，表明试验组的治疗效果与对照组差异无统计学意义；当 95%CI 均大于 0 时，表明治疗得到有益结局；反之，表明治疗得到不良结局。

第四节 研究注册和结果报告

继临床流行病学和循证医学的提出，临床试验注册成为当今临床试验发展的主要趋势。早在 1997 年，美国国立医学图书馆（NML）与美国食品药品监督管理局（FDA）就开发了 ClinicalTrials.gov 数据库并于 2002 年 2 月正式运行，是世界上最重要的临床试验注册机构之一。在 2000 年左右，临床医学领域里逐渐形成了临床试验透明化理念，其包含临床试验注册、准确报告结果和共享临床试

笔记栏

验原始数据三个内涵。2005 年，WHO 牵头建立了国际临床试验注册平台（International Clinical Trials Registry Platform，ICTRP），旨在建立使所有涉及人的临床试验的信息可被公众获取的全球性平台，标志着全球临床试验注册制度的建立。之后全球医学期刊和医学伦理委员会均要求：所有临床试验在招募受试者前，必须在 WHO ICTRP 一级注册机构注册，这是 21 世纪初临床医学领域革命性变革的标志性事件。而 ICTRP 的建立不仅显著缩小了高收入国家与低收入国家之间实施试验的鸿沟，也改善了已注册试验数据质量和结果报告质量，将建立新的临床试验价值观和规则。目前 ICTRP 负责组织专家制订符合伦理和科学要求的国际临床试验注册标准与规范；建立和管理全球临床试验中央数据库（Central Deposite）；开设全球临床试验一站式检索入口（Search Portal）；负责组织认证一级、二级注册机构。

一、研究注册问题

WHO 将临床试验的注册行为视为一种出于科学、伦理两个方面要求的道德责任和义务，认为所有的临床试验都应该进行注册，包括干预性临床试验（即采用随机对照或随机分配设计的所有治疗试验研究），观察性研究（采用非随机对照设计的治疗试验研究），需在人体上或取自人体的标本包括组织、血液、体液、毛发、细胞等进行的研究（无论采用什么设计方案均应注册）等，有时部分以人群为试验对象的社区试验等实验性研究也被要求进行研究注册。同时也对临床试验注册的内容提出了要求，见表8-4。

研究注册的益处可以归结为，临床试验的受试者希望他们对生物医学研究所做的贡献能够用于改善所有人的卫生保健质量；开放获取正在进行中和已完成试验的信息，既符合保护受试者的伦理责任，也进一步提升了公众对临床研究的信任；此外，试验注册可确保追踪到所有试验的结果，通过深入了解试验的过程及其结果，将有助于减少潜在的偏倚风险。

表8-4　ICTRP临床试验注册内容

ICTRP临床试验注册内容（2017年版）	
1. 一级机构注册号/Trial ID	13. 干预措施
2. 注册日期	14. 纳入/排除标准
3. 第二编码	15. 研究类型
4. 资金来源	16. 纳入首例参试者日期
5. 主要支持者	17. 计划和最终样本量
6. 次要支持者	18. 参试者征募状况
7. 公共联系人	19. 主要指标
8. 学术联系人	20. 次要指标
9. 公共题目	21. 伦理批准
10. 科学题目	22. 研究完成日期
11. 参试者来源国	23. 结果总结
12. 研究的健康问题	24. 原始数据共享

临床试验注册机构，也称为临床试验注册中心，是进行临床试验注册的专门机构。例如，美国的 ClinicalTrials.gov 和我国建立的 www.chictr.org.cn 中国临床试验注册中心（Chinese Clinical Trial Registry，ChiCTR）就是 ICTRP 认证的一级注册机构，是一个非营利的学术机构。其临床试验注册一般流程见图 8-5。

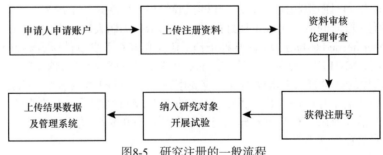

图8-5　研究注册的一般流程

通过在获得认证的一级、二级机构进行临床试验的注册，已完成注册的临床试验资料再由一级注册机构上传到世界卫生组织国际临床试验注册平台的中央数据库，从而形成全球临床试验注册机构制度，进一步推动临床试验透明化的进展。

笔记栏

二、结果报告的规范性问题

自 1995 年，为了改进随机平行对照试验报告的质量，临床试验学者、统计学家、流行病学家和生物医学编辑组成的国际小组共同制定了试验报告统一标准（Consolidated Standards of Reporting Trials，CONSORT）声明，之后相继发表了 CONSORT 扩展系列指南，目前全球医学期刊均采用并推荐其为临床试验报告标准。2015 年，世界卫生组织公布了关于公开披露临床试验结果的立场，确定了报告临床试验结果的时间安排，并呼吁报告尚未发表的早先临床试验的结果。2017 年，全世界医学研究领域一些最大供资方和国际非政府组织同意实行临床试验结果报告新标准，承诺注册其资助或支持的所有临床试验并公开临床试验结果，要求在研究项目完成后 12 个月内通过开放获取注册簿免费公布临床试验结果摘要，这些试验及其结果大多将在 WHO ICTRP 上公布，汇总世界各地 17 个注册管理机构的数据，其中包括美国临床试验注册平台（ClinicalTrials.gov）、欧洲临床试验注册机构、中国临床试验注册中心（www.chictr.org.cn）和印度临床试验注册机构等许多机构的数据。而这不仅有助于确保进一步检索这些研究结果，而且还将减少因目前仅发表正面结果的试验而造成的报告偏倚，也进一步推动临床试验结果的透明度和开放获取政策，广泛改善研究资源配置。

第五节　其他应该注意的问题

一、实验流行病学的优缺点

实验流行病学最大的优点是验证假设能力较强，是确证因果关系的最终手段。由于随机化等控制，实验组和对照组可比性较好，减少了混杂因素的影响；若实验组和对照组同步比较，外部因素对结果影响较小，则最终可以做出肯定性的结论；可以对研究对象的条件、干预因素和结果的评价进行标准化。但实验性研究的研究设计和实施比较复杂，实际工作中实施难度较大；研究对象的选择易缺乏代表性，影响试验结果推论到总体；并且研究对象依从性不易保证，容易影响研究质量控制和结果收集评价。

> **知识点 8-9**
> 1. 实验流行病学的优缺点。
> 2. 伦理道德要求。
> 3. 预实验的含义。

二、伦理道德问题

实验流行病学研究是一项以人（健康人或病人）作为研究对象开展的十分严肃谨慎的工作，为了确保研究对象的人身安全，必须重视流行病学实验研究中的伦理学问题。在开始人群实验前，第一，要经过严谨科学的设计，初步验证此种实验方法合理、效果良好、无危害性后方可进行。第二，要征得研究对象的知情同意（informed consent），即研究者将试验目的、方法、预期效果，以及风险告知受试者及其家属，让他们充分知情并签署知情同意书（informed consent form，ICF）提交伦理委员会（Ethics Committee）。第三，尊重个人权益和保密原则，由于医疗记录、病例登记簿和其他数据文件及数据库中的信息通常是保密的，因此，研究者在访问这些数据之前，必须获得许可。

三、预　实　验

预试验（pilot study）是指在正式试验前，先作一次少量、小范围人群的试验。其目的是检验试验设计的科学性和可行性，以免由于设计不周，盲目开展试验而造成人力、物力和财力的浪费。预试验必须像正式试验一样认真进行才具有科学的意义，如果不按照试验设计方案中的基本条件选择试验现场和试验人群，则是错误的。反之，若给预试验以多种特殊条件，使之得天独厚，以证明试验设计的正确可行，则更是错误的。只有在避免了各种主观因素干扰，经过认真的预试验，且取得成功的前提下，才能按设计方案进行正式的大规模试验。

（黄颉刚）

第九章 筛 检

宫颈癌是导致女性死亡最常见的恶性肿瘤之一，根据世界卫生组织国际癌症研究中心发布的《2018 年全球癌症统计数据》显示，当年全球约有 57 万宫颈癌病人，死亡病例约 31 万，其中 87% 发生在欠发达国家和地区。中国是世界上最大的发展中国家，也是宫颈癌的高发地区，每年新发病例约 9.89 万，死亡病例约 3 万。

宫颈癌的发生和发展是一个渐进的演变过程，时间从数年到数十年不等，一般经历轻度、中度和重度子宫颈上皮内瘤样病变（CIN Ⅰ⁺、CIN Ⅱ⁺和 CIN Ⅲ⁺）、早期浸润癌、浸润癌等阶段。早期发现、早期诊断对降低宫颈癌的发病率和死亡率具有重要作用。自巴氏涂片问世以来，美国每年因宫颈癌死亡的人数从 1941 年的约 2.6 万人降低到 2010 年的近 0.4 万人，下降了 85%。

从 1943 年开始，巴氏涂片细胞学检测成为宫颈癌的筛检方法。随着液基细胞学技术的出现及宫颈细胞病理学诊断方法（the bethesda system，TBS 系统）的建立，细胞学筛检对降低全球宫颈癌的发病率及死亡率起到了至关重要的作用，但是细胞学筛检存在着灵敏度低、漏诊率高、可重复性差等缺陷；除此以外，该技术操作还特别依赖细胞学医师的水平。随着高危型人乳头状瘤病毒（high risk human papillomavirus，HR-HPV）与宫颈癌发生、发展认识关系的明确，人们发现 HR-HPV 检测用于宫颈癌筛检具有灵敏度高、可重复性好等优点。2001 年，HR-HPV 检测首次被批准用于筛检宫颈癌鳞状上皮内病变（squamous intraepithelial lesion，SIL）分流。2006 年，美国阴道镜和宫颈病理协会（American Society of Colposcopy and Cervical Pathology，ASCCP）将联合筛检正式写入《宫颈癌筛检指南》；2015 年，指南修订建议 HR-HPV 用于一线初筛，并对 30 岁及以上 HR-HPV 检测阳性和细胞学检查阴性的女性受试者作 16/18 分型；2016 年最新修订指南建议首选细胞学和 HR-HPV 联合筛检，而 HR-HPV 检测方法可替代现有的细胞学检查用于宫颈癌初筛。

ATHENA（Addressing THE Need for Advanced HPV Diagnostics）是美国评估 HR-HPV 作为宫颈癌初筛方案的第一个前瞻性研究，目的是比较 HR-HPV 初筛与其他筛检策略（包括混合策略）的效果。该研究于 2008 年 5 月至 2009 年 8 月共招募 25 岁及以上非孕女性受试者 42 209 例，首先对受试者进行宫颈细胞学检查和 HR-HPV 检测，细胞学异常或 HR-HPV 阳性者行阴道镜检查，CIN Ⅱ⁺和 CIN Ⅲ⁺病人进行相应诊治管理，其余受试者接受为期 3 年的随访。研究比较了 3 种不同宫颈癌筛检策略的效果，分别为：①细胞学初筛策略，仅对检测结果为不明确意义的非典型鳞状上皮细胞（≥ASC-US）行 HR-HPV 检测分流；②混合筛检策略，25～29 岁者行细胞学筛检，30 岁及以上者行细胞学和 HR-HPV 联合筛检（称为"混合策略"），联合筛检 HR-HPV 阳性、细胞学阴性者 1 年后再次进行联合检测，任意一项结果异常者行阴道镜检查；③HR-HPV 初筛策略：阴性者 3 年后复查 HR-HPV，其中 HPV16/18 阳性者转诊阴道镜检查，其他如 HPV31/33 BS 等 10 种高危型阳性者行细胞学检查，若为≥ASC-US 则行阴道镜检查，若细胞学阴性则 1 年后再次进行联合筛检。

所招募受试者中共 41 955（99%）例符合入组标准，排除 1 054 例失访或无效检测者，共 40 901 例纳入结果分析。细胞学阴性者、HR-HPV 阴性者、细胞学/HR-HPV 均阴性者 CIN Ⅲ⁺的 3 年累积发病率分别为 0.8%、0.3% 和 0.3%；细胞学初筛策略、混合筛检策略及 HR-HPV 初筛策略检出 CIN Ⅲ⁺的灵敏度分别为 47.8%、61.7% 和 76.1%，特异度分别为 97.1%、94.6%、93.5%；HR-HPV 初筛策略较其他两种筛检策略在年龄 25 岁及以上女性中能显著发现更多的 CIN Ⅲ⁺病例，其转诊的阴道镜数量也显著增加，但其平均发现每个 CIN Ⅲ⁺病例所需进行的阴道镜数量与混合策略相同。

【案例问题】
1. 请简述案例中筛检的目的和类型。
2. 请从筛检实施原则的角度阐述开展宫颈癌筛检的必要性。
3. 请简述案例中用于评价筛检效果的是哪一种研究设计。

【案例 9-1 分析】
1. 案例中宫颈癌的筛检目的是为了疾病的早发现、早诊断和早治疗。案例中筛检的类型按照筛检人群范围区分，属于整群筛检；按照筛检项目数量区分，属于多项筛检；按照筛检目的区分，属于治疗性筛检；按照组织方式区分，属于主动性筛检。

2. 据统计，全世界范围内每年新发宫颈癌病例约 57 万，死亡病例约 31 万，中国每年新发病例约 9.89 万，且开始呈现出年轻化的趋势，对女性的身体健康与生活质量造成了严重威胁。不同于其他肿瘤，宫颈癌有清晰的自然史，如图 9-1 所示，其有较长的临床前期（detectable preclinical phase，DPCP）。宫颈癌是目前为止唯一病因明确、并能够通过早期筛检发现和治愈的癌症。随着宫颈癌筛检方法的不断发展，技术手段日趋成熟，针对筛检出的不同阶段结局均有行之有效的干预方案。我国自 20 世纪 50 年代开始，推广以细胞学检查为主的宫颈癌筛检方式，使其发病率和死亡率大大降低。

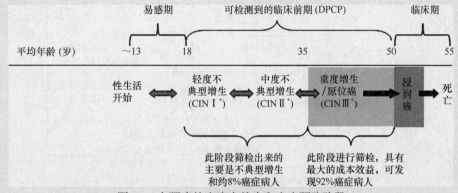

图9-1　宫颈癌的疾病自然史和疾病预防阶段

3. 案例中使用了前瞻性研究设计对筛检效果进行评价。入选 42 209 例 25 岁及以上的女性，进行了细胞学和 HPV 检测。细胞学检查异常的妇女或 HPV 阳性者转诊阴道镜检查。未达到 CIN Ⅱ⁺ 病程的女性进入 3 年随访期。随访期间每年进行一次检查，收集宫颈刮片标本进行细胞学和 HPV 检测。每种筛检策略可计算相对应的预测值和累积发病率等指标并进行比较。

无论是临床医学还是预防医学，其最终任务都是预防与控制疾病，促进健康，延长人类寿命，但是两者实现该任务的策略和方法是不同的。临床医学主要针对患病个体实施精准治疗，从而缓解病症，促进康复，延长寿命，属于疾病的第三级预防；而预防医学则是针对健康人群实施病因预防和疾病早期防治，降低整个人群的发病率、死亡率，促进人群健康，分别属于疾病的第一级预防和第二级预防。筛检就是在疾病的第一级、第二级预防策略下发展起来的一种具体措施。

筛检不仅在宫颈癌方面效果十分显著，在其他癌症预防上的作用也不容小觑，美国癌症协会（ACS）发布的"2030 癌症预防和死亡率下降蓝图"显示，通过普及筛检，全美癌症总死亡率从 1991 年的 215.1/10 万人下降到 2015 年的 158.7/10 万人，降幅达到 26%。以结直肠癌为例，1975～2013 年近 40 年的时间，发病率以每年 3% 的速度稳步下降。除了癌症外，筛检在结核病、艾滋病及其他慢性病的防治上也有突出贡献。

长期以来，人们认为预防工作是由预防保健人员提供的，临床医生和护士并不承担疾病预防的责任。这种观点是不正确的，必须加以纠正。临床医生和护士除了诊断、治疗疾病、护理病人等工作外，还肩负着临床预防的重要任务，而筛检就是临床预防的主要内容之一。

随着科学技术的飞速发展，新的筛检试验方法不断出现，适合筛检的疾病类型不断增加，筛检的覆盖面也越来越广。人们已经可以通过适当的检测方法，从健康人群中筛检出早期疑似病人。临床医生和护士应当熟练掌握筛检的实施原则、评价步骤和评价方法等，在临床工作中合理开展筛检工作。

第一节　筛检与筛检试验

一、筛检的概念

筛检（screening）也称筛查，是针对临床前期或早期的疾病阶段，运用快速简便的试验、检查或者其他方法，将人群中表面健康但可能有病的个体与没有患病的个体区别开来的一系列医疗卫生服务措施。筛检不能代替诊断，筛检结果阳性者或疑似阳性者必须接受进一步的诊断。

知识点 9-1
1. 筛检的概念。
2. 筛检的目的和类型。
3. 筛检的实施原则。

筛检的程序如图 9-2 所示,首先根据筛检试验结果将受检人群分为阳性者和阴性者两部分,阳性者做进一步的诊断,若确诊患病则接受相应治疗。阴性者与诊断后判断为未患病的人进入随访和下一轮筛检。

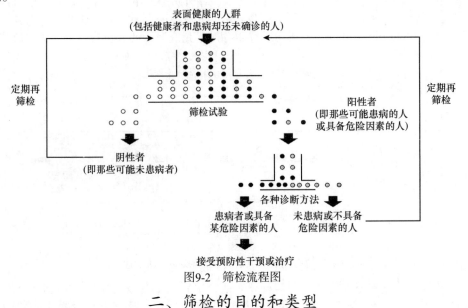

图9-2　筛检流程图

二、筛检的目的和类型

(一)筛检的目的

近年来,筛检的应用范围进一步扩大,主要有以下四个方面的目的。

1. 疾病的早发现、早诊断、早治疗　在表面健康的人群中开展筛检,可以识别出可能患有某种疾病的个体,在进一步确诊后接受早期治疗,实现疾病的第二级预防,达到阻止病程进展的目的。例如,糖尿病的发病早期不易发现,在表面健康的人群中存在大量未经诊断的糖尿病病人,开展相关的筛检能尽早识别出这部分病人,以便采取早期干预措施,达到预防和延缓糖尿病及其并发症发生发展的目的。

2. 发现高危人群　高危人群指该人群发生某种疾病的可能性显著高于一般人群。通过筛检,可以识别出某些疾病的高危人群,并从病因学角度采取相应措施,达到减少疾病发生、降低发病率的目的,属于第一级预防。如筛检高血压预防脑卒中,筛检高胆固醇血症预防冠心病。

3. 了解疾病的自然史,揭示疾病的"冰山现象"　通过大量的人群筛检,可以了解疾病从发生、发展到结局的整个过程,对于疾病的早期诊断和预防、判断治疗效果等都具有重要意义。例如,我国开展的农村女性宫颈癌筛检,参与人数达到千万,通过这样大规模的人群筛检,可以了解各年龄段不同阶段的宫颈癌癌变的现患率和转换概率,从而描绘出中国农村女性宫颈癌的自然演进历程。

4. 指导合理分配有限的卫生资源　一个社会拥有卫生资源的数量是有限的,可提供的卫生服务种类和数量与实际需要之间存在一定的差距。筛检可以有效识别拥有不同医疗需求的人群,从而指导卫生资源的合理分配。如通过高危评分的方法,筛检出孕妇中的高危产妇,将其转诊到较好的县市级医院分娩,以降低产妇和新生儿死亡率,而危险性较低的产妇则可留在当地社区医院分娩。

(二)筛检的类型

依照不同的分类标准,将筛检划分为不同的类型。

1. 依照筛检人群的范围分类　分为整群筛检(mass screening)和选择性筛检(selective screening)。整群筛检即对一定范围内人群的所有个体都进行筛检,适用于疾病患病率或发病率较高的情况,如对 35 岁以上妇女进行的宫颈癌筛检;选择性筛检又被称为高危人群筛检(high risk screening),即针对某疾病高危人群进行的筛检,如针对一级亲属中有 2 型糖尿病家族史人群所开展的糖尿病筛检。

2. 依照筛检项目的数量分类　分为单项筛检(single screening)、多项筛检(multiple screening)及多病种筛检(multiphasic screening)。单项筛检是用一种筛检试验筛检一种疾病,如检测餐后 2 小时血糖筛检糖尿病。而多项筛检是运用多种筛检试验联合去筛检一种疾病,如使用胸部 X 线摄片、痰涂片镜检等方法对可疑肺结核病人进行筛检。多病种筛检即在一次筛检中同时对多种疾病进行筛检，有利于节约卫生资源，如对中国农村女性开展的"两癌筛检"，同时筛检乳腺癌和宫颈癌。

3. 依照筛检目的分类 分为治疗性筛检（therapeutic screening）和预防性筛检（preventive screening）。当开展筛检的目的是为了早期发现、诊断某种疾病的病人并开展治疗时，则称为治疗性筛检，如宫颈癌、乳腺癌的筛检；如果筛检是为了发现某种疾病的高危人群，并进行预防性措施以减少或防止疾病的发生，则称为预防性筛检，如筛检高血压预防脑卒中等。

4. 依照组织方式分类 分为主动性筛检（active screening）和机会性筛检（opportunistic screening）。主动性筛检是通过一定的动员，让人们主动参与到筛检活动中，如妇幼保健机构通过有组织的宣传，动员社区所有新生儿到筛检服务地点进行相关疾病的筛检。机会性筛检，又称为病例搜寻（case finding），是针对主动向医生咨询就诊的个体所开展的筛检，以发现与主诉无关的疾病，如要求各级医院在非高血压门诊开展的"首诊病人测血压"项目，目的就是发现血压升高者或隐匿的高血压病人。

三、筛检的实施原则和伦理学问题

（一）筛检的实施原则

在实施筛检之前，应该仔细考虑一系列与其相关的实施原则，判断该筛检项目是否值得开展。一般应遵循以下原则：

1. 被筛检的疾病应是当前重大的公共卫生问题。

2. 筛检试验方法必须简便、快速、安全、可靠、经济，并易被群众接受。

3. 被筛检的疾病应有进一步的确诊方法、有效的治疗手段和足够的领先时间。

4. 对筛检出的可疑病例能够提供诊断和治疗的便利。

5. 对被筛检疾病的自然史包括从潜伏期发展到临床症状期的过程应有足够的了解。

6. 应考虑整个筛检、诊断、治疗过程的成本收益问题。

7. 筛检计划应是一个连续完整的过程，要按计划定期进行。

（二）实施筛检的伦理学问题

无论在医学实践还是在医学研究中，受试者都会面临一定的风险。筛检作为一种医学实践，对受试者可能造成不确定的影响，因此在实施的时候需要遵循尊重个人意愿、有益无害、公平公正等一般伦理学原则。

1. 尊重个人意愿原则 受试者有权了解所参与项目的相关问题，研究人员也有义务向受试者提供相应信息，包括参与此项目的风险和利益，必须使筛检参与者清楚了解提供的信息后，再做出理性选择。同时，受试者有权随时退出。

2. 有益无害原则 指项目的实施应该对受试者的健康有益，并且尽量避免或者减轻可能对受试者造成身体上和心理上的伤害。比如，有的筛检涉及获取血液样本，应该尽量减少取血量。而对于筛检阳性者，应有进一步的诊断方法和治疗措施，防止带来不必要的身心负担。此外，研究人员应该严格保护受试者的个人隐私，防止资料外泄。

3. 公平公正原则 指对待每一个社会成员都要公平、公正。如果一项筛检项目的安全性已经确定，并确保能给群众带来收益，选取受试者的时候，不应该因为年龄、性别、经济地位及社会关系等不同进行区别对待。

4. 遗传易感性（基因）检测的伦理学问题 随着人类基因组计划的完成，特别是市场和人类需求及新技术和新发现的涌现，推动了基因检测技术突飞猛进，发展迅速。但同时也面临很多伦理、法律及社会问题，例如基因检测的质量和安全程度，检测数据的可靠性和有效性，病人知情权，疾病预知与处理两难问题，社会歧视与舆论压力等等。因此，进行基因检测应遵循一定伦理学原则（包括基因检测准入原则）和国家规范，使基因检测充分发挥作用。

四、筛检试验的定义

疾病的进展通常分为易感期、临床前期、临床期和结局四个阶段。若能在临床前期甚至易感期就开展针对病因的干预措施，则对预防疾病发生、控制流行和降低死亡风险起到至关重要的作用。

> **知识点 9-2**
> 1. 筛检试验的定义。
> 2. 筛检试验的选择原则。

大多数疾病在临床前期会出现一些可识别的异常特征，如肿瘤的早期生物标志物（biomarkers）、血压升高、血脂异常等。筛检是在此基础上，通过对人群运用快速、简便的检验、检查或其他措施将可能有病者与可能无病者鉴别开来，从而对上述两种人群实施不同的卫生服务措施。

筛检所用的各种手段和方法称为筛检试验（screening test）。对于筛检试验"阳性者"可判定为可疑病人，并建议对"阳性者"进行诊断试验。

诊断（diagnostic）是运用临床资料、实验室检查、影像学检查等科学准确的措施，将有病个体与无病个体鉴别开来，诊断所用的各种检查及调查方法称为诊断试验（diagnostic test）。对于诊断试验"阳性者"可判定为病人，并及时进行下一步治疗（详细内容见第十章）。

五、筛检试验的选择原则

首先，作为筛检试验的检测方法必须要安全、真实、可靠，能有效区分病人与非病人。其次，还要考虑可接受性的问题，价格低廉又无创伤性的方法更易于被群众所接受。此外，筛检试验还需要简单快速，易于培训。一般认为好的筛检试验应该具备以下 5 个特征：①简单性。易学习，易操作，即便是非专业人员经过适当的培训也能操作。②廉价性。在满足一定健康收益的情况下，筛检的费用越低越好。③快速性。能快速得到检测结果。④安全性。不会给受试者带来身体和心理上的伤害。⑤易接受性。易于被目标人群接受。

六、筛检和筛检试验的关系

筛检一般是由国家或地方政府主导，动员全社会参与的系统工程，包括对目标疾病的早期发现、早期诊断、对各个阶段阳性者的处理及阴性者医学随访的一系列医疗卫生服务措施。一项筛检计划应包括：①选择目标疾病的依据；②明确的目标人群；③合理的筛检程序，包括筛检起始年龄、筛检间隔时间、不同阶段所采用的筛检试验和确诊试验；④干预随访方案等。

而筛检试验，则是为了达到筛检目的所采用的具体检测方法，它既可以是问卷调查、体格检查、X 线检查等物理学检查，也可以是细胞学和生物标志物等检测技术。如在本章的宫颈癌筛检案例中，筛检包括受试者的招募，运用筛检试验对受试者进行检查及随后的一系列医疗服务措施，而其中宫颈细胞学检查和 HR-HPV 检测便是筛检试验。筛检试验是筛检项目的重要组成部分。

第二节 筛检试验的评价

一、筛检试验评价的研究步骤

> **知识点 9-3**
> 1. 筛检试验评价的研究步骤。
> 2. 筛检试验评价的指标。
> 3. 预测值与真实性指标、现患率的关系。

1. 确定"金标准" "金标准"是指当前临床医学界公认的诊断疾病的最准确方法，也称为标准诊断。常用的金标准包括组织病理学诊断（细胞、组织活检、尸检等）；外科手术发现，如畸形或某些肿瘤；特殊影像造影，如冠状动脉造影诊断冠心病。对目前尚无特异性诊断方法的疾病，可采用由临床专家共同制定的、公认的综合诊断标准，如诊断风湿热的 Johes 标准；经大量长期随访所获得的肯定诊断等。

2. 选择受试对象 受试对象应能代表筛检试验的目标人群，并尽量满足随机化抽样原则。病例组应包括患有目标疾病的各种类型的临床病例，如不同病情、不同病程、有无并发症、是否治疗过等。对照组指用"金标准"证实未患有目标疾病的人，包括非病人或罹患与目标疾病易产生混淆的疾病的病人。

3. 确定样本量 样本含量（n）的大小关系到研究对象的代表性问题，在进行筛检试验评价时必须加以考虑。影响样本大小的因素：①显著性水平 α（一般取 $\alpha=0.05$），α 值越小，所需样本含量越大。②容许误差 δ（一般取 $0.05\sim0.10$）。δ 越小，所需样本含量越大；δ 越大，所需样本含量越小。③灵敏度和特异度的估计值（P），当 $P=50\%$ 时，所需样本量最大，P 越远离 50%，所需样本量越小。病例组样本含量由灵敏度估计，对照组样本含量由特异度估计。

当待评价的筛检试验的灵敏度和特异度在 20%～80% 区间变化时，可用近似公式

$$n = \left(\frac{z_{1-\alpha/2}}{\delta} \right)^2 (1-p)p \qquad （式9-1）$$

当待评价的筛检试验的灵敏度或特异度小于 20%或大于 80%时，样本率呈偏态分布，需进行平方根反正弦转换，可用公式

$$n = [\frac{57.3 \times z_{1-\alpha/2}}{\sin^{-1}(\delta/\sqrt{p(1-p)})}]^2 \qquad （式9-2）$$

例如，一项以静脉造影为"金标准"评价腿部扫描筛检下肢静脉栓塞的研究，灵敏度为 50%，特异度为 90%，且规定 $\alpha=0.05$，$\delta=0.05$，估计病例组和对照组的样本含量。

已知 $\alpha=0.05$，$\delta=0.05$，则：

病例组样本量：$n=$（1.96/0.05）$^2 \times$（1–50%）$\times 50\%=384.16$，$n\approx384$

对照组样本量：$n=[57.3\times1.96/\sin^{-1}$（0.05/$\sqrt{90\%(1-90\%)}$）$]^2=137.15$，$n\approx137$

计算可得，在此项研究中需静脉造影确诊的下肢静脉栓塞病人（病例组）约 384 名，非该病病人（对照组）约 137 名。

4. 整理评价结果 将待评价的筛检试验和金标准方法的检测结果整理成表格后，进一步分析筛检试验的真实性、可靠性等指标（详细介绍参考本章第二节"筛检试验评价的方法和指标"部分）。

二、筛检试验评价的方法和指标

【案例 9-2】

回顾性分析 2013 年 1 月至 2016 年 6 月在某医院接受宫颈癌筛检的 1281 例受试者资料，受试者均进行高危型人类乳头状瘤病毒（HR-HPV）分型检测，阳性者均转诊阴道镜检查并行宫颈组织活检。以宫颈组织活检的病理结果为金标准（≥CINⅡ$^+$为阳性），评价 HR-HPV 分型检测在宫颈癌筛检中的诊断价值。结果见表 9-1。

表9-1 HR-HPV筛检试验与病理学诊断结果整理表

HR-HPV	病理检查（"金标准"）		合计
	阳性（病人）	阴性（非病人）	
阳性	443	201	644
阴性	122	515	637
合计	565	716	1281

【案例问题】

1. 该案例中采用哪种研究设计对筛检试验进行评价？

2. 筛检试验的真实性评价指标有哪些？

3. 假设该地区 50 岁以上妇女宫颈癌患病率为 1%，是否能使用直接计算法计算该筛检试验的阳性预测值和阴性预测值，如果不能应如何计算？

4. 若对 600 名对象重复进行两次 HR-HPV 分型检测，结果整理见表 9-2，如何计算该筛检试验的符合率和 Kappa 值？

表9-2 HR-HPV筛检试验两次重测结果整理表

第二次检测	第一次检测		合计
	阳性	阴性	
阳性	300	40	340
阴性	50	210	260
合计	350	250	600

【案例 9-2 分析】

1. 该案例中筛检试验评价的研究设计是病例对照研究，即用病理学诊断作为"金标准"确定真阳性组和真阴性组，再观察 HR-HPV 分型检测所获结果与"金标准"的一致性。

2. 灵敏度=443÷565×100%=78.41%

特异度=515÷716×100%=71.93%

假阴性率=122÷565×100%=21.59%

假阳性率=201÷716×100%=28.07%

正确指数=0.7841+0.7193−1=0.5034

阳性似然比=0.7841÷0.2807=2.79

阴性似然比=0.2159÷0.7193=0.30

3. 不能，直接计算法适用于横断面设计的筛检试验评价，而间接计算法适用于病例对照设计的筛检试验评价，故应采用间接计算法。

阳性预测值=（0.7841×0.01）÷[0.7841×0.01+（1−0.01）×（1−0.7193）]×100%=2.74%

阴性预测值=0.7193×（1−0.01）÷[0.7193×（1−0.01）+（1−0.7841）×0.01]×100%=99.70%

4. 符合率=（300+210）÷600×100%=85%

Kappa=[600×（300+210）−（340×350+260×250）]÷[600^2−（340×350+260×250）]=0.69

筛检试验的评价内容包括真实性、可靠性和预测值。

（一）真实性评价

真实性（validity）又称为准确性，亦称效度，指测量值与实际值之间的符合程度。真实性评价是将待评价的筛检试验与诊断目标疾病的标准方法——即"金标准"（gold standard）进行同步盲法比较，从而判定结果的一致性程度。筛检试验结果和金标准之间比较可用四格表加以说明（表9-3）。经"金标准"方法诊断的病人，被筛检试验判断为阳性，则为真阳性，表示两种检测方法的结果一致；被筛检试验判断为阴性，则为假阴性，表示两种检测结果互相矛盾；同样，经"金标准"方法诊断的非病人，被筛检试验判断为阴性，则为真阴性；被筛检试验判断为阳性，则为假阳性。

表9-3　某筛检试验评价结果整理表

筛检试验	金标准		合计
	病人	非病人	
阳性	真阳性A	假阳性B	$A+B$
阴性	假阴性C	真阴性D	$C+D$
合计	$A+C$	$B+D$	N

真实性的评价指标有灵敏度、特异度、假阳性率、假阴性率和正确指数等。

1. 灵敏度（sensitivity，Se）　又称真阳性率（true positive rate，TPR），指实际有病，且被筛检试验标准判断为阳性的百分比，反映筛检试验发现病人的能力。

$$灵敏度 = \frac{A}{A+C} \times 100\% \qquad （式9-3）$$

2. 特异度（specificity，Sp）　又称真阴性率（true negative rate，TNR），指实际无病，且被筛检试验标准判断为阴性的百分比，反映筛检试验发现非病人的能力。

$$特异度 = \frac{D}{B+D} \times 100\% \qquad （式9-4）$$

3. 假阳性率（false positive rate，FPR）　又称误诊率或第Ⅰ类错误，指实际无病，却被筛检试验标准判断为阳性的百分比，反映筛检试验导致病人误诊的情况。

$$假阳性率 = \frac{B}{B+D} \times 100\% \qquad （式9-5）$$

4. 假阴性率（false negative rate，FNR）　又称漏诊率或第Ⅱ类错误，指实际有病，却被筛检试验标准判断为阴性的百分比，反映筛检试验导致病人漏诊的情况。

$$假阴性率 = \frac{C}{A+C} \times 100\% \qquad （式9-6）$$

5. 约登指数（Youden's index）　又称正确指数，是灵敏度与特异度之和减去1。反映筛检方法发现实际病人与非病人的总能力，范围在0～1，约登指数越大，其真实性越高。

$$正确指数=（灵敏度+特异度）−1 \qquad （式9-7）$$

6. 似然比（likelihood ratio，LR）　是反映灵敏度和特异度的复合指标。该指标全面反映了筛检试验的筛检价值，计算过程只涉及灵敏度与特异度，不受患病率的影响，是个相对稳定的综合指标。根据筛检结果阳性和阴性可分为阳性似然比和阴性似然比。

笔记栏

（1）阳性似然比（positive likelihood ratio，+LR）：是筛检结果的真阳性率与假阳性率之比，该指标反映了筛检试验判断为阳性的结果中，判断正确的可能性是判断错误的可能性的多少倍。比值越大，筛检试验结果阳性为真阳性的概率越大。

$$阳性似然比=\frac{真阳性率}{假阳性率}=\frac{灵敏度}{1-特异度} \qquad （式9-8）$$

（2）阴性似然比（negative likelihood ratio，-LR）：是筛检结果的假阴性率与真阴性率之比，该指标反映了筛检试验判断为阴性的结果中，判断错误的可能性是判断正确的可能性的多少倍。比值越小，筛检试验结果阴性为真阴性的可能性越大。

$$阴性似然比=\frac{假阴性率}{真阴性率}=\frac{1-灵敏度}{特异度} \qquad （式9-9）$$

（二）可靠性评价

可靠性（reliability）又称为精确度或可重复性，亦称信度，指在相同条件下，用同一种检测方法对同一研究对象进行多次重复检测后，获得一致结果的稳定程度。可靠性的评价指标应根据不同资料类型进行选择。

1. 对于连续性资料 ①对同一样品进行多次重复测量后，可以通过标准差和变异系数来评价可靠性，这两个指标的值越小，说明方法的精密度越高。②对一批不同质的对象进行两次重复测量，可通过两次测量值的相关系数（r）来评价一致程度。当$r \geqslant 90\%$，可认为筛检方法一致性较好。此外，也可以用配对t检验分析重复测量结果的一致性，若两组差异无统计学意义，可以认为重复测量的一致性较好。

变异系数（coefficient of variance，CV）是概率分布离散程度的一个归一化量度，适用于评价定量测定试验的可靠性。变异系数越小，可靠性越高。

$$变异系数=\frac{测定值均数的标准差}{测定值均数}\times100\% \qquad （式9-10）$$

2. 对于分类资料 其结果的比较可利用四格表加以说明（表9-4）。主要评价指标有符合率和Kappa值。

表9-4 某筛检试验一致性结果整理表

第二次检验	第一次检验		合计
	阳性	阴性	
阳性	A	B	R_1
阴性	C	D	R_2
合计	N_1	N_2	N

（1）符合率（agreement rate）：又称准确率或粗一致率，指在相同条件下用某种测量方法（如筛检试验）重复测量同一受试者时，试验结果的一致程度。符合率可用于比较不同医生筛检诊断同一组病人，或同一医生多次重复筛检诊断同一组病人结果的一致程度。

$$符合率=\frac{A+D}{A+B+C+D}\times100\% \qquad （式9-11）$$

实际应用中，注意区分符合率和患病率公式及含义的差异。患病率为所有病人数（$A+C$）除以总的调查人数（N），见表9-3。临床实践中，如果所筛查疾病的患病率较低（如患病率在1%以下），则筛检出阳性结果中假阳性率较高，例如，每6个阳性结果中可能出现5个为假阳性结果，对筛检试验和诊断试验的可信度影响较大。尤其是临床医生检测罕见病时，不能根据一次试验的结果直接做出确诊，要通过进一步的随访试验排除阳性结果中的假阳性部分。一般来说，临床医生下诊断时往往先利用高灵敏度的试验排除错误假设，再用高特异度的试验验证诊断的准确性，避免误诊。即使如此，筛检对患病率低的疾病仍有应用价值。如在全国开展的麻风病症状监测筛检项目，有利于发现病人，避免漏诊和误诊，降低疾病致畸致残可能。

（2）一致性检验：又称为Kappa检验，是1960年科恩（Cohen）等提出的评价判断一致性程度的指标，充分考虑了两次测量的机遇性。Kappa值含义为实际一致率（符合率）与最大可能一致率（符合率）之比，分子为观察一致率（符合率）与可能由于偶然机会造成的机遇一致率（符合率）之差值，此差值越大，说明观察到的一致率远比由于机会造成的期望率高；分母为1-机遇一致率（符合率）。

观察一致率 A_0：是用某种方法初步算得的"一致"的比例。

$$A_0 = \frac{A+D}{N} \times 100\%$$　　（式9-12）

机遇一致率 A_C：是纯属碰巧、理论上可能"一致"的比例。

$$A_C = \frac{R_1C_1/N + R_2C_2/N}{N} \times 100\%$$　　（式9-13）

实际一致率=观察一致率-机遇一致率=$A_0 - A_C$
最大可能一致率=1-机遇一致率=$1 - A_C$

$$Kappa = \frac{实际一致率}{最大可能一致率} = \frac{A_0 - A_C}{1 - A_C} = \frac{N(A+D) - (R_1N_1 + R_2N_2)}{N^2 - (R_1N_1 + R_2N_2)}$$　　（式9-14）

Kappa 值介于 1 和+1 之间。当 Kappa 值≥0.75 时，认为一致性较好；当 Kappa 值在 0.4～0.75 时，认为一致性一般；当 Kappa 值≤0.40 时，认为一致性较差。

3. 影响筛检试验可靠性的因素

（1）研究对象的生物学变异：受试对象在不同时间、不同环境或不同精神状态的影响下，许多生理、生化指标测量值会有所波动，从而导致测量误差的出现。例如，血压在同一天不同时间段会有轻微波动，早晨、下午、晚上的测试结果可能存在一定的差异。

（2）调查者：由于不同调查者之间存在个体差异，因此不同调查者对于同一指标的调查结果会存在差异，甚至同一调查者在不同时间、不同地点对同一指标的调查结果也存在一定差异。

（3）实验条件：实验中所用仪器、试剂及实验过程中温度和湿度等实验条件的不同，都会对筛检试验的结果产生影响，从而影响可靠性。

（三）预测值

预测值（predictive value）指应用筛检试验的阳性和阴性结果预测受检者患病或不患病可能性的指标。反映了筛检试验应用于实际人群筛检后，获得收益的大小。预测值的估计可采用直接计算法和间接计算法，当使用横断面研究设计评价筛检试验时，样本人群的疾病现患率与目标人群的现患率一致，此时可以使用直接计算法；当使用病例对照研究设计评价筛检试验时，病例组和对照组的构成比不能代表目标人群中患病者与未患病者的比例，因此不能直接计算预测值，此时应使用间接计算法。预测值分为阳性预测值和阴性预测值。

1. 直接计算法　基于横断面设计的筛检试验评价，参与筛检的样本人群与目标人群的疾病现患率是一致的，此时可用直接计算法。经金标准和筛检试验同时盲法判断的结果有真阳性（A）、真阴性（D）、假阳性（B）和假阴性（C）。

（1）阳性预测值（positive predictive value，PV^+）：指试验结果阳性者（A+B）中，真阳性（A）人数所占比例。对于一项筛检试验来说，阳性预测值越大，表示某一筛检对象的试验结果为阳性时，其患病的概率越大。

$$阳性预测值（PV^+）= \frac{A}{A+B} \times 100\%$$　　（式9-15）

（2）阴性预测值（negative predictive value，PV^-）：指试验结果阴性者（C+D）中，真阴性（D）人数所占比例。对于一项筛检试验来说，阴性预测值越大，表示某一筛检对象的试验结果为阴性时，其不患病的概率越大。

$$阴性预测值（PV^-）= \frac{D}{C+D} \times 100\%$$　　（式9-16）

2. 间接计算法　基于病例-对照设计的筛检试验评价，病例组与对照组的构成比不能代替目标人群的现患与未患比例，此时应用间接计算法。可利用筛检试验的灵敏度、特异度和目标人群中所筛检疾病的患病率，通过贝叶斯公式（Bayes 公式）进行估算。

$$阳性预测值(PV^+) = \frac{灵敏度 \times 患病率}{灵敏度 \times 患病率 + (1-患病率) \times (1-特异度)}$$　　（式9-17）

$$阴性预测值(PV^-) = \frac{特异度 \times (1-患病率)}{特异度 \times (1-患病率) + (1-灵敏度) \times 患病率}$$　　（式9-18）

需要注意，由于预测值受被检人群患病率的影响，因此在临床就诊者中应用并评价诊断试验方法时，往往不能在同一批资料中同时计算真实性指标和预测值指标，因为临床就诊者并非一般人群的随机抽样样本，其患病率往往较高，在这一人群中评价诊断试验的预测值会产生一定的偏倚。

判断筛检试验在人群中是否具有应用价值主要依据预测值的高低。当人群患病率很低时，即使筛检试验的灵敏度与特异度均很高，但其阳性预测值仍会很低，也就是说，此时筛检试验阳性者中真正的病人极少，存在大量的假阳性者，这样的筛检工作实际意义不大，且增加了后续识别假阳性者的负担。

表 9-5 说明了人群在不同患病率、灵敏度和特异度的情况下，阳性预测值和阴性预测值的变化。当灵敏度与特异度一定时，阳性预测值随疾病患病率降低而降低，阴性预测值则随疾病患病率降低而升高。当人群患病率不变时，筛检试验的灵敏度越高，特异性随之降低，由于自然人群中非病人群的基数总是远远大于患病人群，假阳性人数增加幅度会远大于真阳性人数，因此阳性预测值降低，阴性预测值升高；同理，筛检试验的灵敏度降低，特异度随之升高时，阳性预测值升高，阴性预测值降低。

表9-5　在灵敏度、特异度和患病率不同水平时某人群筛检结果

患病率（%）	灵敏度（%）	特异度（%）	阳性预测值（%）	阴性预测值（%）
50	50	50	50	50
30	50	50	30	70
20	90	50	31	95
20	50	90	56	88

三、确定连续性测量指标的阳性截断点

筛检试验的结果一般都是连续性指标，需要确定诊断的界值，即截断点（cut-off point），用以区分病人与非病人。理想的情况是病人与非病人的测定值分布完全没有重叠（图 9-3A），但在实际工作中很少出现如此理想的情况。由于生物个体特异性和筛检过程中存在一些难以避免的偏

> **知识点 9-4**
> 1. 确定连续性测量指标的阳性截断点策略。
> 2. ROC 曲线的应用。

倚，导致许多正常与异常参数指标的参考范围互相重叠、交叉（图 9-3B）。图 9-3B 中 H 和 K 之间既存在病人又存在非病人，形成了一个重叠区（H 表示病人的最低值；K 表示非病人的最高值）。若将截断点向 K 端移动，则漏诊率会增大；若将截断点向 H 端移动，虽然会降低漏诊率，但会导致误诊率增大。部分筛检结果会出现病人与非病人完全重叠的情况（图 9-3C）。那么应该如何设定截断点

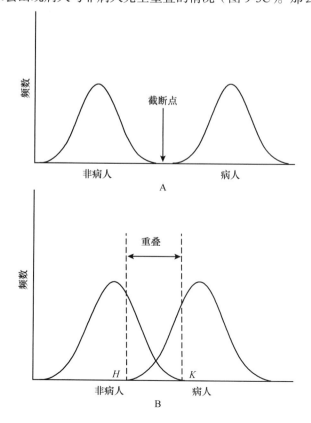

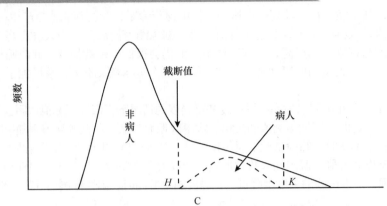

图9-3　病人与非病人测量值分布类型及截断值变化的影响

的位置呢？可以从以下几个方面进行考虑：

1. 对于疾病预后差，漏诊后果比较严重的疾病或早期发现可获得有效方法治疗的疾病，应尽量将截断点向非病人（*H* 端）移动，此时筛检试验的灵敏度提高，有利于发现更多病人，及时进行早期治疗。

2. 对于治疗效果较差，或误诊后果严重的疾病，应尽量将截断点向病人（*K* 端）移动，此时筛检试验的特异度提高，可避免误诊给病人带来心理和经济上的影响。

3. 一般而言，筛检试验应综合考虑特异度和灵敏度，将截断点设定在非病人与病人交界处。实际工作中通常使用受试者工作特征曲线（receiver operator characteristic curve，ROC）来决定最佳截断点。ROC 曲线是以不同截断点的真阳性率（灵敏度）为纵坐标，假阳性率（1-特异度）为横坐标所绘制的曲线。ROC 曲线的每个点代表一个特定截断值的灵敏度和特异度。以糖尿病筛检试验为例，根据表 9-6，绘制血糖试验筛检糖尿病的 ROC 曲线（图 9-4）。如图 9-4 所示，随着灵敏度的上升，1-特异度值增加，即特异度下降，反之亦然。通常将最接近曲线左上角的点（图 9-4 中的 *A* 点）定为最佳临界点。在此临界点上，可同时满足筛检试验的灵敏度和特异度相对最优。

在临床运用中，ROC 曲线的另一个作用是综合评价筛检试验真实性，可用来比较两种或多种筛检试验的临床价值。

表9-6　不同血糖浓度筛检糖尿病的灵敏度和特异度

血糖水平（mg/dl）	灵敏度（%）	特异度（%）
80	100.0	1.2
90	98.6	7.3
100	97.1	25.3
110	92.9	48.4
120	88.6	68.2
130	81.4	82.4
140	74.3	91.2
150	64.3	96.1
160	55.7	98.6
170	52.9	99.6
180	50.0	99.8
190	44.3	99.8
200	37.1	100.0

四、联 合 试 验

筛检时可采用两种或两种以上筛检试验检查同一受试者，以提高筛检的灵敏度或特异度，这种方式称为联合试验。

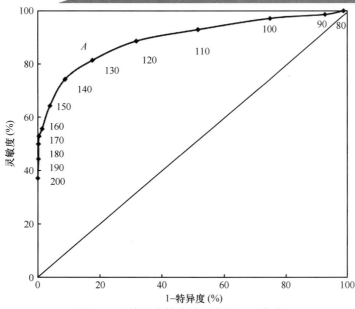

图9-4 血糖试验筛检糖尿病的ROC曲线

当误诊可能造成严重后果时，可用串联试验，即采用几种筛检方法检测疾病，只有全部检测结果均为阳性时才判断为阳性，凡有一项检测结果为阴性即判为阴性。该方法能够提高特异度，但会降低灵敏度。

当漏诊可能造成严重后果时，可采取并联试验，即采用几种筛检方法检测疾病，只要有一项检测结果为阳性即判为阳性，所有检测结果为阴性才判为阴性。该方法可以提高筛检的灵敏度，但会降低特异度。

某次试验采用粪便隐血试验（OB）和粪便隐白蛋白试验（OA）对大肠癌进行联合筛检。结果见表9-7。

表9-7 OB和OA联合试验筛检大肠癌结果

试验结果		病人	非病人
OB	OA		
阳性	阴性	21	4
阴性	阳性	26	18
阳性	阳性	34	3
阴性	阴性	9	75
合计		90	100

粪便隐血试验（OB）的灵敏度＝（21+34）÷90×100%=61.11%，特异度＝（18+75）÷100×100%=93%；粪便隐白蛋白试验（OA）的灵敏度＝（26+34）÷90×100%=66.67%，特异度＝（4+75）÷100×100%=79%。

串联试验：灵敏度=34÷90×100%=37.78%；特异度＝（4+18+75）÷100×100%=97%

并联试验：灵敏度＝（21+26+34）÷90×100%=90%；特异度=75÷100×100%=75%

【案例9-3】
原发性肝癌是我国常见的恶性肿瘤，预后极差。通过筛检早期发现，积极治疗后可获得良好效果。肝癌筛检的效果已为大多数肝病学家所认可。但尚缺乏筛检成本效果方面的报道。为此，上海医科大学肝癌研究所开展了评价。

1993年1月开始，选择35～59岁有慢性肝炎史或乙型肝炎病毒表面抗原阳性的上海市民为研究对象，随机分为两组，筛检组9373人，对照组9443人。筛检组每半年进行一次甲胎蛋白（ELISA法）与超声检查。阳性者进入诊断程序，一旦确诊，予以积极治疗，并密切随访。对照组不开展主动筛检但随访观察。

随访至1997年12月，筛检组共发现肝癌病人86例，对照组发现51例。筛检组平均每人用于肝癌防治的成本为 126 元，而对照组为 117 元。筛检组病人的早期发现率较高，通过筛检降低了 28% 的肝癌死亡率；对 1000 人经过 1 年的筛检可以获得 508.4 个延长的生命年。每获得一个延长生命年的成本为 1775 元。肝癌发病率越高，成本越低，效果越好；筛检试验的灵敏度、特异性越高，成本越低，效果越好。

【案例问题】
　　1. 本次研究的设计类型是什么？
　　2. 对肝癌筛检工作做了哪些方面的评价？

【案例 9-3 分析】
　　1. 本研究采用的是随机对照的设计方法，属于前瞻性研究。选择肝癌高危人群为研究对象，随机分配到筛检组和对照组，筛检组有明确的由研究者所控制的干预措施（筛检），而对照组不开展主动筛检，同时对两组随访并记录结局。
　　2. 本研究不仅通过对比筛检组和对照组的归因死亡率来评价肝癌筛检的生物学效果，还从卫生决策者的角度对肝癌筛检进行了成本效果分析，成本只计算直接医疗成本，效果为病人的延长生命年。

第三节　筛检效果的评价

一、筛检效果的评价设计方法

　　在评价筛检项目的效果时，会使用多种流行病学方法，这些方法大致可以归纳为两种类型，即随机研究与非随机研究。

（一）随机研究

　　随机研究（randomized study），又称为随机对照试验（randomized controlled trial，RCT），常用来评价筛检方法的收益、疾病结局的改善情况、成本等，是最可靠的客观评价的研究设计方法之一。在确认目标人群、筛检方案、筛检试验方法后，将人群随机分为筛检组和对照组，筛检组进行筛检，对照组则接受常规的医疗服务，然后同时对两组进行随访，记录目标结局，最后对比两组之间疾病发病率或死亡率的差异。筛检评价的随机对照试验与临床随机对照试验有所不同。前者难以实现盲法，且不易于实施个体随机分组，一般使用整群随机分组代替。

　　筛检评价的随机对照试验设计流程图参照图 9-5。

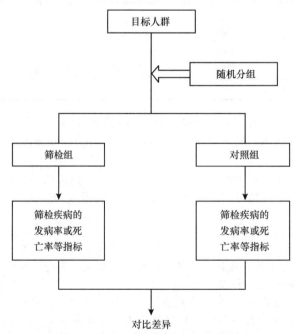

图9-5　评价筛检项目的随机对照试验

【案例 9-4】

以早诊断、早治疗、降低死亡率为目的的第二级预防是开展肝癌防治工作的重要内容，而第二级预防的关键是对高危人群进行周期性筛检。为评价周期性筛检对降低肝癌高危人群死亡率的效果，研究人员招募 HBsAg 阳性个体进行随访观察。该研究可分为两个阶段：第一阶段，研究人员对纳入研究的 5664 例 HBsAg 阳性个体进行分组，其中 3766 人接受周期筛检，称为筛检队列，1898 人未接受周期筛检，称为对照队列。研究人员于 1989 年 10 月至 1993 年 12 月期间开展随访工作，并分析两组 HBsAg 阳性个体肝癌死亡率。第二阶段，从周期性筛检研究中进行再抽样组成病例组和对照组，评价筛检效益。以随访期间确诊且死于肝癌的 207 人为病例组，在每个病例的死亡时间点上，以年龄和随访时间为匹配条件随机抽取四个非死亡个体作为对照，组成 1∶4 匹配的病例对照研究，以筛检为暴露因素进行分析，并以肝癌家族史和肝病史为混杂因素进行调整。结果发现第一个阶段的 RR 值为 0.5758（95%CI 为 0.4017～0.8251），第二阶段的 OR 值为 0.6311（95%CI 为 0.4397～0.9055）。研究结果表明，对肝癌高危人群进行筛检是降低该人群肝癌死亡的保护因素。

【案例问题】

请思考本案例为什么要运用非随机研究，而没有采用随机研究？

【案例 9-4 分析】

筛检研究中效益的评价应该首选随机试验。但随机对照试验周期长，花费大，存在对照不参加筛检等问题。许多慢性病在世界各地实际上是实行的一种不定期非等间隔、无对照的筛检试验。因此，非随机对照研究设计，包括队列研究和病例对照研究也是评价筛检效益的可供选择的方法，并且适用面广，可通过一些补充调查对混杂因素进行调整。

（二）非随机研究

非随机研究（nonrandomized study），又称为观察性研究（observational study），在因为现实条件限制，无法实施随机化的情况下，可以用观察性研究的设计方案对筛检项目进行评价。包括以下几种：

1. 自身前后对照研究 将目标人群筛检前后的发病率、死亡率、生存率等指标进行比较研究，从而判断筛检是否有效。为了防止时间趋势带来的偏倚，筛检地区要有连续多年、相对完整准确的疾病登记信息，据此作趋势预测。为确保研究效能，随访时间应足够长，样本量也要比随机研究设计更大。

2. 病例对照研究 在实施筛检项目的人群中，将患有筛检目标疾病的病人纳入病例组，将未发生目标疾病的人群作为对照组，通过分析病例组和对照组中既往参加筛检的频率差异来评价筛检项目的有效性。如果筛检项目有效，病例组中接受筛检的比例应该低于对照组。病例对照研究设计见图 9-6。

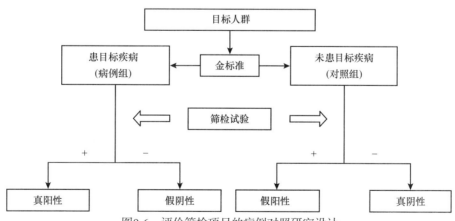

图9-6 评价筛检项目的病例对照研究设计

3. 队列研究 根据是否参与筛检将人群分为暴露组（筛检组）与非暴露组（未参与筛检组），经过一段时间的随访后，对比两组发病率、生存率等指标的差异来判断筛检的效果。队列研究设计见图 9-7。

4. 生态学研究 通过比较开展筛检地区和未开展筛检地区目标疾病发病率、死亡率等指标来评判筛检项目的效果。由于不同地区的卫生水平可能存在较大差异，所以要注意地区间的可比性。

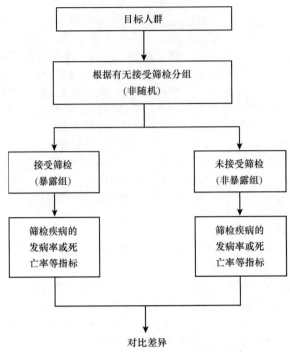

图9-7　评价筛检项目的队列研究设计

二、筛检效果的评价指标

（一）收益

知识点 9-5

1. 收益的定义及提高收益的方法。
2. 生物学效果评价指标。
3. 卫生经济学评价内容。

收益（yield）指进行筛检后能使多少之前未被发现的病人得到及时的诊断和治疗，反映了人群中因筛检而使病人被早发现、早诊断、早治疗，最终避免不必要的医疗资源浪费所带来的效益情况。筛检的收益与以下几个因素有关：

1. 筛检试验的灵敏度　如果筛检目标疾病的早期诊断具有重要意义，选择灵敏度高的方法可以减少漏诊，从而带来更大的收益。

2. 疾病的患病率　某种疾病的患病率越高，意味着该病在人群中的流行也就越普遍，筛检出病例数也就越多，收益也就越大。

3. 试验方法　在实施筛检时，同一对象可采用多项筛检试验，即联合试验，以提高筛检的灵敏度或特异度，增加筛检的收益。

（二）生物学效果评价

1. 生物学效果主要评价指标　根据筛检能否改善疾病的结局状态来设定，主要有病死率、归因死亡率、生存率等指标。

（1）病死率：表示一定时期内，因患某种疾病而死亡个体的数量占患病个体总数的比例。如果经筛检的病例病死率比未经筛检的低，说明筛检可能有效。

（2）归因死亡率：指一定时期内，因患某种疾病而死亡的个体数量占目标人群内所有个体总数的比例，是评价筛检人群长期获益的终点结局指标，可通过比较参加筛检人群与未筛检人群之间的死亡率差异来说明筛检结果。

（3）生存率：表示调查范围内的个体经过一定时限后生存的概率。通常使用 1 年、3 年、5 年生存率来评价癌症筛检的实际效果。如果经筛检的病例生存率比未经筛检的高，也说明筛检可能有效。

2. 需要筛检人数（number needed to be screened，NNBS）　指在筛检中欲使目标人群在一定时期内减少 1 例目标疾病导致死亡或负性不良事件而需要实际筛检的人数，通常这个值越小越好。为评价筛检试验的效果而开展随机对照实验时，通常将研究对象随机分为筛检组和对照组，以目标疾病的死亡率作为结局的测量指标，随访一定期限后，将对照组的疾病死亡率和干预组的疾病死亡率之差定为绝对危险度下降值（AR），然后将 AR 取倒数值，得 NNBS=1/AR。

笔记栏

（三）卫生经济学评价

卫生经济学评价是一项针对筛检中涉及的成本、效益、效果和效用的综合分析，目的是为了寻求如何在最小的资源投入中获得收益的最大化。

成本效益分析是指筛检中投入费用与获得经济效益的比值，投入和产出均以货币单位来衡量，是当前公共卫生项目经济学评价中的最佳指标。

成本效用分析是通过将筛检中健康改善方面所获得的生物学效果和人们对结果主观感受的综合指标，根据每个个体对健康水平不同的满意程度进行评价。

成本效果分析指筛检中投入费用与获得健康产出的比值，其中健康产出表现为健康改善方面所取得的成效，用非货币单位衡量。

三、筛检效果评价中存在的偏倚

筛检和病例对照研究、队列研究一样存在着选择偏倚和混杂偏倚，此外，还有可能出现筛检中特有的几项偏倚。

知识点 9-6
筛检效果评价中应注意的偏倚。

1. 领先时间偏倚（lead time bias） 领先时间是指筛检诊断时间与临床诊断时间之差，这个时间差往往被解释为因筛检而延长的生存时间，这种表面上延长的生存时间，实际上是筛检导致诊断时间提前所致的一种偏倚。比如，在评价筛检对结局（如预后）的影响时，病人在筛检时被及时发现，若将其生存期从筛检之日算起，即使治疗措施无效，也会因为确诊时间的提前而出现生存期延长的情况。领先时间偏倚示意图见图 9-8。

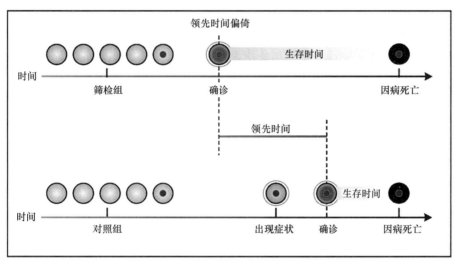

图9-8 领先时间偏倚示意图

2. 病程长短偏倚（length bias） 也称为预后偏倚。疾病被检出的可能性和疾病的进展速度有关。例如，一些恶性程度低的肿瘤病人通常有较长的临床前期，而恶性程度高的同类肿瘤病人的临床前期较短。因此前者被筛检到的机会比后者大，而前者的生存期又比后者长，从而产生筛检者比未筛检者生存时间长的假象，最终导致了对于筛检效果的高估，即发生了病程长短偏倚。

3. 过度诊断偏倚（over diagnosis bias） 指用于筛检疾病的临床意义不大，通常不会发展至临床期，也不会影响受检者的寿命。如果没有进行筛检则不会被诊断出来，病人可能在出现相应症状之前由于其他原因而死亡；但是因为进行了筛检，这些个体被确诊患病，被计入患病总体之中，导致患病总体中生存人数增多，提高了平均生存期，从而高估了筛检试验的效果。

4. 志愿者偏倚（volunteer bias） 一般来说，志愿者参加研究，比非志愿者更容易入选，而参与筛检的志愿者与未参与筛检者可能存在某些不同的特征，从而影响筛检的效果，这种情况所导致的偏倚被称为志愿者偏倚。如志愿者可能受教育程度更高，有更好的经济条件，不良行为习惯的发生率更低，更加关注自身的健康，对后续措施的依从性更好等，这些都会导致筛检效果被高估。

（孔丹莉 于海兵）

第十章 诊断试验的评价

临床治疗是在疾病诊断明确的基础上进行的，诊断试验即是对疾病进行诊断而采取的一项临床实践活动，是确诊疾病的基础。但诊断试验是否能正确诊断一种疾病，需要事先对该试验方法进行评价，因而诊断试验的评价是诊断试验的一项重要内容，也是临床流行病学方法的一项重要内容。要正确评价一项诊断试验，需要正确理解和运用诊断试验评价原则、内容及方法，避免错误判断。随着医学科学的不断发展，新的诊断技术与方法也会不断推陈出新，但医务工作者需要对新的试验方法的真实性、可靠性及临床实用价值做出正确的评价，并以此为依据做出正确的治疗方案。如果一项诊断试验方法的效能被高估，往往会给临床诊疗实践造成误导，甚至给病人造成生命损失。因而正确掌握并客观运用诊断试验评价的原则与方法，掌握重要的评价概念、指标及统计学方法，对于正确评价一项诊断试验方法具有重要意义。

第一节 概 述

一、概 念

知识点 10-1
1. 诊断试验的定义。
2. 诊断试验的目的与意义。

诊断试验（diagnostic test）是对疾病进行诊断的一类评价或试验方法，借助一些试验、方法等手段将患有某种疾病的病人与可疑患有该种疾病但实际尚未患病的人区别开来，对诊断试验阳性者进行严密观察并且提供及时治疗。诊断试验具有复杂性、准确性和特异度高等特征，其结果具有更高的准确性和权威性，但费用一般相对较高。

广义的诊断试验包括了临床范围内所有的测量及检查。主要有：①病史和体检所获得的信息资料；②各种实验室检查，如生化、血液学、病原学、免疫学、病理学检查等；③影像学检查，如 X 线、超声、CT、磁共振成像（MRI）及放射性核素检查等；④其他的辅助检查，如心电图、内镜、肺功能、电生理等；⑤临床公认的诊断标准，如许多自身免疫性疾病往往是通过一些复合诊断指标进行疾病诊断的。

二、目 的 与 意 义

诊断试验的主要目的是对疾病做出正确的诊断，这是正确制定治疗决策的前提。医生在面对一个病人时，首要的工作是尽可能对病人所患的疾病做出正确的诊断。通常的方法是先询问病史，然后进行身体检查、实验室检查和（或）其他特殊检验，并将所有收集的临床信息与检查信息加以综合分析与判断，然后对疾病做出某种诊断。在目前临床上应用的众多诊断试验中，一些试验具有很高的诊断价值，如传染性疾病的病原菌分离培养、外科的手术发现、病理组织切片的诊断等，此类技术的价值已被临床实践所证实。

随着医学科学科技的迅速发展及相关领域新技术的不断出现，医学学科领域中新的诊断技术、新的方法也不断涌现，这些新的技术或新的诊断试验方法能否应用在临床诊断中，是否比现有的诊断方法更准确、更可靠，这就需要使用诊断试验的评价方法对该方法进行评价，或者对已有的诊断试验的证据进行评价，以确定该诊断试验方法是否可以应用在临床诊断中。例如，数字减影血管造影（digital subtraction angiography，DSA）是诊断急性缺血性脑卒中颈动脉狭窄诊断的"金标准"，但因其有创伤、风险高和费用高，较难在临床推广应用。磁共振成像（magnetic resonance imaging，MRI）具有无创性、无辐射、重复性好等优点，可清晰观察血管外壁与管腔改变情况，为临床颈动脉狭窄提供诊断依据，与 DSA 相比具有较广应用前景。眼底立体拍照或裂隙灯下眼底检查是诊断眼底黄斑水肿的"金标准"，但该诊断方法费时费力。新的光学相干断层成像（OCT）技术，对眼底黄斑水肿的诊断更方便和可靠。目前相关诊断试验的证据表明，OCT 技术可以作为新的"金标准"用来诊断眼底黄斑水肿，其准确性及实用性都超过了原来的试验方法。

第二节　诊断试验评价的设计

诊断试验的评价是指将待评价的诊断试验与诊断该病的标准方法，即"金标准"，进行同步盲法比较，从而判定该方法对疾病"诊断"的价值。诊断试验的评价包括对试验的真实性、可靠性和临床应用价值的评价。

知识点 10-2
1. "金标准"。
2. 真实性评价的原则。
3. 研究对象的选择。

具体过程为：先确定研究的目标疾病的金标准，接着用它筛选病例组和对照组，然后用待评价的方法对他们再检测一次，最后将该结果与按照金标准诊断的结果进行比较，借用一系列评价指标来评价该诊断试验方法的价值。在这一过程中，"金标准"和"盲法"是保证诊断试验评价真实性和准确性的基础。诊断试验的评价包括对试验的真实性、可靠性和临床应用价值的评价。

一、诊断试验的真实性评价

真实性是指诊断试验的结果与实际情况的符合程度，也称为效度。真实性评价是诊断试验评价的最基本要求，真实性是反映诊断试验实际测量结果与真值之间的符合程度，是诊断试验研究与评价的最主要内容。在评价时需要依据"金标准"确定病例与对照，并采用"盲法"原则进行评价。诊断试验的评价过程包括三个要点：①确定"金标准"；②选择研究对象，用"金标准"对研究对象进行诊断，以确定"病例（有病）"和"对照（无病）"；③用待评价的诊断试验方法对这些"病例"和"对照"进行试验，将其结果与"金标准"试验的结果相比较，以确定其诊断价值。使用"金标准"与待评价的诊断试验对研究对象进行试验时，需要遵循"独立"与"盲法"的原则。"独立"指所有研究对象使用"金标准"及待评价试验方法进行试验时是独立完成的，一方的试验结果不能影响另一方的试验。"盲法"指对研究对象使用"金标准"与待评价试验方法试验时，试验结果在互相间是"隐匿"的，以避免一方的试验结果对另一方造成影响。

（一）金标准

金标准（gold standard）是指公认的疾病诊断标准，又称为标准诊断（standard diagnostic）或参考标准（reference standard）等。金标准是当前临床医学界公认、可靠、准确诊断疾病的方法，常见的金标准有：①病理学检查，如组织活检和尸体解剖；②特殊检查和影像诊断，如冠状动脉造影；③微生物培养；④长期随访结果等。

合理选择恰当的金标准对于正确评价一项诊断试验方法具有重要作用。待评价的诊断试验如果不与金标准进行比较，就无法证明该待评价的诊断试验的准确性。如果金标准选择不当将会造成对研究对象"有病"、"无病"划分上的错误，从而影响对诊断试验的正确评价。如在临床实际工作中，病理学检查通常作为肿瘤诊断的金标准。同时金标准并不是绝对的，它只是特定时期内的金标准，随着医学科技方法的发展，可能会有新的更好的标准来代替。有一些疾病的诊断可能尚无明确可靠的金标准，应具体问题具体分析。

（二）研究对象

选择合适的研究对象才能正确对一项诊断试验的价值做出恰当的判断。选择的研究对象应该包括临床上的患某病的所有类型的病人。因此纳入研究对象时也应包括在临床实践中可能遇到的，未来将应用该试验进行诊断时的各种类型的病人。研究对象需要按照金标准方法进行"诊断"，一组是用金标准确认的"患有该病"的研究对象作为病例组，另一组是用金标准确认的"未患该病"的研究对象作为对照组。病例组的选择应具有代表性，应包含目标疾病的各种临床类型的病例，如典型和不典型；早、中与晚不同时期的；不同临床症状的；不同临床体征等的病例。对照组应该包括非病人及与目标疾病易产生混淆疾病的其他病人。完全健康者一般不宜纳入对照组，否则诊断试验的敏感度和特异度会被高估，从而导致对诊断试验的价值做出错误判断。

诊断试验在临床应用的对象是病人或患有与某病具有相似症状或体征的易与某病混淆的其他病人，因此，一项好的诊断试验应该具有鉴别诊断的能力，能够区分有病变的早期病人和易与该病混淆的其他病人。完全正常的人与典型的病人其某项指标的差异非常明显，诊断试验能将完全正常的人与典型的病人区别开来并不能说明其在临床诊断中的价值，能够将相似的易混淆的病人区别开来才是临床真实需要的诊断试验，其实用性及临床价值才更高。因此评价诊断试验时选择的研究对象应该与临床上需要该试验诊断的目标人群一致，这样才能正确评价该试验的价值。

（三）样本量

样本量估计是指在科学研究中，在保证研究结论具有一定可靠性的条件下，研究的样本中所包含的最小的观察对象的数量。样本量过大可能会导致浪费而样本量不足可能因误差大造成结果不稳定，因而合适的样本量是诊断试验评价的重要问题。与研究样本量有关的因素有：①待评价的诊断试验的灵敏度；②待评价的诊断试验的特异度；③显著性检验水平 α，α 值越小，所需样本量越大，α 一般取 0.05；④容许误差 δ，δ 越大，样本量越小，一般 δ 取 0.05 或 0.10。

当灵敏度和特异度接近 50% 时，样本量估计公式为：

$$n=\left(\frac{U_\alpha}{\delta}\right)^2(1-p)p \qquad (式\ 10\text{-}1)$$

例 10-1：估计被评价的诊断试验灵敏度大约为 70%，特异度为 75%，试估计评价该诊断试验所需的样本量。

设 α=0.05，δ=0.05，即 U_α=1.96。

$$n_1=（1.96/0.05）^2\times（1-70\%）\times70\%=323$$
$$n_2=（1.96/0.05）^2\times（1-75\%）\times75\%=289$$

所以，评价该诊断试验，病例组样本量为 323 例，对照组样本量为 289 例。

当灵敏度或特异度小于 20% 或大于 80% 时，样本率的分布呈偏态分布，需对率进行平方根反正弦转换，其公式为：

$$n=\left[\frac{57.3\times U_\alpha}{\sin^{-1}[\delta/\sqrt{p(1-p)}]}\right]^2 \qquad (式\ 10\text{-}2)$$

（四）诊断试验真实性的评价指标

知识点 10-3
1. 灵敏度与特异度。
2. 误诊率与漏诊率。
3. 阳性似然比与阴性似然比。

真实性（validity），亦称效度，指诊断试验的结果与实际情况的符合程度，因而又称准确性（accuracy）。经"金标准"确诊的目标疾病病人和非病人，接受待评价的诊断试验检测后，可出现 4 种情况：即金标准诊断为病人，可能被诊断试验判定为有病（真阳性 TP），也有可能判定为无病（假阴性 FN）；金标准诊断为非病人，可能被诊断试验判定为有病（假阳性 FP），也有可能判定为无病（真阴性 TN），整理成四格表（表 10-1）。通过这个表格，可以计算该诊断试验的灵敏度、特异度等指标。用于评价真实性的指标有灵敏度、假阴性率、特异度、假阳性率、符合率、约登指数和似然比。

表10-1 诊断试验评价资料整理

诊断试验	金标准		合计
	病人	非病人	
阳性	真阳性（TP）	假阳性（FP）	总阳性数
阴性	假阴性（FN）	真阴性（TN）	总阴性数
合计	总病人数	总非病人数	总数

1. 灵敏度 又称敏感度或真阳性率，是经金标准判断为有病且按诊断试验的标准被正确地判断为阳性的比例，反映被评价的诊断试验发现病人的能力。

$$灵敏度=\frac{TP}{TP+FN}\times100\% \qquad (式\ 10\text{-}3)$$

假阴性率（FNR），又称漏诊率，是经金标准判断为有病但按诊断试验的标准被判断为阴性的比例。假阴性率与灵敏度为互补关系，假阴性率=1-灵敏度，该值越小灵敏度越高。

$$假阴性率=\frac{FN}{TP+FN}\times100\%=100\%-灵敏度 \qquad (式\ 10\text{-}4)$$

2. 特异度（Sp） 又称真阴性率，是经金标准判断为无病且按诊断试验的标准被正确地判断为阴性的比例。它反映了诊断试验确定非病人的能力。

$$特异度 = \frac{TN}{FP+TN} \times 100\% \qquad （式10-5）$$

当该诊断试验方法的阳性临界值固定时，该方法的灵敏度与特异度是固定不变的，这是该诊断试验固有的特征。当该诊断试验的临界值改变时，灵敏度与特异度也随之改变，灵敏度与特异度呈反向变化，即提高该试验的灵敏度时，特异度会下降；提高该试验的特异度时，灵敏度会下降。

假阳性率（FPR），又称误诊率，是经金标准判断为无病而按诊断试验的标准被判断为阳性的比例。假阳性率与特异度为互补关系，假阳性率=1-特异度，假阳性率越小，特异度越高。

$$假阳性率 = \frac{FP}{FP+TN} \times 100\% = 100\% - 特异度 \qquad （式10-6）$$

3. 符合率（agreement rate）　又称为一致性或准确度（accuracy），表示诊断试验结果中真阳性例数和真阴性例数之和占全部受检者的百分比，反映正确诊断有病与无病的能力。它表示试验结果与实际情况符合的程度，符合率越高，诊断实验结果越可信。

$$符合率 = \frac{TP+TN}{TP+FN+FP+TN} \times 100\% \qquad （式10-7）$$

4. 约登指数（Youden's index，YI）　又称正确指数，是灵敏度与特异度之和减去1，反映诊断试验方法发现真正病人与非病人的总能力。约登指数的范围在0～1，其值越大，该诊断试验真实性越高。

$$约登指数=（灵敏度+特异度）-1 \qquad （式10-8）$$

5. 似然比（likelihood ratio，LR）　是评价诊断试验真实性的重要指标，可同时反映灵敏度和特异度两个方面的特性，表示有病者中得出某一诊断试验结果的概率与无病者得出这一概率的比值。该指标全面综合地反映了诊断试验的诊断价值，不受患病率的影响。似然比可分为阳性似然比（positive likelihood ratio，LR⁺）和阴性似然比（negative likelihood ratio，LR⁻）。

阳性似然比是诊断试验结果的真阳性率与假阳性率之比，反映了诊断试验正确判断阳性的可能性是错误判断阳性可能性的倍数，其值越大，表明试验结果阳性时为真阳性的概率越大。

$$LR^+ = \frac{TP/(TP+FN)}{FP/(FP+TN)} = \frac{灵敏度}{1-特异度} \qquad （式10-9）$$

阴性似然比是诊断试验结果的假阴性率与真阴性性率之比，反映了诊断试验错误判断阴性的可能性是正确判断阴性可能性的倍数，其值越小，表明试验结果阴性时为真阴性的概率越大。

$$LR^- = \frac{FN/(TP+FN)}{TN/(FP+TN)} = \frac{1-灵敏度}{特异度} \qquad （式10-10）$$

【案例10-1】

在20世纪80年代，乳腺癌的"金标准"诊断方法是活检手术，其优点是在直视下准确切取肿瘤最具有代表部位的组织，符合病理检查要求，正确诊断率可达99%。但这是一种有创性的检查方法，必须达到一定的患病概率及适应的指征才可以进行。细针穿刺活检(fine needle aspiration，FNA)就是用一根很细的针插到结节病灶中，抽取出部分细胞出来，在显微镜下辨别组织细胞是良性的还是恶性的。此方法与活检手术相比，风险小且容易实施。Bibbo M等使用了诊断试验评价的方法，对FNA临床诊断价值进行了评价。

Bibbo M等对114名经过体检及乳房X线检查的病人进行乳房活检手术诊断，在114名可疑病人中，15人被诊断乳腺癌，99人被确认不患有乳腺癌。同时也对研究对象进行了FNA检查，检查结果如表10-2：

表10-2　应用FNA检查与手术活检结果比较

FNA检测	金标准（手术活检）		合计
	乳腺癌病人	非乳腺癌病人	
阳性	14（TP）	8（FP）	22
阴性	1（FN）	91（TN）	92
合计	15	99	114

【问题 10-1】

　　1. 计算该试验的灵敏度与特异度？有何意义？
　　2. 计算该试验的假阳性率与假阴性率？有何意义？
　　3. 计算该试验的阳性似然比与阴性似然比？有何意义？
　　4. 计算该试验的符合率与约登指数？

【分析】

　　1. 灵敏度 = [14/（14+1）] ×100%=93.3%，即在病人中，该方法能将 93.3% 的病人诊断为阳性。特异度=[91/（91+8）] ×100%=91.9%，即在非病人中，该方法能将 91.9% 的非病人诊断为阴性。

　　2. 假阳性率=[8/（8+91）]×100%=8.1%，即在非病人中，有 8.1% 的非病人被诊断为阳性，此为误诊的概率。假阴性率=[1/（14+1）] ×100%=6.7%，即在病人中，有 6.7% 的病人被诊断为阴性，此为漏诊的概率。

　　3. 阳性似然比= [14/（14+1）] /[8/（8+91）] =11.52，是病人中被诊断的阳性与非病人中被诊断为阳性者的比值，此值越高，患病的可能性越大。阴性似然比=[1/（14+1）] /[14/（14+1）] =0.07，是病人中被诊断为阴性与非病人中被诊断为阴性的比值，此值越小，患病的可能性越低。

　　4. 符合率=[（14+91）/114]×100%=92.1%；约登指数=0.933+0.919−1=0.852。此为该诊断试验正确诊断的能力，两者的含义相似。

　　6. 其他指标　在诊断试验中，如果目标疾病的患病率为验前概率，那么阳性预测值即为验后概率。

　　似然比对疾病诊断非常有帮助，其含义是使验前概率提高或降低了多少。根据诊断试验前研究对象的患病率（验前概率，pre-test probability），结合做某项试验后得出的似然比，估计研究对象新的患病率（验后概率，post-test probability）。

　　应用下述公式可以得出验后概率。

　　验前比（pre-test odds）= 验前概率/（1−验前概率）
　　验后比（post-test odds）= 验前比×似然比验后概率
　　　　　　　　　　= 验后比/（1+验后比）

　　似然比对验后概率变化的影响如下：①似然比等于 1，表示验前概率与验后概率相同，不需要做此试验；②似然比大于 1，则表明在做此试验后患该病的可能性增大，似然比越大则患该病的可能性越大；③似然比小于 1，则表明在做此试验后患该病的可能性减小，似然比越小则患该病的可能性越小。在临床实践中，若似然比大于 10 或小于 0.1，会使验前概率到验后概率发生决定性的变化，基本可确定或排除诊断；似然比为 1~2 或 0.5~1，验后概率基本不变，对疾病诊断帮助不大。

【案例 10-2】

　　某女性病人 54 岁，因乳腺问题就诊，根据以往该地区的医疗数据，来此就诊者中乳腺癌的患病率约为 0.3%。医生对此可疑病人进行了乳腺 X 线检查，检查结果出现了阳性，已知乳腺 X 线检查阳性结果的似然比是 50。根据乳腺 X 线检查结果，医生又对该病人进行了乳腺 FNA 检查，FNA 结果呈阳性。已知 FNA 检查阳性似然比是 11.6。

【问题 10-2】

　　1. 请分析并计算乳腺 X 线检查阳性结果时此病人的乳腺癌患病风险。
　　2. 请分析并计算乳腺 FNA 检查呈阳性结果时此病人的乳腺癌患病风险。
　　3. 已知 FNA 试验阴性的似然比是 0.08，假定该病人的 FNA 检查呈阴性结果时，请分析并计算该病人的乳腺癌患病风险。

【分析】

　　1. 先计算 X 线检查阳性时验后比和验后概率：
　　可以将该地区患病率看作是验前概率，根据公式计算验前比：
　　　　验前比=验前概率/（1−验前概率）=0.003/（1−0.003）= 0.003
　　　　验后比=验前比×似然比=0.003×50=0.15
　　　　验后概率=验后比/（1+验后比）= 0.15/（1+0.15）= 0.13 = 13%
　　从以上计算可知，该年龄妇女的乳腺癌患病概率是 0.3%，在 X 线检查呈阳性时，乳腺癌的患病风险上升到 13%。

　　2. 此时病人又进一步做了 FNA 检查，FNA 检查出现了阳性结果，阳性似然比=11.6，此时验前概率是 0.13，可计算其验后比和验后概率：
　　　　验前比=验前概率/（1−验前概率）= 0.13/（1−0.13）= 0.15

验后比＝验前比×似然比＝0.15×11.63＝1.74

验后概率＝验后比/（1+验后比）＝1.74/（1+1.74）＝0.64＝64%

从以上计算可知，该妇女在乳腺 X 线检查阳性后的乳腺癌患病概率是 13%，在 FNA 检查得到阳性结果时，其乳腺癌的患病概率上升到了 64%（如图 10-1 所示）。

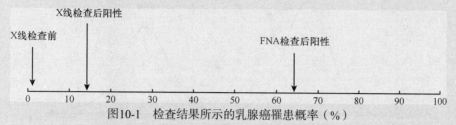

图10-1　检查结果所示的乳腺癌罹患概率（%）

3. 假设该病人在 FNA 检查后得到了阴性结果（似然比=0.08），计算其验后比和验后概率：

验前比＝验前概率/（1-验前概率）＝0.13/（1-0.13）＝0.15

验后比＝验前比×似然比＝0.15×0.08＝0.012

验后概率＝验后比/（1+验后比）＝0.012/（1+0.012）＝0.012＝1.2%

由以上计算可知，FNA 结果呈阴性时，此时该病人患乳腺癌的概率是 1.2%，基本上可以排除乳腺癌患病的可能性。

（五）诊断试验的临界值

开展诊断试验的根本目的是能够正确区分患病者与非患病者，所以需要对测量值有一个界定，这个界定的值称为临界值或临界点（cut-off point），以此作为患病或未患病的区分。在临床实践中，有病者与无病者的诊断试验结果数据常会重叠，这就需要有一个判断的标准，人为地将其分为阳性或阴性。不同类型的诊断试验有不同的判断标准和方法。

> **知识点 10-4**
> 1. 诊断试验的临界值。
> 2. 诊断试验的指标类型。
> 3. 连续变量临界值的确定方法。
> 4. 确定临界值的原则。

1. 诊断试验指标的类型　诊断试验指标通常可分为以下几类：

（1）主观指标：根据被诊断者的主诉确定，如头晕、头疼、失眠等，其中也包含一些诊断量表。仅凭被诊断者的主观感觉，作为指标常常很难反映真实情况。

（2）客观指标：根据客观仪器的测量值确定的指标。很少依赖诊断者及被诊断者的主观意识判断，所以是比较可靠的，如体温计测得体温，血压计测得血压，血生化检查，CT 成像等。

（3）半客观指标：根据诊断者的主观感觉而加以判断的指标，如肿块的质地等。由于诊断者主观的判断，不同诊断者会出现不同的结果，因此要严格规定标准。

2. 连续变量测量值的阳性临界值确定　诊断试验的临界值需要统一，以保证其可比性。如高血压的诊断通常采用 WHO 规定的标准，即收缩压≥140mmHg 和（或）舒张压≥90mmHg 是高血压的诊断标准。若在不同地区或不同时期采用的标准不一致，则诊断结果也会不同。

人们希望所用诊断试验应该既没有漏诊也没有误诊，即有病者均阳性，无病者均阴性的理想结果，诊断试验的灵敏度与特异度均为 100%（如图 10-2A），在这种理想的状态中有病者与无病者的分布完全没有重叠，能截然分开。但在实际的临床工作中，人体大多数的生理指标，其正常值与异常值的分布存在重叠的情况（如图 10-2B），灵敏度与特异度不能达到 100% 的理想状态，多数情况下表现为灵敏度上升时，特异度下降。

临床实际中，图 10-2B 的情景更常见，在诊断试验中必须给出一个能区分阳性结果和阴性结果的临界值。由于正常与异常有相互重叠的区域，确定临界值时可以因不同的目的将其左移或右移，选择不同的临界值影响诊断试验的灵敏度和特异度等指标，会导致产生不同的假阳性率和假阴性率。在实际选择诊断试验临界值标准时，一般要遵循以下原则：

（1）高灵敏度水平诊断试验标准的确定原则：使用高灵敏度诊断标准的目的是让患病病人尽可能多地被诊断出来，减少漏诊概率，以使病人得到早诊断、早治疗。使用此方法时常针对以下的情况：①疾病预后差；②漏诊会造成严重后果；③有效的治疗手段；④疾病处于早期阶段，治疗效果好。值得注意的是，提高试验的灵敏度时，诊断的临界值被左移（图 10-3A），有利于发现更多的病人。但试验的特异度会降低，误诊率会增加（假阳性率上升）。当需要对可疑阳性者做进一步诊断时，会增加下一阶段诊断的成本等。

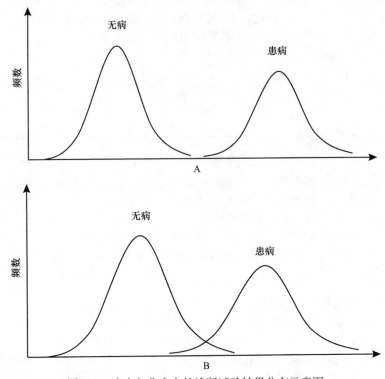

图10-2　病人与非病人的诊断试验结果分布示意图

（2）高特异度水平诊断试验标准的确定原则：使用高特异度诊断标准的目的是将可疑的病人尽可能做到正确诊断，减少误诊的概率，尽可能做到正确诊断病人所患疾病。使用此方法时常会针对以下情况：①治疗效果佳的疾病；②确诊和治疗费用昂贵的疾病；③预后不严重；④误诊将带来严重后果，对病人的心理、生理和经济造成严重影响。值得注意的是，提高试验特异度的同时，诊断的临界值被右移（图 10-3B），试验的灵敏度会降低，漏诊会增加（假阴性率上升），一些实际有病的人可能因假阴性而延误诊断与治疗。

（3）较高水平灵敏度和特异度的诊断试验标准确定原则：当假阳性和假阴性的重要性相等时，通常的做法是将诊断的临界值设定在病人与非病人分布曲线的交界处，即将诊断试验的临界值设定在该试验灵敏度和特异度均较高的位置，或设定在正确诊断指数最大的位置（图 10-3C）。此时假阳性率与假阴性率都比较小。

3. 确定诊断试验临界值的基本方法　对于这种连续变量指标的诊断试验需要选择一个区分正常与异常的诊断临界值。通常有以下四种确定方法：

（1）正态分布法：健康成人的很多生理生化指标通常为正态分布或近似正态分布。按正态分布原理可以计算某生理生化数据的均数及标准差。正常值范围的确定通常用"均数±1.96 标准差"表

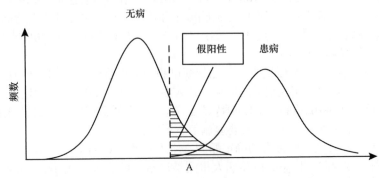

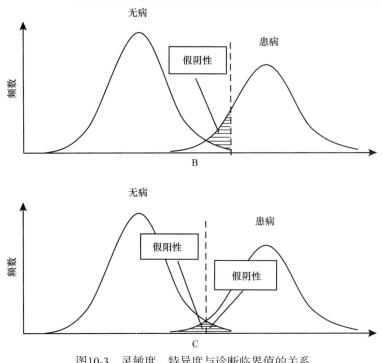

图10-3　灵敏度、特异度与诊断临界值的关系

示，即 95%的测量值均在此范围内（图 10-4）。双侧常用"均数±1.96 标准差"表示其双侧正常值范围，即两端各有 2.5%是异常的；单侧则用"均数+1.64 标准差"表示测量值过高为异常，或"均数-1.64 标准差"表示测量值过低为异常。

（2）百分位数法：人体某些生理生化指标不符合正态分布形式，表现为偏态分布。此时正常值的确定方法可使用百分位数法。其原理是将观测值按照从小到大的顺序排列，若使用双侧检验，则第 2.5～97.5 百分位数为正常值范围，单

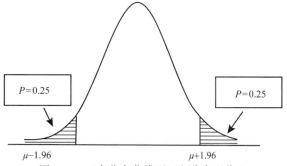

图10-4　正态分布曲线下面积分布百分比

侧则以第 5 或 95 百分位数界定正常值范围。此方法也用于分布不明数据临界值的确定。

（3）使用受试者工作特性曲线（receiver operator characteristic curve，ROC curve）确定临界值。ROC 曲线可以用来确定连续变量测量值的最佳临界点。它是以假阳性率（1-特异度）为横坐标，以真阳性率为纵坐标绘制而成的曲线，它可表示灵敏度和特异度之间的相互关系。以灵敏度为纵坐标，

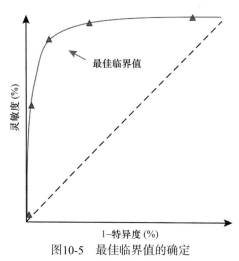

图10-5　最佳临界值的确定

"1-特异度"为横坐标绘制出曲线，随着灵敏度增加，1-特异度的值也增加，即特异度下降。在 ROC 曲线上离左上角垂直距离最短的一点，其灵敏度和特异度之和最大，这一点称为最佳临界点，点上的值称为最佳临界值（图 10-5）。除这一最佳临界点外，其邻近点也可以作为诊断试验的参考值。目前 ROC 曲线法是确定诊断试验临界值的常用方法，实际应用时临界值的确定应与研究目的相结合。

ROC 曲线除了用于确定诊断试验的临界值外，还被广泛应用于诊断试验临床应用价值的评价。

（4）临床判断法：在临床上，基于对疾病的不断认识，摸索出来当测量值达到什么水平，才需要治疗。例如，随着对高血压危害的不断认识，WHO 在不同时期多次对高血压的诊断标准予以修订，由原来收缩压≥160mmHg 和（或）舒张压≥95mmHg 的高血压诊断标准，到 1999 年参照美国

JNC6重新修订为：血压≥140/90mmHg为高血压；2003年5月与6月美国和欧洲先后发表了美国国家联合委员会关于高血压预防、检测、评价和治疗的第七次报告（JNC7）与欧洲高血压指南（ESH/ESC）对其诊断标准进行了修改。美国心脏病学会（ACC）、美国心脏协会（AHA）在2017年制定并颁布了新的高血压诊断治疗指南，将高血压的诊断标准从多年采用和公认的收缩压≥140mmHg和（或）舒张压≥90mmHg，降至收缩压≥130mmHg和（或）舒张压≥80mmHg。这些临界值标准的制定是通过长期实践、观察疾病进展及预后等情况得出的结论。

二、诊断试验的可靠性评价

> **知识点 10-5**
> 1. 诊断试验的可靠性。
> 2. Kappa 值的计算含义。

可靠性亦称重复性（repeatability）或信度（reliability），指诊断试验在完全相同条件下，进行重复试验获得相同结果的稳定性。在研究中影响可靠性的因素主要是测量变异（measurement variation），其可来自观察者的自身、测量仪器、试剂和试验条件的变异及研究对象的生物学变异（个体内及个体间）等，这些变异可同时存在，且互相累加。诊断试验可靠性评价的设计与真实性评价不一样，评价指标主要用来评价测量变异的大小。

1. 计量资料　采用标准差及变异系数（coefficient of variation，CV）来表示。变异系数=（标准差/均数）×100%。变异系数和标准差越小，可靠性越好。

2. 计数资料　采用观察符合率与卡帕值（Kappa value）表示。观察符合率又称观察一致率，指两名观察者对同一事物的观察或同一观察者对同一事物两次观察结果一致的百分率。前者称观察者间观察符合率，后者称观察者内观察符合率。既用于对两个观察者的结果进行一致性检验，也用于对两种试验方法所得结果的一致性检验。一般可整理成配对的四格表，如表10-3的形式。

表10-3　诊断试验一致性评价

第二次试验	第一次试验		合计
	阳性	阴性	
阳性	A	B	R_1
阴性	C	D	R_2
合计	C_1	C_2	N

$$观察符合率(P_o) = \frac{A+D}{N} \times 100\% \qquad （式 10-11）$$

Kappa值用来评价两次试验结果的一致性，其在计算时考虑了机遇因素对结果的影响，是校正机遇一致率后对评价观察符合率程度的指标。其含义是实际符合率与最大可能符合率之比。计算过程如下：

$$机遇符合率(P_c) = \frac{\frac{R_1 C_1}{N} + \frac{R_2 C_2}{N}}{N} \times 100\% \qquad （式 10-12）$$

$$实际符合率=观察符合率-机遇符合率=P_o-P_c \qquad （式 10-13）$$

$$最大可能符合率=1-机遇符合率=1-P_c \qquad （式 10-14）$$

Kappa值的计算公式：

$$Kappa=实际符合率/最大可能符合率= \frac{P_o - P_c}{1 - P_c} \qquad （式 10-15）$$

例10-2：有人对针吸细胞学检查（FNA）与手术活检诊断乳腺癌进行了比较，数据见表10-4：

表10-4　FNA检查与手术活检诊断乳腺癌比较

FNA检验	手术活检		合计
	病人	非病人	
乳腺癌	14	8	22
非乳腺癌	1	91	92
合计	15	99	114

$$观察符合率(P_o) = \frac{A+D}{N} \times 100\% = \frac{14+91}{114} \times 100\% = 92.1\%$$

$$机遇符合率(P_c) = \frac{\dfrac{R_1C_1}{N} + \dfrac{R_2C_2}{N}}{N} \times 100\% = \frac{\dfrac{22 \times 15}{114} + \dfrac{92 \times 99}{114}}{114} \times 100\% = 72.6\%$$

$$实际符合率=观察符合率-机遇符合率=P_o-P_c=92.1\%-72.6\%=19.5\%$$

$$最大可能符合率=1-机遇符合率=1-P_c=1-0.726=27.4\%$$

Kappa 值的计算公式:

$$Kappa = 实际符合率 / 最大可能符合率 = \frac{P_o - P_c}{1 - P_c} = \frac{0.921 - 0.726}{1 - 0.726} = 0.71$$

该试验评价结果表明,FNA 方法与手术活检在判断病人与非病人的一致性为 92.11%;机遇所致的一致率为 72.6%,实际一致率为 19.5%,非机遇一致率为 27.4%,Kappa 值为 0.71,表明两种方法试验的一致性(可靠性)属于中等水平。

Kappa 值充分考虑了机遇因素对结果一致性的影响,Kappa 值范围介于-1~1。Kappa=0,观察一致率完全由机遇造成。Fleiss 提出三级划分:0.75~1.00 为高度一致,0.40~0.74 为中度一致,0.01~0.39 为一致性差。

三、诊断试验临床应用价值评价

前面从诊断试验方法的本身讨论了诊断试验的真实性和可靠性。但诊断试验最终必定要应用于临床,所以对诊断试验临床应用价值评价也必不可少。临床应用价值是诊断试验有关临床收益的内容,包括预测值的估计、新确诊病例和经济学评价等。

■ (一)预测值

灵敏度是指病人中诊断试验阳性率,特异度是非病人中诊断试验阴性率。但临床医生在实际应用诊断试验时,更希望根据诊断试验的结果来直接判断诊断对象真正患病的概率,而不是需要考虑灵敏度、特异度的间接证据,这样就引出了预测值的概念。预测值(predictive

> **知识点 10-6**
> 1. 阳性预测值与阴性预测值。
> 2. 患病率对预测值的影响。
> 3. 灵敏度及特异度对预测值的影响。

value,PV)是反映应用诊断试验的检测结果来估计受试对象患或不患该病概率的指标。根据诊断试验的阳性和阴性结果,将预测值分为阳性预测值和阴性预测值。

1. 阳性预测值(positive predictive value,PV+) 是诊断试验结果为阳性者中病人所占的比例,指诊断试验阳性者患病的概率。对于一项诊断试验来说,PV+越大,表示诊断试验阳性后受试对象患病的概率越高。

2. 阴性预测值(negative predictive value,PV-) 是诊断试验结果为阴性者中非病人所占的比例,指诊断试验阴性者未患病的概率。PV-越大,表示诊断试验阴性后受试对象为无病者的概率越高。

计算预测值时数据表参见表 10-1。

计算公式如下:

$$阳性预测值:PV^+ = \frac{TP}{TP+FP} \times 100\% \qquad (式 10-16)$$

$$阴性预测值:PV^- = \frac{TN}{FN+TN} \times 100\% \qquad (式 10-17)$$

【案例 10-3】

Bibbo M 等对 114 例 X 线乳腺检查呈阳性和可疑病人中进行了乳腺组织手术活检及 FNA 检查,在 114 例病人中手术活检确认 15 人患有乳腺癌,99 人例未患乳腺癌。对同一人群的 FNA 检查有22 人阳性,92 人阴性,数据如表 10-5 所示。

表10-5 应用FNA检查与手术活检结果比较

FNA检查	金标准(手术活检)		合计
	乳腺癌病人	非乳腺癌病人	
阳性	14(TP)	8(FP)	22
阴性	1(FN)	91(TN)	92
合计	15	99	114

【案例问题】

（1）计算该试验的患病率、灵敏度、特异度。

（2）请计算阳性预测值及阴性预测值，并加以说明。

【案例10-3分析】

（1）患病率=（15/114）×100%＝13%

　　灵敏度=（14/15）×100%＝93%

　　特异度=（91/99）×100%＝92%

（2）PV⁺=（14/22）×100%＝64%

　　PV⁻=（19/92）×100%＝99%

通过计算可知，在这组可疑病人中，患乳腺癌的概率是13%，FNA检查得到阳性结果时，患乳腺癌的概率是64%。若FNA检查得到阴性结果，则99%概率不患有乳腺癌。

（二）影响预测值的因素

与诊断试验预测值有关的因素包括灵敏度、特异度和疾病的患病率。预测值与三者的关系如下：

$$PV^+ = \frac{p \times Se}{p \times Se + (1-p) \times (1-Sp)} \qquad （式 10\text{-}18）$$

$$PV^- = \frac{(1-p) \times Sp}{p \times (1-Sp) + (1-p) \times Sp} \qquad （式 10\text{-}19）$$

式中，p 为目标人群的患病率，Se 为灵敏度，Sp 为特异度。

当诊断试验的灵敏度和特异度不变时，阳性预测值和患病率成正比，阴性预测值和患病率成反比。一般来说，人群中某病的患病率越高，所诊断的病例数就越多，阳性预测值也就越高。当患病率很低时，即使诊断试验的灵敏度和特异度均较高，其阳性预测值也不高。所以将诊断试验用于人群疾病筛查时，这时患病率很低，会出现较多的假阳性，阳性预测值也会很低。

当患病率固定不变时，诊断试验的阴性预测值一般表现为与灵敏度同向变化，即灵敏度越高，则阴性预测值越高，当灵敏度达到100%时，若诊断试验结果阴性，那么可以肯定受试者无病；试验的阳性预测值一般表现为与特异度同向变化，即特异度越高，则阳性预测值越高，当特异度达到100%时，若诊断试验阳性，可以肯定受试者患病。

【案例10-4】

Bibbo M 等在对成年女性的 X 线乳腺检查中，发现 317 例女性有可触及的乳腺肿块。同时使用了活检手术及 FNA 检查，在 317 例病人中手术活检确认 121 人患有乳腺癌，196 人未患乳腺癌。FNA 检查发现，有 128 人呈阳性，189 人呈阴性。数据如表 10-6 所示。

表10-6　应用FNA检查与手术活检结果比较

FNA检测	金标准（手术活检）		合计
	病人	非病人	
阳性	113	15	128
阴性	8	181	189
合计	121	196	317

【案例问题】

（1）计算患病率、灵敏度及特异度。

（2）计算阳性预测值及阴性预测值，并与"案例10-3"比较，说明患病率对预测值的影响。

【案例10-4分析】

（1）患病率=（121/317）×100%＝38%

　　灵敏度=（113/121）×100%＝93%

　　特异度=（189/196）×100%＝92%

（2）PV⁺=（113/128）×100%＝88%

　　PV⁻=（181/189）×100%＝96%

预测值也可以由公式（10-18）和公式（10-19）计算得到：

$$PV^+ = \frac{p \times Se}{p \times Se + (1-p) \times (1-Sp)} = \frac{0.38 \times 0.93}{0.38 \times 0.93 + (1-0.38) \times (1-0.92)} = 88\%$$

$$PV^- = \frac{(1-p) \times Sp}{p \times (1-Sp) + (1-p) \times Sp} = \frac{(1-0.38) \times 0.92}{0.38 \times (1-0.92) + (1-0.38) \times 0.92} = 96\%$$

与"案例10-3"相比较来看，此处是两种不同性质的病例人群，"案例10-3"中人群是无可触及乳腺肿块的可疑病人，乳腺癌患病率是13%，阳性预测值是64%，阴性预测值是99%。"案例10-4"人群有可触及的乳腺肿块，乳腺癌患病率增加到38%，阳性预测值增加到了88%，阴性预测值下降到96%。此时FNA检查方法在两个人群是一致的，灵敏度与特异度保持不变。人群中某病的患病率越高，所诊断的病例数就越多，阳性预测值也就越高。

某一人群的患病率在保持稳定不变的情况下，如果因某些原因改变了诊断试验的临界值，该试验的灵敏度与特异度就发生了改变，最终也会引起阳性预测值及阴性预测值产生改变。

第三节 提高诊断试验效率的方法

一、选择患病率高的人群应用诊断试验

预测值的大小受诊断试验的灵敏度、特异度及目标人群患病率的影响。当诊断试验确定后，其灵敏度和特异度就已经固定了，此时的预测值主要受患病率影响。如将诊断试验用于患病率很低的人群，则阳性预测值很低，但用于高危人群，则阳性预测值可显著提高。

> **知识点 10-7**
> 1. 并联试验。
> 2. 串联试验。
> 3. 提高试验效率的方法。

在实际应用中，可先选用灵敏度高、价格低的方法进行初步诊断。试验阳性人群中患病比例增高，然后再进一步用昂贵的诊断试验确诊。

二、采用联合试验方法

为了提高诊断试验的灵敏度与特异度，除了探索新的试验方法之外，可以将现有的两种以上的试验结合起来，称为联合试验或复合试验（multiple tests）。如联合检测血清中甲胎蛋白（AFP）与影像学检查诊断肝癌以作为肝癌诊断规范。

联合试验有两种方式：①并联试验（parallel tests），亦称平行试验，指同时做几项试验，只要有其中一个试验结果为阳性，结果即判断为阳性，只有当全部试验结果均为阴性时才认为试验为阴性。采取并联试验可以提高灵敏度和阴性预测值，有利于排除其他诊断，使疾病漏诊减少，但其缺点是降低特异度与阳性预测值，容易造成假阳性判断致误诊。②串联试验（serial tests），亦称系列试验，依次做多个诊断试验，只有当所有试验皆阳性才认为试验阳性，只要任何一项诊断结果为阴性就认为试验为阴性。选用系列试验以提高诊断的特异度和阳性预测值，使试验阳性更为可信，减少误诊，但是该方法会降低灵敏度，造成漏诊。在做系列试验时，应先选用简易、经济，灵敏度高且无损伤的试验。

在做联合试验时，既要交代各单项试验的评价指标，还必须计算联合试验的相关指标。理论上，如果两个诊断试验的结果彼此完全独立，应用概率论原理可以估计联合试验后的灵敏度和特异度。但在临床实践中，能够诊断同一种疾病的多个诊断试验，彼此独立的可能性很小。

【案例10-5】

地中海贫血（地贫）是一种遗传性的疾病，表现为溶血性贫血。平均红细胞体积（MCV）试验、红细胞脆性试验与Hb电泳可以作为诊断地中海贫血的试验。对这三种方法的地中海贫血诊断进行评价，使用三项检查及联合试验方法，结果见表10-7，表10-8，表10-9。

表10-7 MCV试验、红细胞脆性试验及Hb电泳检测地中海贫血结果

组别	例数	MCV试验		红细胞脆性试验		Hb电泳	
		阳性	阴性	阳性	阴性	阳性	阴性
地中海贫血	160	146	14	125	35	114	46
非地中海贫血	110	34	76	11	99	9	101

表10-8　MCV试验、红细胞脆性试验、Hb电泳联合试验检测地中海贫血结果

组别	例数	并联试验		串联试验	
		阳性	阴性	阳性	阴性
病例	160	160	0	108	52
对照	110	42	68	0	110

【案例问题】

（1）分别计算三种试验方法、并联及串联试验的灵敏度、特异度、阳性预测值及阴性预测值？

（2）说明并联试验及串联试验的特点。

【案例10-5分析】

（1）该三种试验方法的灵敏度、特异度、阳性预测值及阴性预测值见表10-9，此三种试验方法在单项试验中MCV试验方法的灵敏度最高，达到了91.25%，Hb电泳试验方法的特异度最高达到了91.82%。

表10-9　MCV试验、红细胞脆性试验及Hb电泳单项检测及联合试验检测地中海贫血指标

试验方法	灵敏度（%）	特异度（%）	阳性预测值（%）	阴性预测值（%）
MCV	91.25	69.00	81.11	84.44
红细胞脆性	78.13	90.00	91.91	73.88
Hb电泳	71.25	91.82	92.68	68.71
三项并联	100.00	61.82	79.21	100.00
三项串联	67.50	100.00	100.00	67.90

（2）当三种试验方法采用并联试验方案时，提高了联合试验的灵敏度及阴性预测值。灵敏度及阴性预测值都达到了100%，但特异度（61.82%）及阳性预测值（79.21%）下降，误诊率（假阳性率）升高，达到了38.18%。当三种试验方法采用串联试验方案时，提高了试验的特异度及阳性预测值，特异度及阳性预测值都达到了100%，但灵敏度（67.50%）及阴性预测值（67.90%）下降，漏诊率（假阴性率）达到了32.5%。

从上面的结果可以看出，采用不同的联合试验方法，灵敏度和特异度变化不同。临床上当几种试验方法的灵敏度都不高时，为提高试验的灵敏度，可考虑使用并联试验方法以提高试验的灵敏度。如果几项试验方法的特异度都不高，需要特别注重试验结果的正确性时，可以考虑使用串联试验，以提高诊断试验的特异度。

第四节　诊断试验评价中常见的偏倚

知识点 10-8
1. 诊断试验中常见的偏倚。
2. 出现这些偏倚的原因。

诊断试验评价的目的在于衡量该诊断试验在临床应用中的价值，主要采用与金标准比较的方法，以检验该诊断试验的结果与金标准诊断结果相一致的程度。评价的主要过程是先使用金标准诊断方法对被怀疑有目标疾病的人群进行诊断，以确定病人与非病人。然后使用该诊断试验方法对同一目标疾病人群进行试验，且两次试验是独立的，试验的参与者相互不知道对方的诊断结果。最后比较两种方法对该目标疾病人群的诊断结果，使用灵敏度、特异度、准确度、似然比及优势比等评价指标。在这个比较过程中，可能由于选择目标疾病人群的方法不同，或者评价结果的标准及判定方法不同等原因，将会影响对该诊断试验的正确评价，出现诊断试验评价的偏倚。常见的偏倚有"金标准"偏倚、工作偏倚、疾病进展偏倚、疾病谱偏倚、临床解读偏倚等。

一、"金标准"偏倚

在对诊断试验方法进行评价时，首先需要选定金标准，针对诊断试验评价的各项指标都是与"金标准"比较后得到的。"金标准"被假定为正确的诊断，即"金标准"的敏感度和特异度都是100%。但是现实情况"金标准"是不够完美的，导致出现错分（misclassification），即将有病者判为无病者，或将无病者判为有病者，从而影响诊断试验评价的准确性。任何一个"金标准"只是在特定历史条件下医学发展的产物，其真实性是相对的，过去可能是"金标准"，现在不一定是。使用不完美的"金标准"对某项诊断试验的价值进行评价，会导致对诊断试验价值出现高估或低估，偏离了该试验的客观实际，这种偏倚就是"金标准"偏倚（gold standard bias）。

在某些诊断试验评价的研究中，有时部分研究对象接受了一种"金标准"的诊断，而另一部分对象接受了另一种"金标准"的诊断，这种由于使用了多重"金标准"而引起的偏倚称为多重参照偏倚（differential verification bias），属于"金标准"偏倚的范畴。在多中心协作的研究中，因不同研究中心所选择的"金标准"不同，容易出现多重参照偏倚。如阑尾炎的诊断方法评价中，部分病例使用了病理学方法确认阑尾炎，另一部分病例则依据临床症状及随访确认病例，这时就使用了多重参照。当待评价试验呈阳性结果时，病人更容易接受有创伤性的"金标准"方法的检查，当待评价试验呈阴性结果时，则不太愿意再接受有创伤性的检查，即使是更准确的检查方法，此时评价者可能会选择另一种标准来解决。对于待评价试验呈阴性结果的研究对象来说，不接受有创性的进一步检查是可以理解的，从医疗安全来看是可以接受的。这种情况下评价的结果可能会高估待评价试验方法的临床价值。在这种情况下部分证实偏倚与多重参照偏倚则不容易区分。

二、工作偏倚

工作偏倚（work-up bias）指在进行诊断试验过程中，仅针对阳性结果的检测对象进一步用"金标准"加以确认，对试验结果阴性者通常认定为无病，不再用"金标准"加以确认。这样所有病例接受"金标准"检查的机会不同，只有部分病例通过了"金标准"证实，造成了诊断结果的偏倚。工作偏倚也称部分证实偏倚（partial verification bias）。例如，心电图运动试验可以用来作为一种诊断冠心病的方法，对其临床应用价值进行评价时，通常采用冠状动脉造影术作为冠心病诊断的"金标准"。当主干狭窄≥75%时可确认为冠心病。但冠状动脉造影检查是有创性的检查方法，病人接受检查的依从性较低，常选择在心电图运动试验出现阳性后再进一步做冠状动脉造影检查，而心电图运动试验阴性者则不做冠状动脉造影检查，或者仅有小部分病人同意接受冠状动脉造影检查。研究结果会高估心电图运动试验的灵敏度，而心电图运动试验阴性者中仍有一部分实际上患有冠心病。

三、疾病进展偏倚

在进行诊断试验评价时，由于某些原因试验时间过长，或推迟试验，可能出现病人疾病进展的情况，造成试验结果的偏倚，如自愈、疾病减轻、疾病加重或出现并发症等而导致误诊，以致出现诊断试验结果的错误判断。如初次检查是阳性结果，病人经过治疗后检查结果出现阴性，若对病人的纳入没有明确的时间界限，则容易出现疾病进展偏倚（disease progression bias）。多长时间的时间间隔会对诊断试验结果判定造成疾病进展偏倚，可因疾病的类型不同而不同。例如，对于慢性疾病，几天的时间间隔可能不会对试验结果的判定造成影响，但对于急性病，如很多感染性疾病，执行及判定结果在数日的时间间隔后可能造成疾病进展偏倚。

四、疾病谱偏倚

诊断试验研究对象要求能很好地代表目标临床人群，病例组与对照组都应该较好地代表各自的总体。病例组应该包括该病的各个时期、各种临床类型、典型或不典型病人等。对照组应该包括确实无该病的人群，包括正常人群及非目标疾病的其他病人，特别是应该包括与该疾病容易混淆的其他病人。有些诊断试验的对照组为明确的健康者，因为没有纳入与该病混淆的其他疾病，亦即没有纳入检验结果呈"灰色带"的病人，从而高估该诊断试验的诊断价值。这种诊断试验的研究对象不能代表试验应用的目标人群而产生的偏倚，称为疾病谱偏倚（spectrum bias）。影响疾病谱偏倚的因素有很多，如研究对象的年龄、性别、疾病的严重程度，还有对象所处地区的医疗水平等。

选择研究对象时会受到很多因素的影响，当选择的研究对象不能代表目标总体时，就出现了选择偏倚，即选择的病例及对照不能代表实际人群的病例总体与对照总体。疾病谱偏倚通常就是选择偏倚的一种。如诊断膀胱癌的肿瘤标志物，肿瘤标志物并非膀胱癌特有，在泌尿系统感染时肿瘤标志物也会升高，当选择的研究对象中有较多的此类病例时，就会造成过高假阳性率，从而低估特异度。

诊断试验的灵敏度受疾病严重程度等因素影响，不同严重程度会导致诊断试验灵敏度产生变化。如肿瘤，疾病严重时肿瘤体积大，此时易被影像学检查发现。再如心肌梗死，程度严重时心肌梗死面积大，心肌酶含量高，就容易被检测到。通常病情严重时会导致诊断试验的真阳性率增加，从而高估灵敏度；相反，病情较轻时会低估灵敏度，导致漏诊率增加。

　　在进行诊断试验评价时研究对象的选择是否合理可以从以下两点来判断：一是纳入标准和排除标准是否合理；二是纳入的研究对象的特征是否有代表性。研究对象的代表性特征主要包括性别、年龄、症状、疾病的严重程度、合并疾病、入院率、该地区目标疾病患病率及该地区医疗保健水平。若在进行诊断试验评价时所纳入的疾病谱不具有代表性，诊断试验的结果也就不能正确有效地应用到临床实践中去。因此，在诊断试验的评价过程中，应该清楚详细地描述纳入研究对象的方法及过程，遵循疾病谱合理地纳入研究对象。

五、临床解读偏倚

　　进行诊断试验评价时需要坚持盲法与独立的原则，但有时并不容易做到。如果事先知道"金标准"确诊的结果，就会对待评价试验结果的判读产生影响。反之，如果事先知道待评价试验的结果，也会对"金标准"诊断结果的判读产生影响，这称为临床解读偏倚（Review bias）。临床解读偏倚的程度与试验结果的主观判定程度有关，依赖主观程度高说明在诊断试验的判读时受"金标准"影响大，依赖主观程度小者影响程度就小。通常情况下，受主观影响较大的临床解读偏倚能增加诊断试验的敏感度。

　　在试验结果的主观判读过程中，临床资料会对结果的判定造成影响，如病人的年龄、性别、症状、体征，还有实验室检查及影像学资料等，尤其是影像学资料。依赖于主观判读时常受到这些临床资料的影响，但其对客观诊断标准所产生的影响就小一些。

　　在对结果判读的过程中存在观察者间变异和观察者内变异两种。有 2 个或 2 个以上的观察者判读结果时出现不同的判读结论，就出现了观察者间变异。对由同一观察者对同一诊断试验的结果进行 2 次或以上判读，判读所得结果不同时，就出现了观察者内变异。当样本患病率与总体患病率区别较大时，判读者可能会受到背景知识的影响，或判读者会受到记忆竞争的影响，从而使判读结果偏向某一个方向。

　　综上所述，诊断试验研究中容易出现疾病谱偏倚、"金标准"偏倚和临床解读偏倚，而其他偏倚相对较少发生。目前有关诊断试验评价的文章越来越多，但很多文章的质量还有待提高。在众多的文献中，诊断试验评价中的偏倚是影响研究质量的一个原因。希望研究者能充分认识这些偏倚，并能理解掌握这些偏倚产生的条件及背景，正确处理研究中产生的偏倚，提高研究水平与质量。

（许　锬）

第十一章 病 因 研 究

【案例 11-1】

　　宫颈癌是常见的妇科恶性肿瘤之一，其发病率在女性恶性肿瘤中位居第二，仅次于乳腺癌。1977 年 Laverty 在电镜下观察到宫颈癌活检组织中存在人乳头瘤病毒（human papillomavirus，HPV）颗粒，随后德国病毒学家 Harald Zur Hausen 首次提出 HPV 感染与宫颈癌密切相关的假设，此后国内外学者就 HPV 感染与宫颈癌的关系进行了大量的研究，包括病例对照研究、队列研究、细胞学与分子生物学研究。几乎所有流行病学及实验室的研究都显示 HPV 感染与宫颈癌相关，其 *RR* 或 *OR* 在 3～250；实验动物和组织标本研究表明 HPV DNA 检测的含量与宫颈病变程度呈正相关；队列研究证实 HPV 感染与宫颈癌的发生有时序关系。这些研究结果使人们对 HPV 和宫颈癌的关系基本达成共识，即 HPV 感染，尤其是 HPV16、HPV18 型感染是宫颈癌发生的主要病因。

【案例问题】

　　1. 如何建立病因假设？

　　2. 如何检验与验证病因假设？

　　3. 因果判断的标准有哪些？

【案例 11-1 分析】

　　1. 病因假设常常是在描述疾病流行病学特征的基础上，应用 Mill 法则提出。

　　2. 检验病因假设主要采用分析性流行病学方法，包括病例对照研究、队列研究，而队列研究和实验流行病学研究则可以达到验证病因假设的目的。

　　3. 因果推断的标准有关联的时序性、关联强度、关联的一致性和可重复性、剂量-反应关系、终止效应、医学与生物学上的合理性及关联的特异性等。

　　病因研究是流行病学研究的核心问题，其研究过程可以全面体现流行病学的逻辑思维方式和各类流行病学方法的综合应用，其研究结果则直接影响对疾病的预防和治疗，如针对病因开展疾病的一级预防，或正确判断由治疗方法所致的不良反应等。因此病因研究需要极为科学而慎重地对待。

第一节 概 述

　　随着社会与科技的发展，人们对疾病与健康及其相关现象的认识越来越深入，对病因的理解也越来越全面。

一、病 因 概 念

（一）病因基本概念

　　病因（cause of disease），简而言之就是导致疾病发生的原因，它与疾病之间应具有前因后果的时间顺序、统计学上的关联性及结果随原因变化而变化的共变性。

> **知识点 11-1**
> 1. 病因的基本概念。
> 2. 致病因素与概率性病因。
> 3. 因果关联的多样性。

　　狭义的病因主要指外界客观存在的可以直接作用于人体的有害因素（包括生物学的、物理的、化学的），或人体自身的心理或遗传缺陷，这些可以引起疾病效应的因素又称为致病因素。

　　从流行病学观点来看，病因所指更为广泛，一切与疾病发生、发展有关的因素均为病因。针对传染性疾病，从导致传染病发生的致病微生物到影响微生物生长、繁殖、传播的自然因素、社会因素及宿主因素等，都属于病因范畴。而针对慢性非传染性疾病，如恶性肿瘤，从环境中明确可疑致癌物到宿主的行为特征、生活方式及遗传易感性（基因特征）等，也都属于病因范畴。这种广义的病因概念为开展疾病的预防控制提供了更多的可能。

　　20 世纪 80 年代美国流行病学家 Lilienfeld 将病因定义为：那些能使人群发病概率升高的因素，即为病因，其中某个或多个因素不存在时，人群的发病频率就会下降。这一定义特别适合流行病学从群体水平上对疾病病因的研究。美国哈佛大学流行病学教授 MacMahon 也认为，流行病学的实际目的是发现能够预防疾病的联系，从这个目的出发，因果关联可定义为：事件或特征类别之间的一种关联，改变某一类别（X）的频率或特征，就会引起另一类别（Y）的频率或特征的改变，这样 X 就是 Y 的原因。因此，流行病学的病因观符合概率论因果观。这样的病因观同样也适用于临床医学中对于各种治疗方法不良反应或毒副作用的判断与分析。

（二）因果关联的多样性

1. 单因单果　即一种因素只引起一种疾病，一种疾病只由一种因素所引起，是一种特异性因果关联。这是在微生物学的基础上，人们对传染病病因的认识中形成的，如乙肝病毒引起乙肝，或乙肝由乙肝病毒所引起。其实仅仅建立在这种联系方式下即导致疾病发生并不多见，即使是由乙肝病毒所引起的乙型肝炎，其病因也并非单一的，除了乙肝病毒外，还存在宿主易感性等病因，因此我们可以看到完全生活在相同的环境中，对乙肝病毒有着相同的暴露机会，但有人感染发生乙肝，有人感染后未发病而是处于携带状态，还有人始终未感染。

2. 单因多果　即一种因素可引起多种疾病，这种关联现象较为多见。例如，吸烟可引起肺癌、慢性支气管炎、缺血性心脏病等。此种因果关联揭示了病因的多效应性，并提示阻断或控制某个病因可以在一定程度上预防多种不同疾病。但并非说这些疾病只单纯由这一种因素所引起，应理解为这些疾病都具有这一种共同的因素。

3. 多因单果　即多种因素引起单一病，也是常见的关联现象。例如，高血压、高血脂、肥胖、糖尿病与吸烟等均可引起冠心病。此种因果关联揭示了疾病的多因性，也提示预防和控制某种疾病，可从多方面入手。其实这些因素，同样也可能导致其他疾病的发生。

4. 多因多果　指单因多果与多因单果并存所致的现象，即一因可致多病，一病可有多因，或者多个因素引起多种疾病。例如，高脂膳食、缺乏体力活动、吸烟和饮酒共同引起脑卒中、冠心病、大肠癌和乳腺癌。不同疾病的多个病因，可以是完全相同的，但更多是部分相同的。多因多果的关联现象使病因研究更为复杂，存在更多不确定性。

5. 直接/间接病因　即一些因素可直接引起疾病的发生，此为直接病因（direct cause）；另一些因素则需要通过作用于一个或多个其他因素，再由后者直接引起疾病的发生，此为间接病因（indirect cause）。例如，膳食结构不合理或过量→肥胖←→体力活动不足→……糖代谢异常……→空腹/餐后血糖升高→糖尿病发生→血管病变→心血管疾病发生，其中，对于糖尿病而言，糖代谢异常、血糖水平升高是直接病因，对于心血管疾病而言，血管病变是直接病因，而之前的因素均可理解为间接病因。直接病因离疾病结果较近，又称近因，多指较微观的致病机制因素；间接病因离疾病结果较远，又称远因，多指较宏观的流行病学上的危险因素。直接病因和间接病因的现象揭示了病因链的存在，医学各研究领域所涉及的病因可能只是病因链的某一环节，而不是全部，但病因链上任何环节的切断，都可能在一定程度上达到预防疾病的目的，例如可从合理的膳食结构、控制体重、增加运动等多个方面，实施对糖尿病的预防与控制。

二、病因假说与病因模型

> **知识点 11-2**
> 1. 三角模型与轮状模型。
> 2. 健康决定因素的生态学模型。
> 3. 病因链与病因网。
> 4. 充分病因、组分病因与必要病因。

病因假说是指人们认识和研究病因的理论，通过建立各种病因模型，阐述病因及因果关系。随着人们对病因认识的深入，病因模型也在不断地发展和完善。

（一）三角模型

1982 年 John Gordon 在总结人们对传染病病因的认识中提出了流行病学三角模型（epidemiologic triangle model）。该模型认为传染病是由病原体、宿主和环境三大因素相互作用的结果，如图 11-1 所示，病原体、宿主及环境在一个等边三角形上，各占一角，三者相互关联和相互制约，其中任一因素的变化都会影响其他因素，从而影响疾病的发生。该模型充分考虑到环境因素在疾病发生中的重要作用，有助于人们对疾病发生条件的进一步认识。其局限性是将三种因素的作用相同看待，失之偏颇；同时，也不适用于多病因的慢性疾病。

（二）轮状模型

1985 年 Mausner 和 Kramer 提出了病因的轮状模型（causation wheel model）。轮状模型将环境分为生物、理化和社会三个方面，具有一定遗传特征的宿主位于环境因素之中心（图 11-2）。该模型用新的方式描述宿主、致病因子和环境的关系，认为各部分并非等同，其重要性有主次之分，轮状模型各部分的相对大小可随不同的疾病而有所变化，以显示其作用的重要性。如糖尿病病因中遗传因素较大；对于流感，宿主（免疫状态）和生物环境（空气传播）部分较大；而地方病则理化环境部分较大。轮状模型扩大和充实了环境的概念，提示更多的环境致病因素，也更接近于病因之间及病因与疾病之间的实际关系，为研究复杂的慢性病病因打开了新视角。

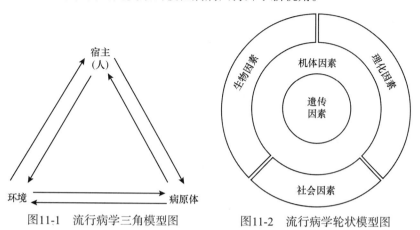

图11-1 流行病学三角模型图　　　图11-2 流行病学轮状模型图

（三）健康决定因素的生态学模型

1991年Dahlgren和Whitehead从社会的角度，提出了健康决定因素的生态病因模型（ecological causal model of health determinants）（图11-3）。该模型以具有一定年龄、性别和遗传因素的人群为中心，然后将其他病因归类，按照它们与疾病产生的远近关系分成不同的层次，每层又包含很多相关但不同的因素，并强调各种因素的相互作用对疾病及健康的影响，一方面大大拓宽了病因的范围和领域；另一方面由个体延伸至群体，各种因素相互影响、相互作用共同决定一个人群的健康水平。

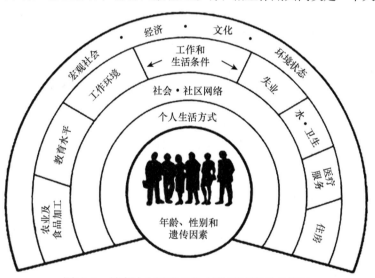

图11-3 健康决定因素的生态学病因模型示意图

（四）病因链和病因网

根据生态学模型提供的框架可以寻找多方面的病因，这些致病因素相互之间可能存在十分复杂的联系。一系列有因果关系的事件，它们可以按照时间上的先后顺序连接起来构成病因链（chain of causation）；而不同的病因链上的因素之间也可能会存在因果联系，如果再将多个病因链上有因果关系的这些因素联系起来就可以形成复杂而完整的病因关系网络，MacMahon把这种从病因到发病的整体网状结构关系称为病因网络（web of causation）。该模型的特点是能够提供较为完整的因果关系路径（通径），更接近客观实际情况。例如，不孕不育可由子宫、输卵管异常、生殖道感染、月经紊乱、多次流产等因素所引起。这些因素同时又受年龄、BMI、生活行为方式、心理因素、社会经济因素等影响，许多因素间相互关联，从而构成其病因网络（图11-4）。

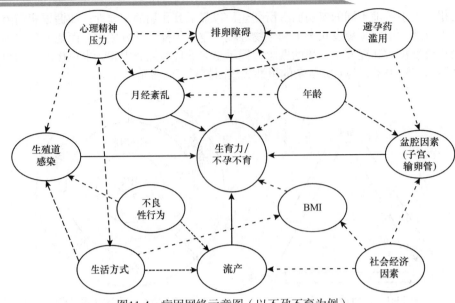

图11-4　病因网络示意图（以不孕不育为例）

近年来，利用有向无环图（DAG）可以更直观地显示主要病因、影响因素及关联，并在一定程度上实现因果关联的推断。

（五）充分病因与组分病因模型

绝大多数疾病都是多种因素共同作用的结果，但各种因素对疾病发生的作用大小与主次不尽相同。利用充分病因-组分病因模型，有助于分析多种因素与结果间的复杂关系，分清主次，以便更有效地预防和控制疾病。

充分病因-组分病因模型（sufficient-component causal model）于1976年提出。该模型认为疾病的发生必须由一个充分病因（sufficient causation）所引起，也就是达到疾病发生的充分条件。一个充分病因可以由一个或多个组分构成，且各组分缺一不可，构成充分病因的组分即组分病因（component causation）。充分病因可由不同的组分病因构成，但组分病因并不一定要同时存在，更多的情况可能是各组分病因按照一定的时间顺序逐次发生，当最后一个组分病因出现时，充分病因完成，则疾病发生。例如跌倒所致的骨折：某人由于头部外伤或疾病→平衡功能欠佳→未穿防滑鞋→行走于结冰路上→道路无扶手→突遇强风→跌倒→骨折，其充分病因由所提及的各组分病因构成（其中头部外伤或疾病与平衡功能欠佳为宿主生理因素，未穿防滑鞋和行走于结冰路上为宿主行为因素，结冰道路且无扶手和突遇强风为环境因素），缺少其中任一组分病因，则不会导致骨折的发生。

一种疾病可有一个或多个充分病因，而一个组分病因可出现在一个或多个充分病因中，在所有充分病因中都存在的组分病因称为必要病因（necessary cause），因为没有此必要病因存在，任何一个充分病因都不能实现，疾病就不会发生。利用图11-5，可更清楚地解释组分病因、必要病因与充分病因及其相关关系。图中Ⅰ、Ⅱ、Ⅲ为某种疾病的三种充分病因示意图，每个充分病因均由五个组分病因组成，其中A在每一充分病因中出现，因此A是必要病因，其他的B、C、D、E、F、G、H、I、J均为非必需的组分病因。

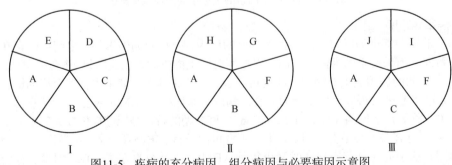

图11-5　疾病的充分病因、组分病因与必要病因示意图

认识和了解充分病因中的各组分病因，对疾病的预防与控制具有重要意义。可以根据各种组分

病因出现的频度、去除的难度及成本，有重点地消除某个组分病因，使某充分病因无法构成，从而在一定程度上预防疾病。如能消除其中的必要病因，使所有的充分病因无法形成，则可达到从根本上预防疾病的目的。

第二节　病因研究与因果推断

病因研究包括病因假设的发现与提出、假设的验证及因果关系的推断。综合应用流行病学的基本理论思想和各种方法，从描述流行病学到分析流行病学乃至实验流行病学研究，不同的方法对因果关系的论证强度不同。

一、病因研究的基本过程

（一）建立病因假设

通过描述性流行病学方法，如横断面研究、疾病监测资料、生态学研究等，可以得到某疾病在人群中的分布特征。根据分布特征，可能会发现某一（或某些）因素与疾病之间的相关现象。根据相关现象，结合相应的临床案例研究、基础实验研究结果，运用 Mill 法则，加上适当的归纳与推理，然后形成病因假设。

> **知识点 11-3**
> 1. 病因研究的基本步骤。
> 2. 反事实法。

（二）验证病因假设

病因假设建立后，必须进行验证，然后才能进行因果推断。多数病因假设的验证都是基于反事实推理思维及方法而进行的。反事实法（counterfactual method）的推理思维是对某件事进行否定，以构建另一种可能的假设。例如，某长期吸烟的老年男性发生了肺癌，如果能看到他不吸烟的状态下没有发生肺癌，那么就能清楚地判断吸烟是肺癌的原因，然而后一种反事实的结果却无法得知。因此，在研究中，只能构建两组非常相似的人群，在相似人群中暴露因素的存在状况不同，从而达到反事实推理的目的，即通过设立对照组来解决。所以只有在研究设计中设立对照组才能进行病因假设的验证。

验证假设的最理想方法是实验性研究，但由于实施实验性研究比较困难或涉及伦理问题，往往难以开展。因此，实际工作中多采用分析性研究方法进行病因假设验证。分析性流行病学常先用病例对照研究，因其方便、易行，节约人力、物力，可同时调查和分析多个因素与某病的关系，且能很快得到研究结果，对于罕见病的研究特别适用。队列研究用时长，费用高，不易很快得到研究结果，但其验证假设的能力强，一项设计良好的队列研究往往可以得出因果关系的强有力证据。在实验性研究方法中，可采用去因实验，即通过干预，将某种不利因素去除（如改变不良饮食习惯与膳食结构）或增加某种有利因素（如给予强化营养食物、增加运动），观察去除因素后对疾病产生的影响。

（三）因果推断

因果推断是指对流行病学研究中发现的某因素与某疾病之间的关联，做出是否为因果关系的推断。一般首先对两者之间的关系做出是否为真正相关的判断，如排除由各种偏倚所致的虚假联系及间接联系等。在确定两者之间的确存在关联性后，再以因果推断的标准进行判断，综合分析符合标准的情况，最终得出某因素与某疾病之间是否为因果关系的结论。

二、建立病因假设的方法

> **知识点 11-4**
> 1. 建立病因假设的方法。
> 2. Mill 法则。

前因后果的时间顺序、因与果的关联关系和果随因的变化而变化的共变性是因果关系的三个必要特征，因此也是建立病因假设、寻找因果关系的理论基础。

（一）假设演绎法

描述流行病学研究包括临床多病例观察、生态学研究和横断面研究等，这些研究虽然主要陈述疾病的现象，并不涉及疾病本质的因果关系，但是能提供病因分析的初步线索，形成病因假设。

假设演绎法（hypothesis deductive method）又称解释性归纳法或逆推理法，最早由 Hershel 提出，包括从一般到个别的演绎推理和从个别再到一般的归纳推理两个过程。从假设演绎推导出具体的证

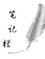

据，然后用观察或实验检验这个证据，如果证据成立，则假设就可能成立。从一个假设可推出多个具体证据，经验证实的具体证据越多，或证实的条件越多种多样，则支持该假设的概率就越大。例如，假设 H：乙肝病毒（HBV）持续感染导致原发性肝癌；根据该假设 H，加上相关的背景知识为前提，可演绎推出若干具体经验证据：E_1（肝癌病例组的 HBV 感染率高于对照组）、E_2（HBV 感染组肝癌发生率高于非感染组）、E_3（控制 HBV 感染后，人群肝癌的发生率下降）。如果证据 E_1、E_2、E_3 成立，则假设 H 亦获得较高强度的支持。

（二）Mill 法则

19 世纪 John Stuart Mill 依据因果关系的基本特征，提出了因果关系逻辑推断的五项法则，即求同法、求异法、同异共求法、共变法和排除法，简称 Mill 法则（Mill's canons）。

1. 求同法（method of agreement） 即从一致现象中获取病因假设。如果在不同情况下的某疾病病人中均观察到与某因素的联系，那么该因素则有可能是该病的病因。例如，在原发性肝癌病例中发现大多数人具有乙肝病毒感染，因此提示，乙肝病毒感染可能是肝癌的原因。需要注意的是，患同一种疾病的病人可能同时存在多种相同的因素，但这并不表示所有相同因素均为病因。

2. 求异法（method of difference） 即从差异现象中寻找病因假设。如果两组人群某种疾病的发病率不同，而某一（些）因素在这两组人群中的分布有明显差别，那么这一（些）因素即可能是该种疾病的病因。例如，研究发现饮水中氟含量较高的地区，氟骨症发病率较高，而在氟含量正常的地区则很少有该病发生，因而提示饮水中的氟含量与地方性氟骨症有关。

3. 同异共求法（joint methods of agreement and difference） 在病因研究中，当患病个体中均具有某一个共同因素，非患病个体中均没有该因素，即患病组与非患病组相比，最主要的区别就是该因素的有无，则该因素有可能是该病病因。同异共求法包含了两次求同（两个不同人群各自内部的求同）和一次求异（两个不同人群之间的求异），所获得的信息大于单一的求同法或求异法，因此其结果更支持因果关系的存在。如肺癌人群多数具有吸烟行为（求同），非肺癌的对照人群多数无吸烟行为（求同），两个人群间吸烟的暴露率存在显著差异（求异），因此提出肺癌的发生与吸烟有关。

4. 共变法（method of concomitant variations） 在其他条件不变的情况下，如果某一现象发生变化另一现象也随之发生相应的变化，此为共变。在病因研究中，如果某一因素的量变与某种疾病的发病率或死亡率变化有关，则这种因素有可能与该疾病的发生有关。例如，肺癌的发病率与每天的吸烟量呈正相关，提示吸烟可能是肺癌的致病因素。从共变现象中寻找病因假设，两个事件共变的现象与流行病学的剂量-反应关系类似，当剂量效应关系存在时，因果关系存在的可能性更大。

5. 排除法（method of exclusion） 通过对假设的排除而产生假设的方法。所研究疾病的病因假设有时可能有几个，此时可根据客观资料及相关知识逐一进行排除，剩余下来的最难排除者，作为该病病因假设的可能性最大，因此排除法又称剩余法（method of residue）。

（三）类比推理法

类比推理法（method of analogy），简称类推法，即从类比中提出病因假设。所研究的某种疾病，如果与病因已经清楚的某种疾病的分布特征相似，则可以推想两种疾病的病因或传播可能相似。例如，描述流行病学研究发现，曾经被称为肠道外传播的非甲非乙型肝炎，在许多方面与人们所熟悉的乙型肝炎表现类似，尤其是输血后易感，于是推测两种疾病可能存在相同的经血液传播方式和相似的存在于血液中的病原体，随后的研究中从病人血液中成功分离到不同于乙型肝炎病毒的新病毒，命名为丙型肝炎病毒，而这种肠道外传播的非甲非乙型肝炎则命名为丙型肝炎。

三、因果推断

（一）统计学关联和因果关联

知识点 11-5
1. 关联类型。
2. 因果推断的标准。

1. 统计学关联 某疾病发生的频率随着某因素的变化而变化，则两者具有关联性。当这种关联性经过统计学检验排除了偶然性（随机误差）的干扰后，则认为存在统计学关联。统计学关联是进行因果推断的必要前提，只有当研究样本过少或过偏时，可能导致关联性没有统计学意义。但统计学上的关联性并不都是因果关联。

2. 虚假联系 指两事物间实际上不存在联系，而是由于研究过程中有意或无意的失误（包括选择偏倚、信息偏倚、混杂偏倚及其他原因）所造成的假象。例如，某新药广告宣传该药可以促进儿童生长发育，服药方法为把药溶在一杯牛奶中送服，结果的确可以看到服药儿童的生长发育要比一般儿童好，但这个结果并不一定是该药的作用，而更可能是牛奶的作用。又如，在亚洲人群中常常能看到白发人比黑发人肿瘤患病率高，并且有统计学意义，但白发并非肿瘤的病因，这是因为多数人白发与肿瘤的发生均随年龄的增加而增加，年龄的混杂作用导致这一虚假联系的出现。

3. 因果联系 统计学联系究竟是否为真正的因果联系，需要排除由于选择偏倚、信息偏倚和混杂偏倚等系统误差的影响而导致的虚假联系，还需要分析直接联系或间接联系及因素间的交互作用等，然后用因果推断标准进行综合评价，最终才能确定其因果关联的有无。图 11-6 为关联的种类及因果联系推断过程。

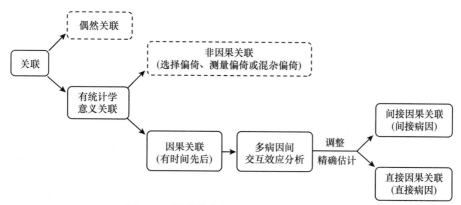

图11-6 关联的种类及因果联系推断过程

（二）因果推断的标准

因果关系的判断标准最早由 Henle 和 Koch 于 1884 年提出，主要用于判断传染病的致病微生物，即 Henle-Koch 四项标准：①在所有同类病人中都能发现该病原体；②在非该病病人（包括健康者和其他疾病病人）中不能检出该病原体；③该病原体能从病人中分离、培养，并能使实验动物发生同样疾病；④能从发病实验动物中分离到相同的微生物。但是，由于传染病的隐性感染、健康带菌现象，以及新发传染病病原体尚不能分离培养等因素，使该标准在判断致病微生物上存在明显的局限性，同时也不适用于慢性非传染病病因的判断。

20 世纪中叶，人们开始关注慢性非传染性疾病病因的研究。Doll 和 Hill 在研究吸烟与肺癌的关系中，于 1962 年提出用流行病学研究结果判断病因的 5 条标准，随后，1965 年 Hill 又将此标准扩展为 9 条，简称 Hill 准则（Hill's criteria）。直至今天，Hill 准则中的主要条目仍广泛用作人群病因研究中因果关系的判断标准。

1. 关联的时间顺序（temporality of association） 研究因素的暴露应在疾病发生之前，前因后果的时间顺序是因果判断的必要条件。在病例对照研究或现况研究中，对一些慢性病来说，因素与疾病之间的时间顺序常常难以确定，如肥胖与糖尿病；而队列研究往往能提供前因后果的证据，此时仍需要注意研究对象在队列起始时疾病尚未发生，而且在暴露因素之后出现的疾病，其时间间隔应与该疾病发生的潜隐期相吻合，例如，致癌物质暴露到发生实体性肿瘤一般需要若干年，如某人入住新装修房屋数月后即发现肿瘤，如肺癌，此时则很难将肺癌的发生归因于装修建材所含致癌物质。

2. 关联强度（strength of association） 是用来评价因素和疾病之间关联高低的指标，也是因果判断的必备条件。主要的关联强度指标有相对危险度（RR）、比值比（OR）、标化死亡比（SMR）等。因素和疾病两者之间关联强度越大，则因果联系的可能性越大，即使存在偏倚所致的效应夸大或缩小，均难以从本质上改变这种强关联的大小和方向。

3. 关联的一致性（consistency of association） 也称关联的可重复性，不同人群、不同时间、不同地点、不同研究者使用类似的研究方法均可观察到类似的关联现象，重复的次数越多，一致性越高，因果关系存在的可能性越大。

4. 剂量-反应关系（dose-response relationship） 是指随着某暴露因素剂量的变化，研究疾病的频率（发病率、死亡率等）或联系强度亦相应变化。若研究因素与研究疾病间存在剂量-反应关系，则因果联系的可能性较大。

5. 实验证据（experimental evidence）　此判断标准又称为终止效应，是指两事件之间的关联可得到实验流行病学的支持，即对某可疑因素进行干预后，研究疾病的发病率下降，可理解为去因实验中呈现出结果的可逆转性或终止效应。有实验研究证据存在，则因果联系的可能性增大。

6. 关联的合理性（plausibility of association）　即暴露因素与疾病两者间的联系言之有理，包括两个方面，一是对于关联的解释与现有理论知识不矛盾，符合疾病的自然史和生物学原理，例如，高脂血症与冠心病的因果关联，与冠状动脉粥样硬化的病理证据及动物实验结果相吻合；二是研究者或评价者从自身的知识背景出发，支持因果假设的把握度，即科学家团体的意见，例如，吸烟与肺癌的因果关联，设想有致癌作用的化学物质随烟雾吸入并沉积在呼吸系统的组织和细胞上，引起癌变不是没有道理的。但这种合理性的判断受到当时科技发展水平及评价者知识背景和能力的影响。若无证据表明两者之间关联的生物学合理性，则因果联系的可能性降低。

7. 关联的特异性（specificity of association）　特异性原本指某疾病只与某因素的暴露有关，或某因素只引起某种疾病。随着人们对疾病病因认识的不断深入，对该标准的应用有所扩展。如当多种因素均与一种疾病有关或当一种因素与多种疾病有关时，若某因素与某一疾病的联系强度最大，可认为该因素与该疾病之间联系的特异度较强。关联的特异性越强，则因果关系的可能性越大。

（三）因果推断应注意的问题

1. 流行病学研究中的因果推断是一个很复杂的论证与推理过程，不是逻辑游戏，不能主观武断，不可以仅根据与某一项或某几项标准的符合情况就得出推断。在因果关系的判断中，满足的条件越多，则因果关系成立的可能性越大，误判的可能性越小。除了最重要的前因后果和关联强度必须具备外，并不一定要求满足其他的所有标准，同样当满足的条件较少时，也并不能因此排除因果联系。

2. 在因果关联的推论中，要认真考虑研究设计的科学性与合理性，以此判断研究结果的可靠性，当不同的研究结果出现矛盾时，尤其要考察其研究设计效能。一个较好的研究设计类型除了满足上述的时间顺序和可重复性外，主要还能较好地控制各类偏倚的干扰，所获结论容易被后来的研究所再现。一般而言，在因果论证强度上，实验性研究大于观察性研究，有对照的研究大于无对照的研究，以个体为分析单位的研究大于以群组为分析单位（生态学）的研究。病因研究最好采用前瞻性队列研究，如果有去除病因的干预试验（终止效应的实验证据）则更好。

3. 流行病学研究中的因果关系有些是非常复杂的，对用于因果推论的研究证据，除在设计上尽可能科学、严谨，以保证每项研究的真实性和可靠性外，还应在资料的处理时尽可能应用多因素分析和因素间的交互作用分析，以正确识别和评估混杂与交互作用。

4. 流行病学对病因的定义有别于临床和基础学科。从预防控制疾病的角度出发，所探讨的疾病病因，并不需要详细区分组分病因和充分病因，也不需要等待致病机制的研究结果，就可以应用于疾病的预防与控制。如吸烟与肺癌的关系，虽然吸烟既不是肺癌的必要病因也不是充分病因，且其致癌机制不甚明了，但根据流行病学观点，可以通过实施戒烟以降低肺癌的发病率或死亡率。

（王　蓓）

第十二章 治疗性研究

【案例 12-1】

　　急性冠脉综合征（acute coronary syndrome，ACS）病人接受再灌注措施后面临缺血再灌注损伤及再次发生缺血事件的风险。为防治缺血再灌注损伤及降低 ACS 病人不良心血管事件的发生，近年来我国的 ACS 住院病人他汀类药物使用率显著增加，但使用强化他汀治疗方案的比例尚不高。强化他汀是一种推荐 ACS 病人入院后尽早启动大剂量他汀和（或）大幅度降低低密度脂蛋白胆固醇（LDL-C）的治疗方案。但鉴于 ACS 病人诊断类型、他汀类药物种类各异及大剂量的他汀可能增加病人发生药物不良反应风险等情况，一些医护人员和病人对该方案的治疗效果存在顾虑或争议。

【案例问题】

　　1. 可以采用哪种临床流行病学研究方法评价强化他汀方案治疗 ACS 病人的效果？ACS 依据诊断标准可分为不同类型，且不同类型的 ACS 接受的再灌注措施会有所不同。因此，评价上述治疗效果的研究设计要考虑哪些问题？

　　2. 评价强化他汀方案治疗 ACS 的效果，选择疗效指标时有哪些考虑？

　　3. 一些 ACS 病人认为使用常规剂量的他汀药即可，担心过高剂量会发生肝肾功能受损等不良反应。作为临床医生，应从哪些方面综合评价强化他汀方案作为 ACS 治疗方案的合理性，并对病人解释？

【案例 12-1 分析】

　　1. 强化他汀治疗方案作为一种给予 ACS 病人的干预措施，应通过实验性研究中的临床试验评价其疗效。ACS 按诊断标准可分为 ST 段抬高型心肌梗死（STEMI）、非 ST 段抬高型心肌梗死（NSTEMI）和不稳定型心绞痛（UA）。不同类型的 ACS 病人入院后采取再灌注措施的手段有急诊经皮冠状动脉治疗术（PCI）、择期 PCI 和药物溶栓治疗。确定研究问题后，首先要明确选择的研究对象是针对哪种类型、接受哪种再灌注措施的 ACS 病人；其次需明确治疗给药的方式及持续时间；评价过程要遵循随机化分组、对照与盲法原则；此外，确定随访观察的终点事件是近期效应还是远期效应，并明确相应的测量指标。

　　2. 疗效指标为治疗方案效果评价的依据。他汀类药物不仅具有调节血脂代谢紊乱功能，还具有抗炎、抑制氧化应激、改善血管内皮功能、稳定/逆转斑块、减少心肌损伤等多效性。应考虑综合采用近期与远期效应指标反映他汀类药物的治疗效果，近期效应指标如随访 30 天内的血清肌钙蛋白（cTnI）和（或）肌酸激酶同工酶（CK-MB）水平、心肌梗死或靶血管血运重建发生等，远期效应指标包括随访 6 个月及以上发生的心血管事件或死亡等。

　　3. 担心使用高剂量他汀类药物产生不良反应实际上是治疗的安全性问题。一项完整的治疗性研究除了评价疗效外，还应对可能产生的不良反应进行评价，要求研究设计除了反映疗效的测量指标外，亦需考虑不良反应的测量指标，如谷丙转氨酶（ALT）、谷草转氨酶（AST）、尿蛋白、估算肾小球滤过率（eGFR）等。在研究真实性的基础上，从重要性和实用性等角度综合评价是否采纳强化他汀方案作为 ACS 的治疗方案。对于具体的 ACS 病人，可从强化他汀治疗的利弊权衡其对 ACS 治疗的重要性，以及病人是否适用强化他汀方案、是否为不良反应发生准备了治疗预案等方面予以考虑并解释。

　　临床流行病学研究的重要任务之一是基于证据发现，保留有效的治疗方案，放弃、淘汰无效或有害的方案，最终促进循证医学发展，提高临床医学研究质量。治疗性研究正是提供这一证据的主要基础方法。当前在"老药"新用、创新药物及生物科技推动各种新治疗手段不断出现的背景下，临床医生理解、掌握治疗性研究，为病人选择有效的治疗措施尤其重要。

第一节　概　　述

一、治疗性研究的概念

　　治疗性研究是以病人为主要研究对象，应用临床流行病学研究方法，针对待研究的治疗措施或方案，进行科学的设计、测量和效果评价，为疾病的治疗决策提供科学依据，以达到有效防治疾病、改善预后及提高生存质量的目的。

二、治疗性研究的特点

（一）以病人为研究对象

> **知识点 12-1**
> 1. 治疗性研究的特点。
> 2. 实验性研究、类实验性研究和非实验性研究的区别。
> 3. 多中心临床试验的概念。

研究需确保试验病人的人身安全，严格遵守医学伦理的要求。研究设计除了考虑疾病的自然属性因素外，尚需充分考虑病人的社会属性因素对研究结果的影响，实施要求高。

（二）施加人为的干预措施

病人接受的治疗措施是根据研究者的目的人为施加的，不是病人自身形成的行为习惯或生活方式，这与观察性研究的性质根本不同。

（三）设立对照组

治疗效果的评价建立在比较试验组与对照组测量指标差异的基础上。如果没有对照组，就无法有效判断测量指标的改变是归因于干预措施，还是归因于疾病自身病程的变化或其他因素的作用。

（四）一种前瞻性研究

治疗性研究在给予病人干预措施后，必须随访观察、测量才能获得后续出现的疗效变化结果，符合干预在前、效应在后的特点。

三、治疗性研究的种类

治疗性研究应合理选择研究种类，既要科学性强，又要可行性好，以达到预期的研究目的。应用的种类可归类为实验性研究、类实验性研究和非实验性研究。

（一）实验性研究

实验性研究是指受试者接受的干预措施是按研究目的给予，且满足随机化分组、设置了平行对照的前瞻性随机对照试验（RCT）。以下为一些常见的试验设计类型。

1. 平行设计试验（parallel design trial） 也称为平行 RCT，通过随机分组、设立平行对照、实施盲法干预，可有效防止若干混杂及其他偏倚因素的干扰，确保研究对象的基线可比，因此研究结果的真实性最佳，被誉为临床试验的"金标准"方案，是治疗性研究的首选设计类型。

2. 交叉设计试验（cross-over design trial） 交叉设计分为两个阶段，在前一阶段（期），将合格研究对象随机分配至试验组或对照组，分别接受相应的干预治疗，疗程结束后分别统计分析疗效及其差异。然后经过一定的洗脱期后，在后一试验阶段（期），试验组和对照组的病人互相调换干预措施，疗程结束后，再分别统计分析疗效及其差异；最终可将两个阶段治疗结果进行综合分析。

在临床研究中，对于一些慢性、病情短期变化不大、非根治性的疾病如高血压、冠心病和支气管哮喘等，特别是病人来源及研究时间有限时，若采用平行 RCT，尽管效果最佳，但往往会遇到病人来源不足、研究周期长等诸多困难。因此，综合考虑科学性与可行性，可采用交叉设计试验。

由于这种设计方案采用随机、对照及盲法，且试验本身又可消除个体内在环境的差异，即同一个病人既可做试验组成员又可做对照组成员，节省了样本数量，两组均衡性、可比性更好；尽管疾病前后两个阶段可能有病情程度的不同，但最后综合性分析在一定程度上可弥补这一不足。因此，从总体上看，其科学性不逊于平行 RCT，且更具可行性。所以在临床治疗性试验的证据论证强度上，仍属于一级设计方案的范畴。

3. 析因设计试验（factorial design trial） 在临床研究中有时会采用析因设计，也叫作全因子试验设计，即试验中所涉及的全部处理因素（研究因素）及各水平的全面组合形成不同的试验条件，每个试验条件下进行两次或两次以上的独立重复试验。它是一种多因素的交叉分组试验设计，不仅可以检验每个处理因素各水平间的差异，而且可以检验各处理因素间的交互作用。最简单的两种药物的析因设计叫作 2×2 析因试验，这样的试验需要四个比较组，即 A 药、B 药、A 药和 B 药联合用药（AB 组）、既无 A 药也无 B 药的安慰剂（U 组）。各比较组的形成通过随机分配获得。

与 U 组比较，可以获三个率差，分别是 RD_A、RD_B 和 RD_{AB}。RD_A 代表 A 药的单独作用，RD_B 代表 B 药的单独作用，RD_{AB} 代表 A 药和 B 药的联合作用。如果 $RD_{AB}=RD_A+RD_B$，说明 A 药和 B 药间无交互作用；如果 $RD_{AB}>RD_A+RD_B$，说明两药联用有相互加强的作用；如果 $RD_{AB}<RD_A+RD_B$，

说明两药联用有相互削弱的作用。

4. 序贯设计试验（sequential design trial） 又称序贯分析，与一般临床试验不同的是，序贯试验设计事先不规定样本量，而是随着试验进展情况而定。其试验设计是对现有样本一个接着一个或一对接着一对地展开试验，循序而连贯地进行，直至出现规定的结果便适可而止结束试验，所以称为序贯试验。由于逐一试验逐一分析，一旦观察到所预期的结果时，即可停止试验并做出结论，所以，这种方法比固定样本法节省30%～50%的试验对象。序贯设计的最大特点是省时、省力、省样本，克服了组间比较的盲目性；其次这种安排方法十分符合临床实际，因为试验是逐个进行的，病人就医或入院也是陆续而来的，所以很适用于临床研究。在临床研究中，特别是在需要尽快做出判断的单因素研究中，序贯试验常可以很快解决问题。例如，需要判定某药是否有减轻疼痛、降低血压、升高白细胞等单一作用时，均可采用这种设计方法。若观察某一疗法的长期疗效或进行多因素研究，则序贯设计难以满足要求。

5. 多中心临床试验（multi-center clinical trial） 是指由一个或几个单位的主要研究者总负责，多个单位的研究者合作，按同一设计类型进行的 RCT，也包括基于注册登记研究的 RCT。这种研究方案的特点是收集病例快、病例多、试验规模大，因此完成临床试验需要的时间相对较短；研究范围广，样本的代表性好，结论外推性强，但由于参加的单位多、人员多，故不易进行质量控制和标准化，需要的研究经费也很多。

（二）类实验性研究

类实验性研究是受试者按研究目的接受干预措施，但未能满足随机分组或不能设置平行对照的设计类型。因为非随机化的样本分组，类实验性研究发生人为选择性偏倚的概率大，在临床科研设计方面应予避免。然而，在治疗过程中，一些情形很难开展完全的实验性研究，达到随机分组比较困难，如试验组病人病情出现恶化迹象，需转至对照组治疗或退出，破坏了随机化分组的完整性。此外，临床实践中亦常见利用自身作为对照的设计类型，这些类型虽然科学性及研究结果的真实性不及 RCT，但可行性好，且方便实施。

1. 自身前后对照试验（before-after trial） 自身前后对照试验的特点是仅设一组试验对象，分别接受前、后两个阶段（期）的药物干预治疗。通常用随机法分配药物，如随机法确定先用对照性药物（前期），那么后期则用试验药物，其间应有适当的停药洗脱期，最后将前、后两个阶段的效果进行综合统计分析和评价。自身前后对照的适用范围和应用指征与交叉试验相同，但科学性不及交叉试验。

利用机体组织、器官的对称性，口腔、眼、皮肤等科室可开展随机自身对照试验。如治疗牛皮癣的临床试验，可随机选一侧病变作为试验组，另一侧作为对照组；"可见光固化和紫外线固化两种防龋涂料的临床对照研究"，设计了左、右侧牙互为对照。因此，机体产生两个以上且对称部位病变的疾病，可考虑采用该种设计类型。

2. 单病例随机对照试验（N-of-1 trial） RCT 是研究药物有效性和安全性的最佳方案，但其结果往往仅反映研究对象对药物的平均效应水平，因此一项研究结果表明有效的 RCT，对于某个具体病人而言，其疗效可能低于平均水平甚至无效。此时可考虑选用单病例随机对照试验。

单病例随机对照试验是将 RCT 的原理应用于单一病例所进行的试验。在试验过程中，受试者交替接受试验药和对照药。目的在于明确哪一种药物对病人更有效。因此，其随机分配的对象是药物（试验药物与对照药物）或干预措施，而不是病人，研究过程中要求采用双盲法。在每个观察期间及每轮试验间歇设有一段合理的药物洗脱期。当试验结果达到试验药物的预期研究目标时，则可终止试验。单病例随机对照试验并非适用于所有疾病及所有干预措施的研究，它适用于慢性病或罕见病且病情稳定的病人，因同时服用多种有效或无效药物而需要进行筛选抉择的试验。因此，要充分考虑研究的必要性及可行性等。

（三）非实验性研究

与实验性研究不同，非实验性研究强调病人接受的干预措施不是按研究者目的给予的，是病人按自己的意愿主动选择或诊疗过程根据病情需要确定的。研究者对已经采用某种治疗措施的病人进行观察，不对其进行干预。作为治疗性研究首选方案的 RCT，是在严格的试验条件下开展，侧重评价干预措施的治疗效力，研究结果的外推性受限。临床实践中存在特殊人群用药、联合用药等许多复杂的状况，或需要评价长期疗效的外部有效性和安全性，这在真实临床实践环境中难以实施 RCT，可考虑开展基于观察性设计方案的真实世界研究（real world study，RWS）。

四、新药临床试验分期

对于新药的研发，需开展系列临床试验评价其安全性、有效性与适用性。Ⅰ期试验：是新药在人体进行试验的起始期小规模试验，主要是观察药物的安全性，确定用于临床的安全有效剂量和给药方案，包括药物耐受性试验、药代动力学和生物利用度研究。研究对象一般为 10～30 人。Ⅱ期试验：是通过 RCT 初步评价药物的疗效，并进一步评价安全性，推荐临床用药剂量。研究对象一般为 100～300 人。Ⅲ期试验：为扩大临床试验，是多中心，在较大的范围内进一步评价新药的疗效、适应证、不良反应、药物相互作用等。研究对象一般为 1000～3000 人。Ⅳ期试验：为新药批准上市后的监测，收集广泛应用后不同人群的用药效果，着重于新药的不良反应监测，其次为了解药物的远期疗效和新的适应证。已获准在我国开展的药物临床试验可通过药物临床试验登记与信息公示平台查询。

第二节　治疗性研究的设计与实施要点

一项治疗性研究应以科学依据为基础，针对临床实际中需要治疗的疾病来明确研究目的。随后，根据研究目的设计相应的研究方案，从研究对象的选择到干预措施的标准化实施，再到疗效指标的测量及结果分析等，均要详细考虑，严密计划。

一、研究问题的确定

（一）立题依据与构建研究问题

立题依据应当具有创新性和科学价值，同时要以提高疾病的疗效，使病人能够接受更好的治疗方案为目的。立题依据来源广泛，大多数来自临床医生在实际工作中的观察和总结，此外，人群流行病学的观察和研究、基础实验、动物实验等也可为临床试验提供立题依据。

> **知识点 12-2**
> 1. 随机对照试验可从哪几个要素构建研究问题？
> 2. 治疗性研究的目的一般有哪几种情况？

治疗性研究主要解决试验组的干预措施是否有效、益处是否大于害处等问题，这些问题主要通过 RCT 评价。在 RCT 方案设计阶段，需要清晰构建出研究问题，可以从四个要素作出明确的规定并进行详细的解释，即涉及某种疾病的病人（patient）、干预措施（intervention）、对照措施（comparison）、临床结局（outcome），简称 PICO。例如，在 PCI 术前给予 NSTEMI 病人强化阿托伐他汀治疗与常规使用阿托伐他汀的病人相比，是否可以降低术后 30 天主要不良心脏事件（心源性死亡、心肌梗死、靶血管血运重建等）的发生率。这是一个典型的 RCT 研究问题，研究对象为 NSTEMI 病人（P），干预措施（I）为强化阿托伐他汀，对照措施（C）为常规剂量阿托伐他汀，临床结局（O）为主要不良心脏事件的发生。

（二）明确研究目的及内容

一项治疗性试验应当有非常明确的研究目的。由于不同疾病的病理学基础、发展进程、预后等各不一样，因此应针对所研究疾病的性质与采取的干预措施，结合实际情况提出临床试验的预期目标。临床治疗性研究的目的主要涉及三种情况：

（1）通过临床治疗使研究疾病得到治愈或根治：针对任何能够被治愈或根治的疾病，临床试验都应以提高治愈率为目标。例如，对于一些细菌感染引起的疾病，使用抗生素进行治疗的临床试验应以杀灭致病菌为目标，而对于一些早期肿瘤病人，使用外科手术治疗则以根治肿瘤为目标。

（2）预防复发或并发症：有些疾病在控制急性期病情后，在某些情况下可能会复发或发生某种严重的并发症，对于此类疾病应以降低复发率、并发症发生率为目标。例如，对于 NSTEMI 病人来说，PCI 术前强化他汀治疗的目标为预防心肌缺血事件复发或预防发生严重并发症（如心力衰竭、严重心律失常等）。

（3）缓解症状、维持功能及改善生活质量：有些疾病无法治愈，经过治疗后仍存在一些影响日常生活功能的临床症状，对于此类疾病应以缓解症状、改善功能状态及提高生存质量为目标。例如，脑卒中病人致残后通过康复治疗提高其生活质量，类风湿疾病病人通过临床治疗缓解其关节疼痛，防止关节畸形等。

研究内容一般包括评价新药对某病的治疗效果及安全性，比较不同药物或治疗措施疗效的差异，评价某药物对病人预后的影响等。不同治疗性试验的研究内容可待研究目的明确后，根据不同的研究对象和不同的干预措施来确定。

（三）干预措施的科学依据

医学干预包括药物治疗、外科手术等，诊断、服务管理模式、卫生政策及医疗卫生体系等也会影响疗效。

治疗性试验以人体（病人）为研究对象，因此首先要考虑干预措施的安全性。通常来说，通过基础医学的有关实验研究（如药物化学、药理学、毒理学、药物动力学、病理学等）证明无明显毒副作用，才能被选择作为人群试验的干预措施。其次，应多方面考虑干预措施的可行性，例如，是否有相应的技术人员与仪器设备满足干预措施的实施，效果指标的测量是否易于操作，当地的文化、社会习俗是否能够接受，研究对象的依从性是否能保障等。最后，任何治疗性研究都应最大限度保证公平，使受试者的安全和人权得到充分保障，不能违背伦理学原则。

二、研究对象的选择

不同研究目的和研究方案所需的研究对象类型及样本量不同，此外，根据不同的研究内容在选择研究对象时也有不一样的要求。因而在选择研究对象前，应考虑以上因素，结合实际情况制定研究对象的纳入标准、排除标准。

首先，应考虑病例来源问题。根据疾病性质及课题需要，明确病例从哪个地区选择，哪一级医院选择，从住院病人还是门诊病人中选择。其次，所研究的疾病应有明确、客观、可靠的临床诊断标准，符合该标准的研究对象才可纳入研究。在此基础上，为维持研究对象具有相对同质性，应制定出研究对象的纳入标准和排除标准。此外，临床试验的开展必须符合医学伦理学的原则，征得研究对象知情同意后，才可纳入研究。

> **知识点 12-3**
> 1. 病例的选择需要注意哪些问题？
> 2. 设立对照组可排除哪些非干预因素对试验效果的影响？
> 3. 对照组的设立有哪几种方法？

（一）病例的选择

1. 来源　在临床试验设计阶段，根据研究目的和要求，同时考虑样本量及技术力量等选择不同来源的病例。一般从特定的机构选择门诊病人或住院病人作为研究对象，但门诊病人和住院病人各有其特点。门诊人流量大，容易在短时间内获得足够的样本，且样本的代表性较好，而住院病人人数相对较少，尤其是罕见病或病情轻的患病人数更少。若研究罕见疾病或轻型病例，只选择住院病人作为研究对象，则需要耗费更多的时间，且时间过长有可能产生其他的偏倚。从研究对象的依从性方面来说，门诊病人容易受到外来因素的影响，依从性较难保证，失访率较高，而住院病人相对来说依从性更好，在给予治疗措施或测量疗效指标时，配合度较高。若住院病人有足够数量的合格研究对象，则尽可能不选择门诊病人作为研究对象。从疾病轻重程度来说，门诊病人一般病情较轻，疾病可能有自愈倾向，而住院病人病情较重，重症病人通常不能充分反映临床疗效，因此，研究对象可按病情轻重、不同的临床类型进行分层后再分析比较。

在一些情况下，研究者为了得到阳性结果而有意挑选某些病例纳入研究，这可能导致选择偏倚，其样本的代表性较差。相对而言，若能纳入某医院一段时间内符合纳入条件的连续病例，其样本的代表性更好。此外，当一种新的药物或新的治疗措施需要在更多的人群中评估其疗效及安全性时，可采用多中心临床试验设计方案。

2. 诊断标准　入选的病例应符合统一的、公认的诊断标准。诊断标准一般由有关学科国际性、全国性或地区性学会制定。对于没有统一诊断标准的疾病，则需自行界定。应尽可能利用多个客观的诊断指标（如病理组织学、微生物学、X线检查、心电图等）作为疾病的诊断标准。例如，不能仅凭临床上出现缺血性胸痛的症状或病史就诊断为 ACS，还应结合心电图改变或心肌坏死的血清心肌酶标志物来共同判断。有的疾病不但有明确的诊断标准，还有不同的分类标准，如 ACS 按诊断要点可分成 UA、NSTEMI、STEMI 三种类型。

3. 纳入与排除标准

（1）规定纳入标准：一项研究不可能纳入某一疾病的全部或各种类型的病人，应针对研究目的选择符合要求的研究对象，才能保证结果的准确性。因此，需要充分考虑各方面因素后制定合适的纳入标准。纳入标准不宜过严，也不宜太松，标准一旦制定，应严格执行。

在制定纳入标准时，需要考虑两个方面，一是选择对干预措施较敏感的病例；二是选择的样本要具有代表性。首先，选择对干预措施敏感的病例较易得到阳性结果。旧病例、重症病例可能受到更多因素的干扰，较难充分反映干预措施的真实疗效，新病例相对来说可能对干预措施更加敏感，因此，若较易获得满足研究数量的病例时，应尽量选择新病例作为研究对象。如果研究疾病为罕见病，仅选择新病例在短时间内难以获得所需的样本量，需要通过多单位合作，延长研究时间来征集更多的研究对象，可能会带来更多的混杂因素。此时，考虑到实际情况，也可纳入旧病例，但在结果解释时应慎重对待。其次，研究对象应能在一定程度上代表总体，因此，在纳入研究对象时，需要考虑其性别、年龄、疾病类型、病情轻重比例等基本特征是否具有代表性。若只选择轻型病例作为研究对象，虽然药物的疗效可能更明显，但样本的代表性有限，研究的结论无法外推到其他类型的病例中。一般可先在小范围人群中进行试验，若研究结果证明干预措施有效，则可进一步在更多类型的病例中进行验证研究。总之，制定纳入标准应充分考虑理由和依据，纳入旧病例时应具体分析、区别对待，结果的解释应考虑到研究的局限性。

　　（2）明确排除标准：应考虑排除的对象包括：①心、肺、肝、肾功能不全者和婴幼儿、孕妇、哺乳期妇女等；②对该类药物过敏者；③依从性差、刚结束其他药物临床试验的对象。同时亦需注意，排除标准太多或太严格，可能会影响到样本的代表性，在制定时应慎重考虑。

　　病人合并有另一种影响疗效的疾病或其他严重病患不宜选作研究对象。例如，在以 ACS 为研究疾病的临床试验中，如果纳入研究的 ACS 病人同时患有严重的肝肾疾病或癌症，该部分病人可能在试验中突然死亡或病情恶化，最终导致试验被迫中止。此外，临床试验不应纳入对研究药物有不良反应的病人。例如，在以强化他汀治疗为干预措施的临床试验中，不宜选对他汀类药物过敏的病人作为研究对象。

　　纳入标准和排除标准应明确具体，可操作性强。例如，某一临床试验以非 ST 段抬高型 ACS 病人为研究对象，观察 PCI 术前使用强化他汀治疗能否降低术后不良事件的发生率，研究的纳入标准为非 ST 段抬高型 ACS（包括 UA 与 NSTEMI 病人）。排除标准为：①严重肝肾功能不全者；②左心室射血分数<30%者；③有肝病或肌病病史者；④既往或当前使用他汀类药物者。

　　临床试验应尽量保证研究对象坚持配合直到试验完成，但在试验过程中，有些病人可能因病情改变需另选其他的治疗方案或因死亡而不得不中途退出，有些病人依从性差或失访，由于上述研究对象退出的情况可能影响到研究结果的真实性，因而制定试验开始后的排除标准亦是必要的。需要注意的是，退出的研究对象不应超过入选人数的 10%，对于开始入选的研究对象人数及所有中途退出的研究对象均应作出具体说明。

　　应当注意，大多数试验执行纳入标准与排除标准后，只能选取某一局限范围的病例作为研究对象，有些试验还限定研究对象的年龄、性别等，有些试验仅选择某一类型疾病的病人，这些情况均可影响到样本的代表性。因此，研究结果的解释、结论外推等均要充分考虑研究对象的代表性。

■（二）设立对照组的意义

　　临床试验的目的是观察干预措施对所研究疾病能否产生有利效应，使疾病向更有利的方向发展，或延缓其自然发展。然而，在临床试验中，除了干预措施外，还有很多非研究因素可能影响病情转归，这使研究者无法有效评价病人病情好转是否归因于干预措施的作用。因此，有必要通过设立对照组来排除非干预因素对结局的影响。

　　1. 疾病自愈趋势　大多数疾病没有固定的发展历程，尤其是慢性疾病，病程较复杂，其发展和预后难以预料。某些自限性疾病或病情较轻的病人常常有疾病自然好转的现象。病人即使患有同一种疾病，其临床病程也常常不同，如果不设立对照组，则无法区分病情好转是由于疾病自愈还是干预措施起作用，仅根据病人在治疗前后的病情变化、病程改变来评价治疗措施的效果是不可信的。

　　2. 安慰剂效应　主要与病人的心理因素有关，而与干预措施的特异性无关。某些病人由于有依赖药物的心理，因此无论是接受临床试验评价的新药，还是接受无任何药效作用、与疾病毫无关联的安慰剂（如维生素 C、生理盐水等），均可在心理上得到安慰，从而自觉疾病有好转的现象，这种情况在以主观症状的改善作为疗效的评价指标时更加明显。如果设立对照组，医护人员在对待试验组与对照组时，给予相同的关注，则安慰剂效应可在两组疗效比较中得到抵消。

　　3. 霍桑效应（Hawthorne effect）　在研究过程中，医生由于希望自己的试验得到阳性结果，在行为上显得对试验组的病人更加关照；病人由于感受到医生的特别关注而产生正向心理作用，从而改变行为或状态并更多地向研究者报告好的结果，对干预措施产生正面的效应；而有些病人由于不信任某医生，产生负面的心理效应。这些效应由病人心理原因引起，与干预措施的特异性无关，即所谓霍桑效应。控制霍桑效应的最好办法是严格实施盲法。

4. 向均数回归（regression to the mean）　此为临床上常见的一种现象，指某些病人的有些测试指标如血压或某些生化指标，在研究开始时处于异常水平，但在未干预或治疗无效的情况下，这些指标也有向正常值趋近的现象。此种现象的产生可能是生理性波动，而非干预的结果，但可造成治疗有效的假象。可通过在相同条件下，不同时间内，对同一个体的有关测试指标多次测定取均值的方法进行控制。通过设立对照也可抵消向均数回归对干预措施的影响。

5. 其他影响疾病预后的因素　病人本身的生物学变异、社会因素、心理因素等也可影响疾病的发展。例如，对于同一种疾病，在试验起始阶段，病情轻且年轻的病人可能本身身体体质好，对干预措施敏感，疾病预后较好，而病情重的年老病人，可能病程较长，疾病预后较差，此时干预措施的真实效果难以评估。在实际试验中，若能根据病情、年龄、附加治疗措施、护理措施等设立与试验组均衡可比的对照组，则可抵消非干预因素的影响，使观察结果更接近于真实的情况。

上述为临床试验中常见的几种可能干扰试验效果评价的因素，实际上试验效果往往受多种因素共同影响，因此，应重视对照这一重要原则。设置对照组时，除了干预措施不同之外，应尽量保证对照组与试验组的其他条件保持一致，才能更好地抵消非研究因素的干扰，客观评价干预措施疗效的真实性。

（三）设立对照组的方法

对照组的设立按干预措施可分为标准治疗对照、安慰剂对照、自身前后对照等；按分组是否随机化分为随机对照和非随机对照；按时间分为同期对照和历史对照。临床试验中常用的几种对照设立方法简述如下。

1. 标准治疗对照　又称阳性对照或有效对照。标准治疗对照指的是在临床试验中给予对照组实施常规或现行的最好疗法作为对照，是临床试验中最为常用的一种对照。如研究大剂量阿托伐他汀（80 mg/d）治疗非ST段抬高型ACS病人的疗效试验中，以中等剂量阿托伐他汀（40 mg/d）为对照组的治疗措施。为了使试验措施的疗效更显著，使用低疗效的疗法作为对照不仅不符合伦理学原则，还可能产生有害的作用。因而，如果所研究的疾病已知有肯定的治疗方法，那么在临床试验中一般采用标准治疗对照。

2. 安慰剂对照　又称阴性对照，即对照组使用一种没有任何疗效的安慰剂，该安慰剂无论在外形上还是气味上均与试验组使用的药物几乎一样，且对人体无害。一般在研究的疾病目前缺乏有效治疗方法的情况下采用安慰剂对照，试验中使用该对照方式应注意伦理学原则，保证病人的安全。此外，为了消除心理暗示因素的影响，安慰剂对照常常与盲法结合使用。

3. 自身前后对照　研究对象不分组，所有研究对象均接受试验措施与对照措施，疗效的对比亦在同一研究对象中进行观察。一般有三种情况，第一种是研究对象用药前与用药后自身的对比观察，比如观察同一研究对象在用药前后某一指标的变化；第二种是同一研究对象同时使用对照措施与试验措施，例如，某些疾病可累及身体的多个部位，选择同一个病人的一个或多个部位进行治疗，而其他部位作为对照；第三种是同一研究对象在不同时期分别接受治疗措施与对照措施，然后比较两者的疗效差异。

三、研究样本量估计

一般来说，样本量越大，研究的可靠性越高。但由于受到人力、物力、时间等实际条件的限制，往往只能选择有限数量的样本进行试验研究。具有足够的样本量才能保证研究的质量，因此，在确定好研究对象的选择标准后，需经过科学的方法计算出能够满足研究需要的最小样本量。不同的研究设计类型有不同的样本量估计方法。在实际应用中，样本量估计也与有关研究假设的相关参数水平（如试验组与对照组显著性差异水平、Ⅰ型错误、Ⅱ型错误）相关。

（一）计算样本量时考虑的因素

1. 试验组与对照组显著性差异水平　提出试验组与对照组两组间疗效的显著性差异水平的假设是样本量估计的第一步。组间显著性差异程度越大，要求的样本量就越少，反之样本量就多。不同试验测量的指标一般可分为计数资料与计量资料，两类资料分别有不同的样本量计算方法。

2. Ⅰ型错误（α）和Ⅱ型错误（β）的水平

（1）Ⅰ型错误（α）：即试验设计所容许的假阳性错误水平，一般取 α=0.05。该型错误越小，所需要的样本量越大。

（2）Ⅱ型错误（β）：即试验设计所容许的假阴性错误水平，一般取 β=0.1 或 β=0.2。1–β 为检验效能（power），又称把握度。β 值越小，1–β 越大，要求的样本量也越大。

3. 失访率　在临床试验实施过程中，很难保证能随访到全部病人。为防止因失访而造成病例数量的不足，应根据实际情况在估计出的样本量基础上，增加一定数量的病例（如 10%~20% 等）。

（二）计算样本量的方法及类型

1. 两组率的比较　根据上述基本设计参数，应用公式（12-1）可计算出各组所需的试验样本量。

$$n=\frac{[\pi_1(100-\pi_1)+\pi_2(100-\pi_2)]}{(\pi_1-\pi_2)^2}\times f(\alpha,\ \beta) \tag{式 12-1}$$

式中，n 为一组病例所需的样本量；π_1、π_2 为试验组和对照组的事件发生率（如有效率）；$f(\alpha,\ \beta)$ 为设定假阳性水平和假阴性水平时相应的数值，可以由表 12-1 查出。

表12-1　常用 $f(\alpha,\ \beta)$ 数值表

α	β			
	0.05	0.10	0.20	0.50
0.10	10.8	8.6	6.2	2.7
0.05	13.0	10.5	7.9	3.8
0.02	15.8	13.0	10.0	5.4
0.01	17.8	14.9	11.7	6.6

例如，某一临床试验为评估 STEMI 接受急诊 PCI 病人术前采用强化他汀防治造影剂肾病发生的效果。将研究对象分为试验组与对照组，PCI 术前，试验组使用大剂量阿托伐他汀（80 mg/d）进行治疗，对照组使用安慰剂。对照组造影剂肾病发生率为 16%，假设试验组的发生率为 3%，设 α=0.05，β=0.10，请问每组需要多少病例？

已知 π_1=16%，π_2=3%，α=0.05，β=0.10，查表 12-1，得 $f(0.05,\ 0.10)$=10.5，代入公式：

$$n=[0.16（1.00–0.16）+0.03（1.00–0.03）]/（0.16–0.03）^2\times10.5=102（例）$$

结果表明，每组需观察 102 例病例。

2. 两组均数的比较　试验研究收集的资料为计量资料时，可根据式 12-2 计算样本量：

$$n_1=n_2=2[（u_\alpha+u_\beta）\times S/\delta]^2 \tag{式 12-2}$$

式中，n_1、n_2 分别为各组所需样本量，一般两组样本量近似；S 为总体标准差的估计值，一般假设其相等或取合并方差的平方根；δ 为两均数的差值；u_α 和 u_β 分别为检验水准 α 和 Ⅱ 型错误的概率 β 相对应的 u 值。

例如，观察 PCI 术前大剂量阿托伐他汀治疗对不稳定型心绞痛病人血清炎症因子（hs-CRP）的影响。试验组术前 2 天给予阿托伐他汀 80 mg/d 治疗，术后试验组的 hs-CRP 平均升高 4.6 mg/L；对照组术前 2 天给予瑞舒伐他汀 20 mg/d 治疗，术后对照组的 hs-CRP 平均升高 5.1 mg/L。假设两种措施疗效的标准差相等，均为 1.5，要求 α=0.05，β=0.10，若要得出两组处理差别有显著性结论，需要多少研究对象？

已知：δ=5.1-4.6=0.5，S=1.5，双侧 α=0.05，β=0.10，查 u 值表得：$u_{0.05}$=1.96，$u_{0.10}$=1.28，代入式（12-2）得：

$$n_1=n_2=2\times[（1.96+1.28）\times1.5/0.5]^2=189（例）$$

因此认为试验组与对照组各需 189 例病例，两组共需要 378 例病例。

在实际工作中，可以采用下述公式进行计算，较为方便且更为常用。

$$n=[(2\bar{\delta}^2)/(\bar{u}_2-\bar{u}_1)]\times f(\alpha,\ \beta) \tag{式 12-3}$$

式中，n 为每组所需的例数；$\bar{u}_1$、$\bar{u}_2$ 分别为两组的预期均数；$\bar{\delta}$ 为两组的合并标准差或对照组的标准差；$f(\alpha,\ \beta)$ 可由表 12-1 查出。上例用此公式计算结果相同。

除了上述两种较为常见的样本量计算方法外，还有其他样本量计算方法，根据研究的需要可参

考相关的统计学书籍。目前临床常见的还有优效性试验、非劣效性试验与等效性试验，其样本量估计方法简述如下。

3. 优效性试验（superiority trial）　优效性试验的主要目的是证明所研究药物比对照组药物（一般为安慰剂对照）的疗效更优。对于尚未上市的药品，无论是创新药还是仿制药，选安慰剂为对照则可证实其优效性。

（1）定性试验样本大小的计算：需要预先指定的参数包括 π_C（对照组率）；Δ（希望检测的差别量）；π_T（试验组率，与 $\pi_C+\Delta$ 相等）；α（Ⅰ型错误）；β（Ⅱ型错误）；$Z_{1-\alpha}$ 与 $Z_{1-\beta}$（两者为标准正态分布的分位点）。

则每组样本量为：

$$n=\{(Z_{1-\alpha}+Z_{1-\beta})^2 \times [\pi_C(1-\pi_C)+\pi_T(1-\pi_T)]\}/\Delta^2 \qquad （式12-4）$$

$(Z_{1-\alpha}+Z_{1-\beta})^2$ 相当于公式（12-1）中的 $f(\alpha, \beta)$。需要注意的是：因为优效性试验是单侧检验，在查表 12-1 时，需要用 2α 代替 α。例如，假设优效性试验的 $\alpha=0.05$，$\beta=0.20$，查表中 $f(0.10, 0.20)$ 的值为 6.2，即为 $(Z_{1-\alpha}+Z_{1-\beta})^2$ 的数值。

（2）定量试验样本大小的计算：需要预先指定的参数包括 μ_C（对照组均数）；Δ（希望检测的差别量，即 $\mu_T-\mu_C$）；μ_T（试验组均数）；σ（标准差，假设两组标准差相同）；α（Ⅰ型错误）；β（Ⅱ型错误）。

则每组样本量为：

$$n=[2(Z_{1-\alpha}+Z_{1-\beta})^2\sigma^2]/(\mu_T-\mu_C)^2 \qquad （式12-5）$$

同样，在查表 12-1 时，要用 2α 代替 α。

4. 非劣效性试验（non-inferiority trial）　某些疾病目前已有非常有效的标准治疗措施，在此情况下若想证明某新药或治疗措施的疗效优于现有的标准治疗措施常常具有很大的难度。这种情况可使用非劣效性试验证明某新药或治疗措施的疗效不差于已知的有效药物或标准治疗措施。如选择已上市的同一治疗领域的药物作为阳性对照药，验证待评价药物至少不劣于阳性对照药。非劣效性试验所需样本量计算公式参见上述优效性试验。

5. 等效性试验（equivalence trial）　有些临床试验想证明两种治疗措施的疗效没有差异或差异在可接受的范围内，即证明差异在统计学上不显著，这时可采用等效性试验。例如，某些临床试验想证明某一副作用更少的药物，其疗效与标准治疗的疗效相同。等效性试验所需样本大小计算公式如下：

（1）定性试验样本大小的计算：需要预先确定的参数包括 π（预期总有效的百分数）；Δ（允许误差，即如果两个总体率的差别不超过 Δ 时，认为这种率的差别是没有实际意义的）；α 和 β（Ⅰ型错误和Ⅱ型错误）。

则每组所需样本量为：

$$n=[2(Z_{1-\alpha/2}+Z_{1-\beta})^2\times\pi(1-\pi)]/\Delta^2=[2\pi(1-\pi)\times f(\alpha, \beta)]/\Delta^2 \qquad （式12-6）$$

式中，$f(\alpha, \beta)$ 的值可由表 12-1 查得。

（2）定量试验样本大小的计算：与定性试验基本是类似的，但需要有标准差的估计值。其公式如下：

$$n=[2(Z_{1-\alpha/2}+Z_{1-\beta})^2\sigma^2]/(\mu_T-\mu_C)^2=[2\sigma^2\times f(\alpha, \beta)]/(\mu_T-\mu_C)^2 \qquad （式12-7）$$

总之，在试验设计阶段，上述样本含量估算方法可作为参考依据，然而，在试验的执行过程中，样本量可根据实际情况进行调整。例如在某些大型临床试验中，当试验组与对照组之间的疗效差异已达到试验最低要求的差异水平，此时可提前完成试验，研究对象的数量不必达到设计阶段估算的样本量。

四、干预措施的标准化实施

（一）干预措施应遵循的原则

试验使用的干预药物或措施需要保证其具有一定的科学性、有效性、安全性和创新性，并根据研究目的合理选择。干预措施必须遵从《赫尔辛基宣言》，需以人为本，不得违背宣言中的伦理原则与限制条件。

（二）随访期的确定

随访是在病人就诊后，根据研究目的，通过定期体检、电话或邮件通信、门诊复诊、上门访问等方式对病人进行一定时间的观察，以掌握病人病情变化、进行康复指导的行为。随访主要的作用在于提高病人依从性、降低失访率、定期收集试验数据、及时发现并处理不良反应。在治疗性试验研究中，随访不可或缺。

随访期的长短要根据研究目的、基础研究的结果，并参考治疗措施所能达到的治疗最佳水平来制定。过长会造成资源浪费，过短可能导致假阴性病人的出现或增加。例如，在强化他汀治疗研究中，要观察 ACS 病人 PCI 术前强化他汀治疗降低不良心脏事件发生率的效果，随访时间可设置为病人出院后 30 天；若要观察长期强化他汀治疗的毒副作用，则随访时间可设为出院后 6 个月以上。除此之外，固定的随访频率与随访间隔有利于确定结局发生的具体时间，追踪病情变化。随访期应在计划时间内结束，但在某些情况下，可以酌情提前或延后结束。

随访提前结束：在随访的数据收集中，若发现试验组与对照组间结局事件出现概率已经有统计学差异。或是在治疗试验中出现意外情况，试验需考虑提前终止。

随访时间延长：计划随访结束时间到达后，收集的数据虽然提示试验组与对照组间有差异，但差异不显著无法下确切结论，可酌情延长随访时间。

（三）干预措施的标准化

干预措施的标准化是疗效评价的前提，要保证疗效评价的科学性，就要做到干预措施和干预方案的统一。若是按照每位病人实际情况施以不同的干预方法或干预强度，则难以评价疗效的真实效果。

1. 统一的干预方案　治疗性研究中，干预措施实施的具体方案都应有明确的规定，每位受试者接受干预措施的起点、终点、强度、持续时间、实施方法必须一致。对于药物治疗性试验，药物的剂型、剂量、给药途径、疗程、操作方案也应该有明确的规定。例如，评价强化他汀疗法与常规疗法对降低 ACS 病人 PCI 术后不良事件发生率效果，试验组使用强化他汀疗法，对照组采用常规疗法。为达到干预方案的统一化，规定每位试验组病人 PCI 术前 2 日应用阿托伐他汀 80 mg/d，术后 1~6 个月应用阿托伐他汀 40 mg/d。每位对照组病人术前 2 日应用阿托伐他汀 20 mg/d，术后 1~6 个月应用阿托伐他汀 10 mg/d。

2. 统一的附加干预措施　在治疗性研究中，不仅试验药物或干预措施须统一，其他辅助治疗措施、护理方案、护理措施也要统一，做到两组一并施行，以消除其他非研究因素对疾病预后的影响。若只对其中一组进行附加治疗，那么试验药物或干预措施的真实效果就难以评价。例如，评价强化他汀治疗对 ACS 病人的疗效，试验组、对照组分别应用大剂量他汀或常规剂量他汀的同时，两组还一并给予降压药进行治疗。不仅他汀的干预方案要明确统一，两组降压药的剂型、剂量、给药途径、疗程、操作方案也需要统一。

五、随机化分组

（一）随机分组的意义

随机分组是 RCT 的基础，也是临床试验中常用统计学方法的应用前提。在治疗性研究中，各组间需有一定可比性，而随机分组可保证各组具有可比性，当例数较大时，各组的可比性较强。随机分组还能避免选择偏倚的发生，增加试验结果可信度。

（二）随机分组方法

随机分组时，要保证每一个受试对象被分配到各组的概率相同，试验者不能以主观意愿进行分组，即试验者无法预料到每个病人能分配到哪一组。随机分组的方法有许多，有些分组方式看似随机，实际并不科学，无法保证受试者分配到每组的概率相同，如按身份证件号码或参加试验的日期（单双）来进行交替分组等，属于伪随机分组（pseudo-randomization）或类随机分组（quasi-randomization）。

在实际的临床研究中，病人进入试验的时间通常并不一致，分配序列者可在事先对纳入的顺序编号随机分组。试验开始后，就诊病人陆续纳入试验，此时每位纳入的病人其编号对应的分组早已确定，按照试验前随机分配结果进行分组即可。以下为常见的随机分组方法。

1. 简单随机分组 易为施行，通过随机数字表或计算机生成随机数字对病人编号（如病历号或入院顺序）分配随机数字，并根据该随机数字进行分组。这种方式虽简单易行，但无法保证每组分配的人数相同，尤其在小样本试验的情况下。如果每组分配的例数相差过大，此时需要重新随机化分组，或可从例数多的一组随机抽取部分分配至例数少的一组。

2. 区组（block）随机分组 当研究例数较少而影响因素较多，简单随机分组无法保证组间具有较好可比性时，可用区组随机分组法分组。其优点是分组后各组例数相等。若将特征相近的病人纳入同一区组，则区组随机分组后组间混杂因素分布较均衡。要进行区组随机化，首先规定好一个区组内有多少研究对象，通常为4～10人，人数太多会产生过多的排列组合方式。

若要用区组随机分组法将 n 名病人分为 A、B 两组，以 4 人一区组为例，将区组中的 4 个研究对象排序，为保证分组后两组人数相同，可能会出现以下 6 种分组形式。对这六种分组形式编码，见表 12-2。

表12-2　以4人为一区组的6种研究对象分组形式

1	2	3	4	5	6
AABB	BBAA	ABAB	BABA	ABBA	BAAB

分组形式编码后，为每个区组赋予一个 1～6 的随机数，以随机数决定各个区组分组形式（表12-3）。如此分组后，A、B 两组的例数均衡相等。

表12-3　区组随机分组法将n名病人分配到A、B两组

区组	区组1			区组2			区组3				……
编号	1	2	3	4	5	6	7	8	9	10	11	12	……
随机数	3			1			6				……
组别	A	B	A	B	A	A	B	B	B	A	A	B	……

3. 分层随机分组 若试验对象存在对疗效有明确影响的因素，可使用分层随机分组。先根据影响因素将病例分成若干层，于各层内使用简单随机分组将病人分为试验组与对照组。如观察 PCI 术前强化他汀治疗降低术后不良事件发生率的效果，ACS 类型和接受的再灌注措施可能会对预后造成影响，可将病人按照不同 ACS 类型分为 STEMI、NSTEMI、UA 三层，再从三种 ACS 类型中按病人接受的再灌注措施分成急诊 PCI、择期 PCI 两层，对各层病人进行简单随机化分配至试验组与对照组（图 12-1）。

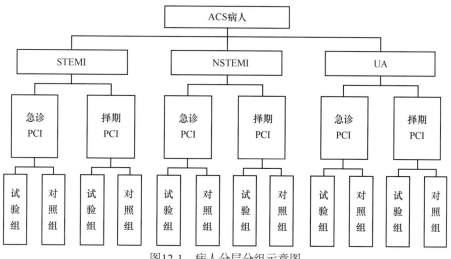

图12-1　病人分层分组示意图

这种分组方式的优点是试验组与对照组间病人的影响因素分布均衡，可比性强。但需要注意的是，分层因素的数量应适当，通常为2~3个，过多可能导致某些层内的病例过少。

4. 分层区组随机化分组　是将分层随机分组法与区组随机分组法联用的方法，先以确定的分层因素分层，再对每一亚组内的受试者进行区组随机化分组。这种方法保存了两种随机分组法的优点，既可以保证预后影响因素分布均衡，又保证了每个亚组试验组与对照组的例数分配相等。

5. 整群随机分组　整群随机是指在源人群中，固定范围内，随机抽取一个或多个具有代表性的群体如社区、学校作为样本，抽选到的群体中所有符合纳入标准的个体均作为研究样本。例如，研究某地区饮食干预对老年糖尿病的防治效果，以社区为单位，从多个社区中随机抽取若干个社区分组作为试验社区与对照社区，对社区中符合纳入标准的研究对象进行试验。

这种随机分组方式简便易行，适合大样本的研究。但其缺点是抽样误差较大，代表性较差，可比性不强，应审慎使用。

（三）随机化分配隐藏

随机化分配隐藏亦称作隐匿随机分组（concealed random allocation），是指对所有参与研究的人员隐藏随机化分组顺序。要确保试验是真正的RCT，分配隐藏就必不可少，只有同时做到随机化分组和分配隐藏，随机分组才能确保起到控制偏倚的作用。进行随机化分配隐藏，要保证生成分配序列的人员与负责病人入组的人员不是同一人。负责入组人员判断某病人是否符合纳入条件后，根据分配序列人员的分配结果来确定该病人所属的组别。这需要保证在被告知分配结果前，负责入组的人员并不知晓该病人的分组情况。例如，预先按照入组顺序设置好每个密闭信封，内装有相应顺序号随机化分组的结果，病人依次进入试验，入组人员撕开相应顺序的信封查看即可确认病人应当进入的组别。

分配隐藏与盲法的区别在于：分配隐藏的作用是控制研究人员在分组过程中产生的选择偏倚，而盲法除了能控制选择偏倚还能控制试验实施阶段所产生的信息偏倚。

六、盲　　法

（一）盲法（blind）的作用

> **知识点 12-6**
> 1. 临床研究中采用盲法的意义。
> 2. 盲法的分类。
> 3. 几种盲法的优缺点。

在临床试验研究过程中，医生通过病史询问、健康检查及病人生化指标检测来进行信息收集。在数据收集过程中，可能会有研究者出于自己的意愿而采取诱导性问诊，或是对不同组的病人采用不同的判断标准。而病人由于知晓自身所接受的治疗方式，在信息反馈中有意或无意地产生倾向性的回答。这些都会导致偏倚的发生。为了尽量避免这类信息偏倚的产生，盲法就显得十分重要。

（二）盲法的分类

1. 单盲试验　指病人不知晓自己接受的是什么治疗措施，而研究者知晓。单盲试验可控制病人出现的信息偏倚，但并不能避免研究者因主观因素而产生的偏倚。比如研究者进行治疗及疗效评价时，希望治疗组的疗效更佳而导致治疗组与对照组结局判定标准不一致。

2. 双盲试验　指研究实施者与病人皆不知晓分组情况，不知道哪些人接受的是什么治疗措施，待到试验结束，资料分析时，分组情况才被揭晓。双盲的优点在于避免了病人和研究者由于知晓分组与具体治疗方案而导致的偏倚，但双盲的实施较为困难。为防止破盲，试验组与对照组间使用的药物在外观、气味、包装、溶解度等性状上要一致，还需要制定好一套完备管理制度防止分组情况泄露。同时也要保证试验过程的安全性，指定好中止盲法的条件，一旦中途病人出现严重不良反应或者病情加重、治疗无效的情况，应及时对该病人中止盲法治疗。

3. 三盲试验　三盲试验中，病人、研究实施者、资料分析者皆不知晓研究的分组，仅有研究外的特定人员掌握着密码编号。在试验和数据分析结束时，由特定人员公布分组内容。偏倚的产生不仅仅会发生在试验进行的阶段，还可能发生在资料分析及论文撰写的过程中。比如由于资料分析者了解分组情况，在分析过程中使用错误的统计学方法以求获得有利于治疗组的结果，而丧失了其严谨性。或是论文撰写过程中作者出于主观意愿而采用误导性文字夸大疗效。三盲的实施更为复杂困难，但有效地避免了上述情况的出现，其结果与内容更为客观。值得注意的是，设立盲法进行观察与测量，同时应制定紧急揭盲的操作规范，一旦病人病情恶化或突发不良事件，应及时做揭盲处理。

4. 非盲试验 又称为开放试验（open trial），研究者和病人都知晓分组与干预的内容。在一般情况下，临床试验应尽量采用盲法。但若研究对象是病情复杂或危重的病人，需要随时调整治疗方案，此时应以病人利益为重，不用盲法。此外，在试验组与对照组间干预措施差别较大的情况下，如干预措施组为手术治疗，对照组为保守治疗，则无法用盲法隐藏试验分组，只能以非盲试验进行。非盲试验简单易行，可及时对试验中出现的意外情况进行判断与应急处理，但同时应认识到，非盲试验无法有效避免研究者与受试者因主观因素产生的信息偏倚，从而可能影响研究结果的客观性。

七、疗效指标的选择与测量

临床试验中，研究者须根据研究目的确定重要的研究结局，并采用某些疗效指标进行度量，以此判断治疗效果。疗效指标的选择与测量是否正确，对于最终评价干预措施的效果至关重要。

（一）疗效指标的选择要求

疗效指标是反映干预措施治疗效果的主要观测与评价工具，总的选择要求如下：

> **知识点 12-7**
> 1. 疗效指标的选择要求。
> 2. 意向性分析的概念及优缺点。
> 3. 描述疗效常用指标有哪些？

1. 灵敏度要高 指标灵敏度越高，越能将干预措施的效果显示出来。例如，研究某药治疗缺铁性贫血的效果，可选用血红蛋白或血清铁蛋白作为测量指标，但血红蛋白只有在缺铁比较明显的情况下才有较大变动，其灵敏度不如血清铁蛋白。若用血红蛋白作为疗效测量指标，必然增加假阴性率，可见疗效指标的灵敏度越高越好。

2. 特异度要强 特异度越强的指标，越能客观地反映结局的真实改变情况。如研究某药治疗开放性肺结核的效果，以痰中结核菌检出率作为疗效的测量指标，该指标的特异度强，有助于疗效的判定。

3. 经济可行 测试方法和指标除了要考虑灵敏度和特异度外，还要注意经济性及可行性。如输卵管堵塞病人行复通术后，为评价输卵管的畅通情况，可选用输卵管子宫碘油造影或腹腔镜下注入亚甲蓝的方法复查。这两种方法的灵敏度和特异度均较高，但前者较为经济，操作相对简便，对病人创伤小，故应优先考虑。

4. 注意远期效果的测定 对于某些慢性病的疗效评价，应注意近期效果与远期效果的综合评价，这样获得的结论更加真实可靠。例如，糖尿病病人的治疗不仅要观察用药后血糖的控制水平，还要观察糖尿病导致的肾脏、视网膜、心血管等部位不良事件的发生情况。

5. 指标数量要适当 出于同一观测目的所设置的指标数量要少而精，选择的指标越多，出现各种误差的机会越大，有时反而会影响疗效的真实性。

（二）疗效指标的测量

治疗性研究中，对所有研究对象治疗效果的观察与测量均应采用统一的方法，以标准化的质量控制来达到判断的一致性和准确性。为避免各种观察、测量性偏倚的发生，原则上应采用盲法进行观察、测量和评价，但在实际研究中，应根据具体情况正确选择。一般情况下，单盲试验适用于以病人主诉症状为疗效判断依据的试验，而以病人主诉和依赖医生主观判断为疗效指标的试验，则应采用双盲法进行观察与测量。对于采用客观指标如病理、生化、免疫学检测等为疗效指标的试验，则不一定使用盲法，可采用重复测量的方法以保证指标测量的质量。

八、治疗性研究的结果分析

治疗性研究的结果分析是指将临床观察、测量和记录的原始资料做出归纳整理，采用统计学分析揭示资料信息的过程。原始资料的完整准确和统计学方法的正确应用是反映干预措施真实治疗效果的关键。

（一）资料的整理与分析

研究中获得的原始资料包括病历、观察表、临床化验及各种功能检查结果均需要进行详细的核查，然后通过计算机建立数据库，双录入所有资料信息并保存，便于下一步的统计分析。资料整理时要注意以下研究对象的资料。

1. 不合格（ineligibility）的研究对象 是指不符合纳入标准者、一次也没有接受干预措施者、临床数据空白者等，在资料整理时应把该类研究对象剔除。

一般情况下，研究者为获得好的阳性结果，对试验组成员的观察往往比较仔细，更易发现不合格者并将其剔除，从而造成试验组和对照组中由于不合格而剔除的人数比例不等，导致偏倚的发生。此外，每个研究者对受试者反应的观察与判断可能带有倾向性，如对效果差者特别留意，亦更可能发现不合格者并将其剔除，而留在组内的往往是效果好的受试者，由此得出的结论比实际效果要好。以上两个方面均可导致研究结果真实性下降，以及试验组和对照组的可比性降低。可根据纳入标准将研究对象分为"合格者"和"不合格者"两个亚组分别进行分析，若两组分析结果不一致，则在下结论时应慎重。

2. 不依从（noncompliance）的研究对象　是指研究对象在随机分组后，不遵守试验研究设计的规定。试验组成员不遵守干预规程，相当于退出或脱落（withdrawal，drop-out）试验组，对照组成员不遵守对照规程而私下接受干预规程，相当于加入（drop-in）试验组。

在资料整理和分析时，不能简单地将不依从者剔除，若两组不依从者的类型和比例不同，将导致两组的可比性降低。解决方法是根据研究对象的依从性进行分组并分析，例如，在ACS病人强化他汀治疗（试验组）与常规他汀治疗（对照组）的随机对照试验中，出现以下四种结果（表12-4），可进行3种结局分析。

表12-4　随机对照试验实际依从和分组情况

	试验组		对照组	
	未完成强化他汀治疗或改为常规他汀治疗	完成强化他汀治疗	完成常规他汀治疗	未完成常规他汀治疗或改为强化他汀治疗
是否依从	否	是	是	否
资料整理后分组	①	②	③	④

（1）意向性分析[intention-to-treat（ITT）analysis]：对①组+②组与③组+④组进行疗效比较分析。该分析不考虑研究对象是否依从，根据最初的随机分组情况进行分析，所得结果反映了原来试验意向干预的效果。如果试验组的干预措施确实有效，那么该分析往往会低估其效果。

（2）遵守研究方案分析[pre-protocol（PP）analysis]：比较②组和③组，而不分析①组和④组。该分析只对试验依从者进行分析，可反映试验药物的生物效应，但由于剔除了不依从者，可能会高估干预措施的效果。

（3）接受干预措施分析：对②组+④组和①组+③组的结果进行比较。该分析是按研究对象实际接受的干预措施进行分析，由于该分析方法改变了研究开始时随机化分组所具有的两组可比性，可能存在选择偏倚。

以上分析说明，不依从会破坏研究的随机化分组，影响研究结果的真实性。在评价干预措施治疗效应时，单独用上述任何一种方法进行分析均存在一定的局限性，最佳的处理方法是同时使用3种分析方法，由此获得的信息更加全面，结果更加真实。意向性分析虽然可能高估或低估干预措施的效果，但它反映的是随机化分组研究对象对干预措施的事实效应，因此在结果分析中不可或缺。

3. 失访（loss to follow-up）的研究对象　指研究对象因迁移或因与本病无关的其他原因死亡，从而造成研究对象未能随访、观察到研究终止时间。在研究中应尽量设法减少失访，若出现失访时，应尽量用电话、其他通信方式或专门访视进行补访调查，使失访率不超过10%。

在资料收集和分析时，应对试验组和对照组的失访率进行调查与估计，若两组失访率不同，则分析结果可能存在偏倚，即使失访率相同，但失访原因或失访者的特征不同，则两组效应也可能不同。

临床试验中的不合格、不依从和失访均可导致原定样本量不足，破坏随机化分组，降低研究工作效力。若不合格者、不依从者、失访者在试验组和对照组间的分配不均衡，会降低研究结果的真实性，应采取措施减少该类现象的发生。

（二）描述疗效的常用指标

1. 有效率　指经过治疗后治愈或好转的人数占全体接受治疗人数的百分比，常用显效、有效（缓解）、无效、加重等几个等级指标判断疗效。在计算有效率时，显效和有效均按有效计算。各个等级指标标准及内容随疾病而异，一般参考国际、全国或地区所制定的判断标准；没有标准者，可自行制定客观可行的标准。例如，支气管哮喘防治指南中对该病的疗效判断标准规定如下：显效为哮喘发作较治疗前明显减轻，一秒钟用力呼气容积（FEV_1）或最大呼气流量（PEF）增加量 25%～35%，或治疗后 FEV_1（或 PEF）达到预计值的 60%～70%，PEF 昼夜波动率＜20%，仍需用糖皮质激素或支气管扩张剂；有效为症状有所减轻，FEV_1（或 PEF）增加量 15%～24%，仍需用糖皮质激素和（或）支气管扩张剂；无效为临床症状和 FEV_1（或 PEF）测定值无改善或反而加重。

2. 病死率　指在一定时间内，某病病人中死于该病病人所占的百分比，适用于病程短，致死率较高的疾病。

3. 复发率　指疾病临床痊愈后经过一定时间复发的病人占全部痊愈者的百分比。

4. 阳转率或阴转率　指在某病病人中，该病的病原体或血清学指标经治疗后，由阴性变为阳性者或由阳性变为阴性的人数占所有治疗病人的百分比。

5. 生存率　指接受干预措施的研究对象在经过某一时间段后仍存活的可能性，适用于病死率较高的慢性疾病。疗效判断中，通常以疗程结束为起点，观察 3 年或 5 年生存率。

6. 不良事件发生率　指发生不良事件病人占所有治疗人数的百分比。不良事件指的是临床试验受试者接受一种药品后出现的不良医学表现，但并不一定与该治疗有因果关系。

（三）统计方法的选择

1. 不同资料类型的统计学方法　治疗性研究中最常见的资料类型包括计数资料、计量资料和等级资料。计数资料的描述常采用率和比，如有效率、复发率、病死率等，组间比较统计学检验方法常用的有卡方检验（χ^2-test）；计量资料的描述形式一般为均数±标准差，常用的组间显著性检验方法包括 t 检验（小样本）、u 检验（大样本）及 F 检验（多因素方差分析）、非参数检验；等级资料是将某一指标划分为若干等级，常用的统计方法为 Ridit 分析及非参数检验等。

2. 多组间的比较　若研究要求对两组以上的结果进行比较，必须先做多组间的差异显著性检验，只有差异具有显著性时，才进一步作多组间的两两比较。

3. 配对与非配对设计　治疗性研究设计可以是配对设计，也可以是完全随机设计。两种设计的原理不同，分析方法也不同。

4. 单侧检验或双侧检验　结果分析中，单侧检测或双侧检验的选择应依具体情况而定。如肯定试验新药或措施疗效比对照药或措施效果好，则用单侧检验法；如不能肯定，则采用双侧检验法。

5. 治疗效果的多因素分析　临床治疗效应的产生，除了与干预措施有关外，还与病人的病理生理状态及诸多环境因素有关，如年龄、营养状态、病情、药量、疗程、并发症等。为了获得全面的认识，应在单因素分析的基础上，选择有关变量做多因素分析，进一步评价疗效。

总之，治疗性研究的结果分析需在原始资料准确完整的基础上，采用正确的统计学方法，比较试验组和对照组的疗效差异。应特别注意试验组和对照组中不合格、不依从和失访的情况，并采用恰当的方法进行处理。除此之外，研究者还应对研究结果进行合理解释，不管结果如何，都应如实报告研究试验的有效性和安全性。

第三节　影响研究质量的主要因素及其控制

治疗性研究存在很多影响结果的因素，为了达到预期的研究目的，应对研究全过程实行质量控制，采取相应措施防止误差的产生，以保证研究结果的真实性和可靠性。影响研究质量常见的因素及其控制措施如下：

（一）机遇

机遇（chance）即随机误差或抽样误差，可影响结果的真实性。在治疗性研究中，机遇因素不可能消除。唯一的控制方法是在研究设计阶段，通过限制 Ⅰ 型错误和 Ⅱ 型错误的容许水平，将机遇因素的影响控制在容许的范围之内，使假阳性率及假阴性率降到最低程度。

> **知识点 12-8**
> 1. 影响研究质量的主要因素及控制措施。
> 2. 干扰、沾染的概念。

（二）偏倚

治疗性研究中可能发生的偏倚包括选择偏倚、信息偏倚和混杂偏倚，其中混杂偏倚可在设计阶段通过严格的随机化分组得到有效控制。除此之外，还存在一些临床研究特有的偏倚，如干扰与沾染。

1. 选择偏倚　指研究者按其意愿选择自己感兴趣的研究对象进行"研究"，或者对被选择的研究对象人为的主观分组。选择偏倚可以通过真正的随机分组、严格掌握纳入排除标准等方法加以控制。

2. 信息偏倚   如一些心血管病病人故意隐瞒吸烟史、饮酒史，造成某药物疗效评价失真。控制的方法包括实施盲法、标准化测量、提高应答率等。

3. 干扰（co-intervention）   是指试验组额外接受了与试验措施类似效果的某种治疗，引起试验组与对照组疗效差异增大，从而夸大了试验组疗效。

4. 沾染（contamination）   是指对照组额外接受了试验组药物或类似效果的治疗措施，引起试验组与对照组疗效差异减少，从而缩小了试验组疗效。干扰与沾染的控制方法就是实施规范化试验并改善研究对象依从性，尽可能减少其他药物的使用。

（三）依从性

依从性（compliance）是指研究对象按照研究设计要求执行医嘱的客观反应程度。忠实执行医嘱，按时复查或接受随访，称为依从性好；反之则为依从性不好（低）或不依从。依从性越高，试验组和对照组间的差异越能反映干预措施的效果，而依从性不好会使本该有的治疗效果消失或降低。病人依从性低常见的原因主要有简单的遗忘；因药物不良反应而自行减量或停药；病人病情改变不能按原计划接受治疗；某些治疗和检查措施过于复杂，病人不易执行；疗程太长或复查间隔时间太短，使病人丧失治疗信心和耐心。

临床试验中，可通过以下措施提高病人依从性：①注重宣传教育，向病人说明试验目的、意义和依从性的重要性，使病人在理解的基础上给予合作；②将服药习惯和日常生活行为结合起来，使病人服用方便，不易遗忘；③优化试验方案，缩短疗程，简化干预措施，使病人易于接受，便于推广；④提高医疗技术水平和服务质量，使病人就医方便，提高其治疗信心和依从性；⑤选择依从性好的病人作为研究对象；⑥酌情减免病人的医疗费用，避免因经济原因不坚持治疗。此外，在研究过程中，应对依从性进行检查估计，一旦发现不依从时要采取补救措施。在结果分析时，为保证结论的准确性，应如实交代病人的依从情况，对依从程度进行分析，估计其对研究结果的影响。

第四节   治疗性研究的评价原则

治疗性研究的根本任务是为病人选择最佳的治疗措施。倘若某研究在设计与实施等环节中采用的方法科学合理，仅能说明其所得的研究结果真实。然而，在实际临床工作中，即使研究结果证明治疗措施真实有效，临床医生并不能依此就决定为病人采用该治疗措施，尚需从重要性及实用性方面综合考虑。

一、真实性评价

> **知识点 12-9**
> 1. 治疗性研究的评价包括哪三个方面内容？
> 2. 真实性、重要性和实用性评价包括哪些内容？
> 3. 采用哪些指标评价治疗性研究的临床意义？
> 4. 如何评价治疗的利弊？

1. 是否为真正的 RCT   基于 RCT 设计的研究结果真实性通常优于其他设计方案，这是因为设计严谨的 RCT 可有效控制已知或未知混杂因素的干扰，确保结果真实可靠。在评价 RCT 时需要考虑以下问题：

（1）是否采用随机的方法纳入和分配研究对象：要注意研究交代纳入的研究对象是否采用随机抽样，纳入研究对象后采用何种随机分组方法，通过什么程序实现。

（2）随机化分组方案是否采用了隐藏措施：倘若研究报道仅仅以"采用随机化分组"表达研究对象的分配情况，而缺乏具体的随机化方案和内容，则该研究的真实性值得怀疑。

（3）各组间基线指标是否均衡可比：虽然通过随机化分组和分配隐藏可提高组间的均衡性，但仍需描述并比较各组间的基线状态。如果各组间的基线状态不一致，则需进行分层比较或校正重要的预后因素（如年龄、病情严重程度、临床分型等）。进行分层比较时，要注意精选分层因素，均衡试验组与对照组的样本量及分层后各亚组的病例分布。

（4）当实际工作与 RCT 的应用条件不相符时，可选用非 RCT（类实验或非实验性）设计类型：评价该类研究时应注意考虑：①设计方案的合理性。如单病例随机对照试验，研究对象是否为慢性病或罕见病且病情稳定适用于该类研究条件的病人，试验交替是否达到了 3 个轮次等。②结果的可信度。该类研究阳性结果被发表和引用的概率更高，可能导致疗效的过高估计，因而阳性结果更需谨慎评价；若研究为阴性结果（无效、弊大于利或有害），则可信度相对更高。③作为证据的论证强度。除真实世界研究外，观察性研究的论证强度一般低于类实验研究。对于某个具体的非 RCT，应判断其能回答临床问题的强度。

2. 所纳入的研究对象是否随访完整，随访时间是否足够　任何病例的失访都可能会影响研究结果的真实性。例如，疗效差的病人中途退出或失访，可能会导致高估治疗效果；若病人因药物或干预措施的副作用从治疗组中退出，可能会导致低估药物或干预措施的危害性。实际的临床研究很难保证失访率为 0，若失访率大于 20%，会导致研究质量变差、结果的真实性降低。常用敏感性分析来判断失访对研究结果的影响程度，即将试验组失访的全部病例当作无效病例处理，而对照组丢失的病例则全部计入有效病例。若仍与原有结论一致，则可接受原来的结果；若不一致，则要考虑失访对研究结果的影响。此外，随访期应确保能够观察到目标疾病重要的效应结果。通常治疗性研究随访的时间需要数月，有的甚至需要 1 年以上方能充分显示防治措施的效果。

3. 是否对随机分组的所有研究对象进行了意向性分析　被随机分配入组的病例，随访期间可因各种原因出现不依从的情况。例如，病人因发生治疗副作用而中途停药或未按医嘱服药，还有些病人主动撤回知情同意书退出研究等。如果排除这些病例，只对所谓"资料完整者"进行分析就会破坏随机化原则和基线的可比性，影响结果的真实性。为消除此类影响，要求采用 ITT，即参与随机分组的对象，无论其是否接受该组的治疗，最终应纳入所分配的组中进行疗效的统计分析。需要指出的是，如果小样本临床试验中不依从的情况很明显，如超过受试对象总数的 20%，那么无论是否采用 ITT，其结果的评估都可能会受到影响。

4. 是否对研究对象、医生和研究人员采用盲法　实施盲法可以减少信息偏倚，确保观察结果真实可靠。同时，应隐去所有可能导致破盲的信息，使盲法得以真正实施。当无法对病人或医生实施盲法时（如外科手术），可以请其他医生评价临床记录、检查结果或使用客观指标评价治疗效果。鉴于不同研究者对"盲"的理解不同，在评价时不能只提及是否采用盲法，还应描述盲法实施的具体过程，有助于他人判断其正确性。

5. 病人是否接受严格的标准化干预方案和措施　除了试验方案外，应保证其他任何治疗（包括支持疗法）在组间均衡一致，才可能排除各种偏倚的影响。同时，也应注意各组间辅助或基础治疗的差异，因为某些较为复杂的疾病是在"基础治疗"的基础上进行干预的，有些病例出现新证候需要辅以临时用药。此外，在研究实施过程中，对各组研究对象应采用同样的观察或调查方法，对治疗结果应使用相同的测量手段和指标。

6. 是否报告了全部研究结果，研究结果是否符合生物学合理性　应如实报道可能产生的不良反应内容及试验的疗效。任何试验药物（包括安慰剂）都可能存在不良反应，因而有必要报道不良反应，缺乏者则视为真实性差。判断、报告疗效应具有客观的标准、测试的指标及具体的数据，如有效率和治愈率。此外，如果研究揭示的因果关系有生物学的可解释性，则可增加因果联系的论证强度。

二、重要性评价

当试验的研究结果符合真实性评价标准后，就要对其重要性予以评价，进一步判定所采取的治疗措施是否有临床价值。重要性评价应注重临床意义、统计学意义和临床经济学意义三个方面的内容。

（一）临床意义的评价

在临床实践中，仅依赖前文所述的"率"并不能完整有效地对治疗措施疗效和不良反应的临床重要程度进行量化。重要的是，一项治疗性研究中，其试验组和对照组接受治疗的有效性及不良反应均可能存在差异，此时仅仅采用单项指标来判定哪种治疗的临床价值更高，显然是不合理的。因此，研究者可综合以下多项指标进行临床意义的评价。

1. 绝对危险度降低率（absolute risk reduction，ARR）　是对照组事件发生率与试验组事件发生率之间的绝对差值。该值越大，说明治疗产生的临床效果越大。

$$ARR=CER-EER \qquad （式 12-8）$$

式中，CER（control event rate）：对照组的事件发生率；EER（experiment event rate）：试验组的事件发生率。

2. 相对危险度降低率（relative risk reduction，RRR）　是绝对危险降低率占对照组事件发生率的比值，表示某事件发生率下降的相对水平。

$$RRR = \frac{CER - EER}{CER} = \frac{ARR}{CER}$$ （式 12-9）

ARR 较 RRR 更能真实反映疗效好坏；RRR 表示相对改变量，并不反映试验组疗效的实际值。假如试验组和对照组的事件发生率降低 100 倍，ARR 变小，RRR 保持不变，需要治疗的人数（NNT）变大。如果仅采用 RRR 指标而不用 ARR 等指标，则不能全面评价临床治疗效果，甚至会产生误导。

3. 需要治疗的人数（number needed to treat，NNT） 与对照组相比较，应用治疗措施需要治疗多少例病人，才可以预防 1 例不良结局事件的发生。某疗法的 NNT 越小，说明其治疗效果越好，临床价值越大。但 NNT 是点估计值，因此，在临床决策时，最好同时计算 NNT 的 95% 可信区间。

$$NNT = \frac{1}{ARR}$$ （式 12-10）

NNT 适用于各种疗法的评价，但不宜进行不同疾病间比较，特别是使用了不同的效应量指标。因为一种干预措施的 NNT 不仅依赖治疗本身，还取决于基线的危险度（即病人出现该结果的可能性）。因此，在应用 NNT 时要考虑基线的可比性。如应用强化他汀治疗接受 PCI 的 ACS 病人，防止其院内死亡的 NNT 为 15，而预防 6 个月内术后支架再狭窄的 NNT 也为 15，但两者的意义是不同的，不宜直接进行比较。此外，NNT 是在特定时间的研究结果，只有在同一时间内检测时比较才有意义。如果 NNT 的获得与随访时间有关，在比较不同观察时间治疗措施的 NNT 时需要对时间进行调整。

4. 绝对危险度增加率（absolute risk increase，ARI） 指试验组和对照组不良事件率的绝对差值。

$$ARI = EER - CER$$ （式 12-11）

5. 相对危险度增加率（relative risk increase，RRI） 指与对照组比较，试验组不良反应事件增加的百分比。

$$RRI = \frac{EER - CER}{CER} = \frac{ARI}{CER}$$ （式 12-12）

6. 需治多少病例才发生一例不良反应（number needed to harm，NNH） 指与对照组比较，应用治疗措施多发生 1 例不良反应所需治疗的病例数。某疗法的 NNH 越小，说明治疗引起的不良反应越大。

$$NNH = \frac{1}{ARI}$$ （式 12-13）

例如，一项多中心 RCT，应用他汀类药物治疗接受再灌注措施的 ACS 病人，试验组（2099 例）予强化他汀治疗，对照组（2063 例）予标准治疗，随访 1 年后发现：试验组有 470 例发生心血管事件，有 69 例病人发生不良反应（肌痛及肌酸激酶水平升高）；对照组有 543 例发生心血管事件，有 56 例病人发生不良反应。则评价疗效及不良反应的相关指标计算如下：

（1）对照组心血管事件的发生率（CER）

$$CER = \frac{心血管事件发生例数}{对照组研究对象例数} \times 100\% = \frac{543}{2063} \times 100\% = 26.3\%$$

（2）试验组心血管事件的发生率（EER）

$$EER = \frac{心血管事件发生例数}{试验组研究对象例数} \times 100\% = \frac{470}{2099} \times 100\% = 22.4\%$$

（3）绝对危险度降低率（ARR）

$$ARR = CER - EER = 26.3\% - 22.4\% = 3.9\%$$

（4）相对危险度降低率（RRR）

$$RRR = \frac{CER - EER}{CER} = \frac{26.3\% - 22.4\%}{26.3\%} = 14.8\%$$

（5）需要治疗的人数（NNT）

$$NNT = \frac{1}{ARR} = \frac{1}{3.9\%} = 26$$

（6）试验组的不良反应率（EER）

$$EER = \frac{不良反应发生例数}{试验组研究对象例数} \times 100\% = \frac{69}{2099} \times 100\% = 3.3\%$$

（7）对照组的不良反应率（CER）

$$CER = \frac{\text{不良反应发生例数}}{\text{对照组研究对象例数}} \times 100\% = \frac{56}{2063} \times 100\% = 2.7\%$$

（8）绝对危险度增加率（ARI）

$$ARI = 3.3\% - 2.7\% = 0.6\%$$

（9）相对危险度增加率（RRI）

$$RRI = \frac{3.3\% - 2.7\%}{2.7\%} = 22.2\%$$

（10）需治疗多少病例才发生一例不良反应（NNH）

$$NNH = \frac{1}{0.6\%} = 167$$

经计算，RRR 为 14.8%，说明 ARR 占对照组心血管事件发生率的比值为 14.8%；RRI 为 22.2%，说明与对照组相比，试验组不良反应增加 22.2%。RRR 和 RRI 均为相对改变量的指标，需进一步结合 ARR 和 NNT 等反映干预净效应的指标进行综合评价。

ARR 为 3.9%，说明对照组病人的终点事件发生率较试验组的心血管事件发生率高 3.9%；ARI 为 0.6%，说明试验组病人的不良反应率较对照组的不良反应率高 0.6%。NNT 为 26，说明与对照组相比，应用强化他汀治疗 26 例病人才可以预防 1 例心血管事件的发生；NNH 为 167，说明与对照组相比，应用强化他汀治疗多发生 1 例不良反应所需治疗的病例数为 167。

综上，虽然试验组的不良反应稍高于对照组，但试验组的疗效较对照组明显增加。由此可以看出，相对于标准治疗，采用强化他汀治疗接受再灌注治疗措施的 ACS 病人更加具有临床价值。

（二）统计学意义的评价

样本增大到一定程度往往会使 $P < 0.05$，可见，假设检验的结论与样本含量有关。具有统计学意义的研究结果不一定具有临床工作的现实意义；同样的，具有临床意义的研究结果也不一定具有统计学意义。当治疗性研究结果具有临床现实意义时，还应通过统计学的显著性检验来判断临床意义差异的真实程度。

（1）研究结果具有临床意义且样本量较合适时，如果统计学差异显著（$P < 0.05$），表明研究结果具有临床及统计学意义。但如果样本量过小（小于 30 例），即使 $P < 0.05$，也应防止抽样误差的影响，下结论应谨慎。

（2）研究结果具有临床意义但样本量不够大，统计学差异不显著（$P > 0.05$），应计算 β 水平。如果 $\beta > 0.2$，则应进一步扩大样本量，防止对有临床意义的结果下假阴性的结论。

（3）研究结果没有临床意义但样本量足够大，即使统计学差异极显著，这种研究结果也没多大的临床价值。

（4）无论样本量如何，当研究的结果既无临床意义，又无统计学意义，自然下否定的结论。

（三）临床经济学意义的评价

治疗性研究的结果能否被应用于临床实践，除了评估它的临床意义外，还应做经济学分析与评价，主要包括最小成本分析、成本-效果、成本-效用及成本-效益的评价。如果某项治疗性研究有肯定的临床意义，但是价格昂贵，其临床价值是有限的。临床研究往往关注成本低、效果好及获益多的试验，以提高卫生资源的利用率和有效率，在一定程度上解决病人"看病贵"的问题。

三、实用性评价

研究结果的真实性和重要性获得肯定结论后，还要考虑研究结果对于某类型或某个具体的病人是否实用。一般结合病人的实际情况、治疗的利弊、病人及其家属的意愿等方面进行综合评价。

（一）研究对象的特点是否仔细描述

治疗性研究应尽可能详述研究对象纳入排除标准、临床特点（如病情的严重程度、病程长短、有无并发症等）和社会人口学的特点（如年龄、性别、民族、社会经济水平等），以供医生对照病人状况及医疗环境，批判性地应用研究证据。如果研究证据在总体上缺乏实用性，可以尝试进行亚组分析，评价亚组分析的结果是否具有实际应用价值。假如病人病情特点与某亚组病人病情一致或大体一致，那么这个亚组的治疗证据基本具有实用价值。

（二）治疗方法和措施是否可行

应详尽交代干预方法或措施，如用药途径、剂量、疗程、药量的增减条件、可能出现的药物不良反应和应对措施，以及终止试验的标准等。对于特殊治疗措施如 PCI，一定要交代病人的适应证和禁忌证、手术程序与方法、术中和术后的注意事项，以及意外事件的处理等。只有治疗方法与措施交代清楚，才能判断对于具体的临床实践是否可行。

（三）治疗的利弊及病人的意愿

除了治疗措施的可行性外，还应进一步对该措施可能带来的益处及风险进行综合评估，要求利大于弊，且具有利弊量化指标作为依据，如 NNT（益处）及 NNH（害处）。在拟采用治疗措施时，要尊重病人的价值取向，即病人是否愿意接受或愿意接受哪一种治疗措施。

1. 治疗利弊比的估计　临床医生采取治疗措施时，不仅需要注重疗效，还应注重安全性。通常应用 NNT 与 NNH 计算其利弊比（likelihood of being helped vs harmed，LHH）。

$$LHH=（1/NNT）/（1/NNH） \qquad （式 12\text{-}14）$$

例如，上例计算的 NNT 为 26，NNH 为 167，则 LHH=（1/26）/（1/167）=6.4，这意味着选择强化他汀治疗的 ACS 病人，所获收益是风险的 6.4 倍。显然，LHH 越高越好。

2. 合理选择药物种类　临床中常存在几种备选药物或治疗措施，倘若它们的 LHH 相差不大或无显著性差异，主管医生应结合病人的意愿，优先选择价格相对低廉的药物或治疗措施。这样不仅可以保证病人接受治疗的有效性和安全性，还可以降低医疗成本。

以上从真实性、重要性与实用性三个方面介绍治疗性研究的评价方法。在临床实践中，掌握与应用这些方法，对评价治疗措施是否达到预期的疗效、治疗利弊是否得到充分考虑、研究结论适用于哪些特征的病患群体是至关重要的。

（钟秋安）

第十三章 疾病预后研究

在临床实践中，医生、病人和家属会面临各种与预后有关的问题，如疾病将会有什么样的结局？发生该结局的可能性有多大？该结局会在何时发生？哪些因素会影响该结局的发生？要回答这些问题，临床医生就需要根据现有的证据或开展相关预后研究，结合病人的实际情况，采取最适合病人的一种或多种治疗方案，以获得最佳的效果，同时对病人或家属的相关预后问题给予合理和科学的解释。

第一节 概 述

一、疾病预后及其研究意义

（一）疾病预后的概念

疾病预后（prognosis）是指预测或事先估计某种疾病发生之后可能出现的各种结局（治愈、复发、恶化、并发症、伤残和死亡等），通常采用概率表示，如 3 年生存率、复发率、病死率等。疾病预后既包括在未经采取任何干预措施情况下的自然史，也包括疾病发生后采取治疗或干预措施后的不同结局情况。临床上，有的疾病预后清楚，有的则不明确，需要临床医生加强对该类疾

> **知识点 13-1**
> 1. 疾病预后的概念。
> 2. 疾病自然史的分期。
> 3. 影响疾病预后的因素。

病预后的研究。疾病预后研究就是关于疾病各种结局发生概率及其影响因素的研究。

（二）疾病预后研究的意义

1. 有助于临床医生做出治疗决策　临床医生开展疾病预后研究，可以明确疾病自然史并判断疾病不同结局发生的概率，了解疾病预后相关因素，从而有助于其熟悉某种疾病的发展趋势和后果，明确治疗的迫切性，以便做出科学、合理的治疗决策，采取积极有效的防治措施，尽可能地改变疾病的不良结局。例如，对某种疾病的治疗有 A、B 两种方案，A 方案的 5 年生存率高于 B 方案，并具有统计学差异性，则表明 A 方案的治疗效果较好。临床医生则会倾向推荐 A 方案。

2. 有助于病人或其家属对疾病做出合理的治疗抉择　对于一种疾病，可能会有不同的治疗方案、不同的经济支出和健康代价，以及不同的预后改善带来的收益，病人及其家属将会根据自己的实际情况与主观意愿来选择合理的治疗方案，并对预后及早做好心理准备。如一个脑梗死病人，病人或家属得知其手术死亡风险高，将会选择非创伤性的、副作用小及费用相对较低的检查和治疗手段。

二、疾病自然史

疾病自然史（natural history of disease），指在不施加干预措施的情况下，疾病从自然发生、发展直至最后结局所经历的全过程，可分为以下三期。

1. 起始期（initial stage）　也称为易感期，是致病因素作用于人体，引起有关脏器的生物学反应，发生了较为复杂的病理生理、形态或功能改变。这一时期主要是微观的、分子细胞水平或组织学上的病变，很难用一般临床手段发现疾病存在。如机体暴露于致癌因素后，未能被清除的首个癌细胞对机体开始作用。

2. 亚临床期（subclinical stage）　是指从疾病开始到出现临床症状或体征的这段时期。该期病人通常没有明显的不良症状或体征的变化，可表现为"健康"状态，但病变的脏器损害加重，如果采用灵敏度高的诊断手段，则可以发现早期患病情况。

3. 临床期（clinical stage）　是指病人从出现不良症状或异常体征到疾病最终结局的过程。此时期，病人的病变脏器损害更为严重，呈现出明显的形态学改变和功能障碍，临床上出现较为典型的症状、体征和异常实验检查结果。此期病人易于被临床医生诊断。病人经历上述的过程，其最终结局（outcome）可表现为痊愈、残疾或死亡等。

不同类型疾病的自然史所经历的时间不同，某些疾病自然史所经历的时间较短，如急性感染性疾病，一般进展较快，可以几天或几周内死亡或痊愈。而某些慢性非传染性疾病的自然史所经历的时间则较长，可达数十年之久，如动脉粥样硬化所致冠心病等。

三、临 床 病 程

临床病程（clinical course）即疾病的临床期，是指疾病开始出现症状、体征直到最后结局所经历的全过程。不同于疾病自然史，病人在临床期可经历各种不同的医疗干预措施，使得疾病的发展进程和结局发生一定的改变。如在病程早期采取积极的治疗措施，往往可改善预后。不同的疾病，甚至是同一疾病，其临床病程都有所不同，临床医生了解和掌握疾病的临床病程特点，有助于其对疾病的预后做出判定。

四、影响疾病预后的因素

（一）疾病预后因素的定义

疾病预后因素（prognostic factor），是指能预测疾病特定结局发生时间与概率，或者能改变该结局发生进程与概率的因素。疾病发生后到出现最后结局如痊愈、控制、残疾、死亡等的过程中，会有许多因素对其产生影响。不同的疾病，预后不同；同一种疾病，其临床特征、病人的机体状况等不同，预后亦不同。临床医生在临床实践过程中，应对疾病的全过程做细致的观察和详细的记录，以便发现影响结局的相关因素。当然，研究疾病预后因素也有助于临床医生对疾病进行医学干预，如筛检、早期诊断、早期治疗及改变病人不良行为方式等，从而改善疾病不良预后。

（二）可能的疾病预后因素

尽管影响疾病预后的因素复杂多样，但概括起来可有以下几个方面。

1. 疾病的临床特征　主要包括疾病的性质、病期、病程、临床类型及其严重程度等。疾病的临床特征是临床医生最为关注的内容，其对预后的影响也最为重要。不同的临床特征，预后不同，如急性心肌梗死病人的梗死部位、范围，以及有无心律不齐或休克等，都会对其预后具有重要影响。

2. 病人的机体状况与人口学特征　病人的机体状况与疾病预后密切相关。病人的机体状况主要包括遗传（基因）状况、营养状况、体质强弱、精神心理状况、内分泌及免疫系统状况等。社会人口学特征主要包括年龄、性别、社会经济、文化教育程度、种族、流动性、个人行为特征等。如有学者对 246 例非小细胞肺癌的预后影响因素分析发现，除疾病分期和是否手术外，性别、是否吸烟也是影响非小细胞肺癌预后的独立因素。

3. 早期发现、早期诊断、早期治疗　对一些疾病而言，早期发现并正确诊断与治疗，对病人的预后具有重要影响。如各种恶性肿瘤，往往是发现越早，治疗越早，预后就越好。目前，乳腺癌筛查已被公认为是能有效提高病人生存率和降低死亡率的人群防制措施。

4. 依从性（compliance）　也称遵医行为，是指病人对医嘱的执行程度。一般而言，病人的依从性与其治疗效果呈正相关关系。认真而全面地执行医嘱，按规定的药物剂量和疗程接受治疗，则称为依从性好。在分析预后结果时，病人依从性是需要重要考虑的内容。

5. 医疗条件　同样的一种疾病在不同级别的医院诊治，其预后可能明显不同。不同级别医院的差别主要是医疗条件的差别。医院的硬件设施、医生诊治水平、护士护理保健水平、后勤服务水平及态度等在疾病预后中具有重要作用。但需要注意在比较不同级别医院某种疾病的预后结果时，医疗条件好的医院的预后可能并不优于医疗条件差的医院，其原因是医疗条件好的医院可能接受的大多是该疾病的严重病人。

6. 社会、家庭支持条件　社会医疗体制、保障制度等会对人群的就医、治疗等具有很大的影响，从而也会影响疾病的预后。同样，家庭因素如家庭成员之间关系、家庭经济条件、家庭支持等，也可通过影响医疗干预措施和病人身体素质而影响疾病的预后。

（三）预后因素与危险因素

从严格意义上讲，两者具有一定的差别。危险因素（risk factor），指能增加疾病发生风险的任何因素，其人群一般为健康人群，是病因学研究中常用的术语。而预后因素强调的是在已患病人群中影响特定结局的因素。但若宽泛地理解，两者没有本质的区别。可以把预后因素看成是危险因素的特别应用，是在特定人群（已经患病人群）中特定疾病（患病后的结局）的危险因素。

【案例 13-2】

案例 13-1 中的临床医生拟采用队列研究方法比较放射性碘 125 粒子植入治疗和传统化学治疗的非小细胞肺癌病人疾病的预后有无差别，应该如何进行研究设计？

【案例问题】

1. 如果采用队列研究设计，该选择什么时间点作为随访队列成员开始的时间？

2. 上述这位临床医生积累了数百例放射性碘 125 粒子植入治疗非小细胞肺癌病人的临床资料，如何从中选择合适的暴露组成员？如何选择非暴露组成员？

3. 预后研究成功与否的关键问题之一是随访，应当如何制订随访方案？如何降低队列成员的失访率？

【案例 13-2 分析】

1. 预后研究的起始点又称为"零点"，指随访队列成员开始的时间。起始点的设置不同预后研究的结果可能也不同。在本案例中，对非小细胞肺癌病人的随访起始点可以采用首次诊断日期，也可以采用粒子植入的手术日期或出院日期等，研究者可以根据自己的研究目的确定合适的起始点，比如从诊断日期作为队列观察起始时间，还可以观察收集诊断后到接受治疗的时间间隔。

2. 本案例中假如暴露组成员可以选择接受放射性碘 125 粒子植入手术的非小细胞肺癌病人，非暴露组可以从接受传统化学疗法的非小细胞肺癌病人中选择。这两个队列成员应当采用统一的诊断标准、纳入标准和排除标准及预后结局的判定标准。选择研究对象时要注意两个队列成员的可比性，如年龄、性别、病情的严重程度、肿瘤分期、有无并发症等因素。而需要病人的诊断到接受治疗的时间间隔，则只能通过回顾询问病人来获得。

3. 随访方案的制订要考虑以下问题：①随访的方法。可以采用面对面访谈、电话访问、自填问卷、定期体检等方法。注意暴露组和非暴露组采取相同的随访方法；②随访的内容。一般与基线资料内容一致，但随访收集的重点是结局变量；③随访的间隔和期限。随访间隔和次数既要根据不同项目的人力、物力等条件而定，又要考虑到研究结局的变化速度。对于恶性肿瘤病人来说，一般随访的间隔可以为 3～6 个月。随访期限视疾病病程而定，尽量保证足够长的随访时间。在队列研究中，最好将失访率控制在 10% 以内。如果失访率超过 10%，应当分析失访的原因，比较失访者和未失访者的基线资料，估计可能导致的偏倚。在研究的设计阶段可以采取尽可能缩短研究持续时间，选择居住地离医院近的病人等措施降低失访率；在研究的实施阶段要充分做好宣传工作，让研究对象了解研究的重要性，与其保持密切联系，提高其依从性，减少失访。

第二节　疾病预后研究的主要方法和步骤

一、疾病预后研究的主要方法

> **知识点 13-2**
> 1. 疾病预后研究的主要方法。
> 2. 疾病预后研究的主要步骤。

临床上常用的研究设计方案均可以用于疾病预后研究，如队列研究、病例对照研究、随机对照试验、纵向研究等，另外真实世界研究中的比较研究和系统综述及 Meta 分析也是常用的研究方法。在实际临床研究中，可根据具体研究目的采用合适的设计方案，开展疾病预后的评价和疾病预后因素的研究。

1. 队列研究（cohort study）　是疾病预后研究中最常用的设计类型，包括前瞻性队列研究、回顾性队列研究及双向性队列研究。按照队列研究设计，选择符合标准的某疾病病人为研究对象，按暴露于可疑预后因素的有无进行分组，随访观察并比较两组疾病结局（治愈、缓解、控制、生存、死亡等）的差异。因其研究因素与结局时间关系清楚，能够直接计算出反映暴露与结局关联强度的指标，且研究资料相对完整可靠，信息偏倚相对较小等，所获结论说服力较强。

相对于前瞻性队列研究而言，回顾性队列研究利用已有的暴露因素和结局资料，可以在短时间内获得结果，具有省时、省力、省经费和出结果快的优点，是临床医生常常使用的研究方法。如在芬兰，有学者利用 1998～2011 年的 2 型糖尿病资料，采用回顾性队列研究方法研究了使用二甲双胍、其他类型的糖尿病药物或他汀类药物与卵巢癌的预后关系，结果发现，在不同的糖尿病治疗药物中，卵巢癌死亡率和其他原因死亡率无显著性差异，但诊断前使用他汀类药物是卵巢癌死亡的保护因素。

2. 病例对照研究（case-control study）　在疾病预后因素研究中，"病例组"指病人中出现相关研究结局者，"对照组"指病人中没有相关结局者，通过比较两组相关因素的暴露率或暴露程度，从而判断研究因素与结局间有无关联及关联程度大小。病例对照研究可广泛地探索与疾病预后相关的因素，也可初步检验预后因素与疾病结局的关联。在病例对照研究中，因可能存在选择偏倚、信息偏倚和混杂偏倚，以及预后因素与疾病结局时间关系有时不清楚等，其获得结论的说服力弱于队列研究。如我国学者将确诊的 192 例 ACS 病人依据预后情况分为预后不良组和预后良好组，对所有病人进行问卷调查，采用单因素和多因素分析来筛选可能影响 ACS 预后的危险因素。研究结果发现，高龄、无院前急救、高血浆 N 端脑钠肽前体（NT-pro BNP）水平、高心肌肌钙蛋白水平、冠状动脉造影显示病变部位有 3 支及以上是 ACS 预后不良的独立危险因素，而高左心室射血分数是其保护因素。

3. 随机对照试验　在疾病预后因素研究中，将合适的病人按照随机分配的原则分为两组，一组为采用研究因素干预的试验组，另一组为对照组，接受对照措施，随访观察和比较疾病的相关结局，从而判断该因素与结局的关系。因随机对照试验采用了随机分组、前瞻性观察、处理的标准化，两组的同步比较，所获结论强于其他研究。

4. 纵向研究（longitudinal study）　或称随访研究（follow-up study）。在疾病预后研究中，指通过定期随访某疾病病人，观察该疾病在特定病人人群中随着时间推移的动态变化情况。如对新诊断的乳腺癌病人随访观察，了解其 3 年、5 年的生存或死亡情况。随访时间间隔随不同的研究内容和目的而不同，可以按半年、一年等随访一次。随访研究与分析性研究中的队列研究尽管都属于前瞻性研究，能够显示预后因素与结局间的时间关系，但两者性质不同。其主要的区别在于：①随访研究无事先设计的对照组，而队列研究需有事先设计的对照组（非暴露队列），并与暴露组（暴露队列）做比较；②随访研究可提供病因线索，而队列研究是在具有病因假设或初步检验的基础上开展的，验证病因假设能力强。

5. 真实世界中的比较研究　临床实际中，病人往往不只患一种疾病，只接受一种药物或治疗措施，其结局是多种干预措施和社会家庭因素等综合作用的结果。疗效比较研究（comparative effectiveness research，CER），可以系统研究不同干预和策略在真实世界中的风险效益比，通过使用病人各种数据源和不同方法，评价其相关结局，从而筛选出哪种干预最为安全、有效和易得。在疾病预后研究中，也要充分考虑预后因素的复杂性和综合性，采用疗效比较研究开展真实世界的预后因素研究。

6. 系统综述和 Meta 分析 这是一种合成证据的方法，近 20 年得到了广泛的应用。在疾病预后研究中，同样会遇到缺乏大样本量的结果，研究结论不一致等情况，此时可以开展系统综述和 Meta 分析。其详细内容参见本书相关章节。

二、疾病预后研究步骤与注意事项

（一）研究步骤

1. 明确研究目的 开展预后研究，同样需要目的明确。如想通过疾病预后研究获得某预后因素与疾病结局的关联，就要明确是初步获得疾病预后因素的线索，还是验证疾病预后因素与结局的假设，若是前者可以采用描述性研究方法，若是后者可采用病例对照研究或队列研究。目的不同，研究方法就会不同，从而决定了后续研究对象的确定、样本量估计及统计分析方法、质量控制等问题。

2. 明确研究对象 研究目的和研究方法决定了研究对象的选择。在实际选取时，除了按一定的诊断标准确诊为患有同一种或同类型的疾病外，还需要按一定的入选标准和排除标准确定最终参加研究的病人。如在一项急性心肌梗死病人伴糖尿病人群的临床特点及随访研究中，研究对象入选标准为北京三所医院心内科病房和（或）冠心病监护病房住院治疗的"急性心肌梗死"病人，共计 540 例。首先排除了出院时否定心肌梗死诊断、重复记录的病例及病例资料记录不全者，剩余 455 例，然后又排除了糖耐量异常、1 型糖尿病和肝肾功能异常者 35 例，最后纳入 420 例病人进行分组研究。

3. 明确欲研究的疾病预后因素 根据研究目的，明确欲研究的疾病预后因素，包括预后因素的定义、检测（调查）方法等。在设计时，还应充分考虑到可能影响结果的混杂因素，并规定好其定义、检测（调查）方法等，在资料收集时一并获取其信息，以便在其后的统计学分析中加以控制。

4. 明确研究结局 疾病的结局有不同的表现形式，如死亡、痊愈、残疾、缓解等。对于疾病预后研究，不论研究关注何种结局，都要有明确的定义，要采用国际、国内通用的标准，若无，也要采用同行认可的一致标准。

5. 确定样本量 预后研究同样需要考虑合适的样本量。常需要考虑的为两组率的比较和两组样本均值的比较。其计算公式如下。

（1）两组率比较研究的样本量估计公式为：

$$n = \frac{(z_\alpha \sqrt{2\overline{pq}} + z_\beta \sqrt{p_0 q_0 + p_1 q_1})^2}{(p_1 - p_0)^2} \qquad （式 13\text{-}1）$$

式中，p_0 和 p_1 分别为欲研究因素的暴露组与对照组结局事件的发生率；$\overline{p}$ 为两组欲研究结局发生率的均值，$\overline{q} = 1 - \overline{p}$；$z_\alpha$ 和 z_β 为正态分布时，α 值和 β 值所对应的标准正态变量，即 z 值，可查 z 值表获得。

（2）两组均数比较的样本量估计公式为：

$$n = 2 \times \left[\frac{(z_\alpha + z_\beta) \times s}{\delta} \right]^2 \qquad （式 13\text{-}2）$$

式中，s 为暴露组与对照组总体标准差的估计值；δ 为两均数的预期差值，z_α 和 z_β 的意义同前。

6. 资料收集内容和随访 需要收集的信息主要包括：①病人一般情况，如社会人口学特征、临床特征等，这类信息主要用于随访联络及判断研究对象的代表性和混杂因素的控制等；②欲研究的预后因素或预测标志物；③各种预后相关结局；④潜在的混杂因素。

预后研究往往需要随访观察，随访的质量直接关系到整个预后研究的结果。随访时应注意尽可能减少失访偏倚。另外需要注意随访间隔和随访期限。随访间隔时间取决于具体研究的疾病病种，病程短的随访间隔时间可以短些，病程长的随访间隔时间就需要长一些，原则上要求能观察到各种变化的动态过程。随访期限视疾病病程而定，尽量保证足够长的随访时间。

7. 统计分析 具体分析方法参见本书相关内容及卫生统计学书籍。

（二）注意事项

1. 研究对象的来源 要具有代表性和可比性。研究对象来源不同，其代表性可能差别很大。如大医院或专科医院往往收治的是重症或伴有并发症的病人，而中小医院收治的往往是轻型病人。另外，分组时也要注意非研究因素在两组分布尽可能均衡、可比。

2. 研究的起始点　起始点又称"零点"（zero time），指在疾病病程中开始对疾病进行追踪观察的时点。预后研究中，病人的随访起始点应一致。如在乳腺癌的预后研究中，若采取诊断日期、手术日期、入院时间或出院日期作为不同的研究起始点，将会产生不同的预后结果。

3. 注意失访　随访观察常常遇到的问题就是失访。失访率太高，则会严重影响结果的真实性。一项随访研究最好将失访率控制在 10% 以下。防止随访队列中成员失访的方法有：①加强随访意义的宣传，以提高随访对象的依从性；②建立专人随访负责制，并强化随访管理制度；③认真帮助随访对象解答和处理随访期间遇到的问题，不失信于病人；④改进随访方式与内容，采用方便快捷的随访手段和关心、体贴的语言等。

第三节　疾病预后研究的分析方法

一、疾病预后的结局指标

1. 生存率及其相关指标

> **知识点 13-3**
> 1. 反映疾病预后结局的主要指标。
> 2. 生存率的计算方法有哪些？
> 3. 疾病预后研究的多因素分析方法。

（1）生存率（survival rate）：是指在接受某种治疗的病人或者患某病的人中，经过一段时间的随访尚存活的病人数所占的比例。该指标常用于对某些较长病程疾病的远期疗效的评价，如心脑血管疾病、癌症等。一段时间常指 1 年、3 年或 5 年。

$$生存率 = \frac{随访满n年尚存活的病人数}{随访满n年的总病人数} \times 100\% \qquad （式13-3）$$

（2）生存曲线（survival curve）：是以观察时间为横坐标，生存率为纵坐标，将各个时点的生存率连接在一起的曲线图，用以描述生存过程。生存率曲线分析可获得疾病过程中不同时刻的生存率。

在预后研究中，需要注意生存率相同但生存曲线差异很大的情况。如图 13-1 表示 5 年生存率虽同为 5% 的四种情况，但其生存曲线差异明显，显示其预后差异较大。

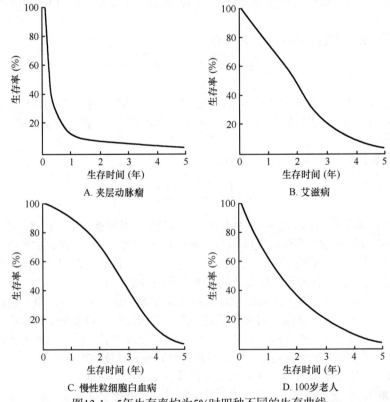

图13-1　5年生存率均为5%时四种不同的生存曲线

A. 显示夹层动脉瘤病人早期病死率极高，但经历数月后仍能存活者，其以后死亡危险可能很小；B. 显示艾滋病阳性者发展为AIDS病人在5年内其每年均有死亡者；C. 显示慢性粒细胞白血病病人确诊后1～2年内其生存情况受影响不大，但以后死亡危险增高，以至于到第5年时病人95%死亡；D. 显示一般人群活到百岁后的5年生存情况

（3）中位生存时间（median survival time）：是指生存率为50%时对应的生存时间。中位生存期越长，表示疾病的预后越好；反之，则预后越差。该指标具有观察时间短和不受极端值影响的特点。

（4）相对生存率（relative survival rate）：是指观察到的有某疾病时的生存率与没有该疾病时的期望生存率之比。该指标主要考虑了年龄对生存率的影响。如一些疾病在年轻人和老年人中生存率不同，但其期望生存率也不同，所以用相对生存率进行比较更为科学与合理。

2. 治愈率（cure rate）　指患某病治愈的病人数占该病接受治疗病人总数的比例，常用于病程较短、不易引起死亡的疾病。

$$治愈率=\frac{患某病治愈的病人数}{患该病接受治疗的病人总数}\times100\% \qquad （式13-4）$$

3. 缓解率（remission rate）　指进行某种治疗后，疾病临床症状减轻或消失期的病人数占总治疗病人数的比例。

$$缓解率=\frac{治疗后临床症状减轻或消失期的病人数}{接受该治疗的病人总数}\times100\% \qquad （式13-5）$$

4. 复发率（recurrence rate）　是指疾病经过一定的缓解或痊愈后又重复发作的病人数占观察病人总数的比例。

$$复发率=\frac{疾病缓解或痊愈后又复发的病人数}{接受观察的病人总数}\times100\% \qquad （式13-6）$$

5. 病残率（disability rate）　是指发生肢体或器官功能丧失的病人数占观察病人总数的百分比。

$$病残率=\frac{发生肢体或器官功能丧失的病人数}{接受观察的病人总数}\times100\% \qquad （式13-7）$$

6. 病死率（case-fatality rate）　是指在某时期内某种疾病的病人中死于该病的病人所占的比例，常用于评价病程短且容易死亡的疾病或结局中死亡比例比较高的疾病，如急性中毒、胰腺癌等。

$$病死率=\frac{某时期内因某病死亡人数}{同期患某病的病人总数}\times100\% \qquad （式13-8）$$

二、生存率的计算与比较

1. 相关概念

（1）生存时间（survival time）：有狭义和广义之分，前者指患某种疾病的病人从发病到死亡所经历的时间，后者指从某种"起始事件"开始到被随访对象出现预期"终点"事件所经历的时间，又称失效时间（failure time）。生存时间的单位可以是天、周、月、年。

（2）起始事件与终点事件：起始事件是指决定随访起始点的事件，如疾病确诊或手术、出院等。终点事件是指决定随访观察结束的预期事件，如死亡或复发等。

（3）完全数据（complete data）和截尾数据（censored data）：生存研究中，病人所提供的信息有完全数据和非完全数据（截尾数据）之分。完全数据指随访过程中病人提供了明确的结局和生存时间。截尾数据是指随访过程中因各种原因病人未能提供明确结局和确切的生存时间，其信息是不完全的。生存时间资料常常存在截尾数据。

2. 生存率的计算

（1）乘积极限法（product-limit method）：又称为 Kaplan-Meier 法，可分析小样本和大样本的研究，并可充分利用截尾数据，无须估计其资料分布类型，其为非参数统计方法。Kaplan-Meier 曲线是以时间 t 为横坐标，以生存率 P 为纵坐标，表示时间与生存关系的函数曲线。该曲线可对某一病例的预期生存时间大于 t 的概率作出估计。其计算步骤如下：

1）各观察对象的生存时间（t_i）由小到大排序，完全数据与失访数据相同者，失访数据排后。

2）列出各时间区间（t_i，t_{i+1}）上的死亡人数（d_i）与失访人数（c_i）。

3）计算每一时刻 t_i 之前的生存人数，即该期初始人数 n_i。

4）计算各时间区段上的死亡概率 q_i 与生存概率 p_i。

5）计算到时刻 t_i 之时的（累积）生存率。

$$S_{(t_i)}=p_1 \cdot p_2 \cdots p_i \qquad （式13-9）$$

【例 13-1】　12 名胃癌病人实施紫杉类化疗方案后的生存时间（月）如下：1，3，5，5，8，12，12$^+$，16，22，28，28，34$^+$。以 Kaplan-Meier 法计算生存率，结果见表 13-1，生存曲线见图 13-2。

表13-1　12名胃癌病人实施紫杉类化疗方案后的生存率

序号 i （1）	生存时间（月） t_i （2）	期初患病人数 n_i （3）	死亡人数 d_i （4）	失访人数 c_i （5）	死亡概率 q_i （6）	生存概率 p_i （7）	累积生存率 $S(t_i)$ （8）
1	1	12	1	0	0.083	0.917	0.917
2	3	11	1	0	0.091	0.909	0.833
3	5	10	2	0	0.200	0.800	0.667
4	8	8	1	0	0.125	0.875	0.583
5	12	7	1	1	0.143	0.857	0.500
6	16	5	1	0	0.200	0.800	0.400
7	22	4	1	0	0.250	0.750	0.300
8	28	3	2	0	0.667	0.333	0.100
9	34	1	0	1	0.000	1.000	0.100

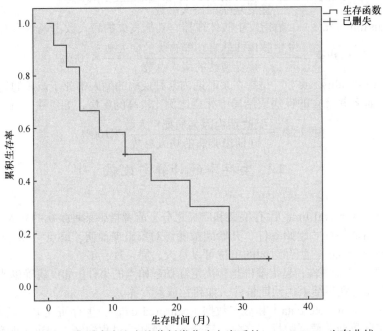

图13-2　12名胃癌病人实施紫杉类化疗方案后的Kaplan-Meier生存曲线

（2）寿命表法（life table method）：适用于大样本或者无法准确得知研究结局出现时间的资料，对生存时间的分布不限，也是一种非参数分析方法。基本原理是先求出各观察组病人不同阶段的生存概率，然后根据概率乘法定律将逐年生存概率相乘，即可求出一定年限的生存率。寿命表法不仅可用于以死亡为结局的生存分析，还可用于描述其他结局，如癌症复发、移植的排斥等任何定期随访资料的分析比较。

【例 13-2】　某肿瘤医院对 607 例乳腺癌病例术后随访 10 年的资料，数据见表 13-2。

表13-2　607例乳腺癌术后生存率

术后年数 x （1）	期内失访 人数 $_1W_x$ （2）	期内死 亡人数 $_1d_x$ （3）	期初观察 人数 N_x （4）	校正观察 人数 N'_x （5）	期间死亡 概率 $_1q_x$ （6）	期间生 存概率 $_1P_x$ （7）	$(x+1)$ 年累积生 存率 $_nP_0$ （8）	生存率 标准误 S_{nP_0} （9）
0～	63	59	607	575.5	0.1025	0.8975	0.8975	0.0126
1～	71	69	485	449.5	0.1535	0.8465	0.7597	0.0186

术后年数	期内失访人数	期内死亡人数	期初观察人数	校正观察人数	期间死亡概率	期间生存概率	(x+1)年累积生存率	生存率标准误
x (1)	$_1W_x$ (2)	$_1d_x$ (3)	N_x (4)	$_1N'_x$ (5)	$_1q_x$ (6)	$_1P_x$ (7)	$_nP_0$ (8)	S_{nP_0} (9)
2～	55	43	345	317.5	0.1354	0.8646	0.6568	0.0217
3～	38	30	247	228	0.1316	0.8684	0.5704	0.0239
4～	31	13	179	163.5	0.0795	0.9205	0.5250	0.0251
5～	26	7	135	122	0.0574	0.9426	0.4949	0.0261
6～	21	14	102	91.5	0.1530	0.8470	0.4192	0.0289
7～	11	4	67	61.5	0.0650	0.9350	0.3919	0.0301
8～	16	3	52	44	0.0682	0.9318	0.3652	0.0317
9～	12	0	34	28	0.0000	1.0000	0.3652	0.0317

表 13-2 内各栏意义如下：

栏（1）：x，指乳腺癌术后年数分组。

栏（2）：$_1W_x$，表示 x～（$x+1$）年期间的失访及中断观察人数。

栏（3）：$_1d_x$，是指期内死于乳腺癌的人数。

栏（4）：N_x，为第 x 年初乳腺癌人数。$N_x=N_{(x-1)}\lnot W_x\lnot d_x$

栏（5）：$_1N'_x$，为期间校正观察人数：

$$_1N'_x=N_x\lnot W_x/2 \qquad （式13-10）$$

栏（6）：$_1q_x$，期间死亡概率，为：

$$_1q_x=_1d_x/_1N'_x \qquad （式13-11）$$

栏（7）：$_1P_x$，期间生存概率：$_1P_x=1\lnot q_x$，意指活过 x 年的可能性。

栏（8）：$_nP_0$，表示乳腺癌病人手术后活过 n（$x+1$）年的概率。

$$_nP_0=_1P_0\times_1P_1\times_1P_2\times\cdots\times_1P_{n-1} \qquad （式13-12）$$

如：

术后活满 1 年的累积生存率：$_1P_0=0.8975$

术后活满 2 年的累积生存率：$_2P_0=_1P_0\times_1P_1=0.8975\times0.8465=0.7597$

术后活满 3 年的累积生存率：$_3P_0=_2P_0\times_1P_2=0.7597\times0.8646=0.6568$

余类推。

生存率的标准误计算公式为：

$$S_{nP_0}=_nP_0\sqrt{\frac{q_0}{P_0N'_0}+\frac{q_1}{P_1N'_1}+\frac{q_2}{P_2N'_2}+\cdots+\frac{q_{n-1}}{P_{n-1}N'_{n-1}}} \qquad （式13-13）$$

3. 生存率的比较　在临床实践中，不仅仅只满足于获得单个组别的生存率，还需要对不同组别的生存率进行比较，如不同治疗方法、不同病情、不同时期、不同人口学特征（如不同年龄、性别等），这就涉及不同组别生存率比较的方法。常用的方法为 Log-rank 检验（Log-rank test）或时序检验，即运用检验分析两组或多组的实际观察值与理论值之间的差异大小，从而来判断其生存率间差异有无统计学意义。其公式如下：

$$\chi^2=\sum\frac{(A-T)^2}{T} \qquad （式13-14）$$

式中，A 为结局事件实际值，T 为结局事件理论值。当 $T<5$ 时，用校正的 χ^2 检验。

$$\chi^2=\sum\frac{(|A-T|-0.5)^2}{T} \qquad （式13-15）$$

【例 13-3】　为比较含奥沙利铂和含紫杉类两种化疗方案治疗胃癌的疗效，将 48 名胃癌病人随机分为两组，分别接受含奥沙利铂化疗和含紫杉类化疗，随访研究资料与分析结果见表 13-3。

笔记栏

表13-3　48名胃癌病人的随访研究结果

序号 i (1)	时间（月） t_i (2)	含奥沙利铂化疗组				含紫杉类化疗组				合计	
		n_{1i} (3)	d_{1i} (4)	c_{1i} (5)	T_{1i} (6)	n_{2i} (7)	d_{2i} (8)	c_{2i} (9)	T_{2i} (10)	N_i (11)	D_i (12)
1	1	24	1	0	1.000	24	1	0	1.000	48	2
2	2	23	1	0	1.000	23	1	0	1.000	46	2
3	3	22	0	1	0.500	22	1	1	0.500	44	1
4	4	21	0	0	0.512	20	1	0	0.488	41	1
5	6	21	0	1	0.000	19	0	0	0.000	40	0
6	10	20	0	1	0.526	18	1	0	0.474	38	1
7	13	19	0	0	0.528	17	1	0	0.472	36	1
8	14	19	1	0	0.543	16	0	1	0.457	35	1
9	16	18	0	0	0.000	15	0	0	0.000	33	0
10	17	17	1	0	1.063	15	1	0	0.938	32	2
11	19	16	0	0	0.000	14	0	1	0.000	30	0
12	20	16	0	1	0.552	13	1	0	0.448	29	1
13	21	15	1	0	0.556	12	0	0	0.444	27	1
14	24	14	0	1	0.000	12	0	0	0.000	26	0
15	26	13	0	0	0.520	12	1	0	0.480	25	1
16	28	13	1	0	1.083	11	1	0	0.917	24	2
17	31	12	1	1	0.545	10	0	1	0.455	22	1
18	35	10	0	0	0.000	9	0	0	0.000	19	0
19	37	10	0	0	0.000	8	0	0	0.000	18	0
20	40	10	0	1	0.000	8	0	0	0.000	18	0
21	42	9	1	0	1.059	8	1	0	0.941	17	2
22	46	8	0	1	0.533	7	1	0	0.467	15	1
23	48	7	0	0	0.000	6	0	1	0.000	13	0
24	50	7	0	1	0.000	5	0	0	0.000	12	0
25	52	6	0	0	0.000	5	0	0	0.000	11	0
26	55	6	1	0	0.545	5	0	0	0.455	11	1
27	58	5	0	1	0.556	4	1	0	0.444	9	1
28	60	4	0	0	0.571	3	1	0	0.429	7	1
29	62	4	0	1	0.000	2	0	1	0.000	6	0
30	64	3	0	1	0.000	1	0	0	0.000	4	0
31	67	2	0	1	0.000	1	0	0	0.000	3	0
32	68	1	0	1	0.000	1	0	1	0.000	2	0
合计	—	24	9	15	12.192	24	14	10	10.808	—	23

（1）按生存时间将两组资料统一排序：将两组病人按生存时间分别按从小到大排序，相同时间点只排一次，见表13-3中（2）栏。

（2）每组各时间点的期初患病人数、死亡人数和截尾人数用 n_{1i}、n_{2i} 分别表示：两组的期初患病人数，分别见表13-3中的（3）、（7）栏；$N_i=n_{1i}+n_{2i}$ 为两组合并的病人人数，见表13-3中（11）栏；d_{1i}、d_{2i} 分别表示两组的死亡人数，分别见表13-3中（4）、（8）栏；$D_i=d_{1i}+d_{2i}$ 为合并的死亡人数，见表13-3中（12）栏；c_{1i}、c_{2i} 分别表示两组截尾人数，见表13-3中（5）、（9）栏。其中不同时间点的期初患病人数等于上一个时间点的期初患病人数减去对应的死亡人数和截尾人数，即 $n_i=n_{i-1}-d_{i-1}-c_{i-1}$。

（3）计算两组的理论数之和：用（式13-16）和（式13-17）分别计算各时间段每组的结局事件的理论数，见表13-3中的（6）、（10）两栏，并计算各组的理论数之和：将两组的结局事件理论数分别求和，第一组为 12.192，第二组为 10.808。两组实际死亡人数之和分别为 9 和 14。

$$T_{1i} = \frac{D_i \times n_{1i}}{N_i} \qquad \text{（式 13-16）}$$

$$T_{2i} = \frac{D_i \times n_{2i}}{N_i} \qquad \text{（式 13-17）}$$

（4）计算 χ^2 值：

$$\chi^2 = \sum \frac{(A-T)^2}{T} = \frac{(9-12.192)^2}{12.192} + \frac{(14-10.808)^2}{10.808} = 1.778，\ \nu = 2 - 1 = 1$$

（5）P 值 > 0.05：可认为实施含奥沙利铂化疗方案和实施含紫杉类化疗方案病人的生存曲线差别无统计学意义。生存曲线如图 13-3 所示。

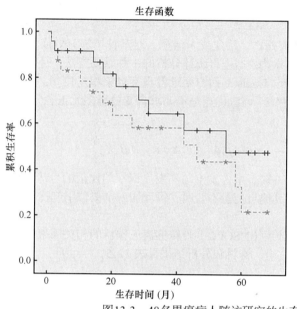

图13-3　48名胃癌病人随访研究的生存曲线

三、疾病预后影响因素的分析方法

影响疾病预后的因素往往不止一种，而且因素间往往存在相互作用，单因素分析的结果不足以揭示真正的预后因素。多因素分析在建模的基础上可以调整与控制其他因素对真正预后因素的影响，还可以通过建立预测模型，预测某一病人将来结局的情况。目前有许多成熟的统计分析模型可用于疾病预后因素的分析，在此仅简要介绍多元线性回归、Logistic 回归和 Cox 回归模型。

（一）多元线性回归

多元线性回归分析是研究多个自变量与一个因变量是否存在线性关系及存在什么样的线性关系的分析方法。多元线性回归在应用时应满足因变量为相互独立的连续性随机变量，且服从正态分布；各观察值相互独立；自变量之间不存在多重共线性问题。

多元线性回归模型的一般表达式为：

$$Y = \beta_0 + \beta_1 X_1 + \beta_2 X_2 + \cdots + \beta_m X_m + \varepsilon \qquad \text{（式 13-18）}$$

式中，β_0 为常数项，β_i（$i=1, 2, \cdots, m$）为自变量（$i=1, 2, \cdots, m$）对应的偏回归系数；Y 为因变量；ε 为消除自变量对因变量的影响后的随机误差，或称残差。

按最小二乘法原则获得的多元线性回归方程为：

$$\hat{Y} = b_0 + b_1 X_1 + b_2 X_2 + \cdots + b_m X_m \qquad \text{（式 13-19）}$$

式中，b_0 为回归方程常数项，是 β_0 的估计值，其意义是当自变量取值全为 0 时的因变量 Y 的估计值；b_i（$i=1, 2, \cdots, m$）是偏回归系数的估计值，指在其他自变量不变时，每增加或减少一个单位，因变量 Y 估计值的平均改变量。

【例 13-4】　有学者对 54 例原发性胆汁性肝硬化（PBC）病人进行了红细胞分布宽度（RDW）和中性粒细胞数/淋巴细胞数值（NLR）检测，采用多元线性回归分析研究 RDW 和 NLR 与反映 PBC

预后的 Mayo 评分的关系，资料和结果见表 13-4。

表13-4　54例PBC病人Mayo评分相关因素的多元线性回归分析结果

变量	回归系数	标准误	t值	P值
常数项	−3.789	2.062	−1.838	0.074
RDW	0.639	0.145	4.409	<0.001
NLR	0.116	0.047	2.487	0.018
ESR	0.005	0.005	0.886	0.382
CRP	0.002	0.016	0.102	0.919

注：RDW：红细胞分布宽度；NLR：中性粒细胞数/淋巴细胞数值；ESR：红细胞沉降率；CRP：C 反应蛋白

由表 13-4 结果可见，与 Mayo 评分具有统计学意义的变量有 RDW 和 NLR。

（二）Logistic 回归

临床上，病人的结局往往是生存或死亡，治愈或未治愈，对某种措施有效或无效等，这些资料属于分类资料。Logistic 回归是对这种分类数据进行统计分析的一种重要方法，是研究两水平或多水平的因变量与自变量间关系的回归分析。Logistic 回归要求各观察对象相互独立，一般要求样本量足够大。其参数估计常采用最大似然估计法。该法优点是不要求自变量呈多元正态分布，适用范围广。

Logistic 回归方程为：

$$\ln\left(\frac{P}{1-P}\right) = \alpha + \beta_1 X_1 + \beta_2 X_2 + \cdots + \beta_n X_n \qquad （式 13-20）$$

式中，α 为常数项，指自变量取值均为 0 时，事件发生与不发生概率的比值的自然对数，简称对数比值比。β_i 为 Logistic 回归系数，表示在其他自变量不变时，每增加一个单位引起比值的自然对数的增加量，取其值的反自然对数即为 OR。

【例 13-5】　有学者对非小细胞肺癌（NSCLC）骨转移病人预后的相关因素进行了研究，根据生存情况将研究对象分为存活组与死亡组，资料和分析结果见表 13-5。

表13-5　NSCLC骨转移病人预后相关因素的Logistic回归分析结果

变量	回归系数	标准误	OR	OR 95%CI	P值
病理类型（鳞癌/其他）	1.352	0.519	3.864	1.396~10.693	0.001
ECOG PS评分（0~1分/2~5分）	1.295	0.454	3.653	1.501~8.889	0.004
原发灶数目（单发/多发）	1.004	0.681	2.723	0.718~10.363	0.141
原发灶直径（<3cm/≥3cm）	1.110	0.593	3.033	0.948~9.706	0.062
骨转移灶数目（单发/多发）	1.426	0.569	4.164	1.366~12.696	0.012
其他脏器转移（是/否）	1.501	0.658	4.488	1.235~16.300	0.023
血清碱性磷酸酶（ALP）水平（正常/升高）	0.957	0.508	2.603	0.961~7.052	0.060
血清癌胚抗原（CEA）水平（正常/升高）	1.016	0.527	2.762	0.984~7.754	0.054

从表 13-5 可见，与 NSCLC 骨转移病人预后相关的有统计学意义的因素有病理类型、ECOG PS 评分、骨转移灶数目、其他脏器转移。

（三）Cox 回归模型

临床医学研究中，对生存资料的分析时，不仅只做生存情况描述，还要分析多个可能影响生存结果的因素，如年龄、性别、职业等，此时可考虑 Cox 回归模型。Cox 回归模型由英国统计学家 D.R.Cox 于 1972 年首次提出。Cox 回归模型，也叫作 Cox 比例风险模型（Cox proportional hazard model）或简称为比例风险模型。该模型能有效地处理生存资料中随访起始时间不一、随访时间长短不一和存在截尾数据等问题，还可同时把可能影响生存时间的众多因素进行分析，因而，该模型在临床预后研究中具有极强的应用价值。

Cox 回归模型基本形式为：

$$h(t, X) = h_0(t) \exp(\beta_1 X_1 + \beta_2 X_2 + \cdots + \beta_n X_n) \qquad （式 13-21）$$

其变形为：

$$\ln \frac{h(t, X)}{h_0(t)} = \beta_1 X_1 + \beta_2 X_2 + \cdots + \beta_n X_n \qquad （式 13-22）$$

式中，t 为生存时间，$h(t, X)$ 为风险函数，$h_0(t)$ 为基线风险函数，是所有变量取值为 0 时的风险函数，β_i（$i=1, 2, \cdots, n$）为回归系数，表示当 X_i 每改变一个单位引起的相对风险度的自然对数改变量。其反自然对数为风险比（hazard ratio，HR）或相对危险度（relative risk，RR）。

【例 13-6】　有学者研究了汉族人群三阴乳腺癌病人无病生存期相关因素，资料与结果见表 13-6。

表13-6　汉族人群三阴乳腺癌病人无病生存期相关因素的Cox回归分析结果

变量		HR	HR95%CI	P值
肿瘤大小：≤2cm		1		
2～5cm	0.648	1.912	1.156～3.163	0.012
>5cm	1.200	3.319	1.526～7.217	0.002
淋巴结状态：N₀		1		
N₁	0.487	1.628	0.933～2.843	0.086
N₂+N₃	1.331	3.784	2.173～6.589	<0.001
Ki67指数：<40%		1		
≥40%	0.773	2.166	1.310～3.583	0.003
sTIL（%）：0～9		1		
10～19	−0.839	0.432	0.240～0.778	0.005
20～49	−0.942	0.390	0.207～0.734	0.004
≥50	−1.178	0.308	0.154～0.616	0.001

注：sTIL：间质瘤浸润淋巴细胞

从表 13-6 可见，与汉族人群三阴乳腺癌病人无病生存期有统计学意义的因素包括肿瘤大小、淋巴结状态、Ki67 指数和 sTIL 浸润程度。

第四节　疾病预后研究的偏倚及其控制

在疾病预后研究中，也存在选择偏倚、信息偏倚和混杂偏倚，在研究设计和分析时需要注意识别和控制。

一、选择偏倚及其控制

1. 零时不当偏倚　零点是队列研究设计的起始点。在预后研究中，对每一个对象观察的起始时刻应当是该疾病病程的同一起始时刻，若观察对象之间的观察起始时刻不一致，则可对研究结果造成影响，即零时不当偏倚。如一

> **知识点 13-4**
> 疾病预后研究的主要偏倚及其控制措施。

组含有初发和复发的病人一起随访观察预后，则会高估复发率。主要控制措施为规定好观察对象在所研究疾病病程的同一起始时刻，并严格执行。

2. 失访偏倚（loss to follow-up bias）　是预后研究中的常见偏倚。预后研究往往需要对结局随访观察获得，若对随访对象观察时间长，随访对象迁移、外出、因药物副作用等停止治疗，以及死于非终点疾病等，则无法获得随访对象的完整资料，并可能对研究结果造成影响，这种因失访对结果造成的影响称为失访偏倚。主要控制措施为做好宣传并尽可能地提高研究对象的依从性，采用多种方式随访等。

3. 集合偏倚（assembly bias）　或称为分组偏倚、就诊偏倚。各医院的性质和任务不同，来医院就诊的病人可能存在病情、病程、合并其他疾病及治疗史等差异。若集合成队列进行随访观察，分析结果时发现预后的差异是上述诸多因素所致而不是研究因素所导致。控制措施包括选择样本时，对研究对象随机抽样，确保研究对象的代表性。

二、信息偏倚及其控制

　　预后研究中观察和判定结局及收集、测量信息过程中发生的偏倚为信息偏倚。如对某些特殊死因、残疾或亚临床疾病的观察和判定，难免有差异，从而影响研究的结论。在收集信息时，也可能会出现报告偏倚、回忆偏倚和诱导偏倚，以及诊断怀疑偏倚和暴露怀疑偏倚等。控制措施主要为严格培训调查员和测量员、采用盲法收集资料、选择精良的仪器设备并进行校准、使用统一的测定方法和试剂、对所有病人均要同样努力地去发现结局事件等。

三、混杂偏倚及其控制

　　疾病预后研究中，若不能做到要比较的两组或多组在临床特征、社会人口学特征等方面均衡可比，则这些因素就可能对欲研究的预后因素和结局间产生混杂偏倚。控制混杂偏倚的主要措施有在设计阶段采取随机化分组、限制或配比；分析阶段采用标准化分析、分层分析和多因素分析，如多元线性回归、Logistic 回归和 Cox 回归模型等。

第五节　疾病预后研究的评价原则

　　疾病预后研究的方法有若干种，不同的方法评价原则也不尽相同。一般来讲有以下七条常用的评价原则：

> **知识点 13-5**
> 疾病预后研究的评价原则。

　　1. 研究对象是否具有代表性　疾病预后研究中的研究对象，是符合一定诊断标准并经过纳入标准和排除标准筛选后最终确定的一组病人，纳入标准和排除标准越多或越严格，病人的代表性和结果的外推性就越受到一定的限制。因此，在预后研究中，考虑研究结果内部真实性时，还要注意不要把排除标准定得太多，否则，研究对象就不能代表所研究的疾病人群。因而，在选择研究对象时，要明确疾病的诊断标准、纳入标准和排除标准，还要详细描述研究对象的来源及研究对象的自身特征如性别、年龄、病程、有无合并症等，以便评价研究对象的代表性、局限性。

　　2. 研究起始点是否明确　在研究开始时，应根据研究目的明确规定研究的起始点，并严格执行。疾病确诊时间、治疗开始时间或某一症状出现的时间务必明确，避免存在杂乱的零点时间。所选择的零点时间最好在疾病病程的早期，即起始队列（inception cohort）。当然，若想了解疾病的晚期病人，则应收集处于同一晚期阶段的病人，关键是起始点要统一。

　　3. 随访时间是否足够，随访是否完整　暴露到结局发生往往需要一段时间，因此随访时间必须足够长。随访时间的确定需要根据疾病的自然史、病程和专业知识确定。并且，在理想情况下，应对每一位病人进行全程随访。但实际中往往难以做到，失访不可避免，随访时间越长，失访也会越多，结果的真实性就会受到影响。对失访不多的研究，可采用经验法估计预后。其方法为假定失访者均出现预定结局，则可计算出结局可能的最高发生率；再假定失访者均不出现结局，计算出结局可能的最低发生率，比较这两个率，如两者数值接近，则失访对结果没有造成明显的影响，结论可信。反之，结论不可信。

　　4. 预后结局是否有明确的客观标准，是否采用了盲法判断　疾病预后结局有些容易确定，如死亡，但一些结局，如痊愈、残疾、生存质量改变等都需要有明确的定义和客观标准，以防不同医生判断时出现差异。在结局判定时，应采用盲法，以避免疑诊偏倚（diagnostic-suspicious bias）和期望偏倚（expectation bias）。疑诊偏倚指研究者竭力去寻找观察组中存在待研究的预后因素的证据，而对对照组则没有采用同样的方式，从而使结果产生偏倚。期望偏倚指凭主观印象判断预后而产生的偏倚。

　　5. 对影响预后的因素是否进行了控制　在预后研究中可能存在影响结果的其他因素，分析时应考虑对这些因素进行调整或控制，如采用多因素分析、分层分析等，这样下结论才比较可靠。

　　6. 预后研究的结果报告是否完整　预后研究的结果主要涉及两个方面，一是率的指标；二是预后因素与结局的关联强度指标。在汇报研究结果时，一定要注意结果的完整性。如报告生存率时，需要同时报告某一时点的生存率、中位生存时间及生存曲线，还要报告预后结局概率的 95% 可信区间。同样，对于反映预后因素与结局关联强度的指标，如相对危险度、比值比、风险比等，除报告点估计值外，也应同时报告其 95% 的可信区间。这样可以判断预后估计的精确度。

　　7. 是否考虑了研究结果的实用性和重要性　一项研究，除了考虑其科学性和真实性外，还需要考虑其实用性和临床价值。如研究结果能否帮助医生向病人及家属解释临床治疗方案；研究结果是否具有重要的临床价值以利于临床医生做出决策等。

（贾存显　高莉洁）

第十四章　循证医学信息检索

【案例 14-1】

病人，男性，64 岁，"因间断便血 2 月余，加重 1 周"入院。入院前 2 个月无明显诱因出现间断性便血，色鲜红，伴排便次数增加，稀便及肛门下坠感。近 1 周来便血量增多，出现黏液血便。吸烟史、饮酒史 40 年，既往高血压。直肠指诊：胸膝位进指 7cm 于 6 点方向触及质硬肿物，最大直径 4cm 左右。纤维结肠镜检查显示：距肛 20cm 及 30cm 处各有 1 枚 0.2cm×0.2cm 息肉；10cm 处见 4cm×3cm 溃疡型肿物。病理：溃疡型中分化管状腺癌，血管瘤栓，淋巴管瘤栓，神经侵犯均阳性，肠周淋巴结（1/12）。直肠 MRI：直肠前壁及侧壁增厚，系膜内见多发稍大淋巴结。肿瘤标志物、胸片未见明显异常。入院诊断：直肠癌ⅢB（$T_3N_1M_0$）。针对该病人，若病人不想实施手术，放疗和化疗能否达到预期效果？

【案例问题】

对ⅢB 直肠癌病人，辅助化疗联合放疗是否优于单纯辅助化疗或单纯辅助放疗？

【案例 14-1 分析】

分析、确定临床问题涉及的主要概念，并对能回答该临床问题的信息需求进行分析整理。根据国际通用的 PICOS 模式构建临床问题：

P：成人直肠癌病人；

I：化疗联合放疗；

C：单纯化疗或单纯放疗；

O：缓解率、长期生存率和毒性；

S：针对证据生产为随机对照试验，针对证据利用为 Meta 分析/系统评价。

检索相关研究证据。

（1）选择数据库：根据"6S"模型，检索时按照计算机辅助决策系统、证据总结、证据摘要、系统评价和原始研究顺序逐级检索，首选检索经过评估或筛选的循证医学信息资源，如 Cochrane Library、UpToDate，再考虑检索未经评估或筛选的综合信息资源，如 PubMed、Embase、CBM 等。

（2）确定检索词：针对已分解的临床问题选择恰当的检索词，包括关键词和主题词。

（3）制定检索策略：根据课题的已知条件和检索要求，以及选定检索系统的检索功能，确定合适的检索途径，编写检索策略表达式。

（4）评估检索结果：对检索结果进行评价主要看检索结果是否在预期范围之内。

如果检索结果不能满足需要，有必要对已检索过的数据库进行再次检索或另检索其他数据库。

第一节　循证医学概论

一、循证医学定义

循证医学的产生与随机对照试验的问世、统计学方法的发展和临床流行病学的产生与应用密切相关。

循证医学是临床医生对病人诊治应基于当前可得的最佳研究证据，结合自己的临床实践经验和专业知识技能，并尊重病人的期望和选择做出的临床诊治决策。"基于问题的研究，遵循证据的决策，关注实践的后果，后效评价、止于至善"是循证医学的思想灵魂。"提出问题，搜寻证据，评价分析，决策实践，后效评价，持续改进，止于至善"是循证医学的实践模式。

> **知识点 14-1**
> 1. 循证医学的定义。
> 2. 循证医学临床实践的基础。
> 3. 循证医学临床实践的方法。

经过 20 多年的讨论和发展，循证医学的概念、方法、内涵和外延发生了明显的变化。早期狭义的循证医学主要指循证临床实践，仅仅指临床上对个体病人的诊治。广义的循证医学包括一切医疗卫生服务的循证实践，除临床实践活动外，还包括医疗法规和政策的制定、公共卫生和预防策略的制定、医疗卫生服务组织和管理、医疗卫生技术准入、新药审批、医疗保险计划的制定、临床指南的制定、医疗事故法律诉讼等一切与医疗卫生服务有关的活动和行为。目前，循证医学的理念、思想和方法已经推广应用到医学以外的其他领域，展望 21 世纪的循证医学发展，机遇与挑战并存。

二、循证医学临床实践的基础

在临床医疗过程中更好地实践循证医学，解决病人的具体问题，提高医者临床医疗水平，需具备以下三要素：

1. 最佳研究证据　当前可得最佳研究证据是循证医学实践的决策依据。最佳临床研究证据是指应用临床流行病学的原则和方法及有关质量评价的标准，经过认真分析与评价获得的此前所有最真实可靠，且具有临床重要应用价值的研究成果。干预性研究的最佳证据指产生于最少偏倚的高质量随机对照试验；诊断性试验的最佳证据指与金标准（参考标准）进行盲法对比，有适当纳入对象的研究；预后研究和病因学研究的最佳证据指产生于严格控制偏倚因素的对照研究，包括可能的随机对照试验、高质量的队列研究及基础研究。系统评价是最高级别的证据之一。

2. 高素质的临床医生　临床医生是实践循证医学的主体，其专业知识和临床经验是实践循证医学的技术保证，对疾病的诊断和对病人的处理都是通过医生来实施的。因此，临床医生精湛的技术、全面的专业知识、丰富的临床经验、救死扶伤的责任感、悲天悯人的同情心和正直诚实高尚的职业道德是实践循证医学的先决条件。没有高素质的医生，即使有最佳证据也不可能真正实现循证医学。

3. 病人的参与　医疗的终极目的是解除病人的疾病，所以病人的期望、需求和利益是医疗的最高目标。循证医学强调的一个重要原则是"证据本身并不能指导实践，病人的价值取向和喜好起着重要作用"。病人对治疗的选择是建立在自身文化背景、宗教信仰、心理状态、个人偏爱、社会经济状况等因素的基础之上。循证医学实践必须以病人为中心，充分尊重病人的自身价值、愿望和需求，关心爱护病人，从病人利益出发，让病人享有充分的知情权，了解所患疾病的预后和可选择的治疗方法及其各自的利弊和费用，让病人参与自己疾病的处理，形成临床医生与病人的诊治联盟，得到病人的理解和配合，以保证有效合理的诊治措施并取得病人的信任，提高依从性，达到最佳的治疗效果。因此，病人的参与是成功实践循证医学的关键之一。

三、循证医学临床实践的方法

循证医学实践是针对病人某一具体问题处理的个体化的决策方法。概括来讲包括三个方面，即需要解决什么问题、如何找到所需证据、如何利用证据。具体分为五个步骤：

1. 提出问题　提出临床问题是循证医学实践的第一步，也是非常重要的一步，以解决病人所患疾病存在的重要临床问题为中心。临床问题主要来自日常临床医疗实践：①病史和体格检查。通过详细的病史采集和全面细致的体格检查可以发现问题。②病因。分析和识别疾病的病因（包括医源性）过程中发现问题。③临床表现。从观察疾病的临床症状和表现的变化中发现问题。④鉴别诊断。进行诊断和鉴别诊断时，分析可能存在的原因和问题。⑤诊断试验。在诊断和检查时，如何基于精确度、准确度、可接受性、费用及安全性等因素来选择、确定或排除某种疾病。⑥治疗。怎样为病人选择利大于弊、有价值的治疗方法。⑦预后。怎样估计病人可能的病程，预测可能发生的并发症。⑧预防。怎样通过识别和纠正危险因素，减少疾病的发生，通过筛查早期诊断疾病。

2. 检索证据　检索的证据包括疾病处理指南、最新系统评价（Meta 分析）、大样本多中心随机对照临床试验、随机对照临床试验、临床经济学分析、回顾性队列研究、病例报告等。

3. 评价证据　对检索到的文献应用临床流行病学关于研究质量的严格评价标准进行科学分析和评价。文献质量的评价强调对内在真实性的评估，即是否存在各种偏倚因素及其影响程度。对真实性好、有重要意义且适用性强的最佳证据，根据临床具体情况，指导临床决策，解决病人的问题。评价文献质量的清单和量表很多，目前 Cochrane 手册推荐采用偏倚风险评估工具评价随机对照临床试验，包括随机分配方法、分配方案隐匿、对研究对象和治疗方案实施者采用盲法、对研究结果测量者采用盲法、结果数据的完整性、报告每个主要结局指标的数据完整性、选择性报告研究结果、其他偏倚来源等。

4. 应用证据　医生从病人的性别、年龄、疾病诊断、分期等指标判断与研究证据中的病人情况的相似性，确认文献中干预措施有效后，判断干预措施提供给病人的可能性。在实施某项措施前，必须向病人交代实施干预措施的必要性和治疗效果，还要指出不进行该干预措施可能发生的结果，再告知进行这项治疗可能发生的意外、不良反应及成本，让病人自己选择治疗措施。

5. 后效评价 最佳证据运用于临床实践后，如果疗效确切，效果好，应该认真总结经验，进一步推广应用，达到提高认识、促进学术水平提升和医疗质量提高的目的。如果效果不佳，则对证据的应用进行具体的分析和评价，分析问题，查找原因，总结教训，为进一步研究提供方向，重新查找证据、评价证据与临床决策应用，直到取得理想的效果。

构建具体的临床问题一般采用国际上通用的 PICOS 模式：P 表示 patient or population or participants（病人/人群/研究对象）：年龄、性别、种族、所患疾病种类；I 表示 intervention（干预措施）：治疗手段或暴露因素；C 表示 comparison（比较措施）：对照措施，如药物或安慰剂对照等；O 表示 outcome（结局指标）：即干预措施的影响，包括主要结局指标和次要结局指标；S 表示 study（研究设计）：即采用何种研究设计回答临床问题。

第二节 循证医学的证据资源

一、循证医学的证据资源及其发展

临床证据资源伴随临床研究数量增加、质量提高及信息加工传播技术的不断发展而发展，20 世纪 80~90 年代，获取文献主要通过手工翻阅检索工具书和使用光盘检索，在获取题录的基础上查阅全文，检索效率低，获取文献相对比较滞后。1991 年，美国内科医师学会杂志俱乐部（*ACP Journal Club*）创刊，主要从国际重要临床医学杂志中遴选

> **知识点 14-2**
> 1. 循证医学证据资源的发展。
> 2. 循证医学证据资源的类型。
> 3. 循证医学证据资源分类、分级与推荐。

部分高质量有价值的论文，邀请有关领域的专家，按照特定的结构和要求，制作简明扼要的文摘，并给予适当的评述，指出这些研究可能存在的问题和应用时的注意事项。1992 年 10 月，Cochrane 中心在英国牛津成立，1993 年 10 月 Cochrane 中心正式扩展为国际 Cochrane 协作网（Cochrane collaboration），2015 年正式更名为 Cochrane。Cochrane 现已发展成一个独立、包容、创新的全球性网络，Cochrane 的全球合作伙伴包括 AllTrials、Campbell 协作网、国际指南网络（GIN）、维基百科（Wikipedia）和 WHO 等，他们共同致力于制定和传播值得信赖、可靠和相关的健康证据。1995 年，由美国内科医师学会与英国医学杂志出版集团（BMJ Publishing Group）共同组织发行《循证医学》杂志（*Evidence-Based Medicine*），2000 年发行网络版，内容不再是单纯的证据堆积，加入了同行专家评论和推荐，对临床医生更为实用。1999 年，英国医学杂志出版集团出版的《临床证据》（*Clinical Evidence*）问世后，已经成为国际性的循证医学资源，为全世界的临床医生所使用。2002 年以后，各大数据库提供商相继推出 DynaMed、UpToDate、Best Practice 等数据库，在总结证据的基础上，结合专家经验给出推荐意见和推荐强度，临床医生不必花费大量时间从 PubMed、Embase 等原始数据库中检索、获取全文、评价和总结临床证据。这类资源的发展和完善，使循证医学实践成为可能。

二、循证医学证据资源类型

目前最常见的循证医学证据资源分类为 2001 年、2007 年和 2009 年，加拿大 McMaster 大学临床流行病学与生物统计学教授 Brain Haynes 等提出的 "4S"、"5S" 和 "6S" 金字塔模型，每个 "S" 代表 1 种资源类型。在循证临床实践中，可从金字塔顶端向底端依次向下检索，在 "6S" 模型中从 systems 开始，依次是 summaries，synopses of syntheses，syntheses，synopses of studies，最后考虑 studies。一旦在某一层级获得可靠、有效证据，则可停止查证，解决临床实际问题。

1. 计算机辅助决策系统（systems） 计算机辅助决策系统（computerized decision support system，CDSS）将医院信息系统如电子病历系统（electronic medical record，EMR）、电子健康档案系统（electronic health record，HER）、电子医嘱系统（computerized physician order entry，CPOE）等与循证知识库高度整合，主动向临床医务人员提供循证治疗、护理等相关重要信息，如 Provation MD，Zynx Health。它能提供循证决策支持和个性化病人服务，消除医务人员面临查阅时间、检索技能和意愿上的障碍。这套系统在病人住院过程中能根据病人情况，主动提示医生和护士当前最佳的医疗和护理处理方案及相应的证据，自动提示药物用法、药物配伍禁忌和药物过敏等，能规范医疗流程、快速帮助医护人员提取信息，做出精确的诊断、治疗和护理，督促护理人员使用基于当前最佳证据的最安全有效的护理措施，减少人为因素的护理差错事故发生，提高护理质量和病人满意度。

2. 证据整合（summaries） 包括循证知识库、循证临床指南。针对临床问题，直接给出相关背景知识、专家推荐意见、推荐强度和证据级别。证据整合因信息高度浓缩和内容结构化，需单独检索且检索越来越趋于"傻瓜化"和"人性化"，只需输入简单关键词即可获得所需结果，快捷易用，随时更新，但覆盖面小，主题面较窄，且费用昂贵。

（1）循证知识库包括 DynaMed、UpToDate、Micromedex、Best Practice、Essential Evidence Plus、Medscape Reference、Clinical Evidence、PIER、PEPID、Clin-eguide 等。

（2）循证指南库包括英国国家卫生和临床示范研究所指南库（National Institute for Health and Clinical Excellence，NICE）、苏格兰大学校际间指南网络指南库（Scottish Intercollegiate Guidelines Network，SIGN）、新西兰临床实践指南库（New Zealand Guidelines Group，NZGG）、加拿大医学会临床实践指南库（Canadian Medical Association：Clinical Practice Guidelines）、澳大利亚国家健康和医学研究会指南库（National Health and Medical Research Council，NHMRC）。

3. 系统评价摘要（synopses of syntheses） 对系统评价和原始研究的简要总结及专家对证据质量和证据结论的简要点评和推荐意见，通常表现形式是系统评价文摘库、循证医学/护理期刊、临床实践指南等，如 ACP Journal Club、Bandolier、Evidence-based Nursing、Worldviews on Evidence-Based Nursing、International Journal of Evidence-Based Healthcare 等循证护理系列期刊。

4. 系统评价（syntheses） 针对某一具体临床问题（如疾病的病因、诊断、治疗、预后），系统、全面收集全世界所有已发表或未发表的临床研究，严格评价纳入文献的偏倚风险，筛选出符合质量标准的文献，进行定性或定量合成（Meta 分析），得出可靠的综合结论。相对于单个原始研究，系统评价对精力、时间有限的临床医生来说更实用。syntheses 主要包括：①发表在各期刊上的系统评价/Meta 分析；②数据库中循证医学子数据库或模块，Cochrane 系统评价数据库（Cochrane Database of Systematic Reviews，Cochrane Reviews，CDSR），PubMed（Clinical Queries 中的 Systematic Reviews；Limits 限定设置 Article Types 下拉框中的 Review），EMBASE（EMBASE.com 的 Limits 限定设置 Evidence Based Medicine 下拉框中的 Cochrane Review、Meta Analysis 和 Systematic Review）、国内济南泉方数据库中的循证医学临床参考数据库及迈特思创数据库中的 4 个子循证数据库。

5. 原始研究摘要（synopses of studies） 指原始研究的摘要及评论。原始研究摘要和系统评价均以原始研究为研究对象和基础，区别在于系统评价是对原始研究进行系统评价/Meta 分析，而原始研究摘要是对原始研究进行阅读、整理归纳和分析，再结合自己的经验给出自己的观点进行评论，即传统的文献综述，如 ACP Journal Club。2001 年英国学者 Petticrew 对原始研究摘要和系统评价做了清晰的比较，两者在研究问题的提出、检索相关文献的方法、原始文献的选择、原始文献质量的评价和研究结果的合成方面均有所不同。

6. 原始研究（studies） 若以上研究资源检索结果不能回答所提出的临床护理问题，则需检索以收录原始研究资源为主的数据库。原始研究代表研究数量庞杂，质量无保障。原始研究的证据包括质性研究和量性研究（证据质量依次为：随机对照＞队列研究＞病例对照研究＞病例系列＞病例报告＞专家意见、观念、评论＞动物研究＞体外"试管"研究）。这些研究主要从文献数据库所获，而文献数据库种类和数量亦庞杂繁多，根据自身选题专业和内容选择合适的数据库，各有侧重。外文数据库包括 PubMed、Embase、ClinicalKey 等。中文数据库包括中国生物医学文献服务系统（SinoMed）、中国知网（CNKI）、万方医学网、维普等。

三、循证医学证据资源分级与推荐

（一）循证医学证据分类

证据分类的主要目的在于更好地使用证据。

1. 按照研究方法分类

（1）原始临床研究证据：指直接对病人进行试验研究所获的数据，进行统计分析并得出的结论。主要包括随机对照试验、队列研究、交叉试验、前后对照研究、病理对照研究、横断面调查设计、非随机对照试验及叙述性研究等。

（2）二次临床研究证据：指尽可能全面收集某一问题的全部原始研究证据，并进行严格评价、整合处理、分析总结后所得出的综合结论，是对多个原始研究证据再加工后得到的更高层次的证据。二次研究证据分为系统评价/Meta 分析、临床实践指南、临床决策分析、临床证据手册、卫生技术评估报告及卫生经济学研究等。

2. 按研究问题分类 分为病因临床研究证据、诊断临床研究证据、预防临床研究证据、治疗临床研究证据、预后临床研究证据。

3. 按用户需要分类 分为系统评价、临床实践指南、卫生技术评估、健康教育材料、在研临床研究证据。

4. 按获得渠道分类 分为公开发表的临床研究证据、灰色文献。

（二）循证医学证据分级及推荐

循证医学强调运用最佳研究证据。证据分级是指应用临床流行病学原则和方法及有关质量评价的标准，评价证据的真实可靠性与临床应用价值。1979 年加拿大定期体检工作组最早对研究证据分级，随后产生了证据的五级分类、九级分类等。早期循证医学聚焦疾病防治，以随机对照试验（RCT）及其 Meta 分析为最高级别研究证据。但随着研究和实践深入，证据分级扩展到不同临床问题，包括治疗、预防、病因、危害、预后、诊断等。证据应用中发现，高级别证据不等于研究本身质量得到保证；不同临床问题的证据类别存在差异。例如，质量较低的 RCT 仍可能产生误导的结果，诊断的准确性评价并非一定采用 RCT 设计。2004 年，Gordon Henry Guyatt 和 Andy Oxman 创建 GRADE（Grading of Recommendations Assessment, Development, and Evaluation——推荐分级的评估、制定与评价）工作组，提出证据质量的概念，综合考虑众多因素，以评判针对某一具体问题现有证据是否充分，再做出明确的结论和临床使用推荐。目前，WHO 和 Cochrane 协作网等多个国际组织已采纳 GRADE 标准。WHO 采用 GRADE 标准制定甲型流感 H1N1 指南。GRADE 将证据质量分为高、中、低、极低 4 个等级（表 14-1）。

表14-1 GRADE证据质量分级

质量等级	定义
高	我们非常确信真实的效应值接近效应估计值
中	对效应估计值我们有中等程度的信心：真实值有可能接近估计值，但仍存在两者大不相同的可能性
低	我们对效应估计值的确信程度有限：真实值可能与估计值大不相同
极低	我们对效应估计值几乎没有信心：真实值很可能与估计值大不相同

GRADE 提出了降低证据质量的 5 种原因：研究的局限性、研究结果不一致、间接证据、结果不精确、报告有偏倚。证据质量升级的 3 个主要因素：某干预措施疗效显著（如髋关节置换术治疗严重的髋关节炎）；证据显示存在剂量效应关系；存在各种可能导致疗效显著性降低的偏倚时，观察性研究证据的等级将可能提高。

GRADE 系统将推荐意见分为"强"、"弱"两级。当明确显示干预措施利大于弊或弊大于利时，指南小组将其列为强推荐。当利弊不确定或无论质量高低的证据均显示利弊相当时，则视为弱推荐。

第三节 循证医学信息检索方法

循证医学强调基于问题的研究，依靠当前可获得的最佳临床研究证据结合临床医师经验和病人期望进行决策及实践。因此，及时、系统、全面获得当前最佳证据是循证医学研究和实践的基础。

一、循证医学证据检索与传统文献检索的区别

循证医学证据检索的目的是为循证临床实践查找此前所有最佳临床证据，其检索范围、检索策略与检索方式有别于传统文献检索，主要区别如下（表 14-2）。

表14-2 循证医学证据检索与传统文献检索的区别

	循证医学证据检索	传统文献检索
信息来源	全面收集各种数据库、检索工具书、相关期刊及正在进行和未发表的临床研究文献	很少对正在进行的研究和未发表的文献进行检索
检索范围	当前可得的全部相关文献（多国别、多语种）	对检索范围和查全率无严格要求
检索方式	计算机检索为主，辅助手工检索，参考文献追查，灰色文献搜索	较少追查参考文献，很少搜集灰色文献
数据库选择	相关临床证据数据库、临床实践指南数据库和书目数据库	对数据库选用无严格要求

续表

	循证医学证据检索	传统文献检索
检索策略	严谨，科学	无严格要求
检索结果	关注临床证据级别，尤其重视系统评价和随机对照试验的研究结果，重视证据真实性和方法学的评价	较多关注述评文献或综述文献，不涉及文献真实性和方法学的评价

二、循证医学证据利用检索与证据制作检索的区别

循证医学证据检索根据检索目的不同分为证据利用检索与证据制作检索，两者在信息来源、检索策略、检索方法等方面有所区别，见表 14-3。

表14-3　证据利用检索与证据制作检索的区别

	证据利用检索	证据制作检索
信息来源	临床实践指南数据库 循证医学数据库 循证医学教科书 其他综合评价资源期刊 综合性文献数据库	综合性文献数据库 专题性文献数据库 循证医学数据库 生物医学文献数据库 在研临床试验数据库 灰色文献
检索策略	关注特异性，重点检索主题词相关内容	关注敏感性，确保最大限度查找相关研究
检索方式	首选计算机检索，不强制要求手工检索	计算机检索并辅助手工检索
检索顺序	遵循"6S"循证信息服务模型	首先检索主要数据库，再扩展检索其他相关来源
检索结果	关注证据级别高、推荐意见强的报告，如GRADE系统推荐的高质量证据	关注高质量原始研究

三、循证医学信息检索步骤与注意事项

（一）循证医学信息检索步骤

1. 提出临床问题　临床医师在医疗实践中提出一个有临床意义的问题。基于案例提出的临床问题为：对ⅢB直肠癌病人，辅助化疗联合放疗是否优于单纯辅助化疗或者单纯放疗？

2. 构建临床问题　分析、确定临床问题涉及的主要概念，并对能回答该临床问题的信息需求进行分析整理。临床问题通常可以分解为 PICOS 五个要素，针对案例构建临床问题见表 14-4。

表14-4　构建临床问题

P：病人/人群/研究对象	成人直肠癌病人
I：干预措施	化疗联合放疗
C：对照措施	单纯辅助化疗或者单纯放疗
O：结局指标	缓解率、长期生存率和毒性
S：研究设计	针对证据生产为随机对照试验、针对证据利用为Meta分析/系统评价

3. 检索相关研究证据

> **知识点 14-3**
> 1. 循证医学证据检索与传统文献检索的区别。
> 2. 循证医学证据利用检索与证据制作检索的区别。
> 3. 循证医学信息检索步骤与注意事项。

（1）选择数据库：根据所提临床问题的类型和现有条件，先检索密切相关的数据库，若检索结果不能满足需要，再检索其他相关数据库。根据"6S"模型，检索时按照计算机辅助决策系统、证据总结、证据摘要、系统评价和原始研究顺序逐级检索，如果上一级数据库检索获得的文献解决了提出的临床问题，则不需要继续检索下一级数据库，以避免不必要的时间浪费。首选经过评估或筛选的循证医学信息资源，如 Clinical Evidence、Best Evidence、Cochrane Library、UpToDate、SUMSearch，再考虑检索未经评估或筛选的综合信息资源，如 PubMed、Embase、CBM 等。

（2）确定检索词：针对已分解的临床问题选择恰当的检索词，包括关键词和主题词。既充分利

用主题词检索的优势，如主题词的树状结构、主题词和副主题词的组配、主题词扩展等，也要重视关键词检索方式。表 14-5 为化疗治疗结直肠癌的检索词列表，选择 P 和 I 或两者之一为检索词，根据检索结果数量决定是否增加检索 Meta 分析/系统评价。

表14-5　化疗治疗结直肠癌的检索词表

主题概念	主题词	同义词
疾病	英文 colorectal neoplasms[MeSH] colorectal tumor/exp 中文 结直肠肿瘤	colorectal tumor*, colorectal cancer*, colorectal carcinoma*, colorectal neoplasm*等 结直肠癌，肛门癌，结直肠肿瘤，肛门肿瘤，肛腺肿瘤，肛周腺肿瘤等
干预措施	英文 drug therapy[MeSH] chemotherapy/exp 中文 药物疗法	Drug therap*, chemotherapy*, pharmacotherap eutics*等 药物疗法，化学疗法，化疗，化学治疗等
Meta分析/系统评价	英文 meta analysis/exp meta analysis（topic）/exp systematic review/exp　systematic review（topic）/exp Meta-Analysis[Publication Type] Meta-Analysis as Topic [MeSH] 中文 Meta分析	meta analysis, meta analyses, meta-analysis, meta-analyses, systematic review, systematic reviews, metaanalysis, metaanalyses等 Meta分析，系统评价，系统综述，整合分析等

注：MeSH 表示该词在 PubMed 和 Cochrane Library 数据库为主题词；/exp 表示该词在 Embase 数据库为主题词

（3）制定检索策略：根据课题的已知条件和检索要求，以及选定检索系统的检索功能，确定合适的检索途径，如主题途径或关键词途径。编写检索策略表达式，即将作为检索标识的主题词、关键词及各种符号等，用检索运算符（布尔逻辑运算符、截词符等）进行组合，形成既可为计算机识别又能体现检索要求的提问表达式。

如果关注证据生产，通过提高敏感性扩大检索范围，增加相关文献被检出的比例，提高查全率；如果关注证据利用，通过提高特异性缩小检索范围，排除非相关文献被检出的比例，提高查准率。

制定针对疾病和干预措施检索策略的一般步骤：①列出某疾病名称的主题词、关键词、同义词和别名，还要考虑不同语言可能有不同的后缀或前缀，将所有检索词用 OR 连接。②干预措施可能涉及的检索词也用 OR 连接。③疾病和干预措施的两组检索词用 AND 连接。④如果检索结果较多时，考虑加入研究设计检索策略，如 Meta 分析/系统评价，与疾病和干预措施进行逻辑 AND 运算。

（4）评估检索结果：对检索结果进行评价主要看检索结果是否在预期范围之内。如果是为制作证据进行的检索，评估检索结果的步骤是：①浏览检出记录的标题和摘要，评价该记录是否符合事先制定好的纳入标准和排除标准，纳入符合要求的文献。②对潜在的有可能符合纳入标准的记录及不能确定是否需要纳入和排除的记录，阅读全文进行进一步判断或评估。

如果是为使用证据进行的检索，主要从证据的内部真实性、临床重要性和证据适用性进行评价：①内部真实性。当前研究对象得到的检索结果能否准确反映目标（源）人群的真实情况。影响内部真实性的主要因素有研究对象范围和研究实施环境等，可通过对研究对象类型、研究实施环境和干预措施进行限定来改善。②临床重要性。不同临床研究问题的临床重要性评价指标有所不同。以干预性研究证据为例，除呈现每组干预措施相关结局指标外，还应报告干预措施的效应量及其 95%可信区间（95%CI）以表示估计值的精确度。③证据适用性。基于当前证据中的研究对象得到的结果能否适用于目标人群以外的其他人群（外推性）。研究人群与其他人群的特征差异、研究对象类型等因素会影响外部真实性。增加研究对象的异质性可以提高外部真实性。

如果检索结果不能满足需要，有必要对已检索过的数据库进行再次检索或另检索其他数据库。由于不同数据库收录范围不同，检索术语、主题词表及检索功能存在差异，需要在检索过程中仔细选择检索用词，不断修改和完善检索策略，调整敏感性或特异性，制定出能满足检索需求的高质量的检索策略。

（二）循证医学信息检索注意事项

1. 系统、全面、多渠道的信息检索是生产高质量证据的保障　①相同主题已发表的 Meta 分析/系统评价是检索的基础；②检索必检数据库的同时，重视与研究课题相关的专业数据库；③除检索数据库外，还应进行手工检索、追踪参考文献检索和搜索引擎检索。

2. 合理、详细的检索策略是保证查全率与查准率的前提　检索时，最好采用电子检索策略循证评价列表（An Evidence Based Checklist for the Peer Review of Electronic Search Strategies，PRESS EBC）评价检索策略和呈现检索结果。

检索方式最好采用自由词和主题词相结合的方法。建议清楚报告以下信息：①检索资源，包括检索资源名称和时间范围，如果实施手工检索，应该详细报告手工检索的信息。②检索词，包括自由词和主题词，以及自由词的同义词。如果使用检索过滤，也应该报告。③检索限制，说明限制类型及原因，如果没有任何限制，也应该明确报告。④检索时间，除了报告检索资源的时间区间外，还应该报告检索的实施时间，如果更新检索，还需报告更新检索实施时间。⑤检索实施者，检索实施者的姓名和资质。⑥检索结果，报告检索的最终结果、各个数据库的检索结果及其他检索的结果。

3. 咨询信息检索专家，提高检索结果的相关性　不同数据库检索方法略有不同，制定检索策略时能得到相关信息检索专家或图书馆相关人员的支持和指导，能够提高检索的全面性、准确性和可靠性。

第四节　循证医学信息检索相关数据库

一、Cochrane Library

（一）简介

> **知识点 14-4**
> 1. Cochrane Library 主要内容、检索方法。
> 2. DynaMed 七步循证方法。
> 3. UpToDate 包含学科及检索方法。
> 4. Essential Evidence Plus 包括的子库和互动工具。

Cochrane Library 由 Wiley 公司和 Cochrane 协作网合作出版发行，是全球最大的循证医学数据库。Cochrane Library 不仅提供高质量证据也是临床研究证据的主要来源，主要内容包括：①Cochrane 系统评价数据库（Cochrane Database of Systematic Reviews，CDSR），是卫生保健系统评价领域领先的期刊数据库。CDSR 包括 Cochrane 系统评价和 Cochrane 系统评价计划书，以及社论和增刊。②Cochrane 临床对照试验中心注册数据库（The Cochrane Central Register of Controlled Trials，CENTRAL），汇集了大量随机和半随机临床对照试验报告记录，其中大部分记录来自题录数据库（主要是 PubMed 和 Embase）。除此之外也包含有其他已发布和未发布的资源，包括 ClinicalTrials.gov 和 WHO 的国际临床试验注册平台。CENTRAL 于 1996 年首次公开发表，但其综合性决定了它没有像其他传统生物医学数据库那样对数据的起始日期有明确的界定。除了题录信息（作者、出处、年份等）外，CENTRAL 记录通常还包括摘要，但不包含全文，这些记录与语言或出版日期无关。所有的 Cochrane 系统评价小组及一些 Cochrane 领域都保留了与其自身关注领域相关的临床对照试验报告，称之为专属记录。这些专属记录的内容（即在 PubMed 中尚未标识的记录）仅在 CENTRAL 中发布。系统评价小组还会将"人工搜索"与各个感兴趣领域无关的内容添加到 CENTRAL 中。一些 Cochrane 中心会搜索其所在国家或地区的一般医疗文献，并向 CENTRAL 提供记录。③Cochrane 临床解答（Cochrane Clinical Answers，CCA），是 Cochrane 系统评价严谨研究的入口，其内容具有可读性强，易于理解及专注临床等特点。旨在提升临床实践可操作性并为即时医疗决策提供信息。每个 Cochrane 临床答案都包含一个临床问题、一个简短答案及相关 Cochrane 系统评价结果的数据，这些系统评价结果是与目标受众及临床专业人员最相关的。证据通过友好的表格形式显示，其中包括描述、数据和图形链接。

（二）检索

1. 检索规则与注意事项

（1）检索规则：①支持布尔逻辑运算符 AND、OR、NOT 及截词符"*"、"?"检索，使用截词符时字根必须至少有 3 个字符；②多个词同时检索，词与词之间默认"AND"逻辑运算符；③可用","代替 OR 逻辑运算符，如"gene, therapy"可替代"gene OR therapy"；④对词组（短语）进行精确检索，应加上双引号，如"clodronate therapy"；⑤紧邻的两词之间可使用"next"进行临近检索；⑥使用"near"相邻位置运算符默认状态为将两词间隔限定在 6 个词以内，near/后的数字表示两词之间允许有的词数。

（2）注意事项：①在检索中尤其需要将主题词检索和关键词检索结合起来制订检索策略；②对标题、作者字段的限定可针对所有的数据库；③对摘要字段的限定检索可针对 CENTRAL；④对 Publication type 字段的限定检索仅针对 CENTRAL。

2. 浏览和检索

（1）浏览：Cochrane Library 提供浏览功能，包括：①快速访问阅读 Cochrane 的高亮评论、社论或特色合集，即 Highlighted Reviews、Editorials、Special Collections；②按主题或系统评价小组浏览，即 Browse by Topic、Browse by Cochrane Review Group。

（2）检索：①基本检索。在检索框直接输入关键词，选择字段 Title Abstract Keyword（题目、摘要、关键词）、Record Title（题目）、Abstract（摘要）、Author（作者）、Keyword（关键词）、All Text（全文）、Publication Type（出版物类型）、Source（来源）、DOI、Accession Number（索取号）、Trial Registry Number（实验注册号）、Cochrane Group（Cochrane 小组）、Cochrane Topic（Cochrane 主题）进行检索。②高级检索。点击 Advanced Search 进入高级检索界面，选择字段，输入检索词，点击 Run search 执行检索。注册后，可以将检索添加到检索历史中 Send to search manager，方便组配检索。在高级检索界面通过 Search limits 进行检索限定。③主题词检索。在高级检索界面点击 Medical terms（MeSH）进行主题词检索，在 Enter MeSH term 检索框内输入检索词，在 Selected subheadings/qualifiers 检索框选择副主题词，点击 Look up 查看输入检索词的主题词及其定义和树状结构，选择要查询的主题词后，选择扩展或不扩展，即 Explode all trees 或 Single MeSH term（unexploded），点击 Add to search manager 将执行的主题词检索添加到检索历史中，以便进行组配检索。④组配检索：在高级检索界面点击 Search manager，进入检索历史界面，显示已经进行检索的检索策略和检索结果。使用逻辑运算符将多个检索结果的检索序号组合在一起进行二次检索。

3. 检索案例

（1）主题词检索：在主题词检索界面输入 colorectal cancer，点击 Look up 查看相关主题词 colorectal neoplasms，选择 Explode all trees，点击 Add to search manager，将主题词检索添加到检索历史中。

（2）高级检索：在高级检索界面输入 colorectal cancer 的同义词 colorectal cancer*、colorectal tumor*、colorectal neoplasm*、colorectal carcinoma*，点击 Add to search manager，将高级检索添加到检索历史中。

（3）组配检索：在 Search manager 界面，将 colorectal cancer 主题词检索结果与高级检索结果用 OR 组合。

（4）化疗检索：相同方法检索化疗 drug therapy 的主题词和同义词 Chemotherap*、Pharmacotherap*、Drug Therap*。

（5）直肠癌与化疗组配检索：在 Search manager 界面，将直肠癌的检索结果与化疗的检索结果用 AND 进行组配（图 14-1）。

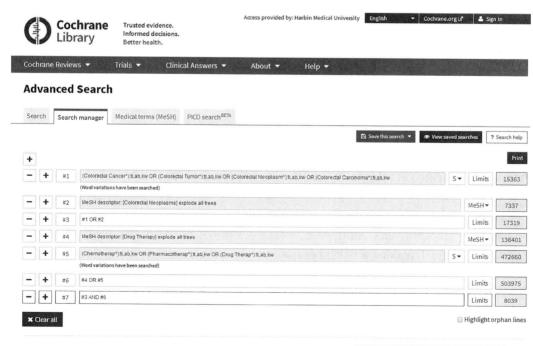

图14-1　Cochrane Library结直肠癌与化疗组配检索

二、DynaMed

（一）简介

DynaMed 由 EBSCO 公司出版发行，是临床医生和研究人员查找循证医学内容的工具库，整合高质量的证据信息，汇合整理很多重要的实证医学文献，总结医生临床中可能出现的问题及解决方案，为医生推荐实用的诊疗方案，为疾病或病症的各个方面提供全面的综述和最佳可用证据，包括流行病学、发病机制、诊断、治疗和预后。实验室专论包含与实验室测试的基础和程序相关的信息，包括适应证、参考范围和存储信息。管理主题侧重于特定病症的治疗和管理，提供最佳可用证据及临床实践指南中与管理病症相关的所有建议，包括急诊科，住院和门诊管理，何时咨询专科医生及姑息治疗。

DynaMed 具有强大的文献监督系统，涵盖 500 多种重点期刊、期刊评论、系统评价合集，以及 200 多个组织和机构的指南，药物信息来源和其他相关来源。DynaMed 执行委员会成员包括 *JAMA*（美国医学会杂志）、McMaster University（麦克马斯特大学）、University of Pennsylvania（宾夕法尼亚大学）、Emory University（埃默里大学）、Massachusetts General Hospital（麻省总医院）、American College of Physicians（美国医师协会）和其他医疗组织，负责就编辑、EBM 和编辑政策提供咨询。编辑团队包括临床医生、药剂师、专职医疗人员（如营养师和物理治疗师）、流行病学家、医学图书馆员等。审核团队包括医学院教授、临床医生和执业医师、知名医学杂志主编，保证提供内容的专业性和权威性。

DynaMed 编辑流程确保内容始终是循证的，而不仅仅基于作者或临床专家的意见。DynaMed 严谨的七步循证方法：

1. 确定证据（identifying the evidence）　每天监测大量现有文献，确保 DynaMed 提供最佳证据。

2. 选择最佳证据（selecting the best available evidence）　评估每篇文章的临床相关性，并进一步评估每篇相关文章相对于现有 DynaMed 内容的有效性。

3. 评价证据（Critical Appraisal）　将 DynaMed 提供的证据分为 3 个级别。1 级：可能可靠证据（likely reliable），代表研究结果可用于解决临床问题并满足一系列质量评价标准，最大限度地减少偏见，分为从个别研究得出结论的证据水平和关于证据体结论的证据水平。2 级：中级证据（Mid-Level），代表研究结果可用于解决临床问题，研究证据采用了一些科学研究方法，但不符合证据的质量评价标准，无法达到 1 级证据质量要求。3 级：缺乏直接研究证据（lacking direct evidence），代表并非基于临床研究结果得到的科学结论，如病例系列、病例报告、专家意见和间接从科学研究中推断出的结论。

4. 报告证据（objectively reporting the evidence）　DynaMed 编辑根据初始研究报告检查数据，临床编辑审查所有关于临床护理有效性和相关性的摘要。

5. 整合证据报告（synthesizing multiple evidence reports）　循证证据的文献摘要是必要的，但不足以提供临床护理参考，需要综合多个证据报告了解当前最佳的医学证据。

6. 循证结论（basing conclusions on the evidence）　在 DynaMed 中，多个质量相似的证据报告被组织在一起，获得的总体结论能够快速提供最佳的、可用的综合证据。

7. 调整结论（updating daily）　每天都会有新的医学证据发布，DynaMed 循证方法的最后一步是在新的医学证据改变现有最佳证据时相应改变结论。

DynaMed 根据 GRADE 将证据的推荐意见分为强推荐和弱推荐。

（二）检索

DynaMed 主题每日更新，可以通过 Recent Updates 在主页上查看最新的更新，单击主题链接以查看更新的主题，或者单击 View All Updates 查看所有更新的主题。DynaMed 可以按类别浏览主题，再进一步查看子主题。DynaMed 有两种检索方式：

1. GO TO　输入关键词后，DynaMed 会显示符合关键词的主题和搜索式，当 DynaMed 主题与搜索字词完全匹配时，它会显示在结果列表的顶部。点击 GO TO 可直接查看相关的主题。通过 TOPIC 查看主题目录，IMAGES 查看该主题中的图片，点击 UPDATES 查看该主题内容的更新情况。可以通过 FOLLOW 追踪主题更新情况，可设置为邮件通知或个人账号平台显示。利用 FOLLOWED 查看个人追踪的主题及主题的更新情况。

2. SEARCH FOR　同样，输入关键词后，点击 SEARCH FOR 搜索关键词相关的内容，或者单击放大镜进行搜索。检索结果显示某一主题的 CONDITION（概况）、PREVENTION（预防）、MANAGEMENT（管理）、EVALUATION（评价）、DRUG REVIEW（药物评论）、PROCEDURE（实施）、LAB MONOGRAPH（实验室专论）、DRUG MONOGRAPH（药物专论）等内容，点击某一主题后的"三个圆点"，查看主题目录，点击链接查看相应内容。

（三）案例检索

在检索框输入关键词 stage Ⅱ colorectal cancer 点击放大镜，在检索结果界面，逐一浏览检索结果标题，判断是否满足要求，点开 MANAGEMENT 主题下的 Management of Metastatic Colorectal Cancer 右侧"三个圆点"（图 14-2），浏览并选择 Chemotherapy，进入化疗方案结果界面，根据临床实际情况选择化疗方案（图 14-3）。

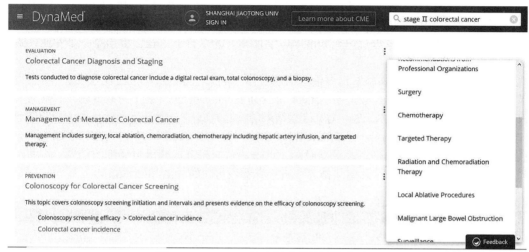

图14-2　DynaMed结直肠癌关键词检索界面

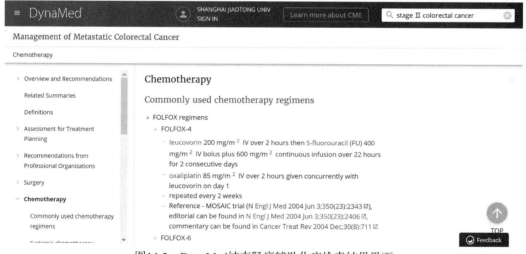

图14-3　DynaMed结直肠癌辅助化疗检索结果界面

三、UpToDate

（一）简介

UpToDate 创建于 1992 年，现隶属于荷兰威科出版集团（Wolters Kluwer）。UpToDate 临床顾问覆盖了常见的 25 个临床学科的 11 600 多篇专题，涵盖了诊疗全流程和生命全周期的绝大多数疾病及其相关问题。

全部临床主题是由 6500 多位临床医生、编辑和同行评议专家运用其专业的临床知识，严格评估现有的医学文献而撰写的原创性内容。

UpToDate 在整合研究证据的基础上，根据 GRADE 原则给出了分级诊疗推荐意见（Graded Recommendations）。同时，提供 9500 多条分级推荐意见、34 000 多张图表、190 多个医学计算器、6300 多篇英文药物专论、480 000 多条 Medline 参考文献。目前遍布全球 180 多个国家的 110 万名医务人员和 32 000 家医疗机构使用 UpToDate 来提高医疗质量。据统计,全世界的临床医生每月浏览 UpToDate 专题 3200 多万次。2016 年一项对用户的调查发现, UpToDate 可以解答临床医生 94%以上的问题。

（二）检索

UpToDate 提供了智能搜索、图表搜索的功能,临床医生可以采用多种语言进行搜索,同时可搜索数万张图片、图表、视频、插图等。

主界面分为专题分类、诊疗实践更新、重要更新、病人教育四个板块。①诊疗实践更新:逐项列举了可能会对临床医生常规诊疗产生影响的信息。②重要更新:为临床医生总结了最近几周内非常重要的新增内容。③病人教育:临床医生可以与病人一起阅读 1500 余篇病人教育专题,或把它们打印出来作为知识讲义,或通过电子邮件/微信发送给病人。

"专题分类"又细分为药物信息、计算器、专科下主题、药物相互作用四个小类。①药物信息、药物相互作用:临床医生可以快速查找中英文药物的详细专论,并且可快速分析药物之间的相互作用。②计算器:帮助临床医生进行快速和准确医学计算。③专科下主题:单击某一个专业,查看与专业相关的主题的内容。

在 UpToDate 中文检索界面检索框中输入疾病名称、症状、药名或检验检查等检索词,可以输入一个或多个检索词。例如,输入检索词"stage Ⅱ colorectal cancer",在"所有专题"、"成人"、"病人"和"图表"中选择"成人",逐一浏览检索结果的标题判断是否满足要求。点击"Ⅱ期结肠癌切除后辅助化疗(Adjuvant chemotherapy for resected stage Ⅱ colon cancer)"进入临床主题（图 14-4）。可以看到该主题的作者、编辑信息及更新时间,点击姓名的超链接获得更详细的信息。按照左侧提纲浏览相应内容,也可以点击"总结与推荐"直接查看该主题的总结和推荐意见。

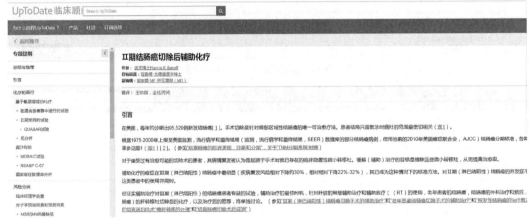

图14-4　UpToDate检索结果界面

四、Essential Evidence Plus

（一）简介

Essential Evidence Plus 由 Wiley 公司研发,是一个强大的综合临床决策支持系统,包括若干个子库和互动工具。

1. Essential Evidence Topics 是 Essential Evidence Plus 的主要数据库,包括 21 个主题,为重要临床问题的症状、疾病、药物和其他治疗方案提供最佳证据,并可链接到相应的 decision support tools、diagnostic calculators、Cochrane Abstracts、POEMs、evidence-based guidelines 等子库,每个主题的每个建议都有一个"证据的强度"(strength of evidence)评级。

2. POEMs(Patient-Oriented Evidence that Matters) **Research Summaries** 是对 100 多种期刊上发表的 3000 多篇论文持续评估、分级、严格评价后,经过仔细筛选并评估其有效性,得出的新证据概要。通过快速识别和理解需要的信息,应用到临床实践中。

3. Cochrane Systematic Reviews Cochrane 系统评价是循证医学的金标准,包括 3500 多个临床问题的 Cochrane 系统综述摘要,这是对现有医学治疗最严格和可靠的评价。

4. Decision Support Tools 提供 400 多个决策支持工具,评估诊断和预后的可靠性,计算病人的疾病风险,选择最安全、最有效的药物剂量等。

5. History and Physical Exam Calculators 1700 多个计算器帮助临床医生根据病人的病史和体检结果，做出诊断。

6. Diagnostic Test Calculators 2000 个诊断测试计算器帮助临床医生选择最佳的诊断测试并解释测试结果，分为 450 个症状/疾病配对，并描述了测试中的关键特征。

7. Derm Expert Image Viewer 包括 1000 多幅高质量图像及明确的指南，帮助临床医生快速、正确地诊断皮肤病。

（二）检索

Essential Evidence Plus 提供跨库检索和单一数据库检索。

在检索界面输入 Colorectal cancer，选择 Essential Evidence Topics，执行检索。在检索结果界面左侧分为 Content 和 Resources。可通过 Epidemiology（流行病学）、Diagnosis（诊断）、Screening and Prevention（筛查与预防）、Treatment（治疗）和 Prognosis（预后）对检索结果进行优化，或者浏览 Evidence（证据）、Guidelines（临床实践指南）、Calculators（计算器）等内容（图 14-5）。点击 Colorectal cancer 进入结直肠癌的 Essential Evidence 界面，浏览结直肠癌的背景、预防、诊断、治疗和预后等信息。

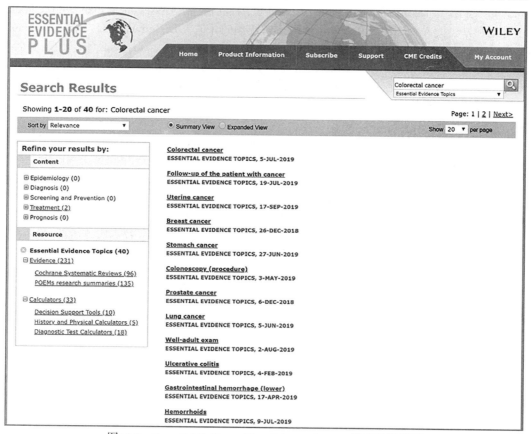

图14-5　Essential Evidence Plus Colorectal cancer检索结果界面

五、其他循证医学数据库

（一）Clinical Overviews

1. 简介　Clinical Overviews 通过 clinical key 平台进行检索，clinical key 平台包括 Books（图书）、Journals（期刊）、Clinical Trials（临床试验）、Drug Monographs（药物专论）、Guideline（临床指南）、Patient Education（病人教育）、Clinical Overviews（临床概述）、Multimedia（多媒体）、Procedure Videos（操作视频）和 Clinical Focus（临床聚焦）等，其中 Clinical Overview 为医生及医学生提供疾病概述、诊断方法、治疗方案等信息，帮助医生和医学生为病人做更好的疾病管理，为获取更好的预后结果提供持续更新的循证医学信息。

2. 检索　在检索框输入 Colorectal cancer 执行检索，在 Clinical Overviews 检索结果中，显示 Colorectal cancer 的 Synopsis（概要）、Diagnosis（诊断）、Treatment（治疗）、Complications and Prognosis

（并发症与预后）、Screening and Prevention（筛选与预防）五部分内容，在 Treatment 类目下有 Drug therapy 相关内容。

（二）AHRQ

1. 简介 卫生保健研究与质量局（Agency for Healthcare Research and Quality，AHRQ）成立于 1989 年，是美国卫生与公共服务部（Department of Health & Human Services，HHS）的一部分，是负责提高卫生保健质量、降低医疗保健成本和扩大基本服务可及性研究的领导机构。AHRQ 广泛的研究计划为医疗从业人员、病人及相关人员提供了科学、实用的信息。帮助他们更好地了解医疗保健系统、医疗服务研究和医疗效果，以及自己的健康和诊断状况，为个人的诊断和治疗及保健问题提供咨询。

2. 检索 在 AHRQ 检索界面，提供浏览查询和基本检索。浏览查询有 Topics（主题）、Programs（计划）、Research（研究）、Data（数据）、Tools（工具）、Funding & Grants（资金和资助）等栏目。共有 214 个 Topics，按照字母顺序找到 Colorectal cancer，显示 Health Care Systems for Tracking Colorectal Cancer Screening Tests（跟踪结直肠癌筛查试验的卫生保健系统）完整的报告，包括 Introduction（介绍）、Description of the Intervention（干预的描述）、Assessment Plan and Methodology（评估计划和方法）、Assessment of the Intervention（干预的评估）、Dissemination（传播）、Conclusions（结论）。

在 AHRQ 主界面检索框中输入 Colorectal cancer AND chemotherapy，显示 HHS 相关网站检索结果，如病人安全、有效的医疗保健计划、美国预防服务工作队、医疗保健成本和利用项目、卫生保健研究与质量局、健康信息技术等，点击检索结果查看网站相关内容。

（三）G-I-N

1. 简介 国际指南网（The Guidelines International Network，G-I-N）于 2002 年 11 月在法国国家癌症中心联合会所在地成立，组织章程大纲和细则于 2003 年 2 月 4 日在爱丁堡皇家内科医学院签署。其为世界上最大的国际指南库之一，定期更新以获取 GIN 成员的最新信息，其中包含 6500 多个文档（2019 年 10 月）及其他在线工具。

G-I-N 是一个国际非营利性组织，现已有 30 个国家的 102 个组织机构和 106 个个人会员，致力于通过支持国际合作，促进临床实践指南系统开发及其在实践中的应用，提高医疗质量。G-I-N 与以下团体/组织建立了合作伙伴关系：AGREE 研究基金会（The AGREE Research Trust）、GRADE 工作组（The GRADE Working Group）、Cochrane 合作组织（The Cochrane Collaboration）、国际卫生技术评估机构网（The International Network of Agencies for Health Technologies Assessment）、世界医学会（The World Medical Association）和 Covidence。2014 年 6 月，DynaMed 与 GIN 签署了合作协议。

目前，G-I-N 分为 7 个区域：G-I-N Africa、G-I-N Arab、G-I-N Asia、G-I-N Australia & New Zealand、G-I-N Iberoamerica、G-I-N Nordic、G-I-N North America。

2. 检索 在 G-I-N 主界面选择 LIBRARY & RESOURCES 下面的 International Guideline Library，检索框中输入 Colorectal cancer，点击 search 实施检索，在检索结果界面选择指南的名称即可浏览指南相关内容。

（四）NICE

1. 简介 英国国家健康与临床卓越研究所（The National Institute for Health and Care Excellence，NICE）成立于 1999 年，最初名称为 National Institute for Clinical Excellence。2005 年 4 月 1 日加入英国健康发展署（Health Development Agency），更名为 National Institute for Health and Clinical Excellence。2013 年 4 月成为非部门公共机构（Non Departmental Public Body，NDPB），改为现名。NICE 是英国国家医疗服务体系（National Health Service，NHS）下的一个非政府健康公共部门，为威尔士、苏格兰和北爱尔兰改善卫生及社会保健提供国家指导及建议。

2. 检索 NICE 主界面上分为 NICE Pathways（主题）、NICE guidance（指南）、Standards and indicators（标准和指标）、Evidence search（证据检索）、BNF（英国国家药典，British National Formulary）、BNFC（英国国家儿童处方，British National Formulary for Children）、CKS（临床知识总结，Clinical Knowledge Summaries）、journals and databases（期刊与数据库）等内容。

在主界面检索框输入 Colorectal cancer AND chemotherapy 进行检索，选择 NICE Pathways 或 NICE guidance，浏览检索结果标题判断是否满足要求，进一步阅读相关内容。

（五）PubMed

在 PubMed 数据库中，循证医学信息检索途径有两个：

1. 临床提问（Clinical Queries） 在 PubMed 主界面，点击 Clinical Queries 进入临床提问，在检索框中输入检索策略（Colorectal Cancer* OR Colorectal Tumor* OR Colorectal Neoplasm* OR Colorectal Carcinoma*）AND（Chemotherap* OR Pharmacotherap* OR Drug Therap*）进行检索，可以检索 Clinical Study Categories（临床研究）、Systematic Reviews（系统综述）和 Medical Genetics（医学遗传学）的相关内容。在检索结果界面点击 See all 可以浏览全部结果。

2. 主题词检索和高级检索 ①结直肠癌检索：在主题词检索界面输入 Colorectal Cancer，查看相应主题词 Colorectal Neoplasms，进行主题词检索。在高级检索界面输入 Colorectal Cancer OR Colorectal Tumor OR Colorectal Neoplasm OR Colorectal Carcinoma，在 History 中将主题词检索和高级检索结果进行逻辑 OR 组配。②化疗检索：同理，Chemotherapy OR Pharmacotherapy OR Drug Therapy 高级检索结果同 Drug Therapy 主题词检索结果逻辑 OR 组配。③在检索历史界面，将结直肠癌与化疗用逻辑 AND 组配。

（六）Best Practice

Best Practice（BP）是英国医学杂志（*BMJ*）出版集团于 2009 年 2 月发布的，在 *Clinical Evidence*（《临床证据》）基础上全新升级的临床诊疗辅助系统。增添了由全球知名学者和临床专家执笔撰写的，涉及个体疾病的诊断、预防、药物处方、国际临床指南和随访等重要内容。此外，还提供了大量的病症彩色图像和数据表格等资料。

提供的内容：①评估主题。提供与特定体征、症状及异常检测结果相关的问题，将广泛的病因缩小至更为精确的范围，从而在短时间内做出诊断。②疾病主题。对理论和包括预防、诊断和治疗的各临床环节进行综述，提供有关某一具体疾病最全面的信息。③诊断和治疗指南。解决了信息量过度的问题，清楚区分证据和意见，量化有益结果和有害结果的差异。Best Practice 拥有多国的循证指南，并按地域、典型病例和全部参考文献列表来分组。④综述主题。与相关疾病进行关联，提供某一组疾病的综合简介，并关联到相关的疾病和评估主题。⑤Cochrane Clinical Answers。与 Best Practice 关联，所有证据包括人口、干预措施、对照、结果和 GRADE 分级的关键数据。⑥医学计算器。是医务工作者在临床实践中最常用的工具之一，有助于一系列疾病的鉴别和诊断，为医生提供更好的支持。⑦教学视频。涵盖了必备的临床技能视频，如袋式面罩通气、腰椎穿刺和心电图操作。还列出了这些操作所需的装备、相关禁忌证、适应证、并发症及术后护理方法。⑧集成药典。快速查看药物的剂量、可用性、组成、副作用和禁忌证。可用药典包括英国国家药典（BNF）、马丁代尔大药典（Martindale）及美国医院药典（AHFS）的药物信息。⑨循证医学工具（EBM Toolkit）。能让用户学习如何评估研究结果的重要性，以及研究结果在临床实践中能应用到何种程度。由循证医学领域的知名专家撰写，促进临床医生和病人之间的共同决策。

Best Practice 提供服务的机构和人员：①医院。为医疗卫生机构的医疗团队即时提供最新的临床信息，帮助他们做出临床决策，提高诊疗水平，保障病人安全。②医学院校。用常见疾病相关信息，配上相关证据和指南链接，帮助学生为临床实践做好准备，为学生提供经济有效的临床决策支持。③初级医疗机构。使用最新的循证研究、指南和专家意见，为诊断、预后、治疗和预防提供循序渐进的指导。④临床医生。基于临床工作流程设计，采纳最新的循证研究、指南和专家意见，为临床医生日常工作提供从诊断、预后、治疗到预防的分步指导。⑤护理人员。检索症状，特定药物或更广泛的临床主题。在集成的药典内快速访问关于药物剂量、可获得性、组成、副作用和禁忌证的详细信息。通过继续医学教育（CME）或持续职业发展（CPD）自动追踪辅助认证和评价，促进职业发展。⑥药剂师。每一个主题内都包含治疗方法，并列出不同病人群体和病人亚群的用药。每一个药物和剂量都链接到了权威药典中，可查看有关使用方法、效力和禁忌证的更多信息。

（史继红）

笔记栏

第十五章 医学研究文献的阅读和评价

【案例 15-1】

　　某实习医生收治了一名病人，男性，73岁，高血压10多年，近1年出现活动后胸闷气短，2个月前开始出现阵发性夜间呼吸困难，并伴有心前区疼痛，入院后查体 BP 150/70mmHg，双下肺湿啰音。超声心动图示左心室肥厚，左心室射血分数50%，ECG 示前壁心肌缺血，窦性心律伴频繁室性期前收缩，胸片示肺部淤血。肾功能检查：血肌酐180mmol/L。临床诊断为原发性高血压2级，非常高危；冠心病、慢性左心功能不全、心功能III级；慢性肾功能不全，氮质血症期。入院后经过血管紧张素转化酶抑制剂（ACEI）治疗后，病人病情有所缓解，但该医生不能确定使用 ACEI 治疗是否会加重病人肾功能损害，使肌酐和血清钾水平进一步升高？由于病人需要进行冠状动脉造影，该医生也不确定造影剂是否会加重其肾功能损害？为了弄清这些问题，该医生需要查阅文献以寻找相关证据。但在查阅文献时，该医生犯难了，他不知道如何从那么多文献中快速找到自己需要的文献，他请教了相关专家。

【案例问题】

　　1. 该医生需要阅读哪方面的文献？

　　2. 发表的相关文献那么多，该医生如何快速获取相关信息指导其临床实践？

　　3. 如何保证获取的文献信息是可靠的而且是可用于自己的病人的？

【案例 15-1 分析】

　　1. 查阅文献前，该医生应明确他所面临的临床问题是什么？临床实践中常面临的问题包括病因学、治疗、诊断和预后方面的问题。该案例中医生想明确的临床问题涉及两个方面，即诊断（病人进行冠状动脉造影，造影剂是否会加重其肾功能损害？）和治疗（使用 ACEI 治疗是否会加重病人肾功能损害，使肌酐和血清钾水平进一步升高？）的问题。因此，可以查阅有关诊断和 ACEI 治疗方面的文献。

　　2. 查阅文献时，先查可以直接应用的临床指南，若没有指南，再查系统综述，若系统综述也没有，则查原始研究文献。因原始研究文献数量大，而且有时研究结果不一致，甚至相反，则可通过对查到的文献汇总进行系统综述后，根据汇总分析结果指导临床决策。

　　3. 为了保证获取的文献信息的可靠性和可用性，在查阅文献时，就需要对文献质量做初步筛查，初步筛查时对文献的研究设计、研究对象的特征、治疗或诊断等方法或技术的可操作性和在本医疗单位的可开展性等做初步快速的判断，若文献值得进一步阅读，再根据文献的研究类型，遵循一定的原则，对文献结果的真实性、临床价值和临床适用性进行全面的评价。评价的重点内容除了方法学（包括研究设计、统计分析方法的使用、结果报告的完整性等），还包括获得的结果的重要性（结果的临床价值等）及该结果是否适用于病人，是否能帮助临床医生做出决策。

　　医学生和临床工作者在学习及工作中常常会面临许多临床问题，为了弄清这些问题，需要阅读相关的医学研究文献以获取知识或信息，文献评价则贯穿在阅读的整个过程中，从而保证获取的知识或信息是真实和可靠的。因此，医学研究文献的阅读和评价是医学生及临床工作者需要掌握的基本技能。

第一节 概 述

一、医学研究文献

　　医学研究文献是指记录有医学知识的一切载体，也是人类对医学的认识和研究的真实记录。随着医学新技术、新方法的层出不穷与日新月异，相关医学研究文献的发表数量巨大且处于快速增长中。全球范围内生物医学杂志有数万种，每年发表文献多达几百万篇。此外，还有大量电子文献出版物、未公开发表的文献及灰色文献等。医学研究文献为医学生和临床工作者进行临床科研及临床实践提供了丰富的信息资源。

（一）医学研究文献类型

按一般文献出版形式可分为图书、期刊和资料（如专利文献、会议记录、学位论文、技术档案等）；按文献载体形式可分为印刷型、电子型、声像型等，其中电子型文献因其信息容量大、检索和阅读方便等特点，已成为利用程度最高的文献类型；按内容加工深度和功能不同可分为零次文献、一次文献、二次文献和三次文献。

1. 零次文献（zero document） 是一次文献形成之前的信息，包括未正式发表的手稿、书信、笔记和记录等。

2. 一次文献（primary document） 又称原始研究文献，是作者根据自己的经验总结或研究成果撰写的具有一定创新性的医学研究文献，数量最为庞大。具体包括期刊论文、学位论文、研究报告、会议记录、专利说明书等。

3. 二次文献（secondary document） 是对一定范围、时间或类型的大量一次文献进行收集、分析、整理并根据其外部特征或内部特征（篇名、作者、作者地址、刊名、年、卷、期、页、分类号、内容摘要等）按照一定的规则进行进一步整合编排，旨在方便检索、查找、利用原始文献而初步加工而成的文献，具有汇集性、工具性、综合性、系统性等特点，主要包括书目、索引、文摘、题录等类型的检索工具，如常见的电子文献检索数据库中国知网、中国生物医学文献数据库、MEDLINE等，这些医学文献检索数据库收录的原始文献范围广、数量巨大，但彼此之间收录内容可能存在交叉，文献质量也参差不齐。

4. 三次文献（tertiary document） 是科研人员围绕某一专题，在充分利用二次文献的基础上对一次文献进行阅读、分析、归纳、整理与总结加工所得的文献，包括综述、评论、述评、进展、动态、年鉴、专著和指南等，通常能够反映某个领域的研究现状和发展趋势，具有信息量大、综合性强的特点，对科研选题、临床决策有较大的参考价值。

除了按一般文献的划分方法外，还可以根据医学研究文献的特点，按面对的临床问题和采用的不同研究设计划分为不同类型的文献。按研究中的临床问题可分为研究临床现象特征和规律性的文献（是什么的问题）、研究某一临床规律的影响因素的文献（为什么的问题）、临床干预评价的文献（怎么样的问题）。根据临床实践常面临的问题可分为病因学研究文献、治疗相关文献、诊断相关文献和预后相关文献等。按研究设计可分为实验性研究（随机对照试验、非随机对照试验、无对照试验）和观察性研究（队列研究、病例对照研究、描述性研究）。见图 15-1。

（二）医学研究文献的主要来源

电子文献检索数据库中收录了绝大多数的原始文献及包括指南、系统综述在内的非原始文献。电子文献数据库作为医学文献的重要检索源，本身存在一定的不足，如同一篇医学文献可能被多个电子文献检索数据库所收录，在检索时通常会重复检出；许多电子文献数据库只收录摘要，而未收集文献全文信息，造成一定不便；除此之外，发表性偏倚也需要文献阅读者在检索文献时进行考虑，如阴性结果的论文数量通常被严重低估、大型电子检索数据库中来自发达国家的文献远远多于发展中国家等。因此，为弥补电子文献数据库的不足，文献阅读者还需要查阅一些未被收录的文献信息，如学术会议资料、非公开出版的学位论文、互联网信息等作为补充。这部分未经过严格评价、相对缺乏可信度的文献常被称为灰色文献（gray literature），是对常规医学文献的重要补充。这些文献数量庞大，涉及信息广泛，但有的信息资料并不成熟，多与专业相关度较低，常需要大量时间、人力进行检索。因此在文献检索的过程中，应根据检索主题与目的进行权衡。

（三）文献的检索与管理

计算机技术和网络信息技术的发展使获取信息的速度有了明显提高，同时大大改善了获取信息的广度、深度与时效性。目前文献检索主要依靠计算机，可通过主题词、关键词、著者、刊名等进行医学文献的检索与收集。具体检索方法参照有关章节。

通过检索收集一定数量的医学文献之后，组织和管理好这些文献对后续研究工作的开展具有重要意义。若文献数量较少，人工管理足以应对；若是数量较大，则需要借助专用的文献管理软件，通过计算机进行文献的组织与管理，这种方式已成为目前文献管理的首选方式。

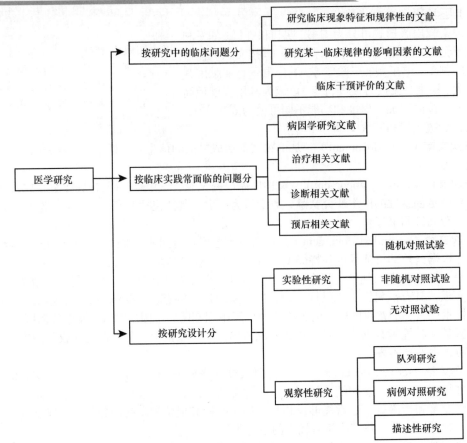

图15-1　医学研究文献的类型

　　随着信息技术的发展，各式各样的文献管理软件不断涌现，现已达到十余种，其中较为常用的有 EndNote、Biblioscape、ProCite、Reference Manager、Mendeley、Papyrus、Bookends、Papers 等，国产软件主要有 NoteExpress、医学文献王等，这些软件的功能大同小异，既能高效率管理数量繁多的文献资料，又能够在撰写论文时自动形成参考文献格式，同时具备网络功能与社会化功能，促进沟通合作，实现文献资源的共享。

二、阅读医学研究文献的重要性

　　医学生、临床工作者或管理者学习或工作实践通常包括临床医疗实践、医学研究、医学教育、卫生决策。因此，文献阅读的作用主要体现在以下几个方面：

　　1. 日常临床工作的需要　在临床实践中涉及疾病病因、诊断、治疗、预后的问题需要通过系统阅读专业文献，了解最新的研究进展以指导临床决策。

　　2. 临床研究的需要　阅读医学研究文献贯穿临床研究的全过程。首先，全面系统的文献阅读是进行临床科研的第一步，通过阅读文献可了解某一研究领域的历史、国内外研究现状、未来的发展趋势与存在的短板，可为科研选题和设计提供依据；其次，在临床研究过程中，同样需要阅读文献，了解最新的研究方法，扩展研究思路，以及在遇到问题时通过阅读文献调整研究思路和研究计划等。

　　3. 医学教育的需要　鉴于医学知识老化严重、知识更新速度快，医学教育与知识传授应具有前瞻性。因此，阅读最新的医学研究文献或前沿研究领域的文献有助于知识的更新。

　　4. 卫生决策的需要　卫生决策的制定也需要遵循证据，证据从哪里来？除了开展调研获取的一手资料，有时也需要查阅大量的文献获取相关信息。比如：在医疗卫生资源有限的情况下，卫生资源的分配应优先考虑哪些疾病和哪些地区，需要在复习大量文献和调研的基础上做出决策。

三、评价医学研究文献的重要性

（一）需要评价文献是否值得读

　　医学文献数量庞大，增长迅速，已位居各学科文献数量之首。同时，医学文献还存在载体多、

笔记栏

发表语种杂、重复发表、发表分散和滞后发表等一系列问题，临床工作者的工作性质决定了他们没有过多的时间与精力去阅读大量文献，这就需要在有限的时间内快速评估筛选出高质量、高度相关的文献以进一步阅读。

医学文献质量也参差不齐。质量较低的文献暴露出的问题包括研究缺乏内在真实性、研究结果缺乏说服力、研究设计过于局限导致其结果难以延伸和运用等。大量低质量的文献常常会降低阅读者提取有效信息的效率，因此查阅文献时，阅读者要先根据需要筛选出值得阅读和引用的文献，这样可大大提高阅读效率，对研究工作的开展、论文的撰写或临床实践具有积极的指导作用。

（二）需要评价文献提供的证据能否用于指导临床实践

若阅读的目的是要将所获取的信息用于临床实践，在评价医学研究文献结果真实性的同时，还需要评价其提供的证据是否适用于自己的病人，以及所用的诊断或治疗技术等能否在自己的医疗单位开展等。

第二节　医学研究文献阅读

一、阅读医学研究文献的基本思路

不同的文献阅读目的对文献的需求及阅读要求（如检索文献的广泛性和系统性、阅读侧重点）也会不同。因此，在查阅文献前，有必要理清思路，根据阅读目的或需要解决的问题，确定需要查阅哪一类文献，以及需要获取的主要信息，从而明确文献阅读的侧重点，在此思路框架下确定合适的检索策略和筛选符合目的的相关文献。以下主要梳理了临床科研和临床实践中阅读文献的基本思路。见图 15-2。

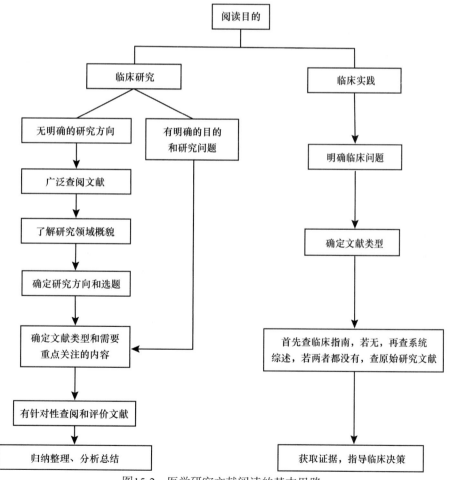

图15-2　医学研究文献阅读的基本思路

对于临床科研而言，研究者阅读文献的目的主要是了解国内外现状、扩展研究思路及参考最新的研究方法和研究技术等。临床科研中面临的问题可归纳为三个方面，即某种临床现象的特征和规律性的问题、临床现象的影响因素问题、临床干预的问题。研究者首先需要明确是哪一类问题，然后确定查阅哪一类文献，以及重点关注的文献信息，在此基础上确定合适的检索策略，按文献阅读的一般步骤和方法查阅所需的文献。若研究者对所关注的领域完全未知，或没有明确的研究方向和研究问题，可先通过较广泛地浏览文献了解该领域的概貌，然后确定自己有可能从哪方面着手进行研究，进一步明确具体查阅哪方面的文献及重点需要阅读的内容，最后对阅读的文献内容进行分析总结。例如，某综合性医院的一位医生在临床实践中发现其接诊的进行维持血液透析的病人依从性不理想，他想知道接受该治疗的病人依从性有多高？到底哪些病人的依从性较差？影响依从性的主要因素是什么？他希望开展一项研究去弄清这些问题。那么，他所面临的临床问题主要涉及临床现象规律性的问题（包括依从性有多高？哪些病人依从性差？）和影响因素的问题（影响依从性的主要因素是什么）。所以，主要查阅研究维持血液透析病人依从性状况及相关影响因素的文献，以了解国内外研究现状，提出研究假设，进行临床科研设计。

对于临床实践而言，临床工作者阅读文献的目的主要是获取临床研究的最佳证据，以指导临床实践，提高临床治疗效果，改善病人预后。临床实践中面临的主要问题包括病因学、治疗、诊断和预后方面的问题。同样，查阅文献前，首先要明确是哪一类问题，确定查阅哪一类文献。具体查阅文献时，可先查临床指南，若没有指南，再查系统综述，若系统综述也没有，则查原始研究文献。因原始研究文献数量大，而且有时研究结果不一致，甚至相反，则可通过对查到的文献汇总进行系统综述后，根据汇总分析结果指导临床决策。例如，案例 15-1 中的医生想明确的临床问题涉及诊断（病人进行冠状动脉造影，造影剂是否会加重其肾功能损害？）和治疗（使用 ACEI 治疗是否会加重病人肾功能损害，使肌酐和血清钾水平进一步升高）。因此，可以查阅有关诊断和 ACEI 治疗方面的文献。具体查阅时，按先指南，再系统综述，最后原始研究文献的顺序进行。

二、文献阅读基本步骤与方法

无论出于什么目的，面对什么临床问题，文献阅读的基本方法和步骤是一样的。当然，在阅读过程中，若阅读者对所关注的领域或临床问题完全未知，在阅读文献时，为了更好地了解相关知识和信息，在阅读思路上，与那些对所关注的领域或临床问题有一定了解的阅读者会有所不同。

（一）文献阅读的一般步骤

文献具有外部特征和内部特征两种属性，外部特征如题目、作者、作者单位、发表期刊、卷、期、页码、年限、语种等，这些信息由于具有唯一性和指向性等特点，常常被用来标识文献以利于收集、整理、存储、传播与管理；内部特征包括研究目的、科学假设、研究方法、研究对象、主要结果、讨论和结论内容，是文献的主要阅读内容。文献阅读的一般步骤见图 15-3。

1. 结合阅读目的，通过阅读题目、摘要和方法学部分，筛选相关文献　在开始阅读文献前，需要明确阅读目的，即"为什么要读文献"、"需要读什么样的文献"等。根据具体的阅读主题，选定合适的关键词进行检索，阅读检索结果中呈列出的文献题目及摘要部分，按照与主题内容的关联性、时效性、影响因子等条件，从中遴选出最前沿、关联程度最高的文献。由于候选文献中的摘要内容所能提供的信息量有限，有时需要进一步获取全文内容进行阅读。考虑到发表文献的质量问题，获得全文后可首先阅读方法学部分，快速评估其研究设计是否合理、严谨，此外，看看该文献是否来自同行评审杂志，该研究是否由某个组织所倡议开展且研究结果是否因此受影响等，判断是否纳入进一步阅读范围。

2. 针对性地阅读　对纳入阅读范围的文献，在阅读过程中，要明确"本次阅读的侧重点是什么"、"读完文献应当解决哪些问题"等，要在通读全文总体把握的基础上确定哪些文献需要进一步精读，哪些文献泛读即可，以及确定文献中的哪些内容需要重点读，哪些内容可一般性了解。例如，如果是想了解某研究主题的最新进展，则文献的主要结果和结论部分应当重点阅读；如文献阅读是为临床科研选题工作提供思路，则应重点关注背景、研究现状及方法学部分，同时参考研究者在讨论内容中提及的不足之处、方法学存在的问题与未来的研究展望。

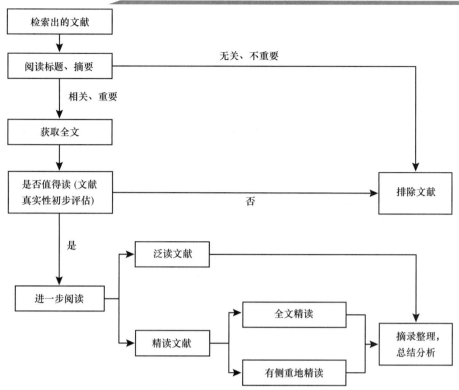

图15-3　文献阅读的一般步骤

3. 系统总结、归纳整理　阅读后的归纳总结工作是文献阅读的关键步骤，尤其在文献量大的情况下，将诸多文献中能够解决阅读前所提出问题的部分进行整理与总结可大大提高后续工作的效率。可在阅读过程中单独建立文档，对所阅读文献中符合要求、值得借鉴参考的方法、结论、图表形式等进行摘录。摘录内容贵在精简、有参考性，不宜长篇大论、杂乱无章。阅读后在摘录文献内容的基础上进一步整合，将各篇文献的摘录内容进行汇总与系统总结。同时，在摘录工作进行时可实时标记、批注阅读时的收获、获得的启发与新想法等。形成完整有条理的摘录文档是科研人员形成科研思路、学习新方法、获得启发的重要工作。

（二）文献阅读的一般方法

1. 浏览性阅读　是指以最快的速度在短时间内了解文献的大致内容，其目的是在有限的时间内获得尽可能多的有用知识与信息。对于参考书，主要是读书名、作者、章节目录、主要结论、重要数据；对于论文，主要是对论文标题、摘要、主要数据及结论进行阅读。

浏览文献可以拓宽知识面。例如，对于临床研究人员和临床工作者，除了所从事的专科性临床工作之外，还需要了解本专业以外的学科知识，尤其是基础医学内容。在临床医学实践和研究中，知识范围越广，考虑问题越全面。对于不属于自己专业领域的知识，浏览性阅读是一种较为高效的阅读方法。

浏览性阅读可以了解专业进展，学习最新成果。例如，在临床工作中，研究者或临床工作者可通过浏览性阅读学习临床医学中最新的诊断、治疗方案及最新的推荐药物等，通过对所获取知识的总结归纳应用于临床实践；在研究工作中，研究人员可通过浏览性阅读快速了解选题的基本情况，了解选题所在的领域最新的研究进展，明确有哪些人在做，大概做了些什么工作、用的什么方法、得出过什么结论。当发现与自己的研究密切相关的内容时，可予以标注，后期进行通读和精读工作。因此，浏览性阅读的重点是把握全局，目的是了解该专业及相关专业的进展情况，以及以最快的速度找到自己所需的部分以便进一步阅读。

2. 通读　是指根据需要对全书或整篇文章进行阅读。在对一本书进行阅读时，首先应阅读目录和内容提要部分。内容提要通常是对全书内容的粗略描述，通过阅读提要部分可得出贯穿全书的线索，为通读提供整体思路。其次翻阅正文部分，浏览标题，了解正文内容的结构编排、叙述顺序及各部分篇幅大小，结合自己的需要制定阅读计划，对阅读步骤和阅读各部分内容的时间分配进行安排。在阅读正文时，注意找出每章、每节内容的中心思想，对主要论点进行评价，理解正文中出现的重要例子，记下主要事实材料。注意文中涉及的科学思维方法，若是自己的书，可在阅读过程中进行圈点批注，以便通读工作结束后进行回顾性梳理及针对重点内容进一步仔细阅读。

在阅读医学研究论文时，首先阅读摘要部分，对全文内容有一个大致了解，若符合自己的要求，可进一步阅读文献前言、研究方法、研究结果、讨论及结论。

经过通读，阅读者可以使自己较为深入地了解本专业研究进展，产生比浏览性阅读更为深刻的印象，以及由此确定研究问题，提出研究设计。

3. 精读 是指对全书或文献全文一字不漏地读完并系统地消化吸收所读内容。精读需要花费大量的阅读时间，通过精读可以加强对研究问题中有关细节如病理机制、技术路线、具体操作技术等的了解。精读文献各部分内容时可参考下列基本方法与思路：①明确研究目的。通过阅读前言，明确所读文献的研究假设、提出的科学问题、研究背景与现状。②研究方法与对象。重点关注研究设计部分，即研究方法是否合理，样本来源、抽样方法、样本大小是否合适，测量指标的选取是否科学等。③主要结果和重点结论。阅读研究结果部分，观察图表所涉及内容是否清晰，明确研究的主要发现及结果的价值、意义、结果是否支持结论。④讨论内容。明确讨论部分的行文思路，理清文献的题目、研究设计、研究方法、结果与讨论之间的逻辑关系，关注讨论部分提出的主要不足、展望与遗留问题。⑤小结。精读之后，可就以上提出的问题进行整理与总结，同时可与同类文献进行比较，如整理文献间的共同点与不同点；发表在优质期刊上的文章有何优点；整体思路、行文逻辑是否有可供学习与借鉴的地方。

完成一篇文章的精读后至少能够回答以下几个问题：①这篇文献中做的工作属于本领域中的哪个小领域？②这篇文献的前言中提出了什么科学问题？这个问题有什么意义？③这篇文献具体的研究目的是什么？④这篇文献中技术路线和主要的研究方法是什么？是否合理？方法学和技术细节我是否能够明白？是否能够借鉴？⑤这项研究的主要结果是什么？文献中列出的图表是否合理清晰？⑥研究结论是什么？是否回答了前言中提出的科学问题？⑦这篇文献对我的启发是什么？如果我在做相同或相似的研究工作，是否能够从不同角度开展？能否提出创新性的见解？

浏览性阅读和通读可统称为泛读。在阅读时长上，泛读文献通常在 5～15 分钟内完成，而精读文献需要 2 小时至 1 周时间不等。

三、高效率阅读文献方法

高效率阅读主要体现在以下方面：首先要根据研究目的选取合适的文献类型进行查阅；其次明确哪些文献该泛读，哪些文献该精读；最后阅读具体的一篇文献时，要根据目的和需要获取的信息有侧重地阅读文献中的相关内容。此外，掌握一定的阅读技巧，也有助于提高阅读速度，节省时间。

（一）选取合适的文献类型

在阅读文献之前，需要明确阅读的目的，根据不同的阅读目的，所侧重阅读的文献类型也不同。例如，阅读文献的目的是寻找有没有最新的、快速诊断某疾病的方法，以用于指导现有疾病的诊断，那么选择着重阅读的文献应该是诊断性试验相关文章；如果阅读文献的目的是弄清某种治疗方案对病人的益处和害处，报告结果是否可靠等，则应侧重阅读治疗性研究文献；如果阅读文献的目的是开展一项研究以了解影响某种疾病病人出现重症的因素，则需要侧重阅读有关该疾病或类似疾病重症发生影响因素研究的文献；如果阅读文献的目的是寻找进一步开展临床医学研究的方向，为科研立题寻找证据，则应该首先关注本研究领域的综述、系统评价等文献以利于尽快了解该领域的整体情况、现有的研究成果及存在的问题、未来发展趋势等。

（二）泛读与精读结合

由于医学研究文献数量庞大，研究者和临床工作者往往无暇逐一阅读与深入钻研，因此，精读与泛读、浏览性阅读与通读应适当结合，以达到高效和全面获得知识的目的。

关于泛读和精读文献的选择方面，在研究选题确定前，研究者应对涉及学科领域的文献进行泛读，了解研究现状及研究趋势；在研究选题确定后则要选取合适的文献进行精读，以制定完善的研究方案。还可以根据与个人关注问题的密切程度有选择性地阅读，如对于与个人关注问题密切相关的文献采用精读的方法，对于那些关联相对不密切的一般文献采用泛读的方法。除此之外，那些对学科发展具有里程碑意义的原始研究文献，以及学术权威撰写的综述或述评可作为精读内容，其他文献以泛读为主，先阅读题目、摘要，若发现文献有价值则可纳入精读范围。

（三）选择性阅读相关内容

无论是泛读还是精读，和选择侧重阅读的文献类型一样，阅读内容也要有侧重点。尤其要注意，精读只是相对于泛读而言，在文献阅读的深入性和详细了解程度上要更深更细，并不是说对任何一篇筛选出来值得进一步阅读的文献，都需要花同样的时间和精力去阅读每一部分内容。因此，精读时，在阅读全文的基础上要根据需要获取的信息有针对性地重点阅读文章的相关部分。例如，如果阅读文献的目的是想了解目前国内外关于某问题的研究现状，以撰写研究设计的背景部分，可在阅读相关文献时重点阅读研究背景和研究结果结论部分；如果研究者想学习或参考当前关于某研究问题应用的最新研究方法和技术，可查阅国内外相关领域最新发表的文献，重点阅读其研究方法部分；如果想应用其研究结果，可重点阅读研究方法、研究结果和研究结论部分。

在精读之后，最好能够根据自己的阅读目的对阅读内容进行总结，形成文档，便于查阅。

（四）掌握一定的阅读技巧

面对大量的文献资料，阅读者在查阅文献时，要善于运用一定的技巧，节省时间、精力，提高自己的阅读效率。

1. 先国内后国外　在查阅文献资料作为参考时，尤其是对研究现状缺乏了解时，应先查阅国内研究文献，再查阅国外文献。由于语言差异，相对于英文文献，中文文献对国内读者普遍更易于理解和接受，能够在较短时间内获取所需的基本信息。其次，国内研究会引用大量国外文献作为参考，可为阅读者进一步查阅相关的国外文献资料提供线索。

2. 先综述后单篇　查阅文献时，应首先查阅相关的综述或系统评价类文章，再查阅单篇文章。综述作为针对某一研究主题最新进展、学术见解或建议整合性阐述的学术文章，通常是对某个领域的研究现状和趋势的高度概括，具有信息量大、综合性强、参考价值大的特点，可让阅读者借此快速了解现有研究主题的历史，熟悉有关领域的最新研究进展与困境，为其提供新思路。同时，综述后通常罗列出文献目录，也可作为扩大文献资料来源的捷径。

将有关综述查阅完毕之后，通常能让读者对所研究的问题形成较全面深刻的认识，在此基础上，可根据需要有目的地查阅单篇论文，有针对性地就某一问题进行深入了解。

3. 先近后远　在选择文献时，应先对最新的资料进行查阅，慢慢追溯到既往的文献。查阅最新的研究文献有助于阅读者迅速了解当下最新的研究进展和研究成果、最先进的理论观点及方法手段，为研究提供重要参考。同时，较新的研究文献通常建立在对以往研究工作总结的基础之上，因此其后罗列出的参考文献也可作为扩大文献来源的线索。

4. 先专后广　先查阅本专业或与本专业密切相关的刊物，后查阅其他综合性刊物或其他交叉学科、边缘学科的刊物。本专业刊物较为熟悉，查阅效率高，能够在短时间内查阅到所需资料，但是由于许多研究存在学科交叉，文献资料不一定完全在自己所熟悉的专业领域内查到，有的可能发表在其他专业刊物或其他综合性刊物上，甚至发表在一些边缘学科刊物上。因此，在阅读完专业刊物后，其他相关学科的资料也同样需要涉及，避免遗漏。

5. 先顶级期刊后一般杂志　先查阅发表在影响因子较高的期刊上的文献，后查阅一般杂志文献。各学科领域中均有高影响力、高知名度、高认可度的顶级期刊，在查阅的过程中，首选在影响因子较高的期刊上新近发表的文献进行精读，因为不同级别的杂志其研究设计、研究所包含的内容量、研究质量完全不同。例如被誉为全球四大医学顶尖杂志的《新英格兰医学杂志》(*The New England Journal of Medicine*，*NEJM*)、《柳叶刀》(*The Lancet*)、《美国医学会杂志》(*The Journal of the American Medical Association*，*JAMA*)和《英国医学杂志》(*British Medical Journal*，*BMJ*)，其发表的文献在医学研究领域具有极高的学术价值。在查阅完较高学术价值的期刊文献之后，可适当查阅一般的杂志文献进行拓展，若涉及其他学科领域则可扩展自己的查阅范围。

第三节　医学研究文献的评价

一、文献评价的基本思路

文献的评价应贯穿文献查阅的整个过程，包括通过初步评价筛选符合目的的值得进一步阅读的文献，以及对筛选出的文献结果的真实性和可利用价值的评价。

评价文献是否值得阅读也就是对研究结果的真实性进行初步判断，主要评价方法学部分的研究设计是否正确、合理，统计分析方法是否恰当等。此外，看看该文献是否来自同行评审杂志，该研

知识点 15-3
1. 文献评价的基本思路。
2. 评价文献的一般原则。

究是否由某个组织所倡议开展且研究结果是否因此受影响等。若是通过查阅文献寻找证据以指导临床实践，初步筛查时除了快速评估真实性外，还需要对文献提供证据的相关性或适用性做出判断，包括研究对象的特征是否与自己的病人相似、治疗或诊断等方法或技术的可操作性和在自己所在医疗机构的可开展性等，见图 15-4。

对初步评价筛选出的文献再根据文献的研究类型，遵循一定的原则对文献结果的真实性和可利用价值进行全面评价。若开展临床研究，评价重点在文献的内在真实性，其次是研究结果的外部真实性（结果的外推性）；若是指导临床实践，评价的重点内容除了内在真实性外，还包括获得结果的临床价值及该结果是否适用于自己的病人，是否能帮助临床医生做出决策（如案例 15-1）。

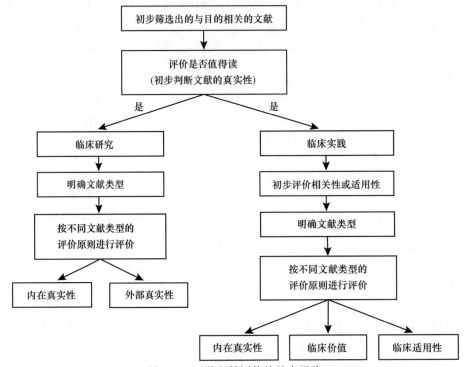

图15-4　医学文献评价的基本思路

二、评价文献的一般原则

文献评价的核心在于质量评价，而文献质量主要取决于研究方法，方法学的科学性、严谨性对研究结果的真实、可靠程度起着决定性作用。因此，评价文献首先从方法学的角度评价其内在真实性，再评价其结果的重要性和适用性。

（一）文献的内在真实性

文献的内在真实性（internal validity）是指就该文献本身而言，其选用的研究方法是否合理、统计分析过程是否正确、研究结果和结论是否真实可靠等。研究结果的真实性是文献评价的重点。如果一篇文献的内在真实性不足，就失去了学习与参考的价值。

（二）文献的临床价值

有统计学意义的结果并不一定有临床意义。因此，文献评价时尤其要将文献结果用于指导临床决策时，需要评价其临床应用价值。研究结果的临床价值通常采用相对的数值指标，不同类型的研究适用的指标不同。例如，治疗性研究中常采用相对危险度减少（relative risk reduction，RRR）、绝对危险度减少（absolute risk reduction，ARR）和防止出现一例不良事件需要治疗的病例数（number needed to treat，NNT）等判断干预措施的净效应及临床价值；而诊断性试验常常采用敏感度、特异度、阳性/阴性预测值及似然比等。

（三）文献的适用性

评价文献的适用性通常可参考其是否能够被推广应用，若能，则其外部真实性（external validity）或普通共性（generalizability）较好。在临床实践中，主要考虑研究结果对自己病人的可适用性。在考虑推广、应用研究成果时，不能盲目遵从照搬文献中的研究过程；应用研究结论，应考虑临床环境、病人病情的特殊性，仔细权衡利弊与可能出现的后果。

三、不同研究类型文献评价原则

不同研究类型文献主要包括病因学研究文献、治疗性研究文献、预后研究文献、诊断试验研究文献。

（一）病因学研究文献的评价

病因学研究是寻找疾病的病因或治疗措施的副作用、各种病因因素的相互关系及它们对疾病发生发展的影响的研究，是临床上诊断、预防和治疗疾病的基础，具有重要的临床意义。临床医生经常需要考虑一些危险因素对病人疾病的影响，如吸烟或高胆固醇血症是否增加患冠心病的危险、高盐饮食是否增加患高血压的危险等。作为一项复杂的综合性研究，病因学研究设计类型不同，获取病因证据的强度也不同。随机对照试验被认为是人类疾病病因学研究的最佳方案，但出于医学伦理学考虑，无法主动将试验组人群暴露于某种致病因素下进行研究。因此，病例对照研究和队列研究在病因学研究中被广泛使用。病因学研究文献的主要评价原则如下：

1. 真实性　主要从以下几个方面评价真实性：①研究设计的类型是什么？②研究对象是否明确？组间基线是否具有可比性？③研究的样本量设置是否合理？④是否充分说明了研究过程中可能产生的偏倚及其控制方法？⑤研究的观察时间是否足够？⑥是否有因果效应的先后顺序？

2. 临床价值　从以下三个方面评价临床价值：①暴露和结果的关联强度多大？即 RR、OR、病因分值（EF）多大？②暴露和结果之间是否存在剂量效应关系？③对有害作用的危险性估计的精确度如何（95%可信区间）？

3. 临床适用性　评价内容包括：①研究结果能否用于自己的病人？②有害因素的危险性大小如何？③暴露因素是否能够控制？

（二）治疗性研究文献的评价

治疗性研究是临床医学研究中最活跃和实用的部分，治疗性研究文献在医学文献中占据较大比重。目前公认的最好的评价临床疗效的试验设计是随机对照试验。阅读临床治疗性研究文献时最重要的是明确某种治疗措施对病人的益处和害处、报告结果是否真实可信、结论依据是否充分等。具体的评价原则如下：

1. 真实性　评价内容包括：①治疗组与对照组的分组过程是否随机分配？分组对象的数量、临床特点是否具有一致性？②纳入试验的全部对象是否完成了全部治疗？③报告结论时是否包括所有进入试验的病人？随访是否完整？④治疗的实施过程中是否采用盲法？⑤各个治疗组在治疗开始时（基线状态）是否可比？

2. 临床价值　评价内容包括：①治疗结果的临床及统计学意义如何？对试验组和对照组之间的疗效差异是否进行了客观的分析？②评估治疗效果的精确性如何？评估过程是否清晰准确？

3. 临床适用性　评价内容包括：①是否报告了临床上所有的重要结果（包括疗效和不良反应）？②研究结果能否适用于自己的病人？③治疗可能获得的利与弊、所花费的时间和费用如何？

值得注意的是，部分文献在结果中可能给出了相对危险度、比值比、危险差或绝对危险减少等数值，但也有很多研究可能只提供了有效率、治愈率、不良反应发生率等结果，读者应根据文献所提供的不同治疗效果指标进行评价。

（三）预后研究文献的评价

预后研究是关于疾病各种结局发生概率及其影响因素的研究。队列研究是预后研究的最佳设计方案。预后研究文献的评价原则可参考以下内容，其中最重要的是观察起始点是否相同，即是否在病人病程的同一时刻开始随访，这对预后结局的判断有极大的影响。

1. 真实性　评价内容包括：①是否详细叙述了研究对象的来源？样本选取的病人群体是否具有较好的代表性？②是否在样本中病人病程的相同起点进行随访？③是否随访了全部纳入的病例？随访时间是否足够长？随访过程是否完整？④是否采用客观的指标判断结局？判断结局是否采用了盲法？⑤是否对重要的预后影响因素进行了校正？

2. 临床价值　评价内容包括：①在一段特定时间内，所研究结果发生的可能性有多大？②对所研究结果发生的可能性的评估是否准确？

3. 临床适用性　评价内容包括：①研究对象是否和自己的病人具有相似之处？②研究结果是否

对治疗决策存在影响？③研究结果是否能够直接应用于临床治疗过程？是否对病人有益？

（四）诊断试验研究文献的评价

诊断试验的精确性、准确性、安全性和病人的可接受性是临床医师在应用诊断试验结果时重点关注的问题。诊断试验研究文献的评价原则可参考以下内容：

1. 真实性　评价内容包括：①诊断试验是否与"金标准"进行了独立、盲法和同步比较？②所选取的病人样本中是否包含了临床实践中应该使用该诊断试验的各类病人？③诊断试验的参考值是否合理、可靠？④诊断试验的实施过程的表述是否详细清晰？⑤诊断试验结果是否影响"金标准"的使用？

2. 临床价值　评价内容包括：①诊断试验的验前概率（患病率）如何？②诊断试验的灵敏度、特异度和似然比是多少？

3. 临床适用性　评价内容包括：①研究结果是否适用于自己的病人（诊断试验在你所在医院是否可行、准确、精确及病人是否能支付费用）？②能否从临床上帮助自己合理估计病人的验前概率？③诊断试验结果是否影响对病人的处理并有助于解决病人的问题？

（五）综合性研究文献的评价

1. 系统综述（systematic review）　从以下几个方面评价：①是否集中回答了重要的临床问题？②文献检索过程中是否全面检索了相关数据库？重要的相关文献是否有遗漏？③文献的纳入标准、排除标准的确定是否合理？④是否对可能存在的偏倚进行了全面分析？

2. 临床指南（clinical guideline）　从以下三个方面评价：①指南的选题是否正确？设计是否科学？②指南中的推荐意见证据来源是什么？证据等级的划分是否合理？③指南内容是否全面、有伸缩性？是否考虑了病人的接受程度？

3. 临床经济分析（clinical economic analysis）　评价内容包括：①是否进行了完整的经济分析？从什么角度出发来考虑成本和效益？②进行比较的干预措施的临床效果是否已被确定？③经济学分析的方法部分是否正确？

4. 临床决策分析（clinical decision analysis）　评价内容包括：①研究设计是否合理？分析结果是否真实可靠？②是否对临床上的重要决策进行了可靠的决策模型分析？模型中所需的各种参数是否真实可靠？③决策分析中是否包括了所有重要的临床收益和风险？

无论何种类型的文献，文献评价的核心均是文献质量，而决定文献质量的关键部分在于方法学。因此，近年来一些学术权威机构研发了一些文献方法学质量的评价工具，供研究者在文献阅读时定量评价文献方法学的质量。

（燕　虹）

第十六章 系统评价与Meta分析

【案例16-1】

病人李某，男性，55岁，汉族，小学文化，14年前诊断为抑郁症，入院接受治疗，每日给予阿米替林75mg，病情稍有好转，家属即将病人接出院。出院后这些年病情一直不稳定。近一个月病情加重，情绪低落，注意力不能集中，睡眠紊乱并有产生死亡的病态想法，李某在妻子的陪伴下前来就医。

【案例问题】

1. 作为一名精神科医生，通过检索PubMed发现已经有很多关于抗抑郁药物联合苯二氮䓬类药物的随机对照试验，存在不同随机对照试验之间研究结果不一致的现象，作为一名精神科医生如何利用检索获得的随机对照试验指导其临床实践？

2. 作为病人及其家属同样担心：联合使用苯二氮䓬类药物的疗效是否优于单独的抗抑郁药更有效？副作用如何？长期服用是否会产生依赖？

【案例16-1分析】

1. 该精神科医生应明确他所面临的临床问题是什么？众所周知，抑郁症往往表现为焦虑。抑郁和焦虑对个人、家庭和社会都产生负面影响，且这种负面影响是长期的。苯二氮䓬类药物是一类抗焦虑和催眠药物，小剂量具有很好的抗焦虑作用，随着剂量加大，出现镇静催眠作用。针对抗抑郁药物联合苯二氮䓬类药物研究之间结果存在不一致的问题，可以采用系统评价与Meta分析的方法得到一个综合的结果，这就需要采用系统评价与Meta分析的方法，转化研究问题、检索资料，筛选文献和提取资料，评价方法学质量，定量合并结局指标。

2. 精神科医生基于系统评价与Meta分析的结果，结合病人的意愿，回答在抗抑郁药物基础上，加用苯二氮䓬类药物使病人获益情况，以及长期服用产生依赖情况。

第一节 系统评价与Meta分析概述

一、系统评价与Meta分析起源

12世纪，我国著名的哲学家和思想家朱熹通过总结一系列相关的文献来凝练自己的哲学理论，提出了道统论。17世纪，西方天文学家采用一系列单一数据进行合并以便得出更准确、可靠的结果。1904年，Karl Pearson在研究血清接种对伤寒的预防作用时，由于各个研究的样本量太小，可能存在误差和得不到科学、准确、可靠的结论，为此，他对不同研究的数据进行合并。1935年，英国统计学家Ronald Fisher出版的 *The Design of Experiments* 一书中给出了在农业研究中合并多个研究的恰当方法，并鼓励科学家们采用这样的方法比较不同研究之间的差异，并对相似的研究进行合并。William Cochran对Ronald Fisher的方法进行了拓展，采用加权平均效应合并研究结果。此后，该方法在心理学和教育学研究中得到了广泛应用，但在医学研究领域中没有得到普及。

1976年，Gene Glass提出了"Meta分析"这个术语。1974年，Peter Elwood开展了第一个对阿司匹林预防心肌梗死复发效果随机对照试验的评价，结果未发现阿司匹林可以减少心肌梗死的复发。随着其他类似研究结论的公开发表，Elwood和Cochrane采用Meta分析的方法对阿司匹林预防心肌梗死复发效果再次进行了评估，明确了阿司匹林对心肌梗死复发的预防效果，这一研究结果发表在1980年的 *Lancet* 上。20世纪80年代，英国医学统计学家Richard Peto对研究间固定的权重持有异议，认为研究间结果差异是由于随机误差造成的。随后，DerSimonian和Laird对传统的随机效应模型进行改进，形成了现在常用的随机效应模型。英国内科医生和流行病学家Archie Cochrane指出进行临床决策的人员并不能够对当前所有的信息进行评估，因此，无法得到可靠的证据。为此，1974～1985年，Archie Cochrane带领他的团队完成了600多篇系统评价，共收集3500多项临床对照研究。至此，系统评价才被广泛接受。20世纪90年代，制作和更新系统评价的国际组织Cochrane协作网成立，进一步推动了医学各个领域系统评价和Meta分析的生产。

二、系统评价与Meta分析定义

（一）系统评价定义

> 知识点 16-1
> 1. 系统评价定义。
> 2. Meta 分析定义。
> 3. 系统评价与 Meta 分析的关系。

系统评价（systematic review，SR）是一种按照一定的纳入标准广泛收集关于某一医疗卫生问题的研究，对纳入的研究进行严格的偏倚风险和证据质量评估，将各研究结果进行定量合并分析或定性分析，以对该问题进行系统总结的研究方法。Chalmers 和 Altman 将其定义为：采用各种方法以减少偏倚和随机误差并将其记录在案及记录在研究报告的方法部分里的一种证据合成方法。美国医疗保健研究与质量局（The Agency for Healthcare Research and Quality，AHRQ）将 SR 定义为临床文献的总结。研究人员就某一特定临床问题，系统全面地收集证据，采用一定的标准评价和总结证据。通过对研究的客观评价和总结，进而解决一个特定的临床问题，也可包含定量数据分析。Cochrane 协作网认为 SR 是采用严格和系统的方法全面收集符合纳入标准的证据，尽最大可能降低偏倚，呈现可靠的证据，进而得出可信的结论，以期解决某一特定研究问题。

虽然不同组织对 SR 的定义不同，但所有 SR 通常包括制订全面的检索策略和严格的纳入排除标准；评估纳入研究的偏倚风险；对纳入研究资料进行定量分析或定性分析，获得纳入研究的合并效应量或定性结果证据；估计所获证据的质量，在此基础上形成对临床实践的应用推荐。

（二）Meta 分析定义

不同阶段、不同组织对 Meta 分析（meta analysis，MA）的定义略有所不同，详见表 16-1。

表16-1　不同组织对MA的定义一览表

个人/组织名称	MA定义
Cochrane协作网	采用统计学方法将不同研究的数据进行合并。这种方法可以充分利用SR收集的所有信息，进而增加统计检验的效能。通过采用统计方法合并相似研究，可以提高结果效应量的精确性
美国国家医学图书馆（National Library of Medicine，NLM）	合并不同独立研究（通常基于发表文献）、总结不同研究结果的统计方法，指导临床实践和科研，以便评估治疗效果和开展新的研究
Himmelfarb健康科学图书馆	是SR之一，是一种统计方法，可以系统地合并不同研究的定量数据或定性数据，进而得到一个具有更好统计学效能和精确性的结论
AHRQ	对不同研究数据合并的统计学方法
Salters-Pedneault	一种研究类型，可以对某一个研究问题的所有研究进行分析和合并，进而发现这些研究结果间的一般趋势。可以克服原始研究样本量较小的问题，帮助确定一个研究领域的研究趋势
Gene Glass	是对一系列研究结果进行统计学分析，进而整合这些研究结果
Crombie等	合并不同研究的统计学方法，其通过合并两个及以上的随机对照试验来评估治疗措施的临床有效性；MA可以提供一个精确的治疗效应，且根据纳入研究的大小和精确程度赋予不同的权重

通过比较上述的定义，不难发现，MA 首先是一种统计学方法，该方法可以对不同研究的结果进行合并，进而得到一个更精确、统计效能更高的结果。这种统计方法可以对研究结果间的相似性进行定量或定性的评价，可以克服原始研究样本量较小的问题。

（三）Cochrane 系统评价定义

Cochrane 系统评价（Cochrane systematic reviews，CSR）是 Cochrane 协作网组织制作并在 Cochrane Library 上发表的 SR。它是 CSR 作者在 Cochrane 协作网统一工作手册的指导下，在相应 CSR 工作组编辑部指导和帮助下所完成的 SR。固定化格式是 CSR 的一个鲜明的特点。CSR 的固定化格式使其具有让读者很快找到研究结果并分析其真实性、实用性和潜在意义，易于更新、阅读、出版发行的特点。

（四）系统评价与 Meta 分析的关系

MA 对多个纳入研究的资料进行合并分析得到定量结果，也可是单个研究的统计学效应量结果。并非所有 SR 都必须做 MA，是否做 MA 要视纳入研究是否具有足够的相似性，如果纳入研究不具有同质性，则不进行 MA，而仅进行描述性的 SR，此类 SR 称为定性 SR；若纳入研究具有足够相似性，则进行合并分析，此类 SR 称为定量 SR。

由此可见，SR 可以包含 MA，MA 可能是 SR 的一部分，但并不是所有的 MA 都是 SR。当收集

笔记栏

了一些研究，并进行了数据的定量合并时，研究的收集并不系统、全面，这样就不是 SR。

（五）系统评价与叙述性文献综述的关系

叙述性文献综述（即传统综述）与 SR/MA 一样，都属于观察性研究，是研究者为了了解某一领域学科发展现状，通过阅读复习该领域某一段时期的研究文献，提取并分析研究文献中的结论，评价研究成果的价值和意义，发现存在的问题，对将来的研究方向提出建议，使读者能在短时间内了解这一领域的研究历史、当前进展和发展趋势。SR 与叙述性文献综述的区别见表 16-2。

表16-2　SR与叙述性文献综述的主要区别

项目	系统评价	叙述性文献综述
研究计划书	预先制订详细的研究计划书	不一定制订研究计划书
纳入排除标准	制订严格的纳入排除标准	不一定制订纳入排除标准
文献来源	规定文献来源	不规定文献来源
检索策略	详细	很少有检索策略
质量评价	严格评价	很少评价
数据分析	定量分析和（或）定性分析	定性分析

三、系统评价与Meta分析进展及挑战

随着 SR/MA 方法学的发展，陆续出现了不同类型 SR/MA，如诊断试验系统评价（diagnostic test accuracy systematic review，DTASR）、单个病例数据的 Meta 分析（individual patient data MA，IPDMA）、剂量-反应关系 Meta 分析（dose-response meta-analysis，DRMA）、网状 Meta 分析（network meta analysis，NMA）和系统评价再评价（overviews of reviews，Overviews）。

目前，SR 与 Meta 分析面临的挑战如下。

1. 在全面、系统的获取资料方面仍然存在重要问题与障碍　全面、系统收集资料是进行 SR/MA 的先决条件，因此，SR/MA 的检索是否全面、如何实施检索可能会影响纳入研究的数量，也可能会对 SR/MA 的结果产生偏倚，而全面的文献检索依赖于敏感的检索策略和齐全的检索资源。首先，检索相同主题已发表的 SR/MA，弥补选择检索词过程中漏选的检索词和补充数据库检索结果漏检的研究；其次，为了检索的全面性，避免漏检，在检索综合性数据库的基础上，还应该检索专业数据库、追踪参考文献和检索搜索引擎；第三，尽可能在专业人员指导下制定检索策略，同时报告文献信息的获取是否在信息检索专家指导下完成。

2. 对纳入研究间异质性的处理须慎重　CSR 指导手册将异质性分为临床异质性、方法学异质性和统计学异质性。纳入研究间若存在临床和（或）方法学异质性，需采取必要的方法进行分析，如亚组分析、Meta 回归、改变效应模型、敏感性分析等。

3. 不同类型 SR/MA 面临的挑战

（1）CSR：如何使 CSR 涉及的领域更宽泛，如动物实验和实验室研究的 SR/MA；如何使 RevMan 软件更加完善，如对 DTASR 分层受试者工作曲线参数的直接估算等。

（2）Overviews：其制作过程中的证据质量分级、资料分析和处理方法、报告规范等问题值得深入研究，与此同时，与 NMA 的关系和异同点也值得关注。

（3）NMA：纳入研究质量评价标准选择、异质性和一致性处理问题、如何规范报告统计问题等仍需要进一步研究。

（4）DTASR：目前 DTASR 更多关注的是两种诊断方法之间的比较，在临床实践中，需要对多种诊断方法的准确度进行纵向比较，如何实现 3 种及以上诊断方法的比较是 DTASR 面临的挑战。

（5）IPDMA：这种方法可一次分析目前所有原始研究的数据、研究水平和病人水平上的结果差异、时间相关数据的结果，也可对原始数据按照相同的方法进行重新分析。但漏掉的研究可能增加研究风险，在数据合并上可能存在统计学的挑战。

（6）DRMA：对纳入研究数据的完整性要求较高。在实际应用中，许多纳入的研究并未给出所需的数据，尽管可以通过一些估算方法得出结果，但存在一定的差别。

第二节　系统评价与Meta分析的步骤

本节选择 "Ogawa Y，Takeshima N，Hayasaka Y，Tajika A，Watanabe N，Streiner D，Furukawa TA.Antidepressants plus benzodiazepines for adults with major depression.Cochrane Database Syst Rev，2019，6：CD001026" 一文（简称 "Ogawa Y 研究"）为实例，对 SR/MA 制作关键步骤进行介绍。

一、问题的构建

（一）选题原则

> **知识点 16-2**
> 1. 选题原则与注意事项。
> 2. 系统评价与 Meta 分析 4 种题目格式。

选题来源于临床实践，又服务于临床实践，因此选题应考虑其是否具有一定的临床意义。提出问题后，应全面了解该课题背景知识，掌握国内外研究现状，考虑适合做哪种类型的研究。目前，最佳选题产生于临床需要与临床干预措施内在发展逻辑的交叉点上。选题是否恰当、清晰、明确，关系到 SR/MA 是否具有重要的临床意义，是否具有可行性，并影响着整个 SR/MA 研究方案的设计和制订。

一般来说，SR/MA 选题原则主要有：①需要性原则。SR/MA 选题不但要紧密结合临床，而且要考虑其研究成果是否能直接为临床疾病的干预提供决策依据。②价值性原则。主要指 SR/MA 关注的临床问题具有科学研究价值和临床实用价值。③科学性原则。选题必须有科学依据，确定某个选题前应该了解拟选题国内外的研究热点和发展趋势，且选题必须实事求是、符合客观规律、合乎逻辑推理，要做到立论依据充分，研究目标明确，研究内容具体，研究方法及技术路线可行。④创新性原则。选题必须选择别人没有解决或没有完全解决的临床问题，这是选题得以成立的基本条件和价值所在，为了避免选题与别人重复这一问题，在决定对该选题进行 SR/MA 前，应该检索 Cochrane Library 和国际系统评价注册平台（International Prospective Register of Systematic Review，PROSPERO），了解目前是否有发表和正在进行的 SR/MA，如果有，必须考虑计划撰写的 SR/MA 与发表或正在进行的 SR/MA 有无不同点和创新之处。

（二）选题注意事项

首先，选题难易要适中，既要有"知难而进"的勇气和信心，又要做到"力所能及"。如果难度过大，超过了自己所能承担的范围，一旦盲目动笔，有可能陷入中途写不下去的被动境地，到头来迫使自己另起炉灶、重新选题，这样不仅造成了时间、精力的浪费，而且也容易使自己失去制作 SR/MA 的自信心。反之，选题过于简单，不仅不能反映出自己的水平，而且达不到提升自己水平的目的。其次，选题大小要适度，应考虑所具有的资源和条件、临床意义和研究质量等问题。选题的范围太宽可能对病人的处理没有帮助。选题的范围太窄可能因所获资料较少而容易受机遇影响，增加出现假阳性和假阴性结果的机会，使结果不可靠，影响研究结果的实用性。

（三）题目构成

干预性 CSR 题目有 4 种格式：①某干预措施治疗某疾病（[intervention] for [health problem]），如 Antibiotics for acute bronchitis，这种格式只规定治疗组干预措施，而不规定对照措施，表示该系统评价包括了所有与治疗药物进行比较的试验；②干预措施 A 与干预措施 B 治疗某疾病（[intervention A] versus [intervention B] for [health problem]），如 Immediate versus delayed treatment for cervical intraepithelial neoplasia，表示该 CSR 只纳入所规定的两种干预措施的试验；③某干预措施治疗某特定人群或特定地点的疾病（[Intervention] for [health problem] in [participant group/location]），表示该 CSR 只纳入某干预措施与各种干预措施比较的对特定人群或特定点的某病的试验；④以上三种未包括的任何形式（use if title does not fit any of the formats above），表示研究者可规定任何形式的题目。对于非 CSR 的题目，可依据投稿期刊加以变化，但应注明该题目是基于 RCT 的 SR/MA。

如果撰写 CSR，为了避免重复，首先，题目确定好后填表注册告知 Cochrane 协组网工作小组，确定该题目是否已被注册；其次，专家评审后，确定是否有必要进行该题目的系统评价；最后，如果该题目无人注册且有研究的价值，工作小组将通知你填写有关表格，确定你的注册资格。

Ogawa Y 研究：题目为抗抑郁药联合苯二氮䓬类药物用于成年重度抑郁症病人，是干预性 CSR 题目的第一种格式。

二、背景与目的

研究背景主要是阐述为什么要开展 SR/MA，也就是提出制作 SR/MA 的立题依据。内容应该包括：①拟研究疾病或健康问题的疾病负担（含危害）和重要性；②目前治疗该疾病的干预措施现状和存在的问题，如果可能，对这些有效干预措施的治疗效果进行综述；③当前关于这些干预措施已有类似的或相关的 SR/MA 的现状及存在的问题，提出 SR/MA 制作的必要性。

研究目的主要是解答研究假设提出的科学问题，明确阐明 SR/MA 的主要目的，包括干预措施涉及的研究疾病或健康问题、病人类型及场所等，如果可能，同时阐述一些具体目标，如不同剂量和疗程等。通常用一句话描述研究目的，这句话应包括干预措施、疾病或（和）对象、研究目的。

Ogawa Y 研究：①研究背景。焦虑常与抑郁并存，在抗抑郁药物治疗中添加苯二氮䓬类药物是治疗重度抑郁症的常用方法。但需要更多的证据来证实这种联合治疗是否比单用抗抑郁药更有效，已有研究表明，苯二氮䓬类药物长期服用可能会失效，长期服用会带来依赖风险。②研究目的。评价抗抑郁药物联合苯二氮䓬类药物治疗成人重度抑郁症的效果。

三、纳入标准与排除标准

根据所提出的主题制定纳入标准和排除标准。两者的关系为：用纳入标准确定研究的主体，用排除标准排除研究主体中具有影响结果因素的个体，进一步对研究主体进行准确定义。纳入标准本身具有排除性，即"是此即非彼"。当规定某一种疾病为研究目标疾病时，则其他疾病均被排除；如果患这种疾病的病人同时患有其他疾病或具有某些特征可能对研究结果造成影响，就应该按照针对这些因素及其他因素制定的排除标准将这部分病人排除；如果两者的关系处理错误，可能会因不恰当地纳入了不该纳入的病人而影响研究的准确性。

> **知识点 16-3**
> 1. 纳入标准和排除标准的关系。
> 2. 纳入标准和排除标准的组成要素。

纳入标准和排除标准包括：①研究类型。医学研究中的情况极为复杂，结果很容易受多种偏倚影响。虽然各种设计类型的研究都有控制偏倚的措施，但只有随机对照试验（RCT）的控制措施更加有效。基于 RCT 的 SR/MA 可以获得更为可靠的结果和结论，非随机对照试验往往夸大疗效，为了避免可能造成的误导，需要花大量工夫去甄别其质量和偏倚对研究真实性所造成的影响。所以，一般情况下，如果纳入 RCT 就可以完成 SR/MA，则不纳入可能造成误导的其他类型的研究。有时候由于 SR/MA 纳入的 RCT 太少，为了获得一些可能有参考价值的信息，如安全性，或者由于伦理或其他原因，不可能实施 RCT 的情况下，也纳入非 RCT。②研究对象。研究主体是患有某种疾病的特定人群，如果某些因素会给研究造成影响，则排除患有这种疾病且具有这些影响因素的病人（个体）。③干预措施。包括规定干预方案，也可对各干预方案的各种比较组合都进行详细的规定；如果在采用规定的治疗药物和对照药物之外，给病人采用其他药物或治疗措施，则可因混杂因素影响研究结果，这样的个体需排除。④结果测量指标。其中主要指标：终点指标、特异性指标作为主要指标，通常 1～2 项，如病死率、心血管事件发生率等。还应根据研究目的选择，如生存质量对于晚期癌症病人在评估治疗效果时也许是一个最重要指标，虽然生存质量中的很多项目为主观指标或中间指标，仍应将其设为主要指标；次要指标：一般采用主观指标和中间指标作为次要指标；毒副作用或不良事件发生率：SR/MA 既要关注评价干预措施的有效性，也要分析评价其不良事件发生率，权衡利弊关系，以利于决策者对干预措施做出抉择。不良事件发生率可列入主要测量指标，也可单独列出。

Ogawa Y 研究：纳入抗抑郁药物联合苯二氮䓬类药物对比单独使用抗抑郁药物治疗成年重度抑郁症病人（性别、民族不限）的 RCT（交叉试验设计第一阶段），排除同时针对抑郁症和焦虑症进行心理-社会治疗的研究。依据北美或欧洲规定，抗抑郁药物的平均处方用量必须达到或超过 Hansen 2009 年提出的最低有效剂量，联合治疗周期必须≥4 周。

四、资料检索

检索资料的目的是为开展 SR/MA 获取此前所有的相关研究文献，全面、系统、无偏倚检索对 SR/MA 来说是非常重要的。资料检索过程中有关证据的检索技术、途径和步骤参考相关书籍。选择检索资源时应该考虑：①综合性文献数据库资源：如 PubMed/MEDLINE、

> **知识点 16-4**
> 系统评价与 Meta 分析检索资源。

EMBASE、Cochrane Library、Web of Science、BIOSIS Previews 和 SinoMed 等；②与研究课题相关的专题数据库，如 Campbell 协作网、PsycINFO、Allied and Complementary Medicine、British Nursing Index、CINAHL 等；③在研项目检索，如世界卫生组织国际临床试验注册平台和 Clinical Trials 等；④会议论文与学位论文，CNKI、万方数据库、国家科技图书文献中心、Papers First 与 Proceedings First 和 ProQuest Digital Dissertations 等；⑤手工检索，主要包括通常不被电子数据库收录（除数据库收录时间以外）的期刊，手检期刊的种类和数量视电子数据库纳入期刊数量而定；纳入研究、综述、SR/MA 所附参考文献；未被电子化会议论文汇编；⑥其他，已发表的 SR/MA，相关网站，主要的在线书目，与研究主题相关的研究者，相关领域的专家或与医药企业联系以获取有关研究。

Ogawa Y 研究：检索 Cochrane Common Mental Disorders Group's Controlled Trials Register、Central Register of Controlled Trials、Ovid MEDLINE、Ovid Embase 和 Ovid PsycINFO，通过 WHO ICTRP 和 ClinicalTrials.gov 检索在研项目，语种、日期和出版状态不限，同时追溯纳入研究的参考文献，联系主要研究者获取正在进行和未发表的研究。该研究提供了数据库的检索策略。

五、文 献 筛 选

文献筛选是指根据预先制定的纳入标准和排除标准，从检索获得的所有文献中收集能够回答临床问题的研究。文献筛选过程需要至少两名评价员独立进行，最好是本专业和非本专业评价员同时评价，这样可大大减少相关文献的误排率，若有意见分歧可讨论解决，必要时需与第三位评价员讨论协商确定。如果可能，应对评价员培训并进行预试验，即对样本文献（10~20 篇，其中包括肯定合格的、肯定不合格的和不确定的）预筛选，以保证文献筛选过程的标准化和筛选结果的准确性。文献筛选步骤如下：①SR/MA 需要检索多个数据库以尽可能全面地检出相关研究。但多个数据库之间存在重复收录期刊，用文献管理软件将初检文献归类、整理，排除重复文献。②阅读每篇研究文献的题目和摘要，排除明显不符合纳入标准的不相关研究文献。③对于任何一篇潜在的相关研究文献都要求调阅全文分析。④分析、判定重复发表文献。⑤根据纳入标准和排除标准复核初步纳入的研究文献，详细记录排除文献原因，以备制作文献筛选流程图使用。⑥对于信息报告不全者，尽量联系原作者补充相关资料。⑦最终确定纳入研究，进入数据提取阶段。

文献筛选过程应以流程图的形式呈现，列出各个数据库检索结果、根据题目和摘要排除的文献量、获取全文文献量、阅读全文后排除的文献量及原因和最终纳入研究数量等，详细要求可以参见 PRISMA 声明流程图。

Ogawa Y 研究：2 名研究者独立筛选文献。

六、偏 倚 风 险 评 估

偏倚风险评估是指将已经实施的临床试验或其他观察性研究中可能产生的偏倚尽量找出来，评估其对结果可能产生的影响。

> **知识点 16-5**
> 1. 随机对照试验的主要偏倚。
> 2. 评价队列研究与病例对照研究的 NOS 量表有何异同？

1. 偏倚来源　按照偏倚的来源将其分为：①选择性偏倚，主要出现在设计阶段，包括入院率偏倚、错误分类偏倚、无应答偏倚、失访偏倚、排除偏倚、迁移偏倚和诊断机会偏倚；②信息偏倚，又称观察偏倚，主要出现在资料收集阶段，包括诊断怀疑偏倚、测量偏倚、暴露怀疑偏倚和回忆偏倚；③混杂偏倚，主要是由于设计和资料分析阶段对混杂因素未加以控制和消除而影响研究结果的真实性，详细内容参考本书相关章节。

RCT 主要偏倚包括选择性偏倚、实施偏倚、减员偏倚、测量性偏倚、选择性报告偏倚和其他来源偏倚；队列研究常见的偏倚包括选择性偏倚、失访偏倚、诊断怀疑偏倚和混杂偏倚等；病例对照研究易产生选择性偏倚、回忆偏倚、暴露怀疑偏倚和混杂偏倚。

2. 偏倚风险评估量表

（1）随机对照试验：常见的评价工具/量表主要有 Cochrane 偏倚风险评估工具、Jadad 量表、Delphi 清单和 CASP 清单等。目前，使用最多的是 Cochrane 偏倚风险评估工具，评价内容主要包括随机序列的产生、分配方案隐藏、对受试者和干预措施实施者施盲法、对结果评价者施盲法、结果数据的完整性、选择性报告研究结果和其他来源偏倚。

（2）队列研究与病例对照研究：评价队列研究与病例对照研究的量表主要有纽卡斯尔-渥太华量表（the Newcastle-Ottawa Scale，NOS）和CASP（Critical Appraisal Skill Program）清单，目前使用最多的是NOS量表。

3. 偏倚风险评估步骤　AHRQ推荐采用5步法评价纳入研究的偏倚风险，分别为：①制订计划书；②预试验和培训；③偏倚风险评估；④解释；⑤报告，具体评价步骤参考相关书籍。

Ogawa Y研究：两名研究者根据Cochrane偏倚风险评估工具独立评估纳入研究的偏倚风险。

七、资 料 提 取

资料提取是指按照纳入标准和排除标准，将纳入研究的结果和所有有价值的信息正确地收集并记录下来。资料提取是SR/MA结果分析中的一个关键步骤，直接影响结果的准确性。为了保证资料提取的准确性，要求两位评价人员各自独立地提取资料，然后互相复核，准确无误和意见统一后才输入统计软件。

1. 资料提取主要内容　包括：①发表信息和资料提取信息，题目、第一作者、发表文献期刊名称、发表文献国家、发表文献日期、发表文献类型、提取数据日期等。②研究对象：例数、种族、性别、年龄、对象的来源（门诊、住院、社区）、纳入标准、排除标准、其他分层因素基线状况及失访/退出/脱落人数。③干预措施，干预措施的具体内容和实施方法（剂量或剂量范围、给药途径、疗程、交叉试验的洗脱期），有无混杂因素及依从性情况。④测量指标，包括主要结果指标和次要结果指标及其测量方法和判效时间点；结果呈现形式，分类变量（发生事件数/某组的总人数）；连续性变量（某组总人数/均数±标准差）。⑤偏倚风险评估结果。

2. 数据转换　在提取资料时，理想的情况是直接可以获取数据进行统计分析。但纳入原始研究的结果往往不能直接进行统计分析，此时则需要进行数据转换。

（1）$OR/RR/$Peto RR值及可信区间与Log$OR/RR/$Peto RR值及可信区间和标准误转换：通过RevMan软件提供的计算器实现，运行RevMan软件后，展开"Data and analyses"，依次完成"Add comparsion"和"Add outcome"，在具体测量指标界面，点击 进入数据转换界面，输入$OR/RR/$Peto RR值及可信区间，可自动计算出Log$OR/RR/$Peto RR值及可信区间和标准误，在此界面也可以实现P值和Z值的相互转换。

（2）二分类变量与连续变量结合可以通过以下公式实现：$\mathrm{SMD}=\dfrac{\sqrt{3}}{\pi}\ln OR$

（3）效应量可信区间与标准误和标准差的转换可以通过以下公式实现（样本量足够大）：$\mathrm{Se}=\dfrac{\mathrm{SD}}{\sqrt{n}}$

$\mathrm{Se}=$（95%可信区间上限-95%可信区间下限）/3.92

（4）连续变量前后变化数据处理可以通过以下公式实现：

$$均数 = \bar{X}_{后} - \bar{X}_{前} \qquad \mathrm{SD} = \sqrt{\mathrm{SD}_{前}^{2} + \mathrm{SD}_{后}^{2} - 2 \times k \times \mathrm{SD}_{前} \times \mathrm{SD}_{后}}$$

注意：可通过敏感性分析验证转换获得的数据对合并结果稳定性的影响。

Ogawa Y研究：两名研究者利用资料提取表独立提取研究实施地点，诊断标准，研究对象的年龄、性别、前期治疗、焦虑和抑郁的基线数据及治疗后的数据，干预措施实施细节，治疗1、2、4、8周的应答率，依从性等。

八、分 析 数 据

定性系统评价撰写主要包括提出问题、检索证据、评价证据、综合证据等，其资料综合方法主要有Meta-人种志（Meta-ethnography）、改编自Meta-人种志的CIS（Critical Interpretive Synthesis）和主题综合。下面重点讲解定量系统评价的资料综合方法。

MA常采用RevMan、Stata、R等软件对多个纳入研究的资料进行合并分析得到定量结果。应避免为了得到森林图，强行将同质性差的研究合并，得出不恰当的结论，导致对临床实践产生误导的不良后果。

> **知识点 16-6**
> 1. 二分类资料的效应量。
> 2. 连续型资料的效应量。
> 3. 如何选择 RR、OR 和 RD？
> 4. 如何处理一致性？
> 5. 选用固定和随机统计模型时应注意哪些问题？

（一）常用效应量及选择

1. 二分类资料的效应量 对于二分类资料，可以选择比值比（*OR*）、相对危险度（RR）和率差（RD）等作为效应量，其中 *OR* 和 RR 参阅本书相关内容，下面简要介绍率差。

（1）率差：又称特异危险度、归因危险度，是暴露组或试验组结局发生率与对照组发生率相差的绝对值，在临床试验中其大小可以反映试验效应的大小，其可信区间可用来推断两个率有无差别。

（2）选择 RR、*OR* 和 RD 注意事项：①当结局事件发生率极低时（有学者认为是事件发生率≤10% 时），RR 或 *OR* 具有良好的一致性，两者均可采用。其中对于某些发生率较低的结局事件，如并发症或不良反应，常推荐采用 *OR* 进行计算。②随着结局事件发生率的升高，*OR* 的夸大效应愈加明显，在一定程度时可能伴有结局性质的不一致。对于纳入研究中出现试验组和对照组结局事件发生率均为 100% 时，不应选择 *OR* 指标。③当事件发生率一定时，随着 *OR* 值的增大，*OR* 与 RR 的差异变大，从而引起结论夸大效应。④当纳入的研究质量较低可能导致较大的结论偏倚时，可尝试通过效应指标的选择尽量减少结论的高估或假阳性，以避免偏倚的累积，在这种情况下 RR 指标可能较为合适，但仍需更深入的研究。⑤当纳入研究中研究对象的基线风险具有较好的一致性时，可选择 RD。当所关注结局事件在试验组或对照组人群中全部发生或为 0 时，此时也可考虑采用 RD 为合并统计量。采用 RD 的优点是结果容易被解释，便于理解，但临床可适用性往往较低。

2. 连续型资料的效应量 根据比较组的样本含量、均数、标准差来计算效应量，一般效应量为试验组与对照组的均数差（mean difference，MD）/加权均数差（weighted mean difference，WMD）和标准化均差（standardized mean difference，SMD）。计算前先将资料整理成表 16-3 格式，假设纳入的研究为 k 个（$i=1, 2, \cdots, k$）。

表16-3　定量资料整理的基本格式

研究 i	例数	均数	标准差
试验组	n_{1i}	m_{1i}	s_{1i}
对照组	n_{2i}	m_{2i}	s_{2i}
合计	$N_i = n_{1i} + n_{2i}$		

（1）加权均数差：即两组均数之差，计算两个组之间均数的差值是临床研究中的常用统计方法，用于估计治疗改变结果的平均量。MA 时，使用同样或同类计量单位的研究，如均使用厘米作为计量单位，或厘米与米，虽然度量单位不同，但属于同类计量单位，可转化成相同的度量单位，就可直接进行合并分析。

$$md_i = m_{1i} - m_{2i} \qquad SE(md_i) = \sqrt{\frac{s_{1i}^2}{n_{1i}} + \frac{s_{2i}^2}{n_{2i}}}$$

（2）标准化均差：MA 会遇到指标相同而计量单位不同的情况，可采用标准化均差进行分析，由于标准化均差可消除量纲的影响，常见计算方法有 Cohens'd、Hedges' adjusted g、Glass's D，下面简要介绍 Cohens'd 法，另两种方法感兴趣的读者可参阅相关文献。

首先计算出两组的合并标准差：

$$s_i = \sqrt{\frac{(n_{1i}-1)s_{1i}^2 + (n_{2i}-1)s_{2i}^2}{N_i - 2}}$$

然后计算标准化均差，过程如下：

$$d_i = \frac{m_{1i} - m_{2i}}{s_i} \qquad SE(d_i) = \sqrt{\frac{N_i}{n_{1i}n_{2i}} + \frac{d_i^2}{2(N_i - 2)}}$$

不管实际采用什么计量单位，只要均数差的标准误为相同数量级，各研究的 SMD 也是相同数量级，就可以计算合并效应量（SMD 合并）。

注意：SMD 并非校正度量的差异，而是使各种不同度量趋同的方法，即 SMD 没有任何单位。SMD 反映的是计量单位的差异而不是真正的病人之间的变异，这可能在一些情况下会产生问题，如当 MA 包括的病人范围较宽时，标准误可能较大，而我们期望了解在不同研究里的病人间的变异是否真正有差异。由于 MA 的度量单位与原始研究不一样，总疗效可能难以用 MA 的度量单位对原始研究的效应量进行解释。但有些条件下，可以将疗效转换回特定研究所使用的单位。

3. 等级资料效应量 等级资料指将观察对象按其自然类别分类，如将疾病按严重程度分为"轻度"、"中度"和"重度"。等级资料的效应量使用均衡机会比（proportional odds ratio），在分类的类别很多时，这种计算非常困难，且没有必要计算。在实际分析中，较长的分类等级资料被处理成连续性变量，较短的分类等级资料被处理成二分类变量进行分析。转换成二分类变量时，需设定切割点，切割点选择不当可能增加偏倚，特别是如果该切割点使两组结局的差异最大化时，偏倚的可能性更大。当等级资料被转化为二分类变量资料时，使用 RR、*OR* 或 RD 来表达事件或疗效效应量的大小；若转化为连续性变量资料，则效应量被表达为（W）MD 或 SMD。

4. 计次资料和率效应量 有些类型的事件可在一个观察对象上多次发生，如心肌梗死、骨折、某种副作用或住院，统计这些事件的次数可能比简单地统计每一个病人是否发生事件更好，有些资料必须这样统计事件次数，这种资料被称为计次资料，计次资料可分为稀有事件计次资料和多发事件计次资料。稀有事件的分析常使用率，对于多发事件的计次，如缺失的或填充的牙齿，常用与连续性资料相同的方法来处理，采用（W）MD 或 SMD。

5. 时间相关事件结果效应量 时间相关事件资料由两部分组成：①没有事件发生的时间的长度；②反映一个时间段的终点或仅在观察终点是否有事件发生的指标。时间相关事件可以不是死亡事件，如疾病的复发等。只要时间相关事件资料在固定时间点观察获得，就可采用二分类资料的分析方法进行分析，如所有观察对象在 12 个月内都被随访到，各组所发生事件的比例可填入四格表，效应量就可使用 RR、*OR* 或 RD 来表达。对时间相关事件资料的结果进行 MA 可采用：①如果能够获得事件实际数和理论数差值（O–E）和精确方差（*V*），就对单个病人资料或研究中报告的统计数据进行重新分析，使用 Peto 法合并研究结果；②如果能够从 Cox 比例风险回归模型获得 log 风险比和标准误，则可用普通倒方差法合并研究结果。

（二）异质性的来源与处理

1. 异质性来源 一是研究内变异，即使两个研究的总体效应完全相同，不同的研究由于样本含量不同，样本内的各观察单位也可能存在差异，可能得到不同的结果，但与实际效应相差不会很大。当样本含量较大时，抽样误差相对较小。二是研究间变异，即使干预措施和其他情况都一样，由于研究对象来自不同的总体及偏倚的控制等诸多方面存在差异，其实际效应也不相同。

2. 异质性分类 在实施 MA 前，首先应分析和识别纳入研究的临床及方法学异质性，只有临床和方法学特征具有足够相似性方可进行合并。CSR 指导手册将异质性分为临床异质性、方法学异质性和统计学异质性。其中临床异质性主要指研究对象的差异和治疗方面的差异，方法学异质性主要指研究设计和实施等质量因素及结果测量的计量和度量单位不同造成的异质性，统计学异质性指不同研究间被估计效应量在数据上表现出的差异。MA 中用统计学方法探测和分析异质性的原理是比较各研究结果及其精确性的差异，而精确性可通过可信区间体现，不同研究之间可信区间重合的部分越多，则存在同质性的可能性越大；相反，则存在异质性的可能性越大。

3. 异质性分析 按照定性分析和定量分析两种方法阐述。

（1）定性分析：采用 χ^2 检验和 *P* 值来定性分析各研究结果间的统计学异质性。*P* 值在 0.05～0.10 时，为差异有或无统计学意义的边缘值，当 *P*<0.05 时，差异肯定有统计学意义；当 *P*>0.10 时则差异肯定无统计学意义。因此，分析异质性时，组内的异质性阈值设定为 *P*≥0.10，即 *P*≥0.10 时，表示研究间没有统计学异质性；组间合并分析时，异质性阈值可设定为 *P*≤0.05，即 *P* 值≤0.05 时，表示组间存在统计学异质性。

（2）定量分析：I^2 是对各研究结果间的异质性进行定量分析的参数，其值分布于 0%～100%，0%表示无异质性，I^2 越大表示异质性增加越多。当 I^2<25%时，表示异质性低；25%<I^2<50%时，表示有中等程度的异质性；I^2>75%则表示异质性大。一般而言，当 I^2>50%时，表示有实质性的异质性存在。

4. 异质性处理方法 针对异质性的处理，可参考图 16-1 提供的流程进行处理。但注意只有纳入研究间异质性最小，合并效应才具有更高的可信度。

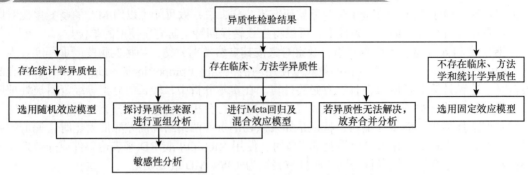

图16-1　MA中异质性检验及相关分析的流程图

（三）统计模型选择

合并效应量实际上是多个研究效应量的加权平均值，一般可分为两步进行估计，首先逐一计算每个研究的效应量及其 95%可信区间；然后根据资料类型与异质性检验结果，选择合适的统计分析模型，估计合并效应量，必要时可作假设检验。

1. 固定效应模型　指在 MA 中假设研究间所有观察到的变异是由偶然机会引起的一种合并效应量的计算模型，即按各研究的实际权重进行合并，这些研究假定为测量相同的总体效应。

2. 随机效应模型　是 MA 中统计研究内抽样误差（方差）和研究间变异以估计结果的不确定性（可信区间）的模型。当分析的研究有除偶然机会外的异质性时，随机效应模型将给出比固定效应模型更宽的可信区间。随机效应模型估计合并效应量，实际上是计算多个原始研究效应量的加权平均值。以研究内方差与研究间方差之和的倒数作为权重，调整的结果是样本量较大的研究给予较小的权重，而样本量较小的研究则给予较大的权重。

3. 选用统计模型时应注意的问题　原则上，因为所有 MA 所纳入的研究都存在多少不等的异质性，都应采用随机效应模型进行分析。但由于统计学异质性分析是基于数据的分析，只要结果数据的可信区间重合度足够大，就不会出现统计学异质性。因此，在临床和方法学同质的情况下，只要具有统计学同质性的资料就可使用固定效应模型进行合并，反之，凡具有统计学异质性的资料则应采用随机效应模型进行 MA。随机效应模型是用以处理具有统计学异质性资料的一种统计模型，其不能消除研究间的变异。

（四）发表偏倚分析

发表偏倚也称为阳性结果偏倚，是指由于各种原因，负面结果（如试验药物疗效比对照药物差）或阴性结果（如试验药物与对照药物疗效没有差异）的研究通常较难在杂志上发表，而阳性结果（试验药物疗效优于对照药物）的研究往往容易发表。如果 MA 只纳入阳性结果的文献而未纳入负面结果或阴性结果的文献，其 MA 的结果很可能会受到这些阳性结果研究的影响；这种因带倾向性地发表研究结果对 MA 所造成的偏倚称为发表偏倚。漏斗图可用于评估发表偏倚。

常用漏斗图的不对称检验方法主要有秩相关检验法和回归分析法。秩相关检验法是由 Begg 等提出，首先通过减去权重平均值并除以 SE 将效应量标准化，然后通过校正秩相关分析检验效应量的大小是否与其 SE 存在相关性。Egger 等提出的线性回归法是效应量与其对应 SE 的线性加权回归分析，如果存在不对称性，小样本研究显示的效应将系统地偏离大样本研究，回归线将不通过起点。其截距代表不对称的程度，它偏离 0 越大，说明不对称的程度就越明显。Harbord 提出改良的线性回归法针对二分类结果的对照试验，基于计分检验的统计量 z 及其方差对传统的 Egger 线性回归法的修正，模拟试验显示在研究间异质性较小或无异质性时有较好的统计效能，如果存在异质性时则应该探索异质性来源，不建议将此法应用于组间样本量大小非常不平衡的队列研究，而 Egger 线性回归法则适用于此种情况。Peters 等提出的检验方法是基于 Macaskill 等提出的检验方法的修正，是效应量与样本量倒数并以平均事件发生率方差作为权重的线性回归分析，当合并效应量为 lnOR 时可作为 Egger 法的替代策略。针对回归分析法，对连续型资料，若以 MD/WMD 为效应量，可选用 Egger 法，若以 SMD 为效应量，目前没有严格的指南推荐；对二分类资料，若以 OR 为效应量，可选用 Egger 法，一般情况下选用 Harbord 法和 Peters 法，若以 RR 或 RD 为效应量，目前没有严格的指南推荐。

（五）常用统计软件

目前，可用于 MA 的软件有 Stata、WinBUGS、R、OpenBUGS、RevMan、MIX、Comprehensive

Meta-Analysis、Metaanalyst 等，关于软件操作参考相关书籍。

Ogawa Y 研究：利用 Review Manager 5 软件进行数据分析，对于抑郁和焦虑严重程度的连续变量结果采用标准化平均差值（SMD）和 95%CI 表示，对于应答率和不良事件发生等二分类变量采用相对危险度（RR）和 95%CI 表示。采用 Chi^2 检验和 I^2 评价统计学异质性，利用 Egger 线性回归法和漏斗图评价发表偏倚，同时实施亚组分析和敏感性分析。最后利用 GRADE 对证据质量进行分级。

九、结果的呈现和解释

结果部分包括文献检索和筛选、纳入研究基本特征、纳入研究偏倚风险评估结果、纳入研究结果及 MA 结果和其他（亚组分析、敏感性分析和发表偏倚分析）等。

（一）检索结果

这部分呈现：①根据预先制定的检索策略和计划检索数据库所获得的检索结果及通过其他途径检索获得的文献数量；②利用文献管理软件去重后获得的文献数量；③采用文献筛选方法，依据纳入标准和排除标准对去重后文献进行筛选，初步纳入符合标准的研究文献，并记录排除研究文献的原因；④在阅读全文的基础上，符合纳入标准的研究文献中有多少个研究被排除及其排除原因，最终有多少个研究被纳入定性分析和定量分析。

可采用如下文字和流程图描述文献检索结果：按照预先制定的检索策略和资料收集方法，共查到相关文献 X 篇，利用 EndNote 软件去除重复文献 X 篇，通过阅读题名和摘要后排除研究对象和干预措施与本研究纳入标准不相符的文献 X 篇，初筛后符合标准的文献 X 篇，再经过阅读全文按纳入标准及数据完整性进行筛选，共纳入 X 个研究，共 X 例病人/标本。

Ogawa Y 研究：最终纳入了 1978~2002 年发表的 10 个 RCT，涉及 731 名研究对象。文中提供了文献筛选流程图。

（二）纳入研究基本特征

推荐用纳入研究基本特征表呈现这部分内容，主要为资料提取表中研究对象、干预措施和测量指标部分，但还需考虑哪些特征是重要的，是证据使用者和病人所关注的，如糖尿病病人，更重要的是糖尿病病人的糖代谢特征和糖尿病家族史等。

Ogawa Y 研究：美国开展了 6 个 RCT，荷兰、西班牙、挪威和日本也分别开展了 1 个 RCT；研究对象的年龄介于 34.8~48.4 岁，样本量介于 50~190，2 个 RCT 使用了氟西汀，2 个 RCT 使用了阿米替林，2 个 RCT 使用了丙米嗪，1 个 RCT 使用了地昔帕明，1 个 RCT 使用了氯米帕明，1 个 RCT 使用了米安色林和 1 个 RCT 使用了马普替林或去甲替林。

（三）纳入研究偏倚风险评估

建议通过图和（或）表格呈现采用偏倚风险评估工具评价纳入研究偏倚风险评估的具体结果。

Ogawa Y 研究：纳入的 RCT 均未描述如何产生随机序列和隐藏分配方案，只有 1 个 RCT 对测量指标评价者施盲，1 个 RCT 在结果数据的完整性方面存在高风险，不能确定纳入的 RCT 是否存在选择性报告研究结果，只有 1 个 RCT 提供了足够的信息可以判断是否存在其他来源偏倚。

（四）Meta 分析结果

按照主要测量指标、次要测量指标的顺序列出。呈现形式可以为森林图、表格、森林图结合表格和文字。对 MA 结果，不仅要呈现统计学结果、统计学异质性，还应该呈现其他分析（如敏感性分析、亚组分析和 Meta 回归等）。

结果列述应讲究技巧，如果列述的方法得当，则读者容易阅读，容易抓住 MA 的要点。列述结果时，需从统计学意义和临床意义两个方面进行解释，明确说明相比较的两种干预措施何者更优或是否相当。

Ogawa Y 研究：文中通过森林图和文字呈现了 MA 结果，在抗抑郁药物治疗基础上，联合苯二氮䓬类药物在治疗早期（4 周）可以改善抑郁症状（SMD=−0.25，95%CI：0.03~0.46），但在急性期（5~12 周）和连续期（>12 周）差异没有统计学意义，同时在依从性方面的差异无统计学意义。

十、呈现讨论和结论

讨论和结论必须基于研究的结果，细致分析在 SR/MA 过程中遇到问题的可能原因和解决方案，以及对临床实践和科研的指导意义。在撰写讨论和结论时，应尽可能站在国际的视角，而不是局限于某一个特定的国家和地区。SR/MA 作者应该明白：不同的证据使用者或病人面对同样的证据可能做出完全不同的决策,SR/MA 的主要目的是客观提供此前所有的证据信息,而不是劝导人们。讨论和结论应该帮助证据使用者充分理解证据对于决策的价值和意义,应避免在假设的干预措施和价值的基础上向证据使用者推荐。

（一）讨论

结构式讨论有助于证据使用者或病人系统地考虑如何应用 SR/MA 的结果作出临床决策,主要包括以下内容:

1. 总结主要结果　首先针对提出的问题进行回答,其次,简单归纳整个 SR/MA 所有重要的测量指标,给证据使用者一个关于该 SR/MA 结果的轮廓。同时应该总结纳入研究的异质性大小及影响、偏倚风险和完整性,SR/MA 是否可以解决所有目的及其不确定性。如果可能,还应利用大量的文献或数据支持研究假设。解释统计分析结果时,应同时考虑被评价干预措施的利与弊,合并效应量及其 95%可信区间,点估计主要说明合并效应量的强度和方向,而可信区间主要反映合并效应量的变动范围及精确性,将两者结合起来进行讨论,有助于解释结果的临床价值。注意:总结主要结果时,不要与结果重复。

2. 优势与局限性

（1）优势:这部分主要考虑该 SR/MA 有何优势,这种优势可以来自临床问题本身和 SR/MA 制作过程的严谨,也可来自其他研究和 SR/MA 的比较等。

（2）局限性:SR/MA 的局限性包括纳入研究的局限性和 SR/ MA 本身的局限性。①纳入研究的局限性是指单个研究存在的局限性,可从纳入研究的设计、实施等方法学质量方面进行归纳总结。②SR/MA 本身的局限性是指 SR/MA 研究过程中存在的问题,如资料收集是否全面、数据提取和分析是否充分、纳入研究的多少、在研究过程中哪些问题没有解决等。注意:纳入研究的局限性不要与"结果"部分偏倚风险评估重复。

3. 实用性　在评估 SR/MA 结果的实用性时,应注意不要将自己的环境条件假设成与纳入研究的环境条件相同。应分析 SR/MA 证据适合哪种环境条件、不适合哪种环境条件,预测不同环境下疗效将会发生什么样的变化来帮助决策。通常,证据的适用环境难以严格地符合 SR/MA 纳入研究对象的纳入标准和排除标准,有时可通过找出限制结果实用性的因素来帮助决策,如生物学和文化上的差异、依从性的差异、基线事件发生率的差异。因此,本部分应该说明 SR/MA 证据的适用人群,并考虑证据在特定环境下不适用的原因（如生物学差异、文化差异、依从性差异等）,并阐明如何使干预措施在病人身上获得利与弊、负担与成本的平衡,帮助证据使用者做出实用性的决策。

（二）结论

结论的主要目的是提供与决策相关的信息和最新研究信息,而不是提供与决策相关的意见和建议,要求从两个方面进行总结,一是对临床实践的提示;二是对未来研究的提示。

1. 对临床实践的提示　作者并不需要对临床实践的意义给出推荐意见,推荐意见是由临床实践指南制订者做出。系统评价作者需要做的是描述证据的质量、获益与损害之间的平衡、病人价值取向和意愿、实用性等因素。另外,一些影响推荐决策的因素应特别强调,包括干预措施成本费用及其承担者,以及资源的可利用性等,尤其是经济学评价,包括病人的承担能力和选择等。

2. 对未来研究的提示　主要指出对未来研究的需求,尤其是对解决相关临床问题（如当前证据情况、病人情况、干预措施情况和测量指标）最需要的研究作出描述。另外,还应考虑疾病负担、时间（包括访视时间和干预时间）及研究类型等各方面因素以保证解答所提出的临床问题。

Ogawa Y 研究:抗抑郁药物联合苯二氮䓬类药物治疗在改善抑郁严重程度、抑郁反应和早期抑郁缓解方面比单用抗抑郁药物有效,但在急性期和持续期没有差异。联合用药提高了依从性,同时增加了发生不良反应的人数。希望通过开展长期实用性随机对照试验进一步验证联合用药的效果。

第三节　系统评价与Meta分析的质量评价

> **知识点 16-7**
> 1. 如何评价系统评价与 Meta 分析的方法学质量?
> 2. 如何评价系统评价与 Meta 分析的报告质量?

目前,针对 SR/MA 质量进行评价的工具主要分为两类:方法学质量评价工具和报告质量评价工具。方法学质量是指 SR/MA 及其制作过程中能否遵循科学的标准规范,有效地控制混杂和偏倚,使结果真实可靠;而报告质量实际上反映了 SR/MA 报告内容的完整性和全面性,是质量评价的重要组成部分。报告规范可以缩小实际研究结果和发表结果之间的偏倚，从而提高 SR/MA 本身的报告质量。方法学质量和报告质量之间既有联系又有区别，报告质量好的 SR/MA 不一定方法学正确，报告质量不好的 SR/MA 也可能具有较好的真实性，但是报告质量不高将影响结果的真实性。SR/MA 方法学质量越高，其可重复性就越好，其论证强度就越高，结果也越可靠。

一、方法学质量评价——AMSTAR-2量表

目前用于评价 SR/MA 方法学质量的工具主要为 AMSTAR（a measurement tool for 'assessment of multiple systematic review'）量表，AMSTAR 由 11 个领域组成，AMSTAR-2 保留了原始版本的 10 个领域，并对其进行修改和扩展，由 16 个领域组成。

二、报告质量评价——PRISMA声明

1996 年 CONSORT 小组 30 名临床流行病学家、临床医师、统计学家、MA 研究人员及来自英国和北美对 MA 感兴趣的编辑共同制定了 QUOROM（the quality of reporting of meta-analyses）声明。QUOROM 发表之后的 SR/MA 报告质量较之前有所提高，且采用了这些报告规范的期刊上的 SR/MA 报告质量高于未采用的期刊。2009 年，以 David Moher 为代表的小组在 QUOROM 的基础上进行修订总结，将 QUOROM 修改为 SR/MA 优先报告的条目（preferred reporting items for systematic reviews and meta analysis，PRISMA），虽然 PRISMA 只适用于随机对照试验 SR/MA 的报告，但也可作为其他类型 SR/MA 报告的基础规范。PRISMA 清单包括 7 个部分（题目、摘要、前言、方法、结果、讨论和资金支持）、27 个条目和 1 个流程图（图 16-2）。

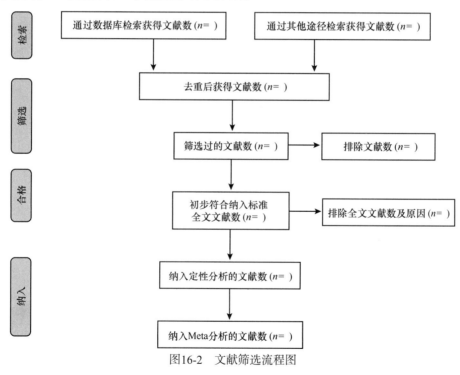

图16-2　文献筛选流程图

二、系统评价与Meta分析应用

1. 制定临床实践指南　2011 年，美国医学科学院（Institute of Medicine，IOM）组织国际专家对 1990 年指南的定义进行更新，即指南是基于系统评价的证据和平衡了不同干预措施的利弊，在此基础上形成的能为病人提供最佳保健服务的推荐意见。由此可见，SR/MA 是制定临床实践指南的证据基础。

2. 评价上市药品临床安全性　国家食品药品监督管理局《关于药品上市许可持有人直接报告不良反应事宜的公告》（2018 年第 66 号）第四款规定，持有人应当定期对药品不良反应监测数据、临床研究、文献等资料进行评价。针对上市药品临床安全性文献评价，国家食品药品监督管理局发布上市药品临床安全性文献评价指导原则（试行）的通告，明确要求上市药品临床安全性文献评价采用系统评价的方法。

3. 开展系统评价再评价 系统评价再评价是针对临床和卫生保健问题，基于系统评价进行综合研究的一种方法，其可以为证据使用者提供更为集中的高质量证据，SR/MA 为系统评价再评价的顺利开展奠定了基础。

4. 指导临床循证决策 SR/MA 作为循证临床实践最主要的证据源之一，可以指导临床实践决策。在使用之前，需要对 SR/MA 进行评价，只有通过科学、严格的制作方法产生的 SR/MA 才能为临床实践提供真实和准确信息。但是我们也要注意到，由于病人个体差异和疾病的复杂性，SR/MA 不可能解决临床所有问题。

（田金徽　杨克虎）

第十七章　临床研究中的误差及其控制

【案例 17-1】
【案例 17-1】

一项病例对照研究，探讨血清胆固醇与冠心病的关系。在病例人群的选择上，考虑研究实施的便利性，选择在医院长期接受治疗的冠心病病人作为病例组，调查比较血清胆固醇水平与冠心病之间的关系。其研究得出病例组与对照组在血清胆固醇的暴露分布上无差异的结论（$OR=1.16$，$P>0.05$）。而另一项队列研究，通过对社区人群的随访观察得出，血清胆固醇升高可以增加冠心病发生的风险（$RR=2.40$，$P<0.05$）。详见表 17-1。

表17-1　血清胆固醇与冠心病的关系

胆固醇水平	病例对照研究			队列研究		
	病例	对照	合计	发病	未发病	合计
≥75mmol/L阳性	38	34	72	85	462	547
<75mmol/L阴性	113	117	230	116	1511	1627
合计	151	151	302	201	1973	2174
χ^2		0.292			34.504	
P		0.589			0.000	
RR（OR）		1.16			2.40	

注：病例对照研究，$\chi^2=0.292$，$P=0.589$，$OR=1.16$；队列研究，$\chi^2=34.504$，$P<0.001$，$RR=2.40$

【案例问题】

1. 对以上两种研究方法的结果进行比较，结果的差异较大，哪一项研究结果的真实性更好？
2. 上述病例对照研究中，选择在医院长期接受治疗的冠心病病人作为病例组，该类病例与队列研究中随访发现的新发冠心病病人是否存在特征上的差异？

【案例 17-1 分析】

1. 以上两种研究方法比较，队列研究的结果真实性更好。
2. 就研究对象的选择来说，病例对照研究中选择长期接受治疗的冠心病病人作为研究对象，主要为现患病例，往往为具有多年病史的存活病例，因其病程较长，且疾病特征往往容易造成该类人群生活行为习惯、膳食习惯和饮食结构等发生改变，从而导致其血清胆固醇水平与新发病例的特征存在较大的差异，因而以此类人群作为研究对象，容易导致研究结果与真实情况出现偏差。因此，在病例对照研究中，应尽量选择新发病例作为病例组研究对象，且在调查中应明确，收集的暴露因素应为疾病发病前人群的行为特征情况。

上述情况表明：研究结果的真实性是极其重要的问题，直接关系到研究的结论是否正确。要提高研究的真实性，就必须减少误差的影响，误差包括随机误差和系统误差，后者又被称为偏倚。

在任何临床研究中，无论从对疾病危险因素的探索，还是针对疾病的诊断、治疗、预后等不同临床问题的分析和评价，都期望能得到准确而真实的结果，从而明确研究因素与研究结局之间的关系，并据此来指导临床实践。但是，任何一项研究工作中，在其研究设计、实施、资料收集、数据分析到结果推论等一系列研究过程中都难免产生各种误差，从而导致研究结果不能真实、准确地反映研究问题的本质和真实联系，甚至出现错误的结论。误差（error）是指研究的样本值与总体值、测量值与真实值，以及研究结果与真实结果之间的差异。在临床研究中，误差是客观存在的。因此，如何识别和控制各类误差的影响是保证研究结果真实、有效的关键所在。

第一节　误差与研究的真实性

在临床研究的各个阶段和环节，包括设计、实施及数据分析过程中均不可避免地产生各种误差，从而导致研究结果与真实数值之间出现差异。误差可分为随机误差和系统误差两部分。

一、随 机 误 差

随机误差（random error）是指随机抽样所得的样本均值与总体参数的差异，也称抽样误差。随机误差是由抽样变异和测量的随机变异产生的，是由机遇所致，是客观存在且难以避免的，但可以通过统计学的方法来估计，并且可以通过增大样本含量来减小。随机误差的基本特征主要包括：

1. 随机误差没有固定方向和大小，一般呈正态分布，样本的观察值都在平均值上下分布，随机误差的范围可以用可信区间估计。

2. 随机误差是不可避免的，但可以通过采取随机抽样、增大样本量等措施来减少。

在抽样研究中，即使完全遵循随机化原则来抽样，由于抽样的偶然性，每次所抽取的样本所包含的观察单位也不尽相同。因此，通过抽取的样本计算出来的统计量也不会总是与总体值完全相同，此即抽样误差。测量中的随机误差也是如此。多个样本的观察值往往都在平均值上下分布，从许多无偏样本中得到的观察值均数，假如数量较大，总是趋向于接近总体值；随机误差的范围可以用可信区间估计。当保持随机抽样方法而加大样本量时，样本均值逐渐向总体均值接近，从而减小抽样误差的影响。

二、系 统 误 差

系统误差（systematic error）是指在研究过程中，甚至在结果的推论过程中获得的结果系统地偏离真实值。系统误差是由研究中某些确切的原因（如实验方法不当、仪器不准、试剂不同、调查员凭主观意向询问、操作人员技术不熟练或未执行标准操作规程、医生诊断标准不一致等）而造成的，从而使研究结果有规律地偏离总体值。系统误差不能像随机误差那样可以用统计学方法估计和控制其大小。系统误差的基本特征包括：

1. 系统误差有固定的方向性，与随机误差不同，会导致所有的测量值与真实值相比，有倾向性地偏大或偏小。例如，在测量身高时，每次视角向上倾斜，便会使实际测量结果比真实值偏高。系统误差不受样本含量的影响，即使增加样本量，也不能减少系统误差。

2. 系统误差是可以控制甚至避免的，也是在研究中必须加以控制的。系统误差可发生于研究中的各个阶段，设计、实施、资料收集、数据分析和结果推论等多个环节均可能存在系统误差的影响。

三、研 究 的 真 实 性

临床研究中用来反映是否存在误差及其影响程度的最常用指标就是真实性（validity）和可靠性（reliability），或称为效度和信度，前者主要反映系统误差的大小，后者主要反映随机误差的大小。研究的真实性又包括内部真实性和外部真实性。

内部真实性（internal validity）是指研究结果与研究对象真实值的符合程度，即从当前研究对象中得到的结果与目标人群（源人群）真实情况的符合程度。它回答了一个研究本身是否真实或有效的问题。如果一项研究结果与客观实际不符，就很难应用推广到其他人群。提高内部真实性的措施有：限制研究对象的类型和研究的环境条件，选用在同一群体内差别较小的同质个体作为研究对象。例如，选择性别相同、年龄相近的人群作为研究对象，可以降低群体内的变异程度。但需要注意的是，这些措施也可能会限制研究结果向其他群体的应用。

在研究结果具有内部真实性时，要推广当前研究对象所得到的研究结果至研究对象以外的其他人群且仍然有效，就要考虑外部真实性。外部真实性（external validity）是指研究结果与推论对象真实值的符合程度。它回答了一个研究的结论能否推广应用到研究对象以外人群的问题。如果研究对象不能代表要推论的对象群体，即使其内部真实性再好，外部真实性也无法保证。所以研究结果具有外部真实性就一定具备内部真实性，但具有内部真实性不一定具备外部真实性。改善外部真实性的措施有：增加研究对象的异质性，使得研究对象的代表性范围扩大，在实际的研究当中要综合考虑研究对象的同质性和异质性。

由此可见，内部真实性是指研究结果与实际研究对象真实情况的一致性，它强调研究结果是否正确地反映研究因素与疾病的真实联系，即该研究本身是否真实或有效；外部真实性是指研究结果和推论与外部对象真实情况的符合程度，考虑的是从研究中得出的联系或研究结论是否能被外推至不同时间、不同地区的不同人群。外部真实性又称为普遍性，即研究的结论能否推广应用到实际研究对象以外的人群。可见，内部真实性是临床研究的必要条件，研究结果的内部真实性越高，该项研究就越有价值；而外部真实性越高，研究结果越具有普遍意义，结果的代表性和外推性就越好。

第二节　偏倚及其分类

偏倚（bias）是指流行病学研究的设计、实施、资料分析及推论的各个阶段中发生的系统误差。例如，由于不正确的研究对象选择方法，不正确的研究变量测量方法，以及一些未被完全控制的混杂因素的存在，都有可能使研究结果产生偏倚。偏倚可存在于各种流行病学研究类型中，如现况研究、病例对照研究、队列研究及实验流行病学研究等。偏倚虽然不能通过加大样本含量加以控制，但却可以通过科学的研究设计，合理地选择对象，正确应用调查方法，准确收集信息等手段减少或控制。

> **知识点 17-2**
> 1. 偏倚的概念和分类。
> 2. 选择偏倚的概念及常见的选择偏倚类型。
> 3. 信息偏倚的概念及常见信息偏倚的类型。
> 4. 混杂因素、混杂偏倚的概念。
> 5. 混杂偏倚的判定方法。

偏倚属于系统误差，具有方向性，其对研究结果的影响与其方向有一定的关系。偏倚的方向有两种，即正向偏倚和负向偏倚。如果研究因素与研究疾病的效应测量值大于真实值为正偏倚，反之，测量值小于真实值为负偏倚。不同方向的偏倚会产生不同的结论，正偏倚会夸大研究的结果，负偏倚则会缩小研究的结果。

一般根据偏倚产生的原因，可将偏倚分为三大类：选择偏倚、信息偏倚和混杂偏倚。选择偏倚主要在研究设计阶段产生，信息偏倚主要在研究实施阶段出现，而混杂偏倚主要由于研究设计或资料分析阶段未对混杂因素进行控制和排除而导致。

一、选 择 偏 倚

（一）选择偏倚的定义

选择偏倚（selection bias）是指由于选择研究对象的方法不正确，使入选的研究对象和未入选者在与研究有关的特征上有差异，从而导致研究结果与真实情况之间产生系统差异。选择偏倚的存在导致样本人群的有关变量不能代表研究的总体人群，或者样本人群的变量间关系不能代表总体人群的变量关系，最终使研究结论失去价值。

（二）选择偏倚产生的原因

选择偏倚在各种类型的研究中都有可能出现，但多见于横断面研究、病例对照研究和历史性队列研究。因为在这些研究中暴露或结果的发生先于研究对象选取。在病例对照研究或横断面研究中研究者容易有意或无意地根据暴露状态选择研究对象，而在回顾性队列研究中容易根据结局选择研究对象，从而导致偏倚。选择偏倚主要发生在研究设计阶段，也可产生于研究实施或资料收集过程。

研究设计阶段，主要在确定研究样本人群时容易产生。如不是采用随机抽样的方法而是采用方便抽样、典型抽样等方法抽取样本，或者以住院病人、志愿者等特定群体为研究对象，均不能获得有代表性的样本，从而使研究结果的外推受限。此外，研究对象纳入或排除标准不当，也可能导致样本的选择偏倚。

研究实施阶段，如果未能严格按照既定抽样方案选择研究对象，或者因为研究对象不合作（不同意参加）及资料收集过程中发生的失访或无应答等，都会导致最终纳入分析的研究对象只是所选样本的一部分，从而可能对样本的代表性或组间可比性产生影响。

（三）常见的选择偏倚

1. 入院率偏倚（admission rate bias）　最早由 Berkson 于 1946 年提出，故又称伯克森偏倚（Berkson bias）。该偏倚常发生在以医院为基础的病例对照研究中。入院可以指住院，也可以指就诊。由于所有疾病的病人入院率均不可能达到 100%，特别是慢性病病人的入院率往往更低，因此，当以医院就诊或住院病人作为研究对象时，就有可能发生此类偏倚。在病例对照研究中，病例组和对照组具备和不具备某一因素由于入院的概率不同，可能产生与该疾病的虚假联系，这种虚假的联系（即偏倚）就叫作入院率偏倚。

例如，在一般人群中随机抽样调查呼吸道疾病与骨及运动器官疾病的关系，另外也调查过敏及代谢性疾病与疲乏的关系，其 OR 值分别为 1.06 和 1.89。但是对人群中曾住院 6 个月以上者单独分析则发现 OR 值分别为 4.06 和 0.37。也就是说，前者的 OR 值因某种因素的影响而虚假地升高了，而后者的 OR 值则虚假地降低了。之所以发生这一现象，是由于呼吸道疾病伴有骨及运动器官疾病的病人入院机会较高，故 OR 值被提高了；而有过敏及代谢性疾病伴疲乏的病人入院机会较少，故 OR 值被降低了。这就是因为不同病人入院机会的不同而使选择的研究对象有偏倚，导致结果出现了偏倚。

引起入院率偏倚的原因是多方面的。例如，病情越严重，入院率越高，且轻型病人往往不一定到医院去看病；当医院供大于求时，病人看病住院就容易，入院率就高；居民的经济收入水平和有无医疗保障制度等也会影响入院率的高低。在大医院对病例进行临床治疗效果研究时，病例的病情重、死亡危险因素多，则病死率比较高；而在某一社区人群中某病的病死率往往要比医院里某病的病死率要低得多，这主要是由于入院率偏倚等原因造成的。此外，当效应联系强度在以医院为基础和以社区为基础的病例对照研究中出现显著性差异时，往往提示可能存在入院率偏倚。

2. 现患-新发病例偏倚（prevalence-incidence bias） 又称存活病例偏倚或奈曼偏倚（Neyman bias）。在病例对照研究和现况研究中，所收集的病例往往是某病的比较典型的现患病例或存活病例，而不包括该病的死亡病例和轻型、痊愈者等病程较短的病例。

现患病例和新发病例，这两类病例病人的疾病状况会有较大的差别，因而应用不同类型的病例，研究所得的某因素与疾病的关联就会出现偏倚。现患病例往往都是过去该病病人中的幸存者，存活时间较长，从而有更多机会被选中进入研究中。研究中与现患病例有关的暴露因素，既可以是与疾病的发生有关，也可以是与患病后存活有关，或者与二者都有关。如果研究中探讨的是与疾病发生有关的因素，而该因素如果与疾病预后生存有关，则得到的关联程度肯定是存在偏倚的。例如，开展吸烟与慢性阻塞性肺疾病的关系研究，吸烟是导致慢性阻塞性肺疾病的原因之一，有慢性阻塞性肺疾病而继续吸烟者，较不吸烟者生存期缩短。因此，如果选择慢性阻塞性肺疾病的现患病例进行研究，研究对象中不吸烟者比例可能较高（因为继续吸烟者其生存期也短），因而以现患病例为研究对象计算出来的关联程度可能会低于真实关联，强度即以新发病例为研究对象计算得到的关联强度。

此外，在现况研究或病例对照研究中，如果选择现患病例为研究对象，现患病例作为某病的幸存者，可能会因疾病或其他因素而改变生活习惯与某种暴露特征，因此调查时得到的暴露特征可能不能代表过去的情况，如前文案例中提到的，部分冠心病病人会改变生活习惯而选择清淡饮食从而使得血清胆固醇水平降低，由此得出的研究结论往往有偏倚存在。显然，这种关联是由于该病的存活病例已经改变了患病前的生活习惯，因此该研究所获得的结论不是真实的。而在队列研究中，可以观察到各种临床类型的新发病例，能够比较客观真实地观察到暴露因素的频率和程度，因而计算分析得到的关联程度更真实可靠。

3. 检出症候偏倚（detection signal bias） 是指某一因素与某疾病虽无关联，但因暴露于该因素可引发类似该病的症状和体征出现，使病人急于求医，结果接受检查的机会增加，使其中的病人提早确诊，检出率被人为地提高了，如果入选病例中早期病例较多的话，则暴露比例必然被虚假地提高，从而得出该因素与该病有因果关系的联系，这种因某种因素促使该病检出率提高而造成的虚假因果关系，称为检出症候偏倚。检出症候偏倚在以医院为基础的病例对照研究中影响尤为明显。

例如，1975 年 Ziel 等进行病例对照研究来探讨服用雌激素与发生子宫内膜癌之间的关联。研究者从美国某州的 110 万妇女的调查结果得出两者之间存在着高度关联的结论，即服用雌激素是子宫内膜癌的危险因素。但 1979 年，Horwitz 和 Feintein 提出质疑，认为这是一种由检出症候偏倚导致的虚假联系。他们指出，服用雌激素会刺激子宫内膜增生，导致容易出现阴道出血，因而频繁就医，接受检查的机会增加，从而使子宫内膜癌病人在检查阴道出血的过程中被早期发现。而那些虽然患子宫内膜癌，但从未服用过雌激素的病人，因无阴道出血的症状而未能及时就诊接受检查，其被诊断的机会就减少。由此可见，子宫内膜癌病例中服用雌激素的危险关联被人为地夸大了。

4. 无应答偏倚（non-respondent bias） 无应答是指调查对象不合作或因各种原因不回答所提出的问题。由于无应答者的患病情况或某因素的暴露情况可能与应答者不同，若调查对象中无应答者超过一定的比例，将会影响研究结果的真实性，因此产生的系统误差，称为无应答偏倚。无应答偏倚在观察性研究或实验性研究中均可发生。出现无应答的原因很多，如对敏感问题避而不答，或对调查内容不感兴趣，或因各种原因未在调查现场出现而漏查的。此外，关心个人健康的人往往愿意配合参加调查或检查，而对健康状况不够重视或躯体及精神状况不佳者则不愿意或不主动参加调查或检查。一般要求应答率应达到 90%（至少 80%）以上，否则很可能导致偏倚。如果无应答率较高，则应进一步分析无应答者与应答者在人群特征上是否存在差异，以及病情轻重、干预措施等是否不同，从而评估无应答对研究结果的影响。

5. 失访偏倚（loss to follow-up bias） 失访是无应答的另一种表现形式，是指在随访性研究中，研究对象因各种原因（如迁移、意外死亡或拒绝合作等），未能按计划完成随访，从而导致最终不知道研究对象的结局。由于失访者在某些与研究有关的特征上及未失访者存在一定的系统误差，这样造成的偏倚就是失访偏倚。

失访偏倚只发生于随访性质的研究中，如队列研究、实验性研究及预后研究等。失访原因主要有不能坚持而退出队列、迁移、死亡，或者由于药物副作用而停止治疗或退出。因此使观察终止时进入分析的人数远少于观察开始时的人数，影响研究结果。由于随访观察时间较长，往往存在失访偏倚。

6. 易感性偏倚（susceptibility bias） 主要指样本人群与总体人群之间，或对比组人群之间对所研究疾病的易感性不同而引起的偏倚。例如，观察麻疹在人群中的发病率情况，儿童对麻疹易感性高，而中青年对麻疹的易感性低，因而无论观察何种暴露因素，都会出现儿童组发病率高的现象，这就是由易感性偏倚造成的系统误差。如果研究某一种疫苗对某病有无预防作用时，两组观察对象的易感性应相同或相似，才能得出正确的结论。健康工人效应（health worker effect）也是一种典型的易感性偏倚。当研究某种职业毒物对机体的危害时，常以接触有毒有害因素的工人作为暴露组，以一般人群作为非暴露组。而由于工作性质的需要，有毒作业工人的健康水平可能高于一般人群，而其对毒物的易感性低于一般人群，此时即便研究的毒物对人体有害，职业暴露队列的死亡率可能也会低于一般人群，因此研究可能会低估职业有害因素与死亡的真实联系。

在临床研究中，易感性偏倚也可以是指由于两组病人人群处于同一疾病的不同阶段或不同临床类型，这样比较两组病人的治疗效果就会出现差异，这种差异可能不是药物疗效的不同，而是由于疾病的不同阶段或不同的临床类型对药物治疗的敏感程度不同而引起的差异。

7. 志愿者偏倚（volunteer bias） 当以志愿者为研究对象，或者由研究对象自身来决定是否接受研究措施或接受哪种研究措施，从而引起的系统误差称为志愿者偏倚。同非志愿者相比，在关心健康、注意饮食卫生及营养食疗、禁烟禁酒、坚持体育锻炼等方面有差异。

选择偏倚是流行病学研究中最常见的一类偏倚，除上述常见的选择偏倚外，如系统评价和 Meta 分析中的发表偏倚（publication bias）、筛检和诊断试验评价中的领先时间偏倚（lead time bias）、病程长短偏倚（length bias）等亦都属于选择偏倚。

二、信 息 偏 倚

（一）信息偏倚的定义

信息偏倚（information bias）又称观察偏倚（observation bias）、错误分类偏倚（misclassification bias），指在研究实施过程中获取有关暴露或疾病的信息时，由于观察和测量方法有缺陷，使得所获得的信息不完整、不准确，因而可能造成对研究对象的错误分类，最终导致研究结果与真实情况出现系统误差。信息偏倚在各种类型的流行病学研究中都可发生。信息偏倚可来自研究对象、研究者本身，也可来自测量仪器、设备、方法等。

研究中出现的错误分类会影响对暴露与结局之间的关系判断。错误分类包括无差异性错分（nondifferential misclassification）和差异性错分（differential misclassification）。如果暴露或结局（疾病）的错误分类在各比较组间不存在差异，称为无差异性错分。在这种情况下，所有的研究对象都有相同的比例被错误分类。如果暴露或疾病的错误分类与研究分组有关，即在各比较组间存在差异，即被称为差异性错分。无论是差异性错分还是无差异性错分，都会导致研究结果出现偏差。

例如，人群在高脂肪膳食的摄入情况调查中往往容易出现报告错误，从而引起错误分类。假设通过调查问卷获得调查者关于膳食中脂肪的摄入情况，如果只有80%的高脂肪膳食摄入者（无论是否患病）能够如实报告膳食情况，即病例组和对照组均有20%的高脂肪膳食摄入者都报低了脂肪摄入量，那么尽管出现了无差异性错分，也会导致研究效应估计值的偏差，即 *OR* 值比真实情况低（表 17-2）；

而如果在调查中，所有的病例均正确回忆了膳食中脂肪的摄入情况，而在对照组中仅有80%的人群正确报告了他们的膳食脂肪摄入情况，从而出现差异性错分，那么研究得到的 *OR* 值则被高估（表17-3）。

表17-2　无差异性错误分类的研究示例

分组	研究真实数据		错误分类数据	
	高脂肪膳食	低脂肪膳食	高脂肪膳食	低脂肪膳食
病例组	60	40	48	52
对照组	40	60	32	68
OR	2.3		2.0	

注：真实数据，*OR*=2.3；错误分类数据，*OR*=2.0

表17-3　差异性错误分类的研究示例

分组	研究真实数据		错误分类数据	
	高脂肪膳食	低脂肪膳食	高脂肪膳食	低脂肪膳食
病例组	60	40	60	40
对照组	40	60	32	68
OR	2.3		3.2	

注：真实数据，*OR*=2.3；错误分类数据，*OR*=3.2

（二）信息偏倚产生的原因

流行病学研究中造成错误分类的原因主要包括以下几个方面：

1. 资料收集检测方法不准确　如标本采集、处理或保存过程中出现问题，检测仪器、试剂等出现问题或固有的限制，或操作中未严格遵循规范要求等。

2. 信息调查收集方法不一致　如不同组间采用不同的资料收集方法或由不同的调查员来收集信息。

3. 主观因素的影响　可能来源于研究对象，如调查时回忆不准确、隐瞒或故意错误报告等；也可能来源于资料收集人员，如有意或无意间有倾向性地针对不同的调查对象收集某些暴露或结局信息等。

4. 数据管理方法不当　如数据整理、编码方法不一致，或汇总变量不恰当等。

（三）常见的信息偏倚

1. 回忆偏倚（recall bias）　是指研究对象在回忆以往发生的事情或经历时，由于回忆的信息与真实情况间在准确性和完整性上的差异所致的系统误差。此种偏倚在病例对照研究和回顾性队列研究中最为常见。由于调查的因素发生于过去，其准确性必然受回忆间隔长短的影响，而且既往经历对病例和非病例的意义往往迥然不同，病例人群对既往暴露情况的记忆深度和详细程度往往超过非病例人群。例如，调查的因素或事件发生的频率低，未给研究对象留下深刻的印象而被遗忘；或者调查的事件是很久以前发生的事情，研究对象容易记忆不清。此外，因研究对象对所调查的事件关心程度不同，回答问题的多少及准确性有所不同，以及回忆时的认真程度也有差异等，以上情况均可能导致回忆偏倚的发生。

2. 调查者偏倚（interviewer bias）　是指由于调查者在收集、记录和解释来自研究对象的信息时发生的偏倚。这种偏倚受主观影响较大，可以是自觉的，也可以是不自觉的。例如，在病例对照研究中，研究者详细调查病例组的暴露因素而对照组的调查就相对简单。在队列研究中，由于研究者知道研究对象的暴露情况，可能对暴露组进行的检查比对照组更为细致，因此更容易在暴露组中发现或者诊断出所研究的疾病，最终导致在不同比较组间暴露与疾病关系的虚假联系。

3. 暴露怀疑偏倚（exposure suspicion bias）　多见于病例对照研究中，是指研究者事先对某疾病与某暴露因素的关联性有一定的主观倾向性，因而在收集病例组和对照组的暴露信息时采取了不同的方法和态度。例如，为获得疾病与因素有关的结论，研究者往往更认真地调查和询问病例组的暴露史，甚至给病例组以启发和诱导，从而使病例组比对照组更易获得暴露信息，致使研究结果与真实情况出现偏差。

4. 诊断怀疑偏倚（diagnostic suspicion bias）　是指研究者事先了解了研究对象的暴露情况或干预情况，在做诊断或分析时，可能会做出倾向性的判断，从而导致高估暴露因素与某种疾病或结局的关系。例如，在诊断疾病时对暴露组或实验组有更细微、更认真的方法和态度，使暴露组或实验组的诊断率和检查率提高，而对非暴露组或对照组则因不怀疑他们患有疾病而对诊断和检查不够认真，从而在两组人群疾病的诊断方式方法上失去了可比性，非暴露组可能会比暴露组漏掉更多的病例，从而出现错误分类。诊断怀疑偏倚多见于队列研究和临床试验，特别是在诊断亚临床病例、判断药物的不良反应时更容易发生。

5. 报告偏倚（reporting bias）　是指在收集研究信息时，研究对象故意夸大或缩小某些信息而导致的系统误差，因此这种偏倚也被称为说谎偏倚。出现报告偏倚的主要因素包括：①调查对象的主观意愿。例如，在病例对照研究中，病例人群往往往试图表明得病并非他们自己的行为过错，因而故意隐瞒某些与自己行为有关的因素，强调与工作或环境有关的因素，然而对照人群并不会特意强调这些因素；临床试验中，如果研究对象知道研究目的或分组情况，收集到的治疗效果或不良反应等有关信息可能会被有意夸大或缩小；对涉及职业危害的调查，如果调查信息涉及研究对象的福利待遇，调查对象可能会夸大有害因素的暴露信息。②如果调查内容涉及生活方式或隐私，如饮酒、收入水平、婚姻生育史和性行为时，研究对象会因种种原因而隐瞒或编造有关信息。③如果调查内容涉及某些敏感问题或社会不认同行为，如调查吸毒情况、性病病人的性接触史、青少年的吸烟问题等，研究对象会因种种顾虑而故意隐瞒实情。

6. 测量偏倚（measuring bias）　是指由于研究中所使用的仪器、设备、试剂、方法和条件的不精良、不标准、不统一，或研究指标设定不合理、数据记录不完整等情况，造成研究结果系统地偏离真实情况。例如，同一调查过程的不同调查点使用的仪器型号不同，或使用年限不同，或精确度差异较大；各调查点对同一研究指标采用不同的实验室检测方法，或尽管使用同一检测方法，但检测试剂的供货商、品牌或批号不同等，均可能造成不真实的结果。此外，调查点所用的调查表设计是否科学、记录是否完整、调查人员的态度是否认真，以及调查方式的不同等也可能产生测量偏倚。

三、混杂偏倚

（一）混杂偏倚的定义

混杂偏倚（confounding bias）是指在流行病学研究中，某暴露因素与疾病或结局的联系被其他外部因素混淆（掩盖或夸大），从而部分或全部歪曲了研究因素与疾病之间的真实联系。这样的外部因素称为混杂因素（confounding factor）。

混杂因素又称混杂因子，是指与研究因素和研究的疾病均有关的外部因素。混杂因素应具备以下三个基本特征：①混杂因素与所研究的疾病有关，本身也是该疾病的危险因素之一；②混杂因素与所研究的因素有关；③混杂因素不能是研究因素与研究疾病因果链上的中间环节。

例如，在吸烟与肺癌的病例对照研究中，年龄因素就具有混杂因素的三个基本特征。如果年龄在两组中的分布不均衡，获得的 OR 值就不能真实地反映吸烟与肺癌的关联强度，因为年龄越大患肺癌的风险就越高。若病例组的年龄大于对照组的年龄，那么 OR 值会因此被高估，即夸大了吸烟的危险性，反之则低估了其效应。这种由于年龄在两组中分布不均衡而歪曲吸烟与肺癌之间关联强度的效应称混杂效应，年龄则是混杂因素。混杂效应的产生是由于研究时未能使年龄在两组人群中分布均衡，在资料分析时未将两组人群按年龄分层，计算每层中吸烟与肺癌的联系强度所致。

（二）混杂偏倚的判定

1. 对混杂偏倚的判定，可以利用分层分析的方法　通过比较存在混杂因素时研究因素与疾病的效应估计值（如 OR、RR 等），与调整了该因素后的效应估计值的情况来实现。分析时按某可疑混杂因素（ f ）将研究对象分层，然后采用 Mantel-Haenszel 法计算调整后的 OR 或 RR 值，即 $_aOR(f)$ 或 $_aRR(f)$，然后与未分层的 OR 值（ $_cOR$ ）或 RR 值（ $_cRR$ ）进行比较，如果：

$_cOR = _aOR(f)$ 时，则 f 不是混杂因素。

$_cOR \neq _aOR(f)$ 时，则 f 是混杂因素。

2. 混杂偏倚的分析实例　Shapiro 等于 1979 年报告了一项关于口服避孕药与心肌梗死关系的病例对照研究，他们选择某地区因心肌梗死而住院的 29～49 岁育龄女性为病例组，并随机抽取该地区育龄女性为对照组，调查口服避孕药的暴露情况。调查结果见表 17-4，其结果提示，有口服避孕药史者发生心肌梗死的危险性增高，OR=1.68。

表17-4　心肌梗死与口服避孕药关系的病例对照研究

口服避孕药	病例组	对照组	合计
服用	29	135	164
未服用	205	1607	1812
合计	234	1742	1976

注：$\chi^2=5.84$；$P=0.016$；$OR=1.68$

　　该研究中考虑年龄因素可能是混杂因素。依据混杂因素的判断标准，年龄应与所研究疾病有关联，也应与暴露因素有关联。Shapiro 等的研究中，将人群按年龄分层，结果见表17-5。

表17-5　心肌梗死病例组和对照组的年龄分布及各年龄人群口服避孕药的暴露率

年龄（岁）	病例组			对照组		
	例数[百分比（%）]	口服避孕药例数	暴露率（%）	例数[百分比（%）]	口服避孕药例数	暴露率（%）
25～	6（2.6）	4	66.7	286（16.4）	62	21.7
30～	21（9.0）	9	42.9	423（24.3）	33	7.8
35～	37（15.8）	4	10.8	356（20.4）	26	7.3
40～	71（30.3）	6	8.5	371（21.3）	9	2.4
45～49	99（42.3）	6	6.1	306（17.6）	5	1.6
合计	234（100.0）	29	12.4	1742（100.0）	135	7.7

注：χ^2趋势检验，病例组$\chi^2=238.987$，$P<0.001$；对照组$\chi^2=108.43$，$P<0.001$

　　从表 17-5 可见，心肌梗死病例大部分年龄较大，低年龄组所占比例较小，而在对照组中，各年龄组所占比例差异不大；同时，年龄跟口服避孕药的暴露率也有关。从表 17-5 中可以看出，无论是病例组还是对照组，口服避孕药的暴露率均以低年龄组分布较高，并随年龄增大而降低。由此可见，年龄既与所研究疾病有关，又与所研究暴露因素有关。因此，年龄因素在本例中为一个混杂因素。

　　表 17-6 进一步判断分析年龄这一混杂因素的作用。将人群按年龄因素分 5 层，分层后各层内再比较病例组和对照组人群口服避孕药的暴露情况，并按 Mantel-Haenszel 法计算调整后的 $_cOR$ 值。由结果可见，$_cOR<{_aOR}$，为负混杂偏倚，即由于心肌梗死病例组和对照组人群在年龄分布上存在差异，从而导致低估了口服避孕药与心肌梗死之间的关联。

表17-6　按年龄分层后的口服避孕药与心肌梗死的关系

年龄（岁）	病例组		对照组		OR
	服用	未服用	服用	未服用	
25～	4	2	62	224	7.2
30～	9	12	33	390	8.9
35～	4	33	26	330	1.5
40～	6	65	9	362	3.7
45～49	6	93	5	301	3.9
合计	29	205	135	1607	$OR_{MH}=3.97$

　　其混杂作用的大小计算方法如下：

　　混杂偏倚=（$_cOR-{_aOR}$）/$_aOR$=（1.68–3.97）/3.97=-0.577，即年龄因素在组间的差别导致 OR 值被低估了 57.7%。

第三节　偏倚的控制

　　知识点 17-3

1. 选择偏倚的控制方法。
2. 信息偏倚的控制方法。
3. 混杂偏倚的控制方法。

　　偏倚可以发生在研究的设计阶段、实施阶段和资料分析阶段。因此，避免和控制偏倚的有效方法，主要是在研究设计实施的各个阶段，针对各类偏倚产生的可能原因，通过科学严谨的研究设计、严格的实施和合理的分析等手段来实现。

一、选择偏倚的控制

选择偏倚主要在研究设计阶段产生，所以消除或防止选择偏倚的有效办法是在研究设计阶段采取相应的措施。一旦选择偏倚已经发生，再进行校正往往比较困难。研究者应充分了解和估计可能产生的偏倚，用严谨的科研设计来尽量减少可能的选择偏倚的产生。

（一）随机化选择研究对象

随机化（randomization）可分为随机抽样和随机分配两种形式。在观察性研究中，采用随机抽样的方法选择研究对象，从而使研究样本具有较好的代表性，可避免因主观地、任意地选择研究对象造成的选择偏倚。例如，在现况调查中，采用随机抽样的方法选择样本人群进行调查；在病例对照研究中，选择的对照组应是产生病例的人群中全体未患该病者的一个随机样本，而选择的病例组应首先考虑来自社区人群中的所有病例，这样可以避免入院率偏倚、检出症候偏倚等的发生；在实验性研究中，研究对象的随机分配是指每个研究对象有同等的机会被分配到实验组或对照组中，而不受研究者或研究对象主观愿望或无意识的客观原因所影响，使各种非研究因素在各组中能均匀地分布，增加实验组与对照组的可比性，提高研究结果的正确性。随机化是控制选择偏倚和混杂偏倚的有效方法之一。

（二）设置多组对照

有条件时可设立两个或多个对照组。例如，在病例对照研究中，理想的研究对象是人群中的全部病例和未患该病的所有人，或其他有代表性的样本，但实际很难获得。在医院选择研究对象，对于临床研究者来讲更方便易行、应答率高，在实际工作中常被采用，但容易产生入院率偏倚。如要消除或控制入院率偏倚可以选取社区病人，或选择两个及两个以上的对照组，一个对照组来自社区，一个对照组来自医院不同科室的病人，通过对不同对照组的结果进行比较来判断是否存在入院率偏倚。而病例的选择尽量不要仅来自同一所医院，应该尽量做到在不同地区、不同等级的医院中随机抽样，这样抽取样本的代表性较好。

（三）严格设计研究对象的选择标准

不管是观察性研究还是实验性研究，研究对象的选择必须要有严格、明确的纳入标准、排除标准、诊断标准等，使研究对象能有较好的代表性。设计时尽量采用新病例，若新病例较少时可以在设计中增加新老病例的比较来进行研究，以控制现患-新发病例偏倚。对照组一般不选择慢性病病人，如果对照组所患慢性病严重地影响暴露，则更不应作为对照。而且一般不选用老弱病人作为研究对象。在队列研究和干预实验的实施过程中，要进行定期随访，做好宣传和解释工作，减少研究对象中途退出和失访。此外，即使没有合适的对照，也不要轻易舍弃和剔除研究对象。

二、信息偏倚的控制

完全避免信息偏倚是不可能的。临床研究中收集到的研究变量，可以理解为该变量在人群中的一种估计量，我们所关心的不仅仅是数据有多么精确和详细，而是研究这些资料的准确性和详细程度在各比较组间是否相同。控制信息偏倚的产生主要是在收集信息阶段，要针对产生信息偏倚的原因采取相应措施。

（一）设计完善的调查表

调查表是将研究内容具体化到一系列标准提问形式的表格，也是现场调查工作中的内容和提纲。调查表中所列的问题包含了所有研究内容，其设计的完善与否往往直接关系到整个调查的成败。为保证调查质量，应根据研究内容设计调查表，并在调查正式开始之前，在少数人中进行预调查，根据情况加以修改。

在研究设计中，应对暴露因素有严格、客观的定义，力求指标定量化，制订统一明确的疾病诊断标准。因此在调查表的设计中，对调查内容或测量指标要有客观、明确的标准，尽可能量化或等级化。每一个问题都应有明确的答案，尽量多使用封闭式问题。调查表项目应易于理解和回答。例如，当询问研究对象是否吸烟时，首先要明确对应于本次研究的"执行定义"，如在调查表项目中说明"每日吸烟一支及以上且连续吸半年以上定义为吸烟"。调查表中回忆的内容，要尽量采用不易被人们忘记的重要指标作为调查内容；可对同一内容以不同的形式重复询问，以帮助调查对象回忆并检验其应答的可信性。调查敏感问题时，应尽量采用敏感问题调查的方法，如设计适当的问卷、应用随机应答技术等，避免报告偏倚。

（二）培训调查员

现场调查常涉及众多的工作人员和调查对象，研究质量的高低，不仅取决于测量仪器的稳定性和调查对象的配合程度，更取决于调查者的工作能力和科学态度。因此，现场工作开始之前，调查员的培训尤为重要。要对从事资料收集的调查员进行统一培训，使其了解调查项目的含义，统一资料的收集方法，统一测量指标的标准，统一调查技巧。

（三）严格执行信息收集标准

严格执行设计规定的要求，制订明确而严格的资料收集方法和质量控制方法。一旦确定，在整个科研过程中都应保持一致，以保证信息的同质性。同时对于研究中应用的仪器、设备、试剂等应事先确定并进行标准化。在同一试验中，尽量保持统一，并由专人负责。

（四）盲法的应用

在调查中可以采用"单盲""双盲"和"三盲"的方法，使研究对象和（或）调查者对分组情况及有关内容均不知晓，以避免或消除研究对象和（或）调查者主观心理因素的影响，保持观察的客观性，减少信息偏倚，尤其是控制调查偏倚。

（五）提高应答率

在资料收集和测量过程中，对研究对象做好宣传和组织工作，使其能较好地了解研究目的，尽量获得研究对象的理解与合作，使其主动配合研究者完成调查，提供客观、真实的信息。通过对调查员的培训以提高调查员工作水平，通过加强随访等措施来提高应答率，减少失访率。在调查中遇到无应答者、失访者要尽可能分析原因，针对具体情况采取补救措施，设法取得应答，并对每个研究对象追踪观察到底。

三、混杂偏倚的控制

混杂偏倚可发生在研究的各个阶段。因此可通过严格的设计、周密的分析和合理的解释来避免混杂偏倚对研究结果的影响。一般可通过限制、匹配、分层分析、标准化、多因素分析等多种方法，在研究的各个阶段控制混杂偏倚的影响。

（一）在研究设计阶段控制混杂偏倚

1. 限制（restriction）　是指在研究设计过程中，对研究对象选择的条件加以控制。当认为某因素可能是混杂因素时，选择研究对象可以对此加以限制。例如，在研究口服避孕药与心肌梗死的关系时，考虑年龄可能为混杂因素，可只选某年龄组的妇女作为研究对象。针对潜在的混杂因素实行限制后，可得到同质的研究对象，从而可防止某些混杂偏倚，有利于对研究因素与疾病之间的关系做出较为准确的估计。

2. 匹配（matching）　是指将可疑混杂因素作为匹配因素，使各比较组在一个或多个潜在混杂因素上相同或相近，以此来消除混杂作用。各种流行病学研究都可以使用匹配的方法消除混杂因素的影响。在选择好研究组（如队列研究中的暴露组、病例对照研究中的病例组）后，根据研究组的个体特征来选择对照组。匹配又可分为频数匹配和个体匹配两种。通常将年龄和性别作为匹配因素，因为这两个因素与许多疾病的发生、发展和预后关系密切。匹配可有效控制混杂因素的作用，提高研究的真实性，并可在减少样本数的情况下得出结论，提高研究效率。但匹配因素不宜过多，否则容易引起匹配过度，不仅无法提高统计学效率，还有可能导入新的混杂因素。在流行病学研究中可根据研究目的和专业知识选择可疑的混杂因素。

（二）在资料分析阶段控制混杂偏倚

对原始资料要进行查漏补缺，以保证资料的准确性和完整性。如果在研究设计阶段和资料收集阶段，偏倚未被充分控制，仍可以在资料分析时加以控制。

1. 分层分析　在研究资料分析阶段，将已知的或可疑的混杂因素按不同水平分层，然后再加以分析。分层分析是常用的检出和控制混杂偏倚的方法之一。这种方法适合于设计和实施阶段出现误差，已无法更改的资料，经过分层分析，可以识别和控制混杂因素的影响。例如，研究饮酒与高血压的关系时，怀疑吸烟可能为混杂因素，此时可以将资料按吸烟情况分层，计算分层后各层内（亚组）的 OR 值，并利用 Mantel-Haenszel 法，计算总的 OR，即为调整混杂作用后的 OR，再将调整后 OR 与分层前 OR 进行比较，从而判断是否存在混杂作用。

2. 标准化　按照统计学的标准化的方法，将需要比较的两个率进行调整，使可疑的混杂因素在两两比较组中得到同等加权从而获得有可比性的标准化率,以此避免混杂因素的影响。

3. 多因素分析 当需控制的混杂因素较多,由于样本含量的限制使分层分析不适用时,可采用多因素分析方法进行统计学分析。20 世纪 60 年代起,Cornfield 提出了 Logistic 回归模型。经过几十年的发展,Logistic 回归模型目前已成为现代流行病学危险因素研究的首选方法。不论在病因学研究或预后的研究中,危险因素或预后因素与疾病的关系都是非常复杂的,各种危险因素或预后因素之间可以相互影响,对结果的影响大小也不相同。采用 Logistic 回归模型进行多因素分析,能在复杂关系中平衡多种混杂因素的作用,进一步筛选出主要的危险因素或预后因素,并反映其在影响发病及预后中的相对比重。多因素分析除 Logistic 回归以外,还可以用 Cox 回归模型、对数线性模型等方法进行分析。随着计算机统计软件的发展,多因素分析得到更为广泛的应用,可以有效地消除混杂因素的影响。

在研究的每个阶段往往是多种偏倚共存的。选择偏倚、信息偏倚、混杂偏倚可以在同一阶段发生,但它们的来源有所不同。偏倚的控制措施可以结合在一起进行,从而有针对性地避免偏倚的发生。

（张 莹）

第十八章　临床资料的收集和整理

【案例 18-1】
近年来甲状腺癌发病率快速上升，已成为我国恶性肿瘤发病率增长较快的肿瘤之一。为了解甲状腺癌的临床特征及预后，研究者于 2010 年 1 月至 2018 年 12 月，通过电子病例报告表收集了某省三家三级甲等医院新发甲状腺癌病人的住院号、性别、年龄、居住地、入院日期、出院日期、诊断方法、病理组织学类型、临床特征（肿瘤直径大小、癌组织累及单侧/双侧、癌结节数、有无淋巴结转移、有无远端转移、有无侵及被膜、有无多灶性、临床病理分期等）、甲状腺功能指标[促甲状腺激素（thyroid-stimulating hormone，TSH）、甲状腺素（thyroxine，T_4）和三碘甲状腺原氨酸（triiodothyronine，T_3）]、手术及放射性碘（radioactive iodine，RAI）的治疗情况、常见的术后并发症、住院费用等。同时，追踪收集了甲状腺癌病人术后并发症、生存时间及生活质量等。

资料收集和整理的质量控制：研究开始前对调查员进行了集中培训，培训内容包括明确调查目的和意义，统一标准和调查方式等。预调查过程中的问题经过讨论完善后再开始正式调查。调查完成后，对病例报告表进行复查、审核，对漏项或错项进行修正。采用 EpiData 3.1 软件对数据进行双录入和校对，应用 Stata 14.0 软件对所有数据进行统计分析。

【案例问题】
1. 开展甲状腺癌临床特征及预后分析需要收集和整理哪些资料？
2. 临床资料收集和整理过程中如何进行质量控制？
3. 常用的数据库建立软件有哪些？

【案例 18-1 分析】
首先需要明确该研究目的是甲状腺癌临床特征及预后分析，制订研究计划，设计包含甲状腺癌临床特征、治疗和预后等相关指标的病例报告表，充分利用各种资源，开展专项调查。

1. 需要收集和整理的资料：一般指标（住院号、性别、年龄、居住地、文化程度等）、临床检查指标（肿瘤直径大小、癌组织累及单侧/双侧、癌结节数、有无淋巴结转移、有无远端转移、有无侵及被膜、有无多灶性、临床病理分期等）、实验室检测指标（TSH、游离 T_3、游离 T_4 和降钙素等）、结局相关指标（术后并发症、生存时间等）和健康相关生活质量指标等。

2. 资料收集和整理过程中，应严格遵守设计方案，集中培训调查员，采用统一标准和调查方式，采用盲法客观地收集资料。数据录入数据库前，应对原始数据的真实性和完整性进行核查。数据录入过程中，可以采用即时检验法进行质量控制。数据录入后，可以通过人工对比核查、双录入核查等方式进行质量控制。

3. 常用的数据库建立软件，包括 Excel、EpiData、Access、SQL Server、Oracle 等。本研究可以采用 EpiData 3.1 软件建立数据库，对临床资料进行录入和核对。

临床资料的收集和整理工作是临床科研设计和实施阶段的重要内容，为高质量的临床研究奠定基础，需要研究者投入大量的时间和精力。

第一节　临床资料的来源

临床流行病学研究的资料，根据信息来源可将资料分为三类：常规收集的数据资料，包括工作记录、报告卡和各种统计报表；专题调查研究的数据资料，包括现场调查资料和实验研究资料；文献资料，包括发表在各种载体上的研究成果，或未公开发表的科研资料。

一、常规工作记录、报告卡及报表

知识点 18-1
1. 临床资料的来源。
2. 各类资料的特点。

常规收集的资料主要来源于临床中各种工作记录和报告卡，如门诊病历、住院病历、健康体检记录、病理检查、各种物理学检查、医学检查记录、孕妇保健记录及新生儿健康监测记录等；各种业务统计报表，如法定传染病报告卡、职业病报告卡、出生报告卡、死亡报告卡等。这些报表一般由国家统一设计，要求医疗机构定期逐级上报，提供居民健康状况和医疗卫生机构工作的主要数据，作为制定卫生政策、检查与总结工作的依据。

以上两类资料有容易获得、可作动态分析和进行多项目分析比较的优点。但是这些资料的可靠性、完整性存在一定的问题，常因标准不一致，给资料的统计分析和比较造成困难。另外，此类资料提供的信息范围有一定限制，常常难以满足研究的需要。

二、专题调查资料

专题调查资料是指通过临床现场调查和实验研究获取的资料，如病因与危险因素的研究、临床疗效和预后分析、筛检和诊断试验评价等。这类资料难以从常规的临床工作记录中得到，必须通过专题调查或实验获得。这类资料与前面资料比较，其优点是可以根据研究目的和需要，系统及完整地收集所需的资料，并且通过一定的质量控制措施，保证资料的可靠性；缺点是需要研究者有一个详细周密的调查研究计划，花费人力、物力和财力较大。有关各种专题调查研究数据资料的收集方法见本章第二节。

三、文 献 资 料

在日常的实践中，临床医生常会遇到疾病病因、诊断、治疗、预后等这样或那样的临床问题，解决这些问题除了依靠自己的研究资料，还可以利用他人的事实研究材料。文献是指以文字、图像、公式、视频与音频、代码的形式，将信息、知识记录和（或）描述加以存储、传播的一切载体的总称。文献资料又称为间接资料，其形式可以是参考书、期刊、工具书及临床实践指南等。具体参见第十四章。

第二节　临床资料的收集

一、临床资料的收集方法

收集资料的方法应紧紧围绕研究目的，经过严谨设计，形成成熟的资料收集方案，并严格按照方案进行资料收集。

（一）观察法

以临床现场调查和观察的方法作为资料获取的主要手段，此类研究的特征是在对研究对象不施加任何人为干预的条件下，通过客观地观察和记录取得临床科研数据，多应用于基础医学各种生理数据的获得，以及疾病的病因和

> **知识点 18-2**
> 1. 临床资料的收集方法。
> 2. 临床资料的种类。

临床治疗、预后等各方面的课题研究。一些疾病的发生、转归、传播和消长的规律，多种药物效应的交互作用，各种疾病的病因，各种因素对人的致病或伤害作用等，都是依靠科学周密地观察而掌握。

观察性研究可分为回顾性调查、现况调查和前瞻性调查三种。回顾性调查是在医学事件发生之后，根据已有的资料，以发生了该事件的研究对象作为病例组，以未发生该事件的研究对象作为对照组，回顾性地观察和记录两组是否暴露于某因素及暴露比例，然后进行归纳，如病例对照研究，具体参见第七章。观察性研究不能人为地控制各种干扰因素，是对特定对象人群进行观察，研究者只能被动地观察和如实地记录数据，所以临床研究结果的科学性受到了一定限制，只能尽量地控制非研究因素的影响，以求得结论的真实性。

（二）实验法

以人为干预的实验作为收集资料的主要手段。与观察性研究只能对未加干预的人群被动地观察和如实记录不同，实验性研究可以主动地对研究对象施加一定的处理措施，如随机分组、有目的地设置各种无偏倚的对照等，从而使得实验组和对照组均衡性较好，增加了可比性，排除了很多非研究因素的混杂偏倚。由于通过人为控制排除了干扰因素，实验组接受处理因素，对照组接受对照因素，实验性研究能够获得比较可靠的数据资料，为验证假说提供了有力的证据。实验性研究多属于临床疗效观察、临床药理学观察及各种新技术的临床应用等诸多方面的临床研究。

（三）查阅资料法

临床实践、教学及科研，除了上述途径收集资料外，还可以带着这些问题有目的地查阅各种医学文献。

在临床实践中，临床医生为了提高自己的新知识和临床新技能水平，特别是遇到自己难以解决的诊断、病因、防治等问题时，除询问请教上级医生外，更多的则是通过阅读文献，寻找合适的答案；在临床教学中，为了向学生传授专业新知识和新进展，需要通过阅读文献了解本专业的新动态；在临床科研的选题立题、提出科学假设中，通过阅读医学文献，了解所从事的研究领域中的热点和跟踪最新的研究动态。因而，临床医生所从事的医、教、研工作，与临床研究息息相关，需要对临床科研文献进行查阅和评价。

临床资料收集通常在临床科室进行，与常规临床工作相似。但由于与常规临床工作之间存在一定的差异，临床研究对资料真实性、同质性和完整性的要求高于临床工作，在设计实施方案时，要充分利用临床工作的业务条件，将符合条件的资料全部纳入。对于达不到研究质量要求的指标，要采取适当措施，以满足需要。对于临床工作中没有的相关指标，必须投入力量加以收集。充分利用现有临床工作条件收集资料，一方面可以降低研究工作的难度和成本，提高可行性；另一方面，可以保证医疗工作的质量与安全。临床医生熟悉临床研究和常规临床工作两方面情况，可以在两者之间寻找共同点，寻找化解矛盾的途径和方法，寻找平衡点，促使实施方案既能满足临床研究的需要，又能在常规临床工作中实施。

二、临床资料的种类

（一）一般指标

一般指标包括临床研究中收集的性别、年龄、文化程度等人口学指标；外科手术史、预防注射史、过敏史、家族史等病史相关指标。

（二）临床检查指标

临床检查指标包括临床医生凭借生物感官（望、闻、叩、触、摸等）对病人的体征进行观察所获得的指标；利用简单器械对病人的体格和生命指征进行的测量，如身高、体重、体温、血压等。此外，还包括借助复杂仪器设备（超声、心电图、X线、放射性核素扫描、CT、内镜等）对病人进行有关脏器的结构功能的测量指标。

（三）实验室检测指标

实验室检测指标指通过化学、生物化学、微生物学、血清学、免疫学等实验，对病人的生理病理现象进行测量的指标，如血液生化指标、尿液指标、粪便指标、骨髓及其他组织检查指标、肝肾功能指标等。

（四）结局相关指标

结局不局限于发病、疾病状况变化、死亡等，也包括健康状况和生命质量的变化，测量的指标包括有效、缓解、治愈、复发、残疾、病死、生存等。临床研究的结局主要是指预后，指在疾病发生之后，对疾病未来的发展过程和不同结局（治愈、复发、恶化）做出的事先估计。

临床研究中，由于疾病对于人体造成的负担已不能完全为疾病状态所描述，一些心理学因素，以及认知能力的下降也必须包含在其中，但没有较好的直接测量方法，可以通过量表的方式测量。基于上述观点，在医学领域把生活质量理论与医学实践结合起来就形成了健康相关生活质量（health-related quality of life，HRQOL）。1996年WHO生存质量研究组将健康相关生活质量定义为：“处于一定的文化和价值体系背景中的个体，对其生存的目的、期望、标准及与其关注的事情相关的生存状况的一种自我体验。”健康相关生活质量的测量工具主要分为三类：一类是普适性测量量表，如世界卫生组织生活质量测定量表、医疗结局研究简表（如SF-36）等。还有两类分别是针对特定人群的疾病专用量表与侧重于测定健康相关生活质量的某一领域的专用量表。癌症病人生活功能指标（the functional living index cancer，FLIC），是专用于癌症病人生活质量评价的疾病特异性量表，包括22个条目，比较全面地描述了病人的活动能力、执行角色功能的能力、社会交往能力、情绪状态、症状和主观感受等，适用于预后较好的癌症病人，如乳腺癌、甲状腺癌病人。

（五）临床经济学指标

如何合理配置和利用有限的卫生资源，如何选择适宜医学方法，以提高人民健康水平，临床经济学可以发挥其应有的作用。成本效果指标主要是评价使用一定量的卫生资源（成本）后的个人健康产出，这些产出表现为健康的结果，用非货币单位表示，如发病率的下降、延长的生命年等，亦可采用一些中间指标，如血压的下降值、免疫抗体水平的升高情况等。成本效用指标是成本效果分析的一种发展，在评价时不仅要注意健康状况而且要注重生命质量，采用一些合成指标，如质量调整寿命年、伤残调整寿命年等。成本效益指标在评价临床方案效果时，采用货币值作为效果指标，如因减少死亡、发病而节约的资源，健康人群为社会创造的价值等。具体参见第二十章。

三、病例报告表

病例报告表（case report form，CRF）是指按研究方案规定设计的一种文件，用以记录每一名研究对象在研究过程中的数据。其是临床研究中收集资料的工具，也是临床研究实施方案的关键环节之一。

临床研究的起点是研究对象，研究者要利用各种技术手段，从研究对象处获取临床资料，然后将临床资料转移到病例报告表，再将临床资料由病例报告表转移到数据库，为后期统计分析和评价做好准备。随着医院信息化平台的建设和推广使用，电子病例报告表（eCRF）将成为收集临床资料的主要工具。

> **知识点 18-3**
> 1. 病例报告表的定义。
> 2. 病例报告表的设计形式及特点。
> 3. 病例报告表的设计程序和格式。
> 4. 病例报告表的设计要点和注意事项。

（一）设计的形式

病例报告表设计的核心内容是指标，一类指标是研究者通过观察、询问和测量获得；另一类指标是由临床医技科室用特殊的实验检测手段获得（如影像学指标、生化指标等）。

病例报告表中观察指标经常以提问的形式提出，常见有两种类型——封闭式和开放式提问。封闭式是常见病例报告表中的提问形式。

1. 封闭式　指针对某一问题所有的可能性，提出两个或多个固定的答案，由被调查者选择。例如，既往甲状腺疾病史（有=1，无=0）。

封闭式的优点是答案简单明了，容易回答，节省时间，记录整理方便，回答者比较乐于接受这种方式。这类资料用统计方法很容易处理，可以获得大量统计分析结果，便于研究者分析评价和撰写论文，是目前临床研究资料类型的主流。

2. 开放式　指不限制答案的范围，研究对象可以在该范围内根据实际情况和自己的理解回答提问。开放式答案的优点是可用于事先不知道问题答案的数量的情况。例如，上周以来您有哪些不适症状？开放式问题可让回答者自由发挥，能收集到全面的资料，回答者之间的一些较细微的差异也可以反映出来，甚至可得到意外的发现。缺点是调查花费时间较多，也不便于资料的汇总整理和分析，有时甚至无法归类编码和统计，调查结果中往往还混有一些与研究内容无关的信息。

（二）设计的程序

1. 明确研究目的　要想设计出好的病例报告表，设计者首先要对调查目的有一个清楚的认识。明确目的后，就要通过一系列的指标来测量研究目的。例如，甲状腺癌的预后研究，预后指标较多，可以通过反映生理、心理状态、社会生活状态等一系列指标进行测量。

2. 建立问题库　立题以后，根据研究目的充分查阅文献，对课题的性质、意义、目的和国内外动态及发展趋势进行了解，并可以从已有病例报告表中选用符合研究目的的条目。可以组织与研究有关的人员组成研究小组，如医生、护士、实验室专家、心理学家、社会学家等，让他们围绕生理、心理和社会生活等方面，自由发表意见，提出有关描述的指标，然后进行归纳、合并、删除等处理，形成问题库。问题库应该包括临床资料的各类指标，一般指标、临床检查指标、实验室检测指标、结局相关指标和临床经济学指标等。

3. 设计病例报告表初稿　完成上述几个步骤后，根据研究方法和研究指标，形成初稿。此时，需要考虑各种指标的前后顺序、逻辑结构、是否对被调查者的心理产生影响、是否便于调查对象回答等多方面因素。尽可能包括所有应调查的内容，不要漏项。初稿可能存在较多问题，需要反复讨论修改后才能形成雏形。

4. 预调查和修改初稿　写好后，应先将它用于预调查和预试验。预调查和预试验在病例报告表设计中至关重要，时间再紧也不能不做。其可以发现初稿中存在的问题和缺陷，以及实际操作中可能出现的问题。这样可以通过预调查和预试验反馈的信息对病例报告表进行修改。另外可将初稿给该领域的专家，请他们评论。有条件时，最好这两种方法都采用，先请专家进行评价，进行修改；再进行预调查和预试验，再进行修改。

5. 定稿　根据预调查和预试验遇到的问题和不妥之处对初稿进行修改调整后，形成最终稿。可以通过适当形式，确认病例报告表的合理、可行性，给予版本号，锁定病例报告表最终稿。

（三）设计的格式

1. 标题 标题设计原则应该与研究目标和收集临床资料的范围一致。例如，"甲状腺癌临床特征及预后病例报告表"，可以明确研究的对象是甲状腺癌病人，研究的疾病是甲状腺癌，表格的类型是病例报告表，主要内容是临床特征和预后状况。在实际工作中，有些敏感问题的调查，为了避免研究对象的反感，可以采用模糊化处理方式。例如，在心理门诊开展的青少年抑郁调查，病例报告表标题可以笼统地设计为"青少年心理健康调查问卷"。担心癌症病人有心理负担，也可以将"甲状腺癌临床特征及预后病例报告表"笼统写为"甲状腺疾病的病例报告表"。

2. 导语 有些病例报告表需要研究对象自行填写，在病例报告表正式填写内容前写上一段语句，向被调查对象介绍和说明收集资料的目的和意义，告知研究对象需要配合哪些工作、如何做，并承诺保护个人隐私，以及调查的单位或调查者的身份等。整个导语要文笔亲切，不要太随意，要把各方面的内容想清楚，不要太啰唆。虽然导语短小，但在收集资料过程中有着突出的作用，可以让研究对象更加配合研究，认真完成调查。

3. 填表说明 规范的病例报告表在正式填写内容前通常有一个填表说明，告知填写者如何填写，以及在填写中要注意的事项。

4. 观察指标 一般指标，包括姓名、性别、出生日期、出生地、民族、文化程度、职业等；研究指标，即研究变量，包括疾病史、家族遗传史、吸烟史、饮酒史、饮食习惯、体力活动、月经生育史、职业暴露史、体格检查和实验室检查等。

5. 编码和编号 一般医学研究所得的资料均需要使用计算机处理。将各种文字转变为计算机能识别的阿拉伯数字或英文字母，这个过程称为编码。

（1）编码的方式：编码可以在病例报告表设计的同时就设计好，也可以等调查结束后再进行设计。前者为预编码，用于封闭型题目，后者为后编码，用于开放型题目。在实际调查中，大多采用预编码，因此，预编码成为病例报告表的一个组成部分。编码一般放在每一页的最右边，有时用一条竖线将问题与编码隔开。后编码在病例报告表回收后，每发现一种回答，便指定一种编码，往往比较费时、费力。

（2）编码原则：①编码必须单一，每个编码代表一种特定的回答，不可重复代表不同的回答；②编码必须包含各种情况，每种回答都应有自己的编码；③编码必须简单、符合逻辑；④对无回答的编码，应给予它特殊的编码，不应留有空格，一般常用 9、99 或 999 等来表示；⑤每个病例报告表应有完整的编码表，以供使用。

6. 结尾部分 包括调查员签名、调查日期、调查所需时间、验收人签名、验收时间。目的是明确每一部分工作的责任和权利，便于以后还原临床研究的操作过程，出现问题时便于查找原因。

（四）设计的注意事项

1. 指标的数量和顺序 一份病例报告表的指标数量不要太多，临床研究需要的指标一项不能少，不需要的指标一项不能多。观察指标先后顺序应按某一特定的原则设计，如临床工作习惯、收集临床资料的流程等，依次可以为一般人口学特征、家族史、既往疾病史、临床检查指标、实验室检测指标、健康相关生活质量指标，使收集临床资料的过程有效便捷。

2. 提问方式 是设计时需要注意的重要问题。例如，询问研究对象是否腹痛，可以采用以下三种提问方式：

你腹痛吗？是=1，否=2。

你不腹痛吗？是=1，否=2。

你有无腹痛？是=1，否=2。

这三种提问方式问的虽然是同一个问题，但提问的方式不同，前两者提问具有诱导性，隐含提问者希望知道受试者有或无腹痛。当医生给病人治疗，用这样的方式提问，病人往往是顺着医生的提供回答，很容易出现偏差。在临床流行病学研究中，这种诱导性的提问造成的偏差，被称为系统误差（偏倚），可以导致错误的结论。因为带有诱导性的提问，容易使无主见的回答者顺着医生的意思回答，故提问时最好采用中性的提问，即第三种方式，有无疼痛都可以，只要告诉医生属于哪一种就行，这样可以得到真实的资料。

提问方式需简洁明了，一次只提问一个问题。避免一个问题中包括了两个或两个以上的问题，否则应答者难以准确而全面地做出回答。例如，"你是否患有甲状腺疾病并接受药物治疗？""你是否吸烟饮酒"。

提问的语言应通俗易懂，简洁明了。有时可能因为使用了一些词意含糊不清的词或使用了一些专业术语，从而使问题不易被人理解。有时也可能因为对问题的表述不准确或修饰语过多，从而使问题的意思含糊不清。

注意抽象、敏感问题的提问。涉及幸福等抽象概念的提问一般较难回答。许多回答者遇到这类提问时，可能发现自己从未思考过这类问题。病例报告表如果一定要涉及这方面问题的提问，最好给出一些具体的看法，让回答者仅回答赞成与否。有些问题对于回答者是非常敏感的，如未婚先孕等。这类问题的设计应慎重，否则将因应答者说谎而造成偏倚。有时也可采用特殊的敏感问题调查技术。

第三节 临床资料的整理

通过临床常规工作报表及工作记录、专题调查、查阅资料等方式收集的临床资料在进行统计分析前需要对其进行科学整理。临床资料整理介于临床资料收集和分析之间，是对收集的临床资料的真实性、准确性、完整性、合格性等的审查，通过数据汇总为进一步分析提供条件的过程，在整个研究环节中起到承上启下的作用。随着计算机网络技术应用的普及，临床资料的分析主要依赖于统计软件进行。因此，大量的临床资料在审查之后需要按一定的规则存储在计算机中，以便后续开展统计分析工作。数据库是一个存储数据的仓库，通过各种方式收集的临床资料可以在数据库中长期保存和进行高效的数据管理。数据库建立时需要保证存储数据能顺利地转移到各种类型的统计分析软件中，方便开展下一步工作。

一、临床资料的审查

临床资料收集之后需要对其进行审查，确保临床资料的真实性及完整性，以提高数据质量。临床资料的审查要点主要包括完整性、统一性、合格性三个方面。

> **知识点 18-4**
> 1. 临床资料的审查。
> 2. 变量的类型及各类型的特征。

（一）完整性审查

首先，对每份临床资料的信息完整性进行审查。临床资料收集时必须按照研究方案的要求无遗漏地收集所有的信息，尤其是研究的关键信息。信息不完整的原因有很多，包括信息暂时无法获取，如并非所有病人的所有临床检查结果都能在给定的时间内得到，导致一部分变量值空缺；有些研究对象没有某些变量的值，如一个儿童的固定收入状况空缺；研究者和研究对象有意或无意的漏填等。漏填的临床资料应尽量通过各种手段查询漏填的原因并及时对相关信息进行填补。后期在资料的分析阶段还可以通过缺失值处理方法进行适当填补。其次，资料总体的完整性也是审查的内容。确定好研究对象后，如果不能收集所有研究对象的临床资料也会破坏临床资料的完整性。

（二）统一性审查

应审查所有病例报告表的登记填报方法是否统一，相同指标的数值所使用的量度单位是否统一，不同研究对象对同一指标的计算方法是否统一等。例如，某男性病人身高 175cm，如果采用米为单位，变量值则为 1.75，不同的单位造成变量值相差 100 倍。在研究对象是否肥胖的判断中，按照体重指数法、腰臀比法等不同方法测量肥胖的结果也不一致。因此，资料收集之前就要做好统一培训，要求研究实施者采用统一的方法进行数据采集。

（三）合格性审查

应审查研究对象身份等是否符合研究设计的规定，如研究老年高血压治疗情况，研究对象年龄定义为≥65 岁，如果研究对象为 63 岁则该条研究信息应予以剔除。提供的资料及填写的内容是否真实无误等也是合格性审查的内容。对于有些有编码值范围的变量而言，当填写的数字超出了编码范围，可以肯定这个变量值的填写一定是错误的。如"是否患高血压？ 1.否；2.是"，变量值范围为"1～2"，当病例报告表此处变量值填"3"则不合格。如果一份病例报告表中错答的变量较多，则可考虑将这份资料的全部数据取消，作为废表处理。逻辑一致性检查也是审查填写内容是否真实无误的一个方面。如果前面问"您是否有孩子？ 1.有；2 没有"，后面的问题是"请问您的孩子多大了？"，对于前面选"2.没有"的人后面答案出现了数值则存在逻辑前后不一致性。编码值范围和逻辑一致性限定也可以在资料录入过程中通过软件进行设置控制。

二、变量的类型

临床资料收集过程中，识别收集变量的类型非常重要，因为不同类型的变量在建立数据库时方法有差异。变量类型的分类方法有很多，从建立数据库角度大体上可以把变量分成数字型变量、文本型变量、日期型变量及其他类型变量。

（一）数字型变量

数字型变量（numeric variable）是指变量值以数字的形式在计算机中录入存储的变量，如身高（cm）、收缩压（mmHg）等变量。变量值编码后以数字形式存储的变量也属于数字型变量，如性别（男=1，女=2）、文化程度（文盲=1，小学=2，初中=3，高中/中专=4，大专及以上=5）等，在录入时只需要录入变量值对应的数字。不同数据库软件建立数字型变量的方式和语句也有差异。以EpiData软件为例，数字型变量用符号"#"进行定义，符号"#"的个数表示变量值的数字个数，变量最长可以输入14个字符。

（二）文本型变量

文本型变量（text variable）是指变量值以文字或其他字符的形式在计算机中录入存储的变量，如"姓名""上周以来您有哪些不适症状"等开放式问题，其变量值为文字格式。以EpiData软件为例，文本型变量用下划线符号"＿"进行定义，"＿"的个数表示变量值的长度。文本型变量可以输入所有字符，一个汉字须占2个字符，变量最长可达80个字符。

（三）日期型变量

日期型变量（date variable）是指变量值以日期、时间形式在计算机中录入存储的变量。EpiData数据录入软件中设有年/月/日、日/月/年、月/日/年三种录入格式的日期型变量，分别用"＜yyyy/mm/dd＞""＜dd/mm/yyyy＞""＜mm/dd/yyyy＞"进行定义。录入的日期采用计算机的系统日期时，还可以选择自动插入日期，年/月/日、日/月/年、月/日/年分别用"＜Today-ymd＞""＜Today-dmy＞""＜Today-mdy＞"进行定义。Access、SQL Server等软件除了日期格式程序的编写，还有时间格式的程序编写。

（四）其他类型变量

除上述三类常用的变量类型外，不同的数据录入软件包含的其他类型变量的范围均不同。EpiData软件中其他类型的变量包括逻辑变量、自动ID号变量、声音提示变量。

三、建立数据库

> **知识点 18-5**
> 1. 常用的数据库建立软件。
> 2. EpiData 软件数据库的优点。
> 3. 数据库管理的内容。

临床数据的来源主要有院内外各类医疗数据及专题调查数据。目前大部分医院建立了医院管理系统，但是系统内的医疗数据信息并没有被充分利用，医学科研临床资料的收集一般需要逐一翻阅病案，记录需要的资料和信息，然后汇总再利用。这种方法费时费力，效率低，而且难免有遗漏。

而专题调查的数据一般需要自建数据库进行计算机数据的录入信息收集工作。数据库的设计需要满足两个方面需求，一是要保证病例报告表等研究信息可以顺利地进入数据库；二是要保证数据可以顺利地进行下一步统计分析，即数据库软件自带分析功能或可以输出到其他统计分析软件中。

数据库建立的基础是软件的应用，常用的数据库建立软件包括 Excel、EpiData、Access、SQL Server、Oracle 及基于网络平台的问卷星等。Excel 是常用的办公软件之一，不仅有建立数据库、进行数据录入的功能，还可以对数据进行基本的统计分析。Excel 应用人群较为广泛，但是由于其界面单一，无法处理较复杂的逻辑性较强的数据，所以对数据库要求较高的研究团队会选择更为专业的数据库管理软件。目前临床研究中多使用 EpiData 软件建立数据库。EpiData 软件可分为 EpiData Entry 和 EpiData Analysis 两个模块。资料整理过程中的数据录入和数据管理主要在 EpiData Entry 模块中进行；数据分析在 EpiData Analysis 模块中实现。该软件是一款免费、多语言的数据库软件，功能强大，能满足绝大多数临床研究的需要。Access 软件是由微软发布的一款专业的数据库软件，既是一个用来存放数据的数据库，也可以作为一个客户端开发新的应用系统。该数据库界面友好、使用方便，但是当数据库过大时性能就会下降，安全性也不如其他类型的数据库。SQL Server 和 Oracle 的数据处理能力较强、安全性能好，适合大容量数据处理，但是这两种软件专业技术要求高，设计需要编程语言，一般由专业的软件公司开发。基于网络平台的问卷星等网络软件是近年来发展起来的新兴资料收集平台，可通过平台建立数据库，通过微信、QQ 等方式开展资料收集工作。但通过网络平台收集资料时一定要做好质控工作。

EpiData 软件之所以在临床研究中较多使用，除了其免费外，首先，最主要的是其与病例报告表形式一致的可视数据录入界面，在一定程度上可使数据录入更为方便，也有助于减少数据录入的错误。其次，EpiData 数据库建立方便，可识别 Word 文档等形式的文本内容，对 Word 文档等内容可进行直接复制，无须再次手动输入。再次，EpiData 数据转化功能强大，有多种输入输出格式。最后，EpiData 在录入数据前可通过 CHK 文件建立设置各种录入规则，包括跳转、变量范围、是否必须录入、是否重复录入等，可有效控制录入过程的措施，让入录过程更严谨。因此，本节以 EpiData 3.1 软件为例讲述数据库建立、管理等过程。

四、数据录入

数据库建立完善后就可以开展数据录入工作。目前，除了基于网络平台的问卷星等平台数据录入是研究对象直接填写录入，我国大部分数据库还停留在人工录入阶段。一个病例往往需要录入包括一般情况、既往史、各种检查结果等多种信息，录入工作量大且容易出错。因此在数据录入时，一定要仔细认真做好质量的把控。例如，采用 EpiData 软件进行数据录入时需要 CHK 文件进行录入限定，以及采用双录入方式减少录入错误。EpiData 中 REC 文件的修改依赖于 QES 文件，QES 文件修改保存后，根据修改的 QES 文件更新 REC 文件即可。但是需要注意数值型变量可以修改为相同位数或更多位数的数值型变量，如果修改为位数更少的数值型变量时，程序会弹出警告框提示可能会丢失数据。数据录入时还应注意不能超过限定的录入长度。

此外，还应建立与医院管理系统相兼容的数据库，让数据采集工作变得方便快捷，提高数据挖掘能力，有利于临床数据的收集利用。充分整合利用现有病例资源，加强数据共享，减少重复录入，发挥大数据平台在临床资料收集中的作用，是今后临床资料收集工作努力的方向。

五、数据库管理

（一）数据库的追加和合并

临床研究是一项多人合作的科学研究活动，需要利用各种资源，收集各类资料，可能存在多个数据库。另外，在数据库的录入工作中，尤其是记录数较多的数据库录入工作，往往需要多人录入完成。多个数据库最终需要追加和（或）合并为一个数据库以进行后续处理分析。

数据库的追加就是将两个数据结构完全一样或基本一样的数据库连接起来，完成记录数的累加。不同于数据库的纵向追加，数据库合并主要是将两个结构不同，但有相同变量的数据库横向合并。例如，第一个数据库录入的是病人基本疾病信息，第二个数据库录入的是实验室检查结果，第三个数据库录入的是病人健康相关生活质量指标，三个数据库都含有同一个病人身份的 ID 号，可通过 ID 号连接三个数据库的变量，合成一个既包括病人基本疾病信息又包括病人实验室检查结果和健康相关生活质量指标的数据库。EpiData 3.1 中通过软件下拉菜单"数据导入/导出"中选择"追加（纵向添加记录）/合并（横向添加字段）"可实现数据库的合并（图 18-1）。

（二）数据库的清理和核查

在数据库录入过程中，有时要对不需要或错误记录的变量值进行删除。例如，在 EpiData 3.1 软件中，点击删除图标后虽然删除了当前记录，但是该记录仍然显示于 REC 文件中。如果想彻底删除 REC 文件中该记录，可通过清理 REC 文件完成。数据库的核查包括双录入核查和一致性逻辑核查。双录入核查又称为一致性检验。为了保证录入数据的准确性，一般要求两名录入者对同一资料分别进行录入，然后保存为两个不同的数据库。双录入结束后，通过一致性检验（对调查表双录入后的差异比对），核查出同一条记录不同的录入结果，查找原始资料后进行录入数据的修改，最终达到提高录入质量的目的。一致性逻辑核查是对录入的数据库通过设置核查命令，检查数据库中录入数据的逻辑一致性。

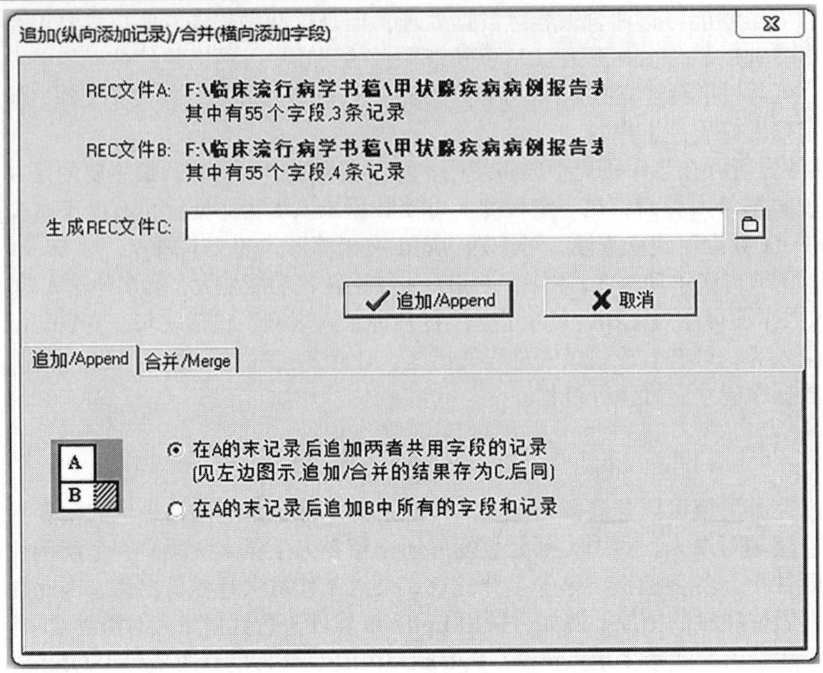

图18-1　EpiData软件数据库追加界面

（三）数据库的导出和导入

数据库的主要功能是存储数据，融合所有记录，最终目的是为数据分析做准备。虽然有的软件自带统计功能，但大多数数据分析采用更为专业的统计分析软件，如 SAS、SPSS、Stata、R 软件等。因此，数据库的设计需要考虑转入不同统计软件进行数据分析的问题。此外数据库的设计还应考虑数据共享问题。一般要求数据库有导出和导入功能以进行数据的转换。数据库导出一般导出至所需统计软件中和其他格式数据库中。EpiData 数据库可以导出为"TXT 文件"（文本文件）、"DBF 文件"（dBaseⅢ文件）、"XLS 文件"（Excel 文件）、"DTA 文件"（Stata 文件）、"SPS 文件"（SPSS 文件）、"SAS 文件"（SAS 文件）。数据库数据导入格式范围相对较少，如 EpiData 导入方式包括"从 TXT 文件导入""从 DBF 文件导入""从 Stata 文件导入"三种方式。

在实际临床资料的整理中，应用 EpiData 数据库进行数据的录入和整理是使用较多的一种方式。Excel 数据库在临床工作中也占有重要的地位。但是作为重要临床资料来源的医院信息系统数据的直接利用度却很低，很多临床资料不能直接转化使用。我国现阶段从事临床数据管理人员还不能满足各医疗单位日益增长的需求，医院信息系统数据的挖掘和利用还需要更多专业的数据处理人员进行研发，尤其是随着计算机技术的不断进步，大数据正如火如荼的进行。在保证安全的前提下，医院信息系统应注重信息共享，发挥医疗大数据的价值。目前，国内外已有一批临床研究网络数据库的使用，如 Oracle-Clinical InForm、REDCap 等，以及临床大数据的提取和利用等。但是对临床网络数据库和临床大数据而言，大多需要专业的软件工程师提供技术支持来完成。医疗大数据的建设还需要进一步推动和完善。

第四节　质量控制

知识点 18-6

1. 临床资料收集过程中的质量控制。
2. 临床资料整理过程中的质量控制。

质量控制是控制偏倚所采取的措施，是临床科研工作的重要内容。任何医学研究都希望获得的结果能够反映真实情况。只有正确地认识客观规律，研究结果才有可能用来指导实践，达到防病治病的目的。在临床工作中，临床资料的测量结果是否与实际相符合，临床研究结果的应用是否可以外推应用是临床工作者关心的重要问题。但由于各种因素的影响，我们所得到的结果往往偏离客观事实。如果将偏离控制在一定限度之内，所获得的结果会基本反映客观事实。若偏离越过一定限度，那么所获得的结果将不同程度地歪曲事实情况，可能最终导致错误的结论。质量控制的目的就是在研究的各个环节中控制这些因素，提高临床资料的真实性。临床资料的设计、收集、整理、分析的每一步都须做好质量控制。本节主要介绍临床资料收集和整理过程中的质量控制。

一、临床资料收集过程中的质量控制

（一）严格遵守设计方案

在整个临床研究流程中，临床研究设计是第一步，也是最关键的一步。临床研究设计是对临床资料收集、整理、分析整个过程的全面布局和把控。良好的临床科研设计可使临床科研的研究结果与真实结果之间的差异降到最低，以较小的成本获得较大的成果。因此，一旦合理的研究方案确立，就应该严格遵守设计方案，不能随意更改。例如，在设计阶段应明确研究对象的纳入标准和排除标准，疾病的诊断和研究指标的测量应尽量选择国内外公认的标准。在资料收集过程中，应严格按照纳入标准、排除标准和诊断标准选择研究对象和病人，否则会造成研究对象的选择偏倚，对研究结果的真实性造成影响。

（二）操作规程标准化

在资料收集过程中，实验步骤、样本收集及预处理、仪器的标准和操作方法、试剂的配制和标定、结果的判定和记录方式等均应有统一的要求。例如，在测量血压时，不同类型的测量仪器、测量方法的差异均有可能导致测量结果的差异。在临床研究中，各种测量仪器、试剂、方法等均应标准化。标准操作规程（standard operation procedure，SOP），就是将某一事件的标准操作步骤和要求以同样的格式描述出来，用来指导和规范日常的工作。其任务是规范研究者行为，保证研究质量。临床研究中 SOP 一定要做到细化和量化，可操作性强，便于理解。

（三）盲法、客观、广泛收集资料

为了消除研究者和研究对象主观因素的影响，多采用盲法收集资料来消除这些偏倚。在临床试验中，如果试验的研究者与受试者一方或双方都不知道试验对象分配的所在组，接受的是试验措施还是对照措施的方法，称盲法试验，其目的是有效地避免受试者或研究者的偏倚和主观偏见。但在实际工作中，盲法尤其是双盲、三盲实践起来非常复杂，在资料收集时有时可行性不高。因此要求在资料收集过程中尽可能收集客观资料，避免开放式问题，以此减少资料收集过程中的偏倚。除此以外，还可以通过广泛收集临床资料进行质量控制，通过不同方式收集的资料可以相互印证，提高临床资料的真实性。

（四）人员培训

在开始收集临床资料前应对研究人员进行统一培训，保证其在整个资料收集过程中遵守统一的方式和方法开展工作，严格按照操作规范收集资料，保证资料的真实性。同时，对研究人员的科学态度进行培训，保证研究人员的科学态度。应强调质量在整个科学研究的重要性，要求每一个研究人员都深刻理解控制误差的重要性，懂得如何控制误差，从而自觉遵守各项规定，高标准、严要求，养成实事求是、一丝不苟的科学作风和精益求精的工作态度。

（五）提高应答率

在收集临床资料前，应先对研究对象做好充分的宣传动员工作。可通过各种途径让研究对象了解研究的意义，减轻研究对象心理负担，减少研究给研究对象带来的不便。充分的宣传动员及解释工作可以有效提高应答率，减少选择偏倚。在临床资料收集过程中，一旦发现无应答或失访者，应立即分析原因，及时进行补救。对无应答或失访者应尽量获取其相关信息，尽量确保无应答者的特征与应答者特征差异无统计学意义。一般情况下，要求无应答率控制在10%以下。

（六）重复测量

在临床资料收集过程中，任何测量结果都需要尽量接近真实值。但是在实际工作中，由于主观和客观因素的影响，测量误差常常发生。有些误差如操作误差、仪器误差等，有时测得的值偏高，有时偏低，因此单独一次指标值测量误差相对较大。而对于同一测试者而言，临床测量在时间上只代表测量时一瞬间的体内状况。大多数临床指标测量值在不同时间内都会有所波动，如正常成人早晨和傍晚的血压水平有所不同。测量的次数越多，其均数更接近于真值。因此，在临床资料收集过程中可通过重复测量方法减少测量误差，提高研究质量。

（七）内外部监督

尽管可以通过上述一系列的质量控制措施进行质量控制，但不一定就不会出现质量问题。为此，还需建立质量控制的内外部监督机制。要经常性地、有效地检查资料收集过程中各个环节的质量。通过内外部监督可及时发现问题、找出差错，使研究者对错误及时加以纠正。内部监督主要在研究项目组内进行，资料收集人员可根据设计方案和标准操作规程自我监督和核查，保证临床数据的收集内容是准确的、可靠的。外部监督一般通过外部独立的机构和个人对临床研究项目的质量进行核查。例如，聘请督导专家、督察员对资料收集过程的质量进行监督。总之，临床资料收集过程中的内外部监督等质量控制，直接关系到研究的真实性，质量把控不严甚至可能造成整个研究工作的失败。因此，质量控制是临床资料收集过程中的重中之重，必须认真做好相关工作。

二、临床资料整理过程中的质量控制

（一）数据录入前的质量控制

在完成临床资料收集工作之后，需要将原始数据录入计算机中，进行数据存储和数据分析准备。原始数据中差错的多少将直接影响后续数据分析结果的可靠性和正确性。如果录入前原始数据差错较多，不管后续的数据处理工作如何精确，其结果都可能是错误的、不可信的，会影响整个临床研究的结果。因此，录入工作开始前，应对原始数据的真实性和完整性进行核查，拒绝将无效和错误的信息录入数据库。

（二）数据录入中的质量控制

在录入资料过程中，可以采用即时检验法进行数据录入的质量控制。即时检验法是在编制原始数据录入程序时加入即时检验的功能。例如，采用 EpiData 软件进行数据录入时，可通过设置 CHK 文件对录入数据的允许取值范围和变量与变量之间的逻辑关系，以及记录与记录之间的逻辑关系进行限定。录入数据时，可即时判断录入的数据是否出错，若与事先设定的不符则提醒录入人员录入错误。通过这种即时提醒功能，可以在很大程度上阻止错误数据的录入，大大减少事后查错纠错的工作量，提高录入质量。但该方法并不能完全阻止录入错误，对于键入变量取值范围内的错误及键入非逻辑错误等则无法进行核查。EpiData 中 REC 文件依赖于 QES 文件，数据录入中切记不要轻易修改 QES 文件，如必须修改，须联系数据库管理人员。

（三）数据录入后的质量控制

数据录入后的质量控制可以通过人工对比核查、双录入核查等方式进行质量控制。人工对比核查即把已经录入计算机的数据打印出来（或显示在显示器屏幕上），与原始数据进行直接的人工校对。当原始资料数据量较小、变量比较简单时，可采用人工对比核查方式检验资料录入的准确性。但这种方法耗费人力且可靠性差，尤其当录入的数据量较大时，难以保证较好地完成质量控制。双录入核查是使用较多的一种数据录入质量控制方法。这种方法要求把录入的原始数据再输入一遍，两次录入不一致的变量值按预定的格式显示或打印出来，然后通过原始资料核查校正已录入的数据。但是双录入仅能检验两次录入不一致的变量值，对于两次录入同样错误的变量值则无法检出。但在实际工作中，两次录入完全相同的差错概率是非常小的。因此，双录入核查是保证临床资料录入准确性的有效方法。

第五节　组　织　实　施

临床研究过程复杂，需要许多研究人员共同参与，临床资料收集与整理工作的组织实施比较复杂，需要研究者花较多精力做组织实施工作。

一、充分利用各种资源

知识点 18-7
临床资料收集与整理中的注意事项。

临床研究资料的收集工作，是在临床收集的（门诊或病房），为保证研究工作顺利进行，最好的做法是研究工作与常规临床工作尽可能一致，这样可以减少研究工作对临床常规工作的干扰，保证医疗质量和医疗安全，同时研究项目运行的成本可以降至最低，参加临床研究的工作人员也会感到比较习惯，也比较容易操作。因此，临床研究设计方案设计的好与不好，项目实施的好与不好，关键在是否能将临床研究顺利地嵌入常规临床工作中，是否充分利用常规临床工作提供的各种类型资料，是否考虑工作人员操作的可行性和病人参加临床研究的方便性。

二、分　工　协　作

临床研究是一项有许多人员共同参与的科学研究活动，数据收集与整理的人员涉及项目负责人、现场负责人、医生、实验室技术人员、资料整理人员等。负责人的主要任务是组织项目实施，把控全局，关注研究项目资料的收集和整理进展情况和质量。医生主要收集临床数据，询问病史，体格检查，填写病例报告表等。实验室人员应负责生物样本的处理、实验室检测、实验数据的输入和整理等。资料整理人员需要审查数据、建立和管理数据库等。所有参加人员都应进行资料收集前的培训，了解临床研究的目的和内容，熟悉临床资料收集和整理的工作流程。

在甲状腺癌临床特征及预后研究中，需要头颈外科医生收集甲状腺癌病人的一般情况、症状、体征、治疗及预后资料；需要病理科医生对病人进行明确诊断和病理分型；需要放射科医生出具 B 超或 CT 报告；需要检验科医生检测甲状腺功能、降钙素及其他生化指标。整个资料收集过程中还需要护士及调查员的积极配合，人员之间分工协作，形成一个保证质量和效率的临床研究实施体系。

三、提 高 依 从 性

临床研究实施的质量与研究对象的依从性和研究者的依从性密切相关。临床研究中，研究对象是否得到正确的诊断、及时和必要的治疗、获得最佳的近期疗效和远期转归等，与研究对象的依从性密不可分。资料的收集过程中，应采取必需的措施以提高研究对象的依从性。加强研究者的培训和管理，提高研究者的服务质量，与病人建立良好的关系，提高研究对象的依从性。鼓励病人及时与研究者进行交流，提出病情的有关问题，报告不良反应等，减少病人擅自停药或改变治疗方案，提高资料收集质量。

四、启 动 实 施 方 案

收集资料的内容和方法一经确定，就不能变更，在整个研究过程中必须前后一致，保证资料的同质性。不同的研究方法，收集的资料可能有所不同。但主要是暴露（特征）和结局的资料，注意要有明确和统一的标准。所有参加检验或检测人员及调查员都需要经过统一培训。

例如，在甲状腺癌的研究中，除了收集主要的暴露因素资料外，还需要收集其他资料，包括各种可疑的混杂因素等。例如，一般指标：年龄、性别、居住地、婚姻状况、经济收入及生活习惯（吸烟、饮酒、睡眠质量等）等指标；家族史及疾病史；临床检查指标：肿块大小、淋巴结是否转移等；实验室检测指标：游离三碘甲状腺原氨酸、游离甲状腺素和促甲状腺素；病理学指标：疾病类型、肿瘤直径病灶数、是否侵袭被膜等；结局相关指标：有效、缓解、癌症病人生活功能指标等；临床经济学指标：住院费用、检查费用等；预后相关的临床资料，疾病、死亡、健康状况的变化，分子或血清的变化等，如甲状腺癌术后低钙血症、甲状旁腺功能减退、有无喉返神经损伤、有无血肿、有无发声和吞咽困难等。

收集的资料不是越多越好，应以满足研究目的需要为原则，与研究目的有关的变量不可缺少，而且应当尽量细致深入；反之，与研究目的无关的内容则不要列入。

根据需要收集的信息和临床工作特征编制包含各类指标的病例报告表，如包含一般特征、疾病情况、行为习惯、女性生殖生育史、家族史、放射接触、临床特征、实验室检查、生活质量等指标的报告表。

资料的收集与整理需要利用各种资源，分工协作收集各类资料，可通过 EpiData、Excel、SPSS 等软件建立数据库，并进行数据核查、变量整理等。

五、质 量 评 估

临床研究的组织实施要设定预期目标，可以将病例报告表和数据库作为预期目标，考察临床研究组织实施的质量和进度。数据质量和数量可反应研究收集资料到了什么阶段，还有多少工作需要开展。

（黄　芬）

第十九章　临床流行病学资料的分析与结果解释

【案例 19-1】

　　为评价某公司生产的七味清咽气雾剂治疗急性咽炎（肺胃实热证）的有效性和安全性，以原抛射剂型及安慰剂为对照，以不同地区的 7 家三甲医院共同参与，以 420 例符合研究入选标准的急性咽炎（肺胃实热证）病人为研究对象，采用随机、对照、双盲、多中心方案，在一个疗程 6 天的临床观察中，共收集了基线及随访过程中 581 个相关测量或观察指标：①人口学、现病史、家族史、用药史与试验研究相关的症状和体征等一般资料；②重要体征（体温、心率、呼吸、血压）、实验室检查、辅助检查、不良反应等安全性观测指标；③咽痛消失时间、咽痛缓解情况、VAS 积分、中医证候评分及疗效等疗效指标；④其他，随机号、排除性指标等。

【案例问题】

　　1. 本研究除设立了七味清咽气雾剂试验组外，还设立了原抛射剂型及安慰剂两个对照组，其目的是什么？

　　2. 本研究采用多中心试验的目的是什么？是否需要考虑不同地区的医院疗效的差异性？医院是否会对药物疗效和安全性评价造成影响？

　　3. 作为一个大型研究数据，为实现研究目的，统计分析的基本原则和思路是什么？应如何选择统计分析方法？

　　4. 研究和探索性分析中发现，共有 10 例病人因各种原因脱落而未完成研究，2 例病人在研究过程中依从性较差，22 例病人年龄、临床特征等不符合入选标准，这些对象应如何处理？

【案例 19-1 分析】

　　1. 本研究的目的在于通过与安慰剂和阳性对照比较，说明七味清咽气雾剂的疗效"优于"安慰剂、"非劣于"阳性对照药，属于典型的三臂临床试验。

　　2. 采用多中心试验是为了保证研究对象的代表性和结果的外推性，并在短时间内收集到足够的研究对象，医院（或地区）可能对药物的疗效和安全性评价产生影响，因此是潜在的效应修饰因子或混杂因素。

　　3. 统计分析的目的在于围绕研究目的，充分利用所收集到的信息，选择恰当的统计学方法，并控制潜在混杂因素的影响，真实、客观、定量地表达研究因素的效应，回答研究目的所提出的问题。

　　4. 临床试验是以病人为研究对象的研究，特别是由于可能与药物等干预措施有关的各种原因，退出、脱落等情况在所难免，但不能轻易剔除病例，应按照一定的要求，分析其原因进行恰当处理，以充分利用信息，并避免发生选择性偏倚。

第一节　概　　述

一、临床流行病学资料的来源

知识点 19-1

1. 临床流行病学资料的主要来源。
2. 统计学中定量变量、无序定性变量和等级变量的分类依据。
3. 统计学上变量转换的原因。
4. 临床流行病学资料中的变量在研究中用途或角色的分类。
5. 从统计模型的角度看，临床流行病学资料中的变量分类。

　　在临床流行病学研究中，当根据研究假设和研究目的，基于特定的研究设计方法，从研究对象身上收集相关信息之后，就需要考虑如何对资料进行定量分析，以说明临床医学领域中健康、疾病与相关因素的分布及其内在联系，定量地回答临床医学中遇到的有关筛检、诊断、治疗、预后及病因等科学问题，为进一步的临床决策及循证医学奠定基础。统计学作为一种定量研究的工具学科，在这个过程中扮演着十分重要的角色，我们可以认为，统计学是"真实世界"与"数字世界"之间的一座桥梁，其结果是对现实的抽象、简化与缩影，从而使认识世界的过程变得更加科学、方便而有效。

　　统计分析的对象是来源于现实世界的资料，资料是所有研究对象的某种或某些特征的观测值（统计学上也称为变量值）形成的集合，也称为数据。临床流行病学资料的来源有广义和狭义之分。

其中，狭义的临床流行病学资料一般是指研究者根据研究目的，按照预先确定的研究方案，通过观察或实验收集到的资料，即专题研究性资料。例如，为评价某公司生产的七味清咽气雾剂治疗急性咽炎有效性和安全性，以安慰剂为对照，针对来自 7 家医院的 420 例急性咽炎病人，进行多中心双盲随机对照临床试验研究，收集了病人的一般人口学、临床特征等基线信息，疼痛程度、疼痛缓解/消失时间等反映有效性的结局信息，以及不良事件、相关临床检查等安全性评价信息，所形成的资料即为专题研究性资料。

广义的临床流行病学资料还包括基于其他目的或用途，以人（主要是病人）为最小观察单位收集的，可以用来定量地分析疾病、健康或临床服务一般性问题的资料，常见的如医院门诊、住院的病历资料，病人出院后的随访资料，体检科的体检资料等，属于工作中需要常规收集的信息，即常规工作性资料。例如，某医院 2003～2013 年间收治的 299 例确诊酒精性心肌病病人入院时的病历资料，以及截止至 2016 年的电话健康教育和随访信息。

二、资料中的变量及其分类

临床流行病学资料是以个体为观察单位，针对某些相关特征进行观察或测量，所获得的观察值或测量值的集合。统计学上称这些特征为变量，其是根据研究目的或实际工作需要而确定的，不同的变量在研究中有其特定的用途或角色。因此，变量的类型和角色的区分在统计分析中至关重要，因为它不仅在很大程度上决定了统计分析方法的选择，而且也影响着结果分析的解释与推断，很多统计分析错误的问题，都与变量定位的混淆和错误有关。

（一）变量的统计学类型及其转换

变量是观测单位的某种特征或属性，而变量在某个观测单位上的具体观测值称为变量值（value），变量的统计学类型就是根据原始变量值的表现形式不同，常分为以下三类：

1. 定量变量（quantitative variable）　变量值表现为数字，测量方式为工具测量或计数。如病人的年龄（岁）、血红蛋白（g/L）、咽痛病人的疼痛缓解时间（h）等都属于定量变量。

2. 无序定性变量（nominal variable）　变量值表现为文字或符号定性表达方式，往往表现为互不相容的类别或属性，而且不同类别间不存在等级或程度的差别，也称为无序分类变量。如病人的性别、民族、疗效是否有效、结局是否发生等都属于无序定性变量。

3. 等级变量（ordinal variable）　首先也属于定性变量的范畴，变量值表现为文字或符号定性表达方式，但不同类别间自然存在等级或程度的差别，给人以"半定量"的概念，也称为有序定性变量。如病人的文化程度（文盲、小学、初中、高中、大学、研究生）、咽痛程度（无、轻度、中度、重度）、中医证候疗效（痊愈、显效、有效、无效）。

当然，出于特定研究目的或分析需要，各种类型变量间可以进行转换。例如，在七味清咽气雾剂治疗急性咽炎的临床试验中，通过"中医证候疗效指数=（治疗前症状积分-治疗后症状积分）/治疗前症状积分×100%"来说明通过治疗症状缓解的程度，为定量变量；在研究中根据给定的临床标准，将其转换为痊愈、显效、有效、无效等四个中医证候疗效等级；而在分析中医证候痊愈率时，又根据是否痊愈转换为二分类定性变量。这种变量的转换通常具有方向性，一般从定量到半定量，再到定性，但须知这种转换后的数据，其信息量将减少。

一般而言，统计学上进行变量转换的原因主要有三个：一是临床的思维和实践习惯用法，如诊断时把人分为有病和无病、治疗时分为好转和恶化、预后分为死亡和生存，因此二分变量便于医生和病人理解和应用。二是从定量到定性的转换，体现了由量变到质变的过程。例如，在考察年龄对糖尿病患病率的影响时，将年龄分为了<35 岁组、35～55 岁组、>55 岁组，从而使不同年龄组间糖尿病发病风险的差异性增大，每一年龄组特征更加鲜明，也更能体现出糖尿病的年龄分布特点，以及随年龄变化的规律。三是统计分析或模型的需要。例如，分层分析中，分层因素必须为分类变量或等级变量。同时，对于统计学中多因素分析中常用的多重线性回归、Logistic 回归、Cox 回归等，都是通过线性函数表达自变量与应变量或其效应量间的数量依存关系，在分析时必然要求自变量与其效应量间存在线性趋势才能纳入模型，但实际上非线性关系在实践中更为多见，而且也更接近客观事物性质本身。此时，就可以考虑通过将定量变量转换为等级或二分类变量，通过哑变量（dummy variables）的形式等纳入模型。

最后，需要特别指出的是变量类型的区分也与分析或观测的基本单位有关。例如，对于患病与否的问题，若以人为基本测量和分析单位，它是二分类变量，但若以地区（如国家）为基本单位，患病率则为定量变量。

（二）变量在研究中的角色

大多临床流行病学的研究的目的归根结底是揭示临床领域中事物间的因果关系（cause and effect association）。例如，病因与其引起的疾病间的关系、预后因素与疾病的发展过程及其结局间的关系、治疗药物与其产生的结局或所引起的不良反应的关系等，都属于因果关系的范畴。那么，为了通过研究建立起因果关系，就必然需要收集表征"因"的信息和表征"果"的信息，才能最终通过统计学方法呈现其间的关联。因此，从因果关系研究的角度资料中的变量可以分为：关于"因"的变量，称为因素（factor）；关于"果"的变量，以反映在"因"的作用下研究对象所出现的反应或结果、结局，称为结局变量，或效应、反应变量。例如，在七味清咽气雾剂治疗急性咽炎的临床试验中，药物分组是关于"因"的变量，而中医证候疗效为关于"果"的结局变量。

当然，根据流行病学的多因性特征，在研究中观察到的任何结果，都是在多种因素共同作用下产生的综合效应。但在一次研究中不可能穷尽事物发生的所有"因"，只能关注其中的一个或几个因素，称为研究因素（study factor），流行病学上也称为暴露因素，在实验性研究中也称为干预（或处理）因素。而其他与结局发生有关的因素，对于本次研究而言即为非研究因素，属于潜在的混杂因素、效应修饰因素。例如，在研究吸烟和肺癌关系的队列研究中，吸烟是暴露因素，发生肺癌是结局指标，而年龄、性别和肺癌的其他危险因素是潜在的混杂因素，同时也是潜在的效应修饰因素。

除此之外，病人的 ID 号、联系信息、数据核查信息、抽样信息等，均为资料中的其他信息，与研究目的的相关性较小，一般在数据分析中的用途不大。

因此，在进行临床流行病学数据分析时，根据在研究中的用途和角色定位不同，典型的流行病学研究数据中的变量主要可分为以下五种：暴露变量、结局变量、混杂因素、效应修饰因素和其他变量。识别这些变量在流行病学研究中的分类和用途，是分析数据的基础。

（三）变量在统计模型中的角色

统计分析是采用数学方法（即统计模型）表达变量间的在数量或分布上的关联，从而呈现现实世界中事物间的内在联系。如果根据研究目的认为一个（或一些）变量的变化，引起了另一个（或一些）变量的变化，则前者称为自变量（independent variable），后者称为因变量（dependent variable）。例如，对于临床流行病学研究资料中常用的多重线性回归、Logistic 回归、Cox 回归模型等，一般都是通过数学上的线性函数形式表达变量间的数量依存关系。以上模型都可以通过一个称之为连接函数（link function）的变换，使结局变量的期望值与线性部分联系起来。例如，Logistic 回归中，采用 logit 连接函数，$g(\pi) = \text{logit} = \ln\{\pi/1-\pi\}$，$\pi$ 为结局事件的发生率。模型的一般表达方式为

$$g(\mu) = \eta = \sum \beta X$$

其中，等号左边部分的结局变量为因变量，一般用 Y 表示；而在等号右边部分的 X 为自变量，体现对结局变量期望值的影响作用，即表征"因"的变量。除了研究因素外，混杂因素和效应修饰因素从本质上来说也是"因"，因此也属于自变量，应放在方程的右侧。

不难理解，由于统计分析的目的决定于研究目的，而流行病学的研究目的又与因果假设有关。因此，研究中的因变量和自变量的关系应该是固定的、不能调换方向的，即自变量不能作为因变量来分析，反之亦然。但由于因果联系的复杂性，对于因果链上中间因素而言，一个变量在某个研究里可能是"果"，而在另一个研究里则可能是"因"。例如，在研究高血压和肥胖的关系时，高血压可能是肥胖的结果；而在心脑血管意外与高血压的关系研究中，高血压可能是心脑血管意外的原因，在分析时，应对血压采取不同的分析策略。

对于特定分析目的而言，自变量可以是多个，但因变量一般只有一个，而分析总是围绕因变量展开的，因此因变量的统计学类型决定了分析的策略和方法。当因变量为定量变量时，单因素分析可选择 t 检验、方差分析、秩和检验、线性回归等方法。如果因变量为无序定性变量时，应选择卡方检验、Fisher 确切概率法、Logistic 回归等。如果因变量为等级变量，应选择秩和检验、等级 Logistic 回归等。而如果既关注结局是否发生，又关注结局发生的时间，即为生存资料，应选择 log Rank 检验、Cox 回归等。

对于临床流行病学资料而言，因变量很少出现定量变量的情况，因此本章主要以二分类定性变量为主介绍相关统计学分析方法，并兼顾生存资料的分析。

三、统计分析的总则与分析思路

一个常见和普遍的误解，认为"统计"就是分析数据。我们经常会遇到这样的情形，医生或研究人员在研究结束后，面对从临床或科研获得的庞大数据无从着手。同时，如果研究的设计存在缺陷甚至错误，获得的数据不准确或不可靠，试图寻求统计方法加以弥补亦是徒劳无益的，即使再高深的统计方法也一样于事无补，基于这些不准确或不可靠数据的统计分析所得结论常常是无根据的，甚至是误导的。

正如普林斯顿大学统计学系创始人 John Tukey 教授所说"数据分析最重要的原则，也是很多分析者想规避的原则：对一个正确问题的近似答案，远远好于对一个错误问题的精准答案"。这也应是流行病学资料分析应遵循的最高原则。因此，统计分析不是简单的数学游戏，统计不可能脱离研究本身，统计分析的资料源于现实，其结果通过高度浓缩、概化而高于现实，其结论还要回到现实。在分析过程中，应注意两个转化：第一个转化是针对研究问题或目的，转化为统计分析目的和解决方案，即运用统计思维和统计方法去分析和解决医学科研问题，从而完成由现实世界到数字世界的过程；第二个转化是将统计学结果转化为专业的结论，统计学结果要得到相关专业理论的支持，获得合理的解释，并为专业决策提供依据，从而完成由数字世界回到现实世界的过程。

基于以上分析，临床流行病学资料的分析应定义为基于一定的研究假设，具有明确研究目的，采用特定流行病学研究设计方案，对从研究对象身上收集的群体信息采用恰当的统计分析方法或指标，进行定量的整理、分析和总结，以呈现所研究事件（如疾病或健康状态）的分布，以及其与相关因素间的内在联系，从而科学地、定量地回答在实践中遇到的病因、诊断、治疗效果、不良反应、预后等医学问题的过程。因此，对于临床流行病学资料的统计分析思路可以概括为以下四方面内容。

（一）明确研究目的

即回答"做什么"的问题。必须再次强调的是临床问题的意义决定了统计分析的意义，而研究目的确定了统计分析的方向，所以研究目的主要取决于要解决的临床问题及研究假设。结合前面章节的学习不难发现，大多数临床流行病学研究都可以认为是在因果假设指导下的因果研究，以提出、检验、验证因果假设为主要目的，以认识疾病、健康或医护工作质量特点及其影响因素，评价诊疗措施（含器械、药物等）的效果、安全性及成本分析，以提高诊疗水平，改善医护工作质量，推进医疗实践，提高公共卫生能力。

（二）明确资料的特征及变量的角色

即回答"数据是如何获得的""其表现形式如何""不同变量在分析中充当何种角色""数据质量如何"等问题，为统计分析方法的选择奠定基础。其具体包括研究对象的抽样方法和分组安排、研究变量的确定和信息收集方法，以及控制偏倚的具体措施等。例如，是否使用了匹配、具体随机分组方法，即明确流行病学的设计方法。

（三）明确统计分析技术

在明确了主要分析目的和数据特征的基础上，主要强调获得可靠结论的方法选择和注意事项、统计分析步骤和流程。其内容主要包括统计描述和统计推断两方面。前者主要通过统计指标描述原始资料的分布特征，后者主要通过假设检验和参数估计说明临床干预措施与其效果、暴露因素与结局事件间的关联和关联强度。具体来看，主要包括：

1. 描述性分析　根据变量类型选择描述性方法，说明研究对象的特征及暴露结局的情况。例如，描述疾病预后事件的发病水平、发病密度和患病水平等，描述临床治疗干预（或暴露因素）的水平、分布特征和描述病人失访的分布特征，即描述群体各种特征指标的频率及其分布模式，描述疾病或其他事物在人群中发生、发展的过程，并揭示其分布特点。

2. 关联性分析　目的在于探索疾病、健康或医护工作质量的影响因素，以把握其发生、发展规律，同时考虑混杂因素的影响，并进一步计算相关指标，以反映关联强度。例如，计算相对危险（OR/RR）和绝对危险，并检验其是否具有统计学意义和计算置信区间；采用分层分析、多变量分析控制混杂因素等。

3. 剂量-反应关系分析　可以认为是关联性分析在暴露为等级暴露或分级暴露时的特殊形式，以说明某特定疾病或结局在人群中的发生频度或强度，随着其他因素变化而变化的关系。例如，选择趋势卡方检验、Logistic 回归、Cox 回归等方法分析 *OR*、RR 等关联强度指标随暴露等级的变化趋势。

4. 因素间交互作用分析 即分析多个因素在对结局的影响过程中，解释因素间的相互作用。

5. 干预措施评价 将观察到的效应，通过比较特异地归因于干预措施策略或具体措施，从而评价其效果和作用，为临床诊疗、改善医护工作质量决策提供依据。例如，通过试验组与对照组的比较说明某种药物与对照组比较在疗效、安全性、卫生经济学等方面的优势等。

（四）统计分析结果的报告与解释

统计分析结果的报告与解释主要是针对统计学方法获得的分析结果，提供合理的报告，并运用流行病学和统计学原理，结合临床医学理论和实践、既往研究文献，通过逻辑推理，分析并判断结果的真实性、可靠性、可行性的过程，以最终评价研究结果在实践中的应用意义和价值。

第二节 专题研究性资料的分析

> **知识点 19-3**
> 1. 临床流行病学分析的主要内容。
> 2. 分析中能否直接剔除前瞻性研究中的失访对象？
> 3. 研究基线资料的描述和比较的目的。
> 4. 队列研究资料能否计算 *OR*？
> 5. 根据研究方法不同，说明主要的关联强度指标。

临床流行病学研究资料特指为探索某个临床问题而特别进行的研究所产生的数据。常见的临床流行病学研究包括现况研究、病例对照研究、队列研究、实验流行病学等。总体来讲，结合上述统计分析思路，设立对照组的分析性和实验性流行病学研究资料，分析涉及的内容最多，方法最复杂，在临床研究中也最具有代表性。因此本节将主要以分析性和实验性流行病学研究资料的统计分析为主线进行介绍。

一、分析数据集的确定及缺失值的处理

对于任何研究而言，在统计分析之前，确定实际用于分析的数据集（analysis set），这是首要任务，即分析时应包括哪些受试者，不包括哪些受试者。但在此之前需要首先检查研究对象的入选、完成和依从性情况。

（一）检查、描述研究对象入选及完成情况

对于流行病学研究，在确定研究对象时大致都经过了这个过程：首先需要在目标人群（target population）中明确适合进行研究的源人群（source population），于源人群中筛选符合入选标准的人群为合格人群（eligible population），然后按照研究方案中确定的样本量，将其中全部或随机抽取一部分纳入研究，并根据进入研究的时间顺序进行编号（随机对照试验中也称为随机号）。理论上，凡是赋予了编号，进行了分组的对象，其研究过程中收集到的所有信息均应录入数据库。

在分析之前，应根据研究过程中的记录的信息，核查每一个研究对象研究进程情况，主要包括以下三方面的内容：

1. 合格性 虽然在研究对象的纳入过程中，要求必须严格按照入选标准筛选研究对象，但由于实际研究过程中信息的不准确、不完整、不及时等情况，常常研究对象入选后，才发现不符合入选标准的误纳入情况，称为不合格（ineligibility）对象。

2. 失访和退出 由于种种原因，纳入研究的研究对象可能会在研究开始后主动退出或失访，或者研究者认为研究对象不适宜继续研究，研究对象被迫退出研究，均造成信息收集的不完整。

3. 依从性 在研究过程中研究对象还可能不遵守研究方案所规定的要求，出现不依从（noncompliance）的情况。

对每一步选样、抽样和筛选，都应交代其原则和方法；对每一种研究对象的丢失，都应详细记录其具体原因和数量，并描述研究对象的数量变动，是后续确定数据集，以及后续判断选择偏倚是否存在及其大小的重要依据。图 19-1 显示的是流行病学实验中研究对象的变动流程。

（二）分析数据集的确定

不难发现，不管是前瞻性研究还是其他研究，随着研究进展的深入，实际参与研究的人数一般都在不断减少，每一步选择和丢失都可能影响最终研究结果的代表性和真实性，从而造成选择偏倚、随机性破坏等问题。因此，对于上述情况的处理不能做简单的剔除处理。应根据不同的研究目的，按照最小、最合理的方法进行剔除，以保留更多研究对象的信息供分析使用，使偏倚减到最小。一般而言，剔除的情况通常包括：①违反重要入选标准；②除基线信息外无任何其他观测数据，无法为针对研究目的的分析提供任何有用信息；③实验性研究中，受试者未接受试验用干预措施；④研

究方案中明确的，且经过充分的论证和说明其他情况。

例如，在临床试验中，对数据集的确定要求非常高，《药物临床试验的生物统计学指导原则》做出了明确规定，主要包括全分析集（full analysis set，FAS）、符合方案集（per protocol set，PPS）和安全集（safety set，SS）三个。

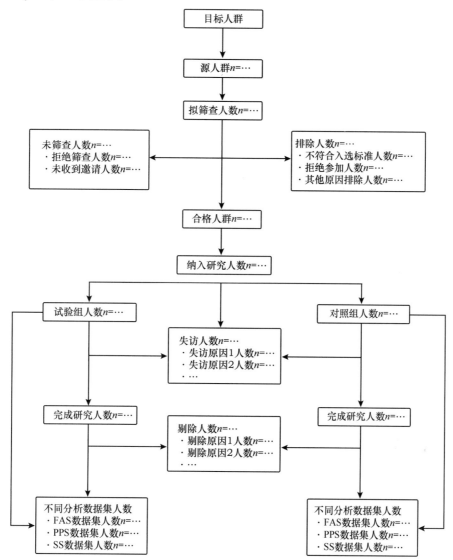

图19-1　流行病学实验中研究对象的变动流程图

（三）缺失值的处理

缺失值（missing value）即在研究中针对研究对象的某个或某些变量未收集到相关信息，是任何流行病研究中都难以避免的问题，也是一个潜在的偏倚来源。例如，由于各种原因造成的失访、研究过程的意外打断、在数据整理时发现的不符合逻辑的数据等。尤其对于研究中主要分析变量，如果在分析中直接排除缺失值，可能会导致：①破坏研究样本对于目标人群的代表性；②随机性破坏，包括随机抽样及实验性研究中的随机分配；③降低研究的把握度或减小变量的变异性引起Ⅰ类错误率的膨胀，从而可能导致研究结果无法解释。

因此，除了在研究设计和实施过程中采取必要措施尽量避免缺失值的发生外，尤其对于重要的研究变量的缺失值，如临床试验中主要终点指标，应根据情况进行统计学处理。一般认为，当缺失率≤5%时，对研究结果的影响较小，可不予处理。对于缺失率较高的数据，应根据缺失机制选择恰当的方法对缺失值进行填补，对完全随机缺失、随机缺失数据的处理目前有末次观测值结转（LOCF）、基线观测值结转（BOCF）、均值填补、回归填补、多重填补等多种不同的方法。具体可参见相关统计学文献。当缺失数据过多时，如缺失率≥60%，数据完全失去了可利用价值，任何填补方法都无济于事。

二、变量的识别、转换及编码

知识点 19-4
1. 变量转换的常见方式。
2. 对定性变量的不同类别进行数字编码的意义。

如前所述，变量的识别、初步整理及编码属于统计分析的常规基础性工作，是指在进行数据分析以前，根据研究的目的和流行病学设计方法，考察资料中不同变量在分析中的用途或角色，并对变量进行转换及对分类变量的类别用数字表达的过程。

（一）变量的识别

根据前面内容的学习，从变量在研究中的用途来看，主要有五类变量。本节再次根据研究方法的不同，强调暴露变量和结局变量的识别。混杂因素和效应修饰因素，将在第四节中具体阐述，而其他变量一般与常规性分析关联性不大，这里不再赘述。需要再次强调的是，这个分类由研究关注的主要因果关系决定，但由于研究中可能涉及多种表征"因"的变量和表征"果"的变量，以及实际因果关系的复杂性，在一个具体的分析中，变量的归类可能会随着分析所关注的因果关系的变化而变化。

1. 暴露变量 指的是从研究假设和研究目的出发，可能对疾病或结局事件的分布、发生产生影响，且为本次研究所关注的特征、因素或干预措施，也就是研究中用于反映研究因素或暴露因素的变量，而在实验性研究中即处理因素。对于人群研究而言，考虑研究的可行性，在一次研究中研究因素的数量一般不会太多。

在流行病学实验性研究中，一般只涉及一个处理因素，并根据具体干预措施的不同将研究对象进行分组，则分组变量即为暴露变量。例如，在七味清咽气雾剂治疗急性咽炎的临床试验中，以安慰剂为对照，则暴露变量的取值包括试验组和对照组。

对于病例对照研究而言，根据其设计模式是根据"果"分组，收集"因"的信息，则所要收集的信息即为暴露变量。由于病例对照研究一般都涉及多个暴露因素，需要注意的是在后续分析中，应根据研究目的和专业意义，考虑交互作用的识别和测量。

在队列研究中，根据研究假设，一般只有一个暴露因素，并用于研究人群的分组，即分组变量。变量的取值根据分组不同可以是暴露组和非暴露组。当然也可以同时收集有关暴露的其他信息，如暴露方式、暴露剂量、暴露等级等，作为暴露因素的补充或深化，都属于暴露变量。例如，在吸烟和肺癌的关系研究中，可以根据是否吸烟分为两组，则是否吸烟为主要暴露变量；同时可以收集吸烟量、吸烟方式、是否戒烟等相关信息，作为暴露变量的补充内容。

而对于现况研究而言，所要收集的研究对象的特征或所研究事件的相关因素，可以认为是暴露变量。

2. 结局变量 是反映在"因"的作用下研究对象所出现的反应、结果或事件的变量。一般而言，在实验性研究和队列研究中，为了提高研究的效率和价值，所收集的结局信息都是多方面的，以说明"因"的作用下的多种效应或作用。例如，在队列研究中，可以观察一种暴露变量与多种疾病结局间的关系；临床试验中，可同时评价药物或器械安全性和有效性等。同时，即使是一种效应，也可以通过多方面加以反映，既可以是终点结局，即"硬"结局，如是否死亡、是否痊愈、是否发病等；也可以是中间结局，即"软"结局，主要体现为出现了某个特征性的改变、某临床指标或生命质量等的动态变化达到了一定标准等，此时就需要既收集基线信息，又收集随访后的结局信息。以上的所有信息，都应归入结局变量的范畴。

对于病例对照研究而言，结局变量一般只有一个，即用于分组的变量。而对于现况研究而言，所关注的疾病或事件，可以认为是结局事件，其可以是一个，也可以是多个。例如，在慢性病的患病率研究中，可以只研究一种慢性病，也可以同时研究多种慢性病的患病状况。而在居民健康素养调查中，在问卷中反映健康素养的问题供涉及三个方面，共计71题，并按五类健康问题归类，都应属于结局变量的范畴。

（二）变量的转换

为了照顾临床实际和分析的需要，在正式分析前需要对有些变量进行转换。由于转换过程中可能会损失信息，而且不同转换方法可能得到不同的分析结果，有些分析者试图通过改变变换方法来获得预期的结果，从而掩盖事物间的真实联系，所以变量转换必须谨慎对待。

在变量转换中，一般要求：①转换的理由必须充足；②转换方法应遵循公认常用的原则，或已在某些特定的临床领域得到成功的应用；③分析之前对关键变量是否要进行变换，最好根据既往研

笔记栏

究中类似资料的性质，在研究设计时即做出决定。常见的变量转换主要包括以下三种情况：

1. 随访性研究中反映指标动态变化的转换　一般有绝对变化值和相对变化值两种方法。其中，绝对变化值直接表现为结局与基线测量结果的差值，如在七味清咽气雾剂治疗急性咽炎的临床试验中，基线中医证候积分与治疗后中医证候积分的差值。相对变化值一般在差值基础上除以基线测量值，说明相较于基线变化的比例。

2. 连续性变量的单调转换　指的是将原始数据作某种单调函数的变换，如对数转换、平方根变换、倒数转换、平方根反正弦转换等。其主要目的是确保资料满足统计分析方法所基于的假设，如满足正态性、方差齐性、线性要求等。

3. 将连续变量转换成等级变量或二分类定性变量　常用的转换方法包括：①采用一般通用的分级方法、既往大多数同类研究使用或建议的转换方法，以增强研究的可比性，如年龄可按国际通用的婴儿、幼儿、青少年、青年、中年、老年的年龄切点来分级；②采用百分位数法，把研究人群分成每组人数均等的 3～5 组，如按 P_{25}、P_{50}、P_{75} 三个切点分为四组，但这种转换方法一般只用于初步探索事物的分布规律，其分类结果难以有现实意义的解释，因此，一般只用于探索性研究。

（三）变量值编码

统计学以数学作为分析工具，其处理的对象为数字，因此为了便于对定性变量进行后续的统计学处理，尤其是在建立统计学回归模型时，需要首选对其变量值所表现出来的不同类别进行编码，每一个类别用不同的数字表示，即定性变量定量化的过程。

在编码时，一般从 0 开始整数编码。例如，对于存在 c 个类别的变量，以 0、1、2、…、$c-1$ 来表示 c 个类别。其中，等级变量应依次按类别的程度、顺序赋予从小到大不同的数字，以体现其等级的特点。例如，性别的编码：女为 0，男为 1；结局是否发生：未发生（或否）为 0，发生（或是）为 1。

三、研究对象的特征描述及可比性分析

临床流行病学研究大都是以人为基本资料收集和分析单位进行的人群研究。在上述资料的初步整理和准备工作完成之后，就进入到了正式的数据分析阶段。首先需要描述并报告研究对象纳入研究时的特征，即研究对象的基线情况，根据研究目的的不同，主要包括人口学、社会学、病理生理学、组织学、遗传学特征等，从而使读者可以据此判断结果的针对性或外推性，也便于不同研究间的比较分析。

对于在研究设计阶段即设立了对照组的研究，如病例对照研究、队列研究、随机对照试验等，应采用分组描述的方式，并通过假设检验进行组间的比较，以检查存在混杂的可能性。需要注意的是，在可比性分析中，除了上述研究对象特征的比较外，还应包括其他基线或研究过程中的潜在混杂因素，如临床试验中有关疗效、安全性评价的基线变量、研究过程中的给药量、研究对象的依从性等。

> **知识点 19-5**
> 1. 研究中基线分析的主要目的。
> 2. 在可比性分析中，某因素或特征的组间差异有统计学意义与无统计学意义的处理方式。

在描述指标的选择方面，对于年龄、病程等定量变量，根据是否服从正态分布，采用 $\bar{x} \pm s$ 或四分位数[一般表达为 $M(P_{25}, P_{75})$]描述，组间比较可选择 t 检验、方差分析或秩和检验。对于性别、文化程度、是否患病等定性变量，采用例数结合构成比描述，表达为 $n(\%)$，组间比较选择卡方检验或确切概率法。在研究对象的特征描述和可比性分析中，一般不需要报告可信区间，但建议同时报告假设检验的检验统计量，并保留 3～4 位的具体 P 值。

在可比性分析中，一般认为如果针对某特征或其他基线变量的假设检验结果 $P \leqslant 0.05$，即认为该变量在组间的分布差异有统计学意义（或称为显著性差异），提示与分组因素具有统计学关联，组间不具有可比性，应考虑该因素为混杂因素的可能性，需要进一步加以判断。但如果 $P > 0.05$，即组间没有显著性差异，只是提示该因素目前尚未发现与分组因素有统计学关联，并不是没有混杂或混杂很小的保证。其原因在于：出现 $P > 0.05$ 的结果还可能与样本含量过小有关，而且混杂的大小还取决于混杂因素和疾病之间关系的强弱。所以，尤其是对于专业上认为非常重要的潜在混杂因素，仍需进一步判断。

四、结局事件发生率或暴露比例的描述与估计

针对不同的研究方法，研究中所关注分析变量的描述指标和方法虽有差异，但一般都采用率作

为描述指标，并建议给出相应的可信区间。

（一）横断面研究

在有关疾病的横断面研究中，应计算疾病的患病率，即研究中发现的患病人数占研究对象总人数的比例。

$$患病率 = \frac{研究中发现的患病人数}{研究对象总人数} \times K \qquad （式 19\text{-}1）$$

（二）分析性和实验性研究

对于设置了对照的分析性和实验性研究，包括病例对照研究、队列研究、随机对照试验等，应首先按是否暴露（或干预措施不同）与结局是否发生（如是否发病或患病）将资料整理成四格表的形式（表19-1）。

表19-1　分析性和实验性研究中暴露（或干预）与结局资料四格表

暴露/干预	是否发病/患病		合计
	是	否	
暴露组/试验组	a	b	a+b
对照组	c	d	c+d
合计	a+c	b+d	N

表 19-1 只针对未采取配对设计的研究资料，如未匹配或成组匹配的病例对照研究资料、采用完全随机设计的实验性研究等。对于采用了配对设计的资料应组织成配对四格表资料。例如，对于 1∶1 匹配的病例对照研究的暴露情况四格表如表 19-2 所示。

表19-2　1∶1匹配的病例对照研究的暴露情况四格表

对照组	病例组		合计
	暴露	无暴露	
暴露	a	b	a+b
无暴露	c	d	c+d
合计	a+c	b+d	N

在四格表的基础上，进一步根据不同研究方法的设计原理，分组计算的不同描述指标。

1. 病例对照研究　应分别计算病例组和对照组的各研究因素的暴露比例或暴露率，即

$$病例组暴露比例 = \frac{病例组暴露人数}{暴露组总人数} \times 100\% = \frac{a}{a+c} \times 100\% \qquad （式 19\text{-}2）$$

$$对照组暴露比例 = \frac{对照组暴露人数}{对照组总人数} \times 100\% = \frac{b}{b+d} \times 100\% \qquad （式 19\text{-}3）$$

2. 实验性研究　一般计算试验组（或干预组）与对照组各结局事件发生率（event rate，ER），如有效率、痊愈率、不良事件发生率等，即研究期间的累计发生率：

$$试验组发生率(I_1) = \frac{试验组研究期间结局发生人数}{试验组总人数} \times 100\% = \frac{a}{a+b} \times 100\% \qquad （式 19\text{-}4）$$

$$对照组发生率(I_0) = \frac{对照组研究期间结局发生人数}{对照组总人数} \times 100\% = \frac{c}{c+d} \times 100\% \qquad （式 19\text{-}5）$$

3. 队列研究　对于固定队列，或研究对象的随访时间基本一致，变异性不大时，仍可参照式 19-4、式 19-5 计算暴露组和对照组研究期间的累计发生率，如病因研究中的累计发病率（cumulative incidence）。反之，如果每个研究对象的随访时间相差较大，或随访期内未出现结局事件的删失（censored）比例较多时，应以人时数（person time）作为分母，计算发病密度（incidence density，ID），即

$$暴露组发生密度(ID_1) = \frac{暴露组研究期间结局发生人数}{暴露组总人时数} \qquad （式 19\text{-}6）$$

$$对照组发病密度(ID_0) = \frac{对照组研究期间结局发生人数}{对照组总人时数} \qquad （式 19\text{-}7）$$

对于此类资料，除了计算发病密度外，也可以采用生存分析的相关方法（如 Kaplan-Meier 法、Cox 回归等）估计的发病率即瞬时发病率（hazard 或 instantaneous incidence），理念上接近发病密度，具体可参见统计学专著。

五、暴露与结局的关联性分析及关联强度的估计

（一）横断面研究

对于横断面研究，在描述了总人群的患病率基础上，可首先分别按研究中收集的研究对象特征（如性别、年龄组、职业、地区等）或相关因素（如是否吸烟、是否饮酒等）分组，进行患病率的描述和比较，以揭示疾病的三间分布特征。从统计学的角度，相当于进行患病率的描述或单因素分析。

紧接着，针对假设检验结果中有统计学意义的因素（为避免丢失重要因素，一般将检验水准适当提高到 0.1，即 $P \leq 0.1$），以及虽然无统计学意义（$P > 0.1$），但专业上认为有重要意义的因素，纳入 Logistic 回归模型，进行多因素分析，以更加客观全面地反映真实情况，更精确地刻画疾病与相关因素间的统计学关联。

由于横断面研究的主要目的在于揭示该人群的某病患病水平或通过初步的比较分析，在确认疾病与相关因素间是否存在统计学关联，通过逻辑推理形成研究假设，为进一步的研究奠定基础，并不进行因果推断。因此，一般可不报告关联强度指标。

（二）分析性研究和实验性研究

1. 暴露（或干预）与结局的关联性分析 对于设立了非暴露组的分析性研究和设立了对照组的实验性研究，其研究目的就在于通过与对照组的比较，在发现差异的基础上，建立暴露（或干预）与结局间的关联，并进行因果推断，或将差异归因于暴露因素（或干预措施），从而体现暴露因素（或干预措施）的效果、作用。所以，暴露（或干预）与结局的关联性分析及关联强度的估计是分析性和实验性研究中的核心分析内容。

对于组间比较的统计学假设检验方法，可在表 19-1 或表 19-2 的基础上，结合相应的指标和变量的统计学类型，选择适当的方法。例如，对于病例对照研究中暴露比例、队列研究中累计发病率、实验性研究中的有效率、不良反应发生率等，可选择 χ^2 检验或确切概率法；对于实验性研究中结局为等级变量的情况，如中医证候疗效（痊愈、显效、有效、无效）的比较，应选择秩和检验；而对于发病密度的比较，一般选择基于生存资料的 Log-Rank 检验。

2. 关联强度或效应指标的估计 在假设检验认为有统计学意义，组间的暴露比例、结局发生率或发病密度有差异的基础上，可进一步计算关联强度指标，也称为效应指标（measure of effect），以体现暴露（或干预）对结局作用的大小，多用暴露组和非暴露组（或治疗组与对照措施的对照组）之间结局事件发生率的差别来表达。对于发病、死亡、不良事件等负向结局变量，其常用关联强度指标的点估计值计算公式见表 19-3。而对于实验性研究中的正向有益的结局变量如有效率、痊愈率的比较，应注意其含义和临床意义正好相反。表 19-3 的具体解释，详见本书相关章节。

由于抽样误差的存在，需要进一步通过区间估计，即在考虑抽样误差的基础上，按一定的概率保证度 $1-\alpha$（常取 95%）计算可信区间，一般采用 95% 可信区间表达。从实践意义上讲，可信区间是真实效应可能存在的区间。例如，95% 可信区间的含义是真实效应有 95% 的可能在这个区间之内。可信区间的估计一般采用正态近似法。

设关联强度的点估计值为 X；s_X 为 X 的标准误，反映抽样误差的大小；关联强度指标的 95% 可信区间可通过以下通式进行估计：

$$95\%CI = X \pm 1.96s_X \tag{式 19-8}$$

其中，$X-1.96s_X$ 为区间下限值；$X+1.96s_X$ 为区间上限值，一般表示为开区间。

统计学假设检验中的 P 值，一般只用于与检验水准（或显著性水平）的比较，说明差异是否显著（或是否有统计学意义），而不能通过 P 的大小说明关联性的强弱，也不能进行专业解释。因此，在分析性和实验性研究中，应将假设检验结果与关联强度的点估计值、可信区间结合使用，进行结果的报告，尤其不推荐单独使用假设检验结果。有关假设检验与可信区间的关系和解释详见本章第五节。

表19-3 分析性或实验性研究中的常用效应指标点估计值计算公式

指标	计算公式	备注
相对危险度	$RR = \dfrac{I_1}{I_0}$	
比值比	$OR = \dfrac{b}{c}$（1:1 匹配）$OR = \dfrac{ad}{bc}$（其他）	也称暴露优势比
归因危险度	$AR = I_1 - I_0$	也称为率差 RD
归因危险度百分比	$ARP = \dfrac{I_1 - I_0}{I_1} = \dfrac{RR-1}{RR} \approx \dfrac{OR-1}{OR}$	

续表

指标	计算公式	备注
人群归因危险度	$PAR = I_t - I_0$	I_t为全人群发病率
人群归因危险度百分比	$PARP = \dfrac{I_t - I_0}{I_t} = \dfrac{p_e(RR-1)}{p_e(RR-1)+1}$	p_e为人群暴露比例
绝对危险度降低	$ARR = I_0 - I_1$	实验性研究
相对危险度降低	$RRR = \dfrac{I_0 - I_1}{I_0} = 1 - RR$	实验性研究
需治疗人数	$NNT = \dfrac{1}{ARR} = \dfrac{1}{I_0 - I_1}$	实验性研究

六、暴露剂量-反应关系分析

流行病学中，随着某因素暴露或干预措施强度的改变，暴露效应（如人群发生某病的风险）或干预措施的效应发生相应变化，则认为该暴露与效应之间存在剂量-反应关系（dose-response relation）。在因果推断中，剂量-反应关系的存在增强暴露与结局因果关系真实性的支持。同时，剂量-反应关系也是医学实践需要的重要信息。例如，研究认为颈部淋巴结超声检测的组织弹性等级与甲状腺乳头状癌淋巴结转移有密切关联，随着等级增高，淋巴结转移风险增大，考虑弹性等级用于术前淋巴结转移的诊断，可将检测结果用于疾病诊断截断点的确定。暴露的剂量-反应关系分析一般通过以下三步完成。

在男性每日吸烟量与肺癌关系的病例对照研究中，按照年龄和民族频数匹配的原则，共纳入649例肺癌病人和649例对照，分析随着每日吸烟量增加，吸烟与肺癌间的关联是否增强。

（一）编制列联表

将暴露强度与结局的研究资料编制成列联表。在男性每日吸烟量与肺癌关系的病例对照研究中，资料整理如表 19-4 所示。

表19-4　男性每日吸烟量与肺癌的关系

每日吸烟量（支/日）	病例组[n（%）]	对照组[n（%）]	OR（95%CI）
不吸烟	2(0.3)	27(4.2)	1.00
1～	33(5.1)	55(8.5)	8.10(1.81，36.28)
5～	250(38.5)	293(45.1)	11.52(2.71，48.90)
15～	364(56.1)	274(42.2)	17.93(4.23，76.04)
合计	649(100.0)	649(100.0)	—

（二）计算各暴露强度的关联强度

以无暴露或最低暴露强度作为参照水平，计算其他暴露强度的关联强度指标。本例中，以不吸烟作为参照水平，所计算的 OR 见表 19-4，结果显示肺癌的发病危险随着每日吸烟支数的增加而增加，说明吸烟量与发生肺癌的危险存在剂量-反应关系。

（三）关联强度的趋势性分析

1. Cochran-Armitage 趋势性检验　为排除抽样误差等偶然性的影响，进一步说明剂量反应关系是否存在线性趋势，可进行趋势分析（Cochran-Armitage test for trend）。本例采用 SAS 软件得 $Z = -6.33$，$P < 0.0001$，因此认为发生肺癌的概率有随每日吸烟量增加而增加的线性趋势，即存在剂量-反应关系。SPSS 中目前未收录 Cochran-Armitage 趋势性检验，有统计学专家认为可以用 SPSS 中的线性关联卡方检验结果（linear-by-linear association）代替 Cochran-Armitage test for trend 进行线性趋势检验，具体参见相关文献。

2. Logistic 回归分析　除趋势性检验外，也可直接将吸烟量以"分组线性"的形式纳入 Logistic 回归模型，即将每日吸烟量的四个等级分别编码为：0=不吸烟、1="1～"、2="5～"和3="15～"直接纳入模型。其模型形式为

$$\log it(P) = \ln\left(\frac{P}{1-P}\right) = \alpha + \beta X \tag{式 19-9}$$

本例中，Logistic 回归分析结果见表 19-5。吸烟量与肺癌间的关联有统计学意义($P < 0.0001$)，回归方程记为 $\ln\left(\dfrac{P}{1-P}\right) = -1.746 + 0.516X$，$OR$（95%$CI$）为 1.674（1.423，1.971），说明吸烟量每升

高一个等级肺癌发病风险增高 1.674 倍，即每日吸烟量与肺癌发病间存在线性趋势。

表19-5　男性每日吸烟量与肺癌关系Logistic回归分析结果

	系数估计值	标准误	χ^2	P	OR	95%CI 下限	95%CI 上限
常数项	−1.230	0.207	35.217	<0.001	—	—	—
吸烟量	0.516	0.083	38.479	<0.001	1.674	1.423	1.971

七、交互作用的揭示与混杂因素的控制

上述暴露与结局的关联性分析过程及关联强度指标的估计、剂量-反应关系的刻画，都是在只考虑一个研究因素或干预措施的情况下，说明其与结局间的关联或关联强度，相当于进行的单因素分析。

根据多因论的观点，疾病或结局事件的发生，都是多种因素共同作用的结果。在实际研究中，也可能会同时涉及多个研究因素，不仅提高了研究的效率，而且还能更真实、全面、系统地反映疾病或其他结局的发生机制。例如，在吸烟、居住环境、基因多态性与肺癌发病风险的关系的病例对照研究中，研究目的在于同时考察居民吸烟、居住环境污染、BRCA1、BRCA2、NBS1 基因多态性等多方面因素与肺癌发病风险之间的关系，并初步探索环境-基因的交互作用。

同时，上述组间比较后计算的关联强度指标，并未控制混杂因素的影响，只能反映"粗"效应，可能受到混杂因素的影响，揭示的只是虚假关联，而不是真实联系。而对于混杂偏倚而言，尤其是在观察性流行病学研究中，仅通过设计控制混杂偏倚常常难以奏效，在分析阶段选择恰当的统计学方法控制混杂就显得尤为重要。混杂因素虽然对于本次研究而言为非研究因素，但从实质上来说，也是疾病或结局发生的"因"。因此，可以将其与研究因素一起纳入统计学分析模型，进行多因素分析，从总变量中分离出混杂因素引起的平方和以达到控制混杂的作用，从而更加准确地反映目标因素引起的真实关联，提高研究的有效性。对于研究结果，其中一个重要的研究内容就是因素间的交互作用，交互作用的识别与混杂因素的控制，将在本章第四节中详细介绍。

八、其　　他

在前面的介绍中，只是从因果研究的角度，说明了统计分析的一般流程和常见的情况，对于其他常见的临床流行病学研究目的或特殊情况，应视具体情况具体分析。针对诊断试验的准确性、可靠性和收益评价研究，设计上多属于现况或病例对照研究，但分析目的和方法与上述各类研究不同，具体请参考本书其他相关章节。有关临床经济学评价的研究，从目的来看仍属于因果研究范畴，其主要特点是暴露、结局和其他因素包括一些经济学指标（或变量）。同理，有关分子流行病学的研究，其特点主要是暴露结局和其他因素包括一些分子生物学指标的测量。除此以外，这两类研究的分析原则和内容与上述研究没有明显区别，本章不作详细的介绍。

作为补充，这里仅简单介绍一下临床试验中的非劣效/等效/优效性检验。随着医药事业的发展进步，许多疾病的治疗已有现成的有效药物，以阳性标准治疗而不是安慰剂作为对照的临床试验越来越多，导致了许多新药临床研究的目的发生转变，更多的情形是探求新药与标准的有效药物相比，其疗效是否不差或疗效相等（严格地说，疗效相等应该是既不比标准药差，也不比标准药好），从临床专业需求上，提出了非劣效性检验、等效性检验的概念。反之，如果研究目的在于明确新药的疗效是否优于标准药或安慰剂，则称这种试验为优效性检验。

针对以非劣效/等效/优效的问题，相应的检验方法也就应运而生，它们的检验假设不再是针对一个点值，而是一个专业上认为"可以忽略"的区间，所以又可以称为"区间假设"（interval hypothesis），相应的检验方法即为"区间假设检验"（interval hypothesis test）或"区间检验"（interval test），由 Schuirmann 在 1987 年正式提出。区间假设检验源自等效性检验，也可用于非劣效与优效性检验。具体的检验方法有假设检验法和可信区间法两种。

设临床试验中，共涉及一个试验组（T）和一个对照组（C），随访观察结局为高优指标，即其值越大说明疗效越好。在专业上给定的等效/非劣效/优效界值 Δ 的前提下，表19-6 简单总结了临床试验中非劣效、等效和优效性检验基本原理。具体分析过程，请参见相关统计学专著。

表19-6　临床试验中非劣效、等效和优效性检验的认识

检验方法	用途	检验假设	图形示意
等效性检验	确认药物效应差别无重要意义，即试验药与阳性对照药在效应上相当	$H_0: \|T-C\| \geqslant \Delta$ $H_1: \|T-C\| < \Delta$	
非劣性检验	显示试验药的效应不小于阳性对照药	$H_0: T-C \leqslant -\Delta$ $H_1: T-C > -\Delta$	
优效性检验	显示试验药的效应是否大于对照药或安慰剂	$H_0: T-C \leqslant \Delta$ $H_1: T-C > \Delta$	

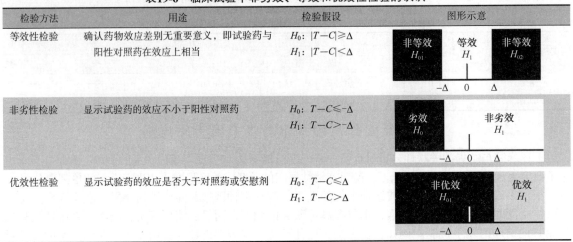

九、形成整体统计分析流程

　　综上所述，基于研究目的，在对数据的清理、分析内容和分析方法有了通盘的考虑之后，须形成正式的统计分析方案或分析流程。图19-2简单总结了病例对照研究的主要分析流程，有关其他研究方法的分析流程，可自行制订。

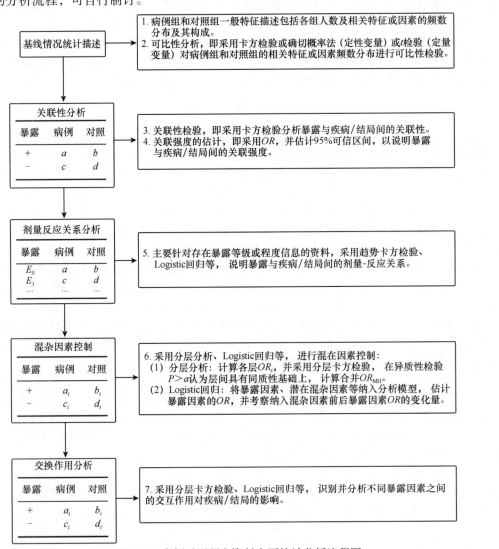

图19-2　病例对照研究资料主要统计分析流程图

第三节　常规工作性资料的分析中的特殊问题

【案例 19-2】

　　王医生是某医院心脏内科医生，近年来通过文献复习，对酒精性心肌病（alcoholic cardiomyopathy，ACM）的病因和预后等相关研究产生了浓厚兴趣。于是收集了 2003 年 11 月～ 2013 年 8 月该院收治的 299 例确诊 ACM 病人的信息，包括从诊断、治疗一直到死亡前的随访信息，涵盖一般人口学、临床诊断、治疗、随访等123个研究变量。其中，整个研究随访截止时间为 2016 年 8 月，以保证每例病人至少 3 年的随访时间。

【案例问题】

　　1. 上述资料的资料来源上是什么？与案例 19-1 的区别主要是什么？

　　2. 从临床专业需求出发，结合所收集到信息，可以提出哪些研究目的？

　　3. 不同病人的随访时间参差不齐，而且出现了 60 例失访病例，应如何进行分析？

【案例 19-2 分析】

　　1. 本资料属于典型的临床常规性工作资料，如果作为研究资料使用，预期从中提取有研究价值和实践意义的信息，应注意其特殊性。单纯从统计学分析方法的角度，除了资料来源不同、分析目的不明确、偏倚来源较多之外，其实并无太大区别，可以参考研究性资料的分析方法进行分析。

　　2. 结合临床实践和资料信息，可以利用该资料进行预后研究，可提出以下具体研究目的：①ACM 病人的生存过程如何；②与 ACM 病人生存过程相关的因素有哪些；③如何对特定临床特征病人的生存时间进行预测。

　　3. 对于本资料而言，样本量较大，而且随访时间较长，是极为宝贵的临床资料。随访过程中同时关注是否死亡和死亡时间两方面信息，但不同病人的随访时间参差不齐，而且出现了 60 例失访病例（统计学上称为删失数据），如果将其剔除分析数据集势必造成信息的损失，应采用生存分析方法。

　　尽管临床常规工作性资料由于获得途径简便，前期投入少，省时省力，且能够直接总结直观的临床问题和经验成为广大一线临床医生进行临床科研的重要手段之一。但是，临床常规工作性资料存在的缺陷也是显而易见的，当将其用于科学研究时，科学性相对较弱。例如，它未经过严格设计，研究问题一般不明确，没有明确的研究假设，目标人群不明确，每个研究对象的信息收集时间不一致，相关指标的测量可能不完整、不准确或不一致，缺乏混杂因素的数据等。因此，能够阐明的临床问题也比较有限，更难以确证疾病或临床现象的真实因果关联。

　　但常规工作性资料作为一种重要的临床流行病学资料来源，对于统计分析本身而言，与专题研究性资料的区别不在于资料本身，而在于其存在的特殊问题。故如何正确认识上述问题，并对可能引起的偏倚进行分析和估计，是常规性工作资料中需要特别注意的问题。

> **知识点 19-6**
> 1. 常规数据的定义。
> 2. 常规数据的特征。
> 3. 常规数据中的常见偏倚。
> 4. 常规数据的应用。

一、常规数据的特征

　　由于常规数据不是为了某特定的研究问题收集的，因此利用常规数据之前，应首先了解数据的特征，确定利用现有资料可能回答的问题。数据的时间特征和含有的变量特征是确定可能研究问题的基础。

（一）数据的时间框架与获得方式

　　时间框架指数据的时间特征，根据临床流行病学常规工作性资料收集方式，主要可分为有随访数据和无随访数据。对于有随访数据在分析过程中，可处理为队列数据。例如，案例 19-2 即为典型的随访数据，包括 ACM 诊断时的信息（相当于队列研究中的基线信息）和随访信息两部分内容。在生存分析时可将基线信息作为暴露因素，随访结局作为结局事件。而对于无随访的数据，如某段时间收集到的某病的门诊信息，对于每一个病人而言都只是一次短时间观察的结果，可认为是现况数据，在分析过程中可参照现况研究资料进行分析。

笔记栏

（二）变量的角色

结合临床问题中变量的角色，可以将常规数据中的变量分为治疗措施、诊断结果、病因和危险因素、预后因素、结局，以及与服务相关的因素（如病人享受的医疗保障等）。只有在数据中具有相关变量信息的情况下，才有可能研究有关的问题。如果数据中没有治疗有关的信息，则无法研究治疗效果和副作用；如果没有诊断检查结果，则无法研究诊断准确性；若没有结局信息，则不能研究治疗效果、预后因素、危险因素和治疗副作用。一般来讲，现况数据里往往没有可用作结局的数据。

二、提出研究问题

临床常规工作性资料种类复杂且内容较多，资料质量参差不齐，漫无目的地对资料进行分析总结不仅事倍功半、效率低下，更重要的是这样的研究并不科学实用，仅仅是研究者对于该资料的回顾性总结。因此凝练科学问题是常规工作性资料分析利用时的关键，应具体且有一定创新性，并避免面面俱到。着重分析本研究与既往临床实践或研究的"差异"，注意抓住"特殊性"，即与前人的研究相比，一定要有新意，提出新观点或者新见解。例如，在韦格纳肉芽肿病病人血清抗中性粒细胞胞质抗体靶抗原的分析中，初步分析发现中国与西方国家的疾病分型不同，因此提出了少数免疫沉积性新月体肾小球肾炎可能由两种不同疾病构成。

一般而言，针对临床常规工作性资料分析中，创新点和切入点主要包括以下几个方面：①评估疾病的自然病程，阐明疾病发生、发展直至最终结局的过程，分析疾病的预后，描述和估计生存时间等；②描述和分析疾病的危害程度、发病和患病水平、随时间变化趋势、疾病监测等，识别高危个体、疾病分类等；③确定诊疗措施的临床效果、比较不同诊疗方法的效果，进行成本-效果评价，决定医疗保险支付和偿还额度；④测量和监测与诊疗器械及药物有关的安全性问题，比较并评价其安全性和效益；⑤评价和改善医护工作质量，推进医疗实践和公共卫生能力的提高。

三、偏倚的评估

常规数据因为常规工作性资料的特殊性，因此需要对偏倚进行重点评估。

（一）选择偏倚

常规工作性资料在收集时往往没有明确研究问题和设计方案，目标人群也无法直接确定，所以无法准确地选择研究对象的程序和方法。故在利用常规工作性资料进行分析研究时，发生选择偏倚是普遍现象。

首先，很多数据的代表性很差或总体根本不明。地区医院、社区医院和社区门诊病人的研究总体的明确程度和代表性一般会好于全国性的三甲医院。另外，在访的病人可能随时中断而造成失访。而且需要的随访时间越长，失访的可能性也越大，具有结局信息的病人往往是极少数，因此，大多数有关病人缺乏结局资料，可能是我国医院常规数据中最大的问题之一。

其次，由于各种原因，有些病人的资料可能丢失了，有些可能没有输入计算机，有些可能质量太差不能利用。因此，医院常规数据的代表人群很不明确，在访病人与无访和失访病人的区别也无法判断，可能存在严重的不可预测的选择偏倚。此外，为了其他目的选择的病人，可能不适用于目前的研究。

故在评估常规工作性资料的选择偏倚时，应注意：①数据中的人群是否可以代表总体人群？②入选的个体是否都具备主要变量的数据？③有多少研究对象失访？失访者的特征如何？原因是什么？④在入选的适合研究的成员中，有多少最终可以纳入分析？

（二）信息偏倚

由于临床常规数据的准确性和可靠性有高有低，即变量信息收集时具有不准确性、不可靠性，测量具有不一致性。

首先，对于疾病信息，其可靠性和准确性常取决于收集数据的医疗机构水平的高低。我国三甲医院具有很好的检验、检查设备，有一流的技术人员，收集资料的准确性和可靠性可能符合研究的要求。但是，边远地区的医院、社区医院、社区门诊等收集信息的质量可能低于研究需要的标准。

其次，临床常规数据质量具有不一致性。不一致的原因有多种，如检查仪器试剂方法和标准可能不同，检查不同病人的检验员的水平可能不同等。当数据涉及多个医院时，质量不一致的可能性会更大。虽然质量的不一致性会引起偏倚，但是不同比较组测量的不一致性会引起更大的偏倚。例如，医疗机构对不同病人的检查和收集的信息经常是不同的，检查的准确度也不同，这样，在进行病例对照研究时，可能会因对照病例中缺失重要的暴露信息，或是在队列数据中对非暴露组的检查不够造成结局信息的缺陷，从而引起偏倚。

最后，随访时间不足也可能造成测量误差而产生信息偏倚。主要原因是观察时间不足，应该出现的结局还没有出现，这样就会得出没有效应的错误结论。例如，在一个抗高血压药物的随机对照试验里，如果是研究药物对血压的作用，随访半年时间已经足够，但若是研究预防心肌梗死的作用，则至少需要观察几年或更长的时间。所以在设计时同时应考虑是否具有病因（或治疗）结局，以及结局的测量是否在病因或治疗发生后的一段时间内发生。

（三）混杂偏倚

在常规数据里，即使是评估疗效，由于治疗的病人和对照的病人不是随机分配形成的，因此本质属于观察性研究，需要控制混杂，故需要考虑是否具有良好的完整的有关混杂因素的基线信息。混杂在利用常规工作性资料的研究中是普遍的，但由于利用常规工作性资料的研究多属于探索性研究，哪些因素是可能的混杂因素不太清楚，因此无法有效控制；即使收集了重要的混杂因素的数据，可能信息的质量不佳，也会使混杂的控制不彻底。

第四节　交互作用的识别与混杂偏倚的控制

临床流行病学研究对象为人群，尤其对于分析性研究而言，由于不能进行随机分组，很多的潜在混杂因素难以控制，且因素众多、关系错综复杂。因此，无论哪种研究类型，混杂偏倚的控制及交互作用的分析都是流行病学资料分析中需要考虑的重要问题。本节将重点介绍如何控制混杂偏倚和识别交互作用。

一、交互作用的识别

（一）统计学交互作用的定义

对于诸多影响结局或效应的因素往往并非单独发生作用，当两个或多个因素对疾病或其他结局的联合作用不同于他们独立作用时，称这种现象为交互作用。1998 年，Rothman 和 Greenland 提出交互作用应该分为生物学交互作用、公共卫生学交互作用和统计学交互作用。其中，生物学交互作用是客观存在、可以由一定的生物学机制来解释的。而公共卫

> **知识点 19-7**
> 1. 交互作用的定义。
> 2. 交互作用的识别。
> 3. 分析交互作用的统计学模型。
> 4. 统计学交互作用的解释。

生交互作用是从预防措施的角度出发的，是指如果去除联合暴露的危险因素的收益比分别去除单个危险因素得到的累积收益更多的现象。由于现实世界事物间联系本身的复杂性，很难穷尽生物学交互作用的所有形式。为了更容易探索内在规律，目前研究者仍然主要依靠统计学模型作为一种重要的技术手段，来认识生物学交互作用，此即统计学交互作用（statistical interaction）。其是指利用流行病学研究资料，通过统计学分析和模型发现多个因素的联合暴露效应偏离了单个因素的累加效应，也表现为某个因素与结局的关联强度或效应会随着另一个（或一些）因素的不同水平而发生改变。

有学者认为，统计学交互作用在分析过程中，只是基于现有研究资料的分布呈现出来的结果，并未真正考虑专业意义、致病机制等，对这种效应更准确的命名应该是"效应测量修饰作用"（effect measure modification）或简称为"效应修饰作用"（effect modification），即某因素修正了另一个因素对结局的效应。

从研究的角度，作为一种因素与另一种因素之间的相互影响，其既可能发生在研究因素与非研究因素之间，也可能出现在多个研究因素之间。例如，在吸烟、居住环境、基因多态性与肺癌发病风险的关系研究中，吸烟、居住环境、基因多态性为研究因素，性别为非研究因素。基因多态性与肺癌间的关联强度，可能随着性别的改变而改变，即认为性别与基因多态性之间存在交互作用。而如果吸烟改变了携带肺癌遗传易感性基因的个体之患病风险，则吸烟与基因间存在交互作用，属于基因环境交互作用的范畴。又如，临床试验中，分析发现某药在男性病人中十分有效，而在女性病人中效果不明显，则说明药物与性别有交互作用，提示女性应避免使用此药进行治疗。因此，合理使用正确的统计学方法，找出各种交互作用存在的线索，对疾病机制的探讨、因果关联的建立、临床实践决策等都有重要意义。

（二）统计学交互作用模型

为表达交互作用，统计学上根据所使用的关联强度指标不同，有相加模型和相乘模型两种。为简单起见，本节主要探讨其中最简单的情形，即只涉及两个因素间的一阶交互作用。设 A、B 表示两个因素，每个因素均有两个水平，A（或 B）因素存在时表示为 A（或 B），A（或 B）因素不存在表示为 $\bar{A}$（或 $\bar{B}$）。R 表示结局发生率或暴露优势，则 A、B 两因素共同作用的结果见表 19-7。

表19-7 两因素共同作用结果

因素	B	$\bar{B}$
A	R_{AB}	R_A
$\bar{A}$	R_B	R

例如，在硅尘与肺癌关系的队列研究中，同时考虑吸烟的作用。研究数据整理如表 19-8 所示。

表19-8 接触硅尘和吸烟对肺癌死亡率（1/10万）的影响

分组	吸烟（B）	不吸烟（$\bar{B}$）
接触硅尘（A）	601.6（R_{AB}）	58.4（R_A）
不接触硅尘（$\bar{A}$）	122.6（R_B）	11.3（R）

1. 相加模型（additive model） 根据统计学交互作用的定义，如果选择 AR（或 RD）作为关联强度的度量指标，如果 A 与 B 共同作用的效应为单独作用效应之和时，则称 A 与 B 两因素共同作用的方式为相加模型。即

$$R_{AB} - R = (R_A - R) + (R_B - R) \text{ 或 } AR_{AB} = AR_A + AR_B \qquad （式 19-10）$$

进一步，若等式左右同时除以基线风险 R，则可得到式 19-11，因此，也可用 RR（或 OR）来说明相加模型。

$$(RR_{AB} - 1) = (RR_A - 1) + (RR_B - 1) \qquad （式 19-11）$$

针对相加模型 $R_{AB} - R = (R_A - R) + (R_B - R)$，若等式两边同时减去 $(R_B - R)$，则得到 $R_{AB} - R_B = R_A - R$，即 $AR_{A|B} = AR_{A|\bar{B}}$，说明按 B 因素分层，A 因素的层间 AR 应该相等。

反之，如果上述等式不成立：$AR_{AB} \neq AR_A + AR_B$ 或 $AR_{A|B} \neq AR_{A|\bar{B}}$，则认为 A、B 两因素之间的效应偏离了相加模式的效应（the departure from additivity），具有相加模式的交互作用。当 $AR_{AB} > AR_A + AR_B$，认为有协同（synergism）效应或超相加（super-additive）效应；当 $AR_{AB} < AR_A + AR_B$，称为有拮抗（antagonism）效应或次可加（sub-additive）效应。

例如，在接触硅尘和吸烟对肺癌死亡研究中，在吸烟与硅尘交互作用的分析中，针对相加模式，$AR_{AB} = R_{AB} - R = 601.6/10$ 万 $-11.3/10$ 万 $= 590.3/10$ 万，$AR_A = R_A - R = 58.4/10$ 万 $-11.3/10$ 万 $= 47.1/10$ 万，$AR_B = R_B - R = 122.6/10$ 万 $-11.3/10$ 万 $= 111.3/10$ 万。则 $AR_{AB} > AR_A + AR_B$，可以认为具有相加模式的协同效应。

2. 相乘模型（multiplicative model） 如果选择 RR 或 OR 作为关联强度的度量指标，A 与 B 共同作用的效应为单独作用效应的积时，$RR_{AB} = RR_A \times RR_B$，则称 A 与 B 两因素共同作用的方式为相乘模型。即

$$RR_{AB} = RR_A \times RR_B \text{ 或 } \frac{R_{AB}}{R} = \frac{R_A}{R} \times \frac{R_B}{R} \qquad （式 19-12）$$

如果等式两边同时乘以 $\frac{R}{R_B}$，则可得到 $\frac{R_{AB}}{R_B} = \frac{R_A}{R}$，即按 B 因素分层，A 因素的层间风险比应该相等。反之，若上述等式不成立，则认为两因素的联合效用偏离相乘模式的效应，存在相乘模型的交互作用。

例如，针对上例，$RR_{AB} = R_{AB}/R = 601.6/11.3 = 53.24$，$RR_A = R_A/R = 58.4/11.3 = 5.17$，$RR_B = R_B/R = 122.6/11.3 = 10.85$。现在 $RR_{AB} \approx RR_A \times RR_B$，因此可以认为相乘模式的交互作用不明显。

3. 两种模型的图形表达 仍以硅尘、吸烟与肺癌关系研究为例，硅尘的独立效应表达为 E，吸烟的单独效应表达为 S，其他因素的效应表达为 N，其联合作用的模式图见图 19-3。

由图 19-3 可见，对于既不吸烟又不接触硅尘人群，其肺癌发生的效应体现为 N。对于吸烟但不接触硅尘人群，其效应体现为 $N+S$。不吸烟但接触硅尘人群效应体现为 $N+E$。而对于既吸烟又接触硅尘人群，其效应如果只是 $N+S+E$，说明不存在交互作用，为相加模型；或等于 $(N+E) \times (N+S)/N^2$，为相乘模型，说明吸烟与接触硅尘间彼此独立；反之，认为出现了交互作用。

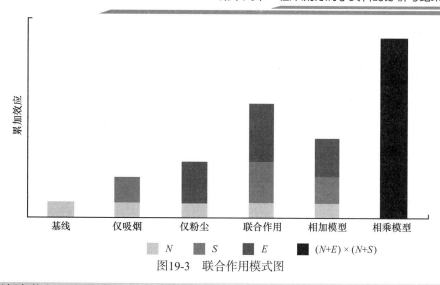

图19-3　联合作用模式图

（三）统计学交互作用的识别

上述只是从理论上对统计学交互作用的识别，在实际分析中由于抽样误差的存在，要判断交互作用，还需要进行统计学检验。常用的检验方法包括以下几种。

1. 分层卡方检验　称为 Cochran-Mantel-Haenszel 检验（CMH 检验），主要用于分层分析中，在考虑分层因素影响的基础上，研究暴露或处理因素与结局事件关联性。在分析时首先应进行同质性检验（也称为 Q 检验），以说明不同分层下的 OR 或 RR 是否一致，常用的方法包括 Breslow-Day 法、Tarone 法等。若 $P \leqslant 0.05$，提示层间存在异质性。根据上述交互作用的定义即认为存在相乘模型的交互作用。

2. Logistic 回归和 Cox 回归　一般而言，对于病例对照、固定队列或横断面研究资料采用 Logistic 回归，对于存在较多删失值的生存资料可采用 Cox 回归。分析中，一般通过纳入两个因素的乘积项来考察交互作用。同时，作为多因素分析方法，也可以获得交互作用系数以说明其影响，还可以同时控制混杂作用。

以常用的 Logistic 回归为例，A、B 两个因素等于 1 表示暴露，等于 0 表示未暴露；AB 为乘积项，A、B 两因素均暴露时为 1，否则为 0。模型表达为

$$\text{logit}(P) = \ln\left(\frac{P}{1-P}\right) = \alpha + \beta_A A + \beta_B B + \beta_{AB} A \times B \qquad （式 19-13）$$

由于 Logistic 回归和 Cox 回归分别通过 OR 和 RR 说明关联强度，因此也主要用于说明相乘模型的交互作用。根据表 19-9 及相乘模型交互作用的定义，只需要通过考察 A、B 均暴露时的联合作用 $OR_{AB} = e^{\beta_A + \beta_B + \beta_{AB}}$，与两因素效应的乘积 $e^{\beta_A} \times e^{\beta_B} = e^{\beta_A + \beta_B}$ 是否相等即可，具体体现为 β_{AB} 是否等于 0。因此，若针对乘积项偏回归系数 β_{AB} 的假设检验有统计学意义（$P \leqslant 0.05$），则认为存在交互作用。

表19-9　Logistic回归中不同暴露组合OR

A因素	B因素	含义	OR
0	0	均无暴露	1
1	0	只暴露于A因素	$OR_A = e^{\beta_A}$
0	1	只暴露于B因素	$OR_B = e^{\beta_B}$
1	1	均暴露	$OR_{AB} = e^{\beta_A + \beta_B + \beta_{AB}}$

3. 线性回归模型　对于相加模型的交互作用，可以采用线性回归模型分析，也是通过纳入两个因素的乘积项考察，与 Logistic 回归和 Cox 回归的区别在于：直接以结局变量（变量值为 0、1）为因变量构造模型，以直接估计每种暴露组对应的结局发生率 P。根据系数估计方法不同，主要有二元线性回归和多元线性回归两种方法。模型可表达为

$$P = \alpha + \beta_A A + \beta_B B + \beta_{AB} A \times B + \varepsilon \qquad （式 19-14）$$

式中，ε 为残差。

进一步，根据表 19-10 及相加模型的定义，同样，若针对乘积项偏回归系数 β_{AB} 的假设检验有统

计学意义（$P \leq 0.05$），则认为存在相加模型交互作用。

表19-10　线性回归中不同暴露组合结局发生率 P

A因素	B因素	含义	P	AR
0	0	均无暴露	α	0
1	0	只暴露于A因素	$\alpha + \beta_A$	β_A
0	1	只暴露于B因素	$\alpha + \beta_B$	β_B
1	1	均暴露	$\alpha + \beta_A + \beta_B + \beta_{AB}$	$\beta_A + \beta_B + \beta_{AB}$

该方法主要用于队列研究和实验性研究。对于其他研究资料，如病例对照研究、横断面研究等，可采用混合效应模型法识别相加模型交互作用。

（四）对统计学交互作用的理解和应用

对同一研究资料而言，除非暴露对结局没有任何作用，即主效应 RR=1 或 AR=0。否则，基于相对指标和绝对指标发现的交互作用总是不同的。相加或相乘模型交互作用可能同时存在，也可能同时不存在，或只有其中一种情况。例如，对于图 19-4（a）的情形，是只存在相乘模型交互作用；对于图 19-4（b）只存在相加模型交互作用。因此，在阐述统计学交互作用时，一定要说明是基于相乘模型还是相加模型。

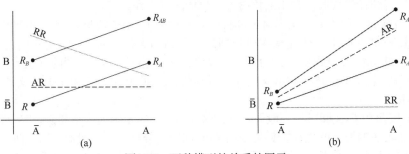

图19-4　两种模型的关系的图示

同时，从效应尺度的角度看，由于理论上对相加模型的偏离往往要高于对相乘模型的偏离，相加模型交互作用应当更容易被发现。但通过上述识别方法的介绍不难看出，相加模型交互作用的检验方法和效应可信区间的估计相对较为复杂，也更不容易掌握，研究者往往只是利用 Logistic 回归或分层分析法进行相乘模型分析，而无统计学意义就认为没有交互作用，并放弃了对相加模型的进一步探索，从而造成了交互作用的检出效率不高，不仅可能导致结论错误，也可能错失一个发现生物学交互作用的机会。

最后，生物学交互作用由于其实际的生物学和临床意义，越来越受到研究者的重视，但不能将其与统计学交互作用混为一谈。一般认为，如果存在统计学相加模型交互作用，则结论更有利于解释生物学交互作用；反之却并不能轻易下结论认为无生物学交互作用。另外，有时尽管在生物学机制上发现的因素间存在生物学交互作用，但并没有在人群研究中得到验证，可能与交互作用因素的归因危险度太小有关。尽管如此，生物学和统计学交互作用仍是相辅相成的。一方面，如果发现多个因素在生物学机制上存在共同的路径或作用终点，则有助于建立统计学交互假设；另一方面，如果多个流行病学研究反复印证多个因素之间存在统计学交互作用，尤其是有偏离相加模型的交互作用，则有助于促进人们对疾病发病机制的理解。因此，在通过识别统计学交互作用来推断生物交互作用时，应特别注意生物学上的合理性，切忌随意对暴露因素进行组合。一般应基于以下原则：①暴露因素其中的一个或几个应该是疾病或结局的重要致病因素，并且是较直接的生物学因素；②可能产生交互作用的暴露因素，应该在疾病或结局的发生过程中有共同作用的环节（或称机制），应有相关的机制研究证据来支持；③尽可能选择具有代表性的大样本研究资料。

二、混杂偏倚的控制及其统计学方法

（一）混杂因素的特点

因果研究的基本原理是通过组间综合效应的比较，并最终将比较出来的差异归因于特定的研究因素或处理因素，从而揭示因果间的关联。例如，在临床试验中，通过试验组与对照组结局事件发生率（如有效率、不良事件发生率等）的比较，最终将差异归因于干预措施。但这种归因有一个重要的前提，即可比性或均衡性，是指特定的组间比较分析中，除研究因素不同外其他因素及其效应应保持一致，如图 19-5（a）所示。

　　反之，如果某个或某些因素在比较组间不具有可比性，差异则不能进行简单归因，其中混杂了其他因素的效应，使呈现出的研究因素与疾病或结局间的关联为继发关联，造成混杂偏倚，如图 19-5（b）所示。不难总结，混杂因素是指干扰了特定分析中研究因素与疾病或结局关联程度的因素。混杂因素的判定需同时符合以下三个条件：①是疾病或结局的独立影响因素，对于疾病而言为疾病确定的病因或危险因素；②不是所研究因素与疾病或结局因果链上的中间环节；③在目前的研究中与研究因素存在统计学关联，即在研究因素的对比组间分布不均衡。

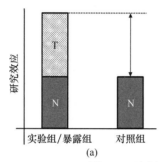
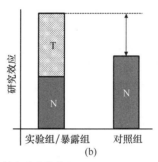

图19-5　流行病学研究中可比性与归因原理

T为处理效应；N为其他因素效应

（二）混杂偏倚的控制原理

　　尤其对于观察性研究而言，混杂因素是普遍的。因此，对混杂偏倚的控制是十分必要的。根据定义，对于潜在的混杂因素首先必须符合前两个条件，控制的原理是切断第三个条件。对于前两个条件的判断，必须基于现有最好的、来自其他研究和来源的知识和证据，而不是根据目前研究中的结果。如果控制了不符合前两个条件的因素，可能会引起其他不必要的偏倚，如引起匹配过度，造成真实关联强度的低估。而切断第三个条件，指在目前研究中切断第三个条件，在设计阶段使可能的混杂因素在比较组间达到均衡可比，并通过比较消除其影响。常用措施有限制研究对象的特征、随机分组、匹配（配对、配伍等）。理论上，随机分组能使实验性研究中比较组之间所有可能的已知和未知的混杂因素达到平衡与可比，是所有控制混杂偏倚中最简单、最有效的方法。但随机分组只能用于实验性研究，不能用于观察性研究，而且即使是实验性研究，在样本例数较小时，随机分组的效果也并不好。

　　尽管观察性研究可以使用限制和匹配控制混杂，但由于病例对照研究是按疾病或结局分组，回顾并比较暴露的情况，从而建立关联，因此，在病例对照研究中限制和匹配只能提高统计分析的效率，不能起到控制混杂的作用，反而有可能引入偏倚。在前瞻性研究中限制和匹配都可以有效地控制混杂，但由于操作上的复杂性，以及由此增加的费用和信息的损失，限制和匹配都不是队列研究（尤其是大型的需要控制很多混杂因素的研究）用来控制混杂偏倚的可行性方法。另外，匹配和限制后将不能再分析匹配和限制的因素与结局的关系，尤其在早期探索研究中，两者均会降低研究的效率，也是较少应用的原因。

　　因此，即使是随机对照试验，在分析阶段识别、控制可能的混杂因素仍然是非常重要的任务。

（三）识别、控制混杂的统计学方法

　　从原理上来讲，在统计分析阶段对于混杂因素的识别主要有两种策略：

　　一是考察混杂因素的第三个条件，即在从专业上明确所考察因素为疾病或结局的真正病因与危险因素后，考察其在暴露组和非暴露组之间的差别，这也是各种研究基线比较的重要目的之一。但这种策略存在一定的局限性，仅仅适用于混杂的定性识别，无法确定混杂作用的大小。而且如前所述，由于假设检验还与样本含量大小有关，可比性分析中的组间没有显著性差异并不是没有混杂或混杂很小的保证。

　　二是根据混杂偏倚的定义，通过比较不考虑与控制潜在混杂因素后，研究因素与疾病或结局间关联强度的差别进行识别。若差异不大，说明混杂偏倚不明显。反之，应认定该因素为混杂因素，并应进行控制。同时，该策略不仅能判断混杂偏倚的存在，也能同时识别偏倚的大小。目前常用于控制混杂偏倚的统计学方法包括标准化法（standardization）、分层分析（stratified analysis）、多因素分析（multivariate regression analysis）倾向得分匹配法（propensity score matching，PSM）等。

其中，标准化法和分层分析简单直观，容易理解和解释，是初步认识和控制混杂的最常用方法，但是它们一般适用于单个混杂因素的控制。如果需要同时控制多个混杂因素，并识别交互作用，只有多因素回归分析是可行有效的方法。因此，多因素回归分析是识别和控制混杂偏倚最重要的方法。

此外，也可以通过倾向得分法等，对资料进行预处理，并采用"事后随机化"的方法使组间达到可比性，从而控制混杂偏倚。

1. 标准化法　混杂的发生是由于混杂因素在比较组间不可比造成的。标准化法的原理是在分析阶段采用混杂因素的统一标准构成作为参照标准，"迫使"不同组拥有同样的混杂因素水平，形成人为的组间可比性，从而消除混杂因素内部构成比不同对合计率的影响，然后计算标准化率，并进一步比较两组的疾病或结局的发生情况。需注意的是当各层率有明显交叉，说明研究因素与潜在的混杂因素间可能存在交互作用，此时不宜采用标准化法，应采用多因素回归分析，考察交互作用。

2. 分层分析　通常用于控制一个混杂因素，其基本原理是按照混杂因素资料分为若干层，在保证各层效应具有同质性前提下，通过加权平均法计算各层加权总效应或调整总效应，并作为无混杂偏倚的效应估计，并可通过该总效应与无分层时估计的粗的总效应进行比较，判断混杂偏倚是否存在及其大小。分层分析通过对分层因素进行控制，从而考察调整之后暴露/处理因素与结局事件之间的关联性。实际上分层分析已经不再是单纯的单因素分析，已经融入了多因素分析的思维模式，应该算作一种最为简单的多因素分析方法。

下面以在口服避孕药与心肌梗死关系的研究中，考察年龄的混杂作用为例，说明分层分析的一般步骤（表19-11）。

表19-11　不同年龄病人口服避孕药与心肌梗死关系病例对照研究结果

暴露	<40岁			≥40岁		
	病例	对照	合计	病例	对照	合计
服用	21（a_1）	17（b_1）	38（m_{11}）	18（a_2）	7（b_2）	25（m_{12}）
未服用	26（c_1）	59（d_1）	85（m_{01}）	88（c_2）	95（d_2）	183（m_{02}）
合计	47（n_{11}）	76（n_{01}）	123（t_1）	106（n_{12}）	102（n_{02}）	208（t_2）

（1）粗效应值的估计：计算不分层时的关联强度指标。本研究为病例对照研究，采用 OR 说明关联强度，记为 $_cOR$，结果为 $_cOR = 2.20$。

（2）层效应值的估计：根据混杂因素的特征，将研究对象划分成若干个亚组或层，然后分别估计每个层内研究因素与疾病或结局的层效应值 RR 或 OR 等。本例中，40 岁以下人群的关联强度 $OR_{<40岁} = 2.80$，40 岁及以上组 $OR_{≥40岁} = 2.78$。在各年龄层内，口服避孕药与心肌梗死的关系不再受年龄的影响，每个层内的效应估计是准确的、无年龄混杂的。

（3）层效应的同质性检验：各层效应的一致性，是加权平均法的基础。本例同质性检验，$P = 0.987 > 0.05$，说明层间差异可能只是由于随机误差造成的，可以认为两年龄层 OR_i 真实效应是一致的，具有同质性。

如前所述，若同质性检验 $P ≤ 0.05$，则说明排除了随机误差的影响，层间关联强度存在差别，即研究因素与疾病或结局的关联强度随着层不同发生了改变，提示分层因素与研究因素间存在交互作用。此时，若再估计各层的合并总效应已毫无意义，应分析交互作用。

（4）估计加权平均总效应或调整总效应：加权就是根据不同层别效应估计值的精确度给予不同的权重，一般来讲权重与样本量成正比，因此加权可以看成给予样本量大的层或亚组更多的信任。最简单的是依据样本量的大小进行加权。加权平均法包括 DerSimonian-Laird 法、Mantel-Haenszel 法，以及 Peto 法等，其中最为常见的方法是 Mantel-Haenszel 法。其计算公式为

$$OR_{MH} = \frac{\sum_{i=1}^{k}(a_i d_i / t_i)}{\sum_{i=1}^{k}(b_i c_i / t_i)} \xrightarrow{\text{本例}} \frac{21 \times 59/123 + 18 \times 95/208}{17 \times 26/123 + 7 \times 88/208} = 2.79$$

（5）加权总效应的统计推断：采用分层卡方检验，对总体 OR_{MH} 是否等于1进行假设检验。本例根据 Mantel-Haenszel 卡方检验结果 χ^2=11.7044，P=0.0006，认为在控制年龄的混杂效应后，口服避孕药与心肌梗死间存在关联，可以将 OR_{MH} 作为控制年龄混杂后的准确估计，进一步估计总效应的95%可信区间。本例采用 Miettinen 法估计 OR_{MH} 的95%可信区间为（1.55，5.01）。

最后，将分层分析后的总效应与无分层时估计的粗的效应进行比较，如两者无区别或差别不大，说明分层因素的混杂不明显；反之，如两者有区别（即任何实际的差别，包括无统计学显著意义的差别），说明粗效应受到了分层因素的混杂，应采用加权平均的总效应作为无偏倚的效应估计。例如，上例中 $_cOR$=2.20，OR_{MH}=2.79，即可以认为年龄对口服避孕药与心肌梗死间的关联存在混杂作用，最终结果应报告为 OR_{MH}=2.79。

3. 多因素回归分析 又称多变量分析法，是控制混杂因素最为常见的统计手段。由定义不难理解，混杂因素首先是疾病或结局的危险因素。因此，将潜在的一个或几个混杂因素与研究因素一起纳入回归模型，同时考察多个因素对因变量的关系，从而显示"多因单果"的作用，而且可以同时进行各因素独立效应的估计、分析交互作用的分析、剂量-反应关系的揭示，还可同时控制多个混杂因素，统计效率高。根据设计方法和因变量的统计学类型不同，可采用多重线性回归、非条件和条件 Logistic 回归、Cox 比例风险模型、Poisson 回归和对数线性模型等多变量模型，然后解释研究因素与结局变量的关系。

仍以表 19-10 资料为例，将疾病状态（0=对照，1=病例）作为因变量，将是否口服避孕药（0=未服用，1=服用）、年龄（1="<40岁"，2="≥40岁"）纳入 Logistic 回归分析，结果见表 19-12。在调整年龄因素前，口服避孕药与心肌梗死间的 OR=2.20，而在控制了年龄的混杂作用后，口服避孕药与心肌梗死间仍存在统计学关联（P=0.001），且 OR 为 2.79，与分层分析的结果一致。

表19-12 口服避孕药与心肌梗死关系病例对照研究Logistic回归分析结果

	偏回归系数	标准误	χ^2	P	OR	OR约95%CI 下限	OR约95%CI 上限
不纳入年龄							
常数项	−0.301	0.124	5.925	0.015	0.740		
口服避孕药	0.786	0.287	7.487	0.006	2.195	1.250	3.855
纳入年龄							
常数项	−0.818	0.218	14.129	<0.001	0.441		
年龄≥40岁	0.741	0.248	8.903	0.003	2.098	1.289	3.413
口服避孕药	1.027	0.306	11.289	0.001	2.792	1.534	5.081

4. 倾向得分匹配法 由 Rubin 和 Rosenbaum 于 1983 年提出，其基本思想是先把一组混杂因素融合为一个综合变量，即倾向得分（propensity score，PS）来代替这些混杂因素，然后将倾向得分看成唯一的混杂因素，按相近的原则对研究对象进行匹配，从而达到控制较多混杂因素的目的。这相当于进行了"事后随机化"，使非随机化数据的处理达到了类似随机化数据的处理效果。需要指出的是，倾向得分匹配法并非使处理组的每个个体都与匹配对象有完全相同的混杂因素或协变量，而仅通过进入处理组的概率来配对。用倾向得分匹配法方法匹配后，除处理因素外，其他变量在各组间均可比，但可能导致更难找到精确的匹配对象。倾向得分法主要有四种：倾向得分匹配法、倾向得分分层分析法、倾向得分协变量校正法和倾向得分加权法。这里只介绍应用最为广泛的倾向得分匹配法，其他方法可参阅其他相关专业文献。

倾向得分匹配法的实施步骤包括：

（1）根据临床经验和实际需要，以研究因素（暴露因素或处理因素）为因变量，潜在的混杂因素为自变量构建 Logistic 回归模型。以非条件 Logistic 回归模型为例，其模型如下：

$$\text{logit}(P) = \ln\left(\frac{P}{1-P}\right) = \alpha + \beta_1 X_1 + \cdots + \beta_m X_m \qquad （式 19-15）$$

（2）根据实际数据拟合模型参数，并计算每个受试对象的倾向得分。倾向得分为 0～1，它表示受试对象被分配到不同组的概率。

$$P = \frac{\exp(\alpha + \beta_1 X_1 + \cdots + \beta_m X_m)}{1 + \exp(\alpha + \beta_1 X_1 + \cdots + \beta_m X_m)}$$ （式 19-16）

（3）根据倾向得分大小，通过倾向得分匹配或分层等方法来均衡组间混杂因素的分布，得到经倾向得分调整后的样本，即匹配数据集。

（4）评价倾向得分应用前后组间混杂因素的均衡性，混杂因素或协变量均衡性的好坏是衡量倾向得分匹配法应用是否成功的关键之一。

（5）根据资料类型选择合适统计分析方法对调整后的样本进行分析，估计其处理效应。由于匹配后的各组之间的混杂因素或协变量都已均衡，数据可以看作近似随机化。如选择合适的统计分析方法则可以得出真实可信的处理效应。

三、交互作用与混杂偏倚的区别

根据以上介绍，混杂偏倚和统计学交互作用是两个完全不同的概念，需要严格区分。交互作用是需要研究者深入探讨的客观的真实效应，与设计无关，控制混杂偏倚的方法不会消除交互作用，是应该用定量的方法进行精细的估计；而混杂偏倚是粗效应值估计里存在的一种偏倚，是需要研究者控制的系统误差。在实际工作和分析中，统计学交互作用和混杂效应容易发生混淆的原因主要有两个：一是两者都是分析中需要同时考虑多种因素对疾病或结局影响的情况；二是通常都是经过同质性检验来识别的。

同质性检验，即检验分析中的研究因素与疾病或结局的关联程度，在按其他变量分层中的差异是否有统计学意义（或显著性差异）。如果检验的结果为 $P > \alpha$，提示分层后各层间研究因素的效应是一致的，具有同质性，可能不存在交互作用。可进一步计算各层加权平均效应值。如果这个平均效应值与粗效应值相等，说明无混杂偏倚，反之，则说明粗效应存在混杂偏倚。

若同质性检验的结果为 $P \leqslant \alpha$，提示各层间研究因素的效应具有异质性，研究因素与分层因素间可能存在交互作用。当交互作用存在时，粗效应是否存在混杂已不再重要，也无法判断，因为各层效应不同，不存在一个真实无偏倚的总效应可以与粗效应进行比较来判断混杂偏倚的存在。因此，当发现交互作用时，结果报告的重点是交互作用，而不是对混杂偏倚的控制。当然，要真实地评价因素间的交互作用，也应该考察除交互因素以外的其他因素引起的混杂偏倚。

第五节　临床流行病学分析结果的解释

> **知识点 19-9**
> 1. 从统计学角度，影响统计学结果的主要因素。
> 2. 对于重要的效应指标或关联强度指标，应同时给出可信区间的原因。
> 3. 统计学关联的定义。

广义的流行病学分析结果的解释是从流行病学作为应用性学科的属性出发，针对统计学方法获得分析结果，运用流行病学和统计学原理，结合专业知识、文献阅读、逻辑推理等，对结果进行深入的分析和解释，以说明结果的真实性、可靠性、重要性等，属于临床流行病学 DME 中评价的内容。而本章主要是从研究者角度，以统计学原理为基础，讨论如何对统计学结果进行解读，分析影响统计学结果的主要因素，目的是帮助研究者了解和利用统计学结果，并为最终研究结果的评价奠定基础。

一、研究质量从根本上决定了分析的结果

由于统计学的定量研究具有客观、准确和可检验的特点，所以统计方法就成为实证研究的最重要的方法。但对于不具代表性、不准确或不可靠的数据，试图寻求统计方法加以弥补亦是徒劳无益的，即使再高深的统计方法也一样于事无补，基于这些不准确或不可靠数据的统计分析所得结论常常是站不住脚的，甚至是误导的。现代统计学的奠基人之一、著名统计学家 Fisher 曾精辟地指出，"做完实验后才找统计学家无异于请他做尸体解剖，他能做的全部事情就是告诉你这实验死于什么原因"。

因此，研究的质量决定了研究的结果。研究质量是对研究偏倚控制程度的总体衡量，研究质量越高，偏倚就越小，结果的真实性就越高，结论正确的可能性就越大。研究设计是一项研究控制偏倚最基本的方法，一项研究的质量首先取决于研究设计的种类。第一，在因果研究中，从设计和偏

倚控制的角度，随机对照试验的论证质量一般应高于非随机的对照试验或队列研究，后者又高于病例对照研究。第二，研究的质量是由该类研究特有的偏倚控制措施决定，如临床试验可使用合理的对照随机分组、分组隐匿、盲法、维持原随机分组分析等偏倚控制措施。第三，研究的质量还取决于流行病学研究的一般偏倚控制措施，如收集的资料准确、样本具有代表性、随访率高、观察时间足够长等。

二、恰当的统计学方法是结果的重要保证

选择恰当的统计学方法是统计学结果合理解释的前提。选择统计方法的基本思路是根据研究目的、设计类型、资料类型、数据特征、对比组数、样本含量等加以综合判断。例如，队列研究和病例对照研究中有关暴露和疾病的资料都表现为四格表，但由于设计方向的区别，两者无论在分析过程还是关联强度的计算上，都有很大的差别。而且，即便都是病例对照研究，对于个体匹配、群体匹配和不匹配资料的分析方法也不同。

另外，要注意统计分析方法本身的分析条件。例如，对于前面一直提到的 Logistic 回归分析，要求结局事件发生优势的自然对数值 logit（P）应与自变量间呈线性关系，各自变量彼此独立，数据来自随机样本，且根据最大似然估计（maximum likelihood estimation，MLE）的性质样本例数要求应至少在 100 例以上等。如果分析结果与研究假设矛盾，难以得到合理解释。例如，回归系数的标准误太大，某些重要变量未进入方程、回归系数的符号与实际不符、回归系数估计值与实际相差太大，以及模型假设检验 $P \leq \alpha$，而各偏回归系数的检验 $P > \alpha$ 等现象。可能的原因有三个：①样本例数过小造成的抽样误差过大，结果不稳定；②自变量的纳入方式不当，尤其对于多分类的定性变量（如职业、文化程度、疾病严重程度）而言，如果 logit（P）应与自变量的取值不呈线性关系，应以哑变量的形式纳入；③自变量间存在多重共线性，即自变量之间存在较强的关联。例如，对于混杂因素的控制过程中，纳入了因果链上的中间环节的因素等。因此，在多因素分析中，并非纳入的因素越多说明混杂偏倚的控制越好，纳入的因素越多发生共线性的可能性越大，应在单因素分析基础上，结合专业选择恰当的潜在混杂因素。

同时，最大限度地利用资料中的信息，提高分析的效率，避免在分析过程中产生进一步的偏倚，也是需要考虑的问题。虽然统计分析方法并非越高级越好，但一般而言，高级统计分析方法在方法的适用条件、参数估计方法和原理、偏倚的控制等方面应具有一定的优势，从而使分析更加精细，结果更加可靠，说服力更强。例如，对于大型的流行病学调查而言，一般不易获得个体（或终末单元）形成的抽样框（sampling frame），造成抽样框架不完善，并需要同时考虑实际调查工作中的可行性等原因，常常综合应用分层、整群、多阶段等多种基本抽样技术，该类抽样研究方法统称复杂抽样（complex survey，CS），其获得的样本称为复杂样本（complex sample）。复杂抽样常常造成两个非常棘手的问题：一是复杂抽样设计多为不等概率抽样，即每个对象的入样概率并不相等，采用常规的统计分析指标或方法必然造成结果的偏倚，应考虑对不同个体进行加权估计，以通过统计学方法提高样本对总体的代表性；二是在抽样过程中数据具有明显的层次结构（hierarchical structure），即低水平抽样单位嵌套（或聚集）在高一层的单位之中。例如，病人嵌套于科室、科室嵌套于医院，形成三水平的层次结构。如果所获得资料在同一高水平单位内呈现明显的聚集性，统计学上也称为组内相关性（inter-class correlation），仍采用传统分析方法，如上述的多重线性回归模型和 Logistic 回归模型等，分析结果可能出现聚集性偏倚（aggregation bias），此时采用多水平模型更为恰当。

三、正确认识假设检验中的P值

在临床流行病学研究中，都是通过"差异"说明事物之间的关联或因果关系。因此在抽样研究中，做假设检验最关心的问题 P 值是否小于等于 0.05 或其他设定的检验水准 α，但如何辩证地理解假设检验及其 P 值，却常常被多数研究者所忽略。

1. P 值不是无效假设 H_0 成立的概率　假设检验中的 P 值是在"假定"无效假设 H_0（如组间无差别，或干预无意义）成立的前提下，发生本次研究中实际观察到的差异及更大差异的概率。换句话说，P 值并不是 H_0 正确的概率，而是在假定 H_0 成立的情况下，单纯由于抽样误差得到目前实际观察结果（包括极端情况）的概率。若 $P \leq 0.05$，即目前观察到的样本差别单纯由抽样误差所致的可能

性不足 5%，则有足够的理由怀疑 H_0 的正确性，进而拒绝 H_0，认为"差异有统计学意义"；若 $P>0.05$，则不拒绝 H_0，认为"差异无统计学意义"，但并不意味着 H_0 假设成立。因此，P 值可以理解为观察到的结果与无效假设是否矛盾的一个统计学指标。

2. P 值不是犯 I 型错误的概率 如前所述，当 $P \leqslant \alpha$ 假设检验中拒绝 H_0，尽管是一个小概率事件，但仍有可能会发生，便可能犯了 I 型错误。但 P 值并不是犯 I 型错误的概率，因为 P 值只能说明发生现有观察结果的可能性，最终的结论必须与 α 进行比较才能做出，在 $\alpha=0.05$ 时，P 为 0.03 或 0.01 对结论来说并无本质的区别，因此犯 I 型错误的概率是 α，而不是 P。

3. 假设检验结果的"有统计学意义的差异"并不意味着专业上差异的"显著"，在有些文献中也称为"显著性差异"，但这里的"显著"是统计学意义上的"显著"，只表明 P 与 α 比较后的结果，说明利用样本信息发现了总体间存在差异，至于这种差异在专业是否有意义或是否重要，还要看统计量本身差异的大小。同理，P 值越小，只能认为越有理由拒绝 H_0，而非差异本身越大或越"显著"。因此，为了避免"显著性差异"在统计学和专业上解释的混淆，建议假设检验的结论中尽量不使用该说法，而采用差异是否有统计学意义。

4. 如果样本是由非概率抽样获得，假设检验在理论上是不适用的，因为此时难以解释"随机误差"的含义，P 值可能没有任何意义。

四、统计学关联不等于因果关联

根据上述对假设检验结果的理解，当统计学上 $P \leqslant 0.05$ 时，只能说明利用目前研究所获得的资料，在发现并控制了部分混杂因素、保证了统计学方法恰当的前提下，所研究事物间的关联由机遇（或随机误差）导致的可能性不超过 5%，因此认为研究因素（或其他自变量）与结局或疾病存在数量上或分布上的关联，这种关联称为统计学关联。但统计学关联不一定是因果关联，尤其对于观察性研究，下结论时须十分慎重。应在排除了选择偏倚、信息偏倚等系统误差并考虑前因后果的时间顺序的基础上，利用现代因果推断标准作出因果推断，具体参见本书相关章节，这里不再赘述。

五、统计学"定量"结果更需关注和解释

对于很多研究者而言，存在一个比较严重的错误倾向：过度关注针对差异的假设检验结果 P 是否小于等于 0.05，反而忽略了差异本身的大小。但通过前面内容的学习不难理解，$P \leqslant 0.05$ 只是说明研究因素与疾病或结局间存在关联，属于关联的"定性表达"范畴；而差异本身的大小才说明因果关联强度、干预的临床意义，属于关联的"定量表达"范畴。例如，对厄贝沙坦治疗高血压的疗效，不能仅根据试验组与对照组的假设检验结果，笼统地报告"该药抗高血压治疗有效"，应在此基础上进一步报告"抗高血压治疗 5 年可以在 100 个受治病人中避免 4 例脑卒中或心肌梗死事件"。定量信息可以帮助医生和病人作出更准确的决定，忽视定量信息就是拒绝更好的决策。

同时，关联的强度和效应的大小与结果真实性也存在关系。效应大的作用（如 RR>5）更可能是真实的，被误判的可能性更小，换句话说在偏倚近似的情况下，完全由于偏倚出现很大效应的可能性很小。例如，分析某基因型对非小细胞肺癌的遗传易感性，经 Logistic 回归，在控制了吸烟、年龄等重要混杂因素后，针对该基因型系数估计值假设检验的 $P<0.001$，因此认为该基因为易感基因。但考察其 OR 仅为 1.03，95% 可信区间为（1.02，1.03），说明虽然存在关联，但关联的强度很小，其是否真实，以及实践意义值得进一步研究。

因此，在临床流行病学研究结果解释和报告中，尤其对于反映关联强度或效应的重要信息，不仅要报告假设检验的结果，还必须在弄清效应指标的计算背景和假设的前提下，报告关联强度或效应指标的大小及其可信区间。

1. 明确对照组的意义 在解释结果时，应明确说明对照组是什么，以及比较的意义是什么。常见的流行病学研究中，对于危险因素的作用，我们会说有关或无关；对治疗效果，我们会说有效或无效。这些说法有一个前提，即假设研究中的对照组是无暴露的人群或接受无治疗或安慰治疗的病人。当对照组的治疗不是无治疗或安慰治疗而是另一种治疗措施时，比较的是试验组治疗与对照组治疗的差别，同样是 RRR 或 ARR，其临床意义完全不同，反映的是两种治疗效果的相对差别，而不是某个治疗与无治疗比较时的绝对效果。因此，了解对照组的治疗是什么，是诠释效果的必备条件。

2. 对于关联强度或效应大小的报告和解释，不仅要关注其点估计值，需同时报告 95% 可信区间。从统计学的角度，可信区间与假设检验一样，同属统计推断范畴，但针对差值或比值的 95% 可信区间同时提供了定性和定量两方面的信息。

首先，可以通过考察差值效应指标（如 AR、ARR 等）95% 可信区间是否包含 0，或比值指标（如 *OR*、RR、RRR 等）的 95% 可信区间是否包含 1，说明组间差异是否有统计学意义，从而完成假设检验的任务。

其次，可信区间不仅反映效果估计的精确度，而且在决策中具有特殊的用途。其可以理解为基于本次研究的信息真实效果可能存在的区间，可信区间的上限是最大可能的效应，可信区间的下限是最小可能的效应。它们的可信区间越窄，说明真实值的估计越精确，更有利于进行决策。

（陈卫中　杨晓虹）

第二十章　临床经济学评价

　　1983 年，Boyle 和 Torrance 等合作发表了关于《对极低体重出生儿进行新生儿监护的经济学评价》的研究，据其结果显示：新生儿监护能有效提高极低体重新生儿的生存率，同时相应的费用也明显增加。经过新生儿监护，体重 1000～1499g 组和体重 500～999g 组的生存率分别达到 77.2% 和 22.4%，每增加一个生存者的成本分别为 59 500 加元和 102 500 加元（1978 年水平），延长一个生命年的成本分别为 2900 加元和 9300 加元，延长一个质量调整生命年（QALY）的成本分别为 3200 加元和 22 400 加元，每一活产婴儿的净损失分别为 2600 加元和 16 100 加元，每增加一个生命年的净成本分别为 900 加元和 7300 加元，每增加一个 QALY 的成本分别为 1000 加元和 17 500 加元，以上经济学评价结果均考虑 5% 贴现率，成本和效益都发生在第一年（表 20-1）。

表20-1　按出生体重分组的新生儿监护的经济学评价（5%贴现率）*

时期	按出生体重分组	
	1000～1499g（加元）	500～999g（加元）
至出院时		
成本/增加的存活者	59 500	102 500
至15岁		
成本/增加的生命年	6100	12 200
成本/增加的QALY	7700	40 100
至死亡（预测）		
成本/增加的生命年	2900	9300
成本/增加的QALY	3200	22 400
净收益（损失）活产婴儿	2600	16 100
净成本/增加的生命年	900	7300
净成本/增加的QALY	1000	17 500

*将成本和效果均贴现至1978年

资料来源：Boyle M H, Torrance G W, Sinclair J C, et al., 1983. Economic evaluation of neonatal intensive care of very-low-birth-weight infants[J]. New England Journal of Medicine, 308: 1330-1337

【案例问题】

　　1. 为什么要开展临床经济学评价？
　　2. 该研究使用了哪些临床经济学评价方法？
　　3. 对哪一组体重的极低体重新生儿进行监护经济效果更好？
　　4. 进行临床经济学评价，长期和短期使用的效果衡量指标是否相同？
　　5. 为什么要对成本和效果进行贴现？

【案例 20-1 分析】

　　1. 相较于日益增长的医疗服务需求，医疗卫生资源相对有限的问题愈发凸显，如何合理、高效地筹集、开发、配置和利用数量有限的医疗卫生资源，最大限度地满足人们的健康需求，实现医疗卫生服务资源的社会效益与经济效益最大化便显得尤为必要。临床经济学评价通过应用经济学的理论与方法，对各项卫生服务方案进行科学比较与评价，寻找性价比最高的优势方案，可以显著提升卫生资源的配置与利用效率，实现医疗卫生资源的效益最大化。

　　2. 该研究中使用了临床经济学评价最常用的三种方法：成本-效果评价、成本-效用评价和成本-效益评价。据表 20-1 可知，"成本/增加的存活者、成本/增加的生命年"是成本-效果评价的结果，"成本/增加的QALY"是成本-效用评价的结果，"净收益（损失）活产婴儿"是成本-效益评价的结果。

　　3. 据研究结果显示，无论是短期结果"成本/增加的存活者"，还是长期结果"成本/增加的QALY"，"1000～1499g"组均显著低于"500～999g"，可见对出生体重为 1000～1499g 新生

262

儿的监护比出生体重为 500～999g 的成本效果为好。

4. 在进行临床经济学评价时，长期的成本-效果指标不同于短期的成本-效果指标。一般而言，短期的成本-效果指标会选择一些中间指标进行效果衡量，如本案例中的"出院时存活者"，而长期的成本-效果指标通常选择终点指标，且更倾向于使用效用指标，如 QALY。

5. 由于资本具有时间价值的特性，这就要求在对不同的卫生服务项目进行评价时，必须把不同时间发生的货币流转额折算到同一时间上进行比较。同时，健康的结果如生命年，也存在时间价值，人的生理、病理过程可能是进行性的、不可逆转的，将来的生命年也应折算到同一时间比较。

第一节 概　述

一、定　义

临床经济学评价是运用经济学的原理与方法对临床诊断、治疗和预后技术与服务进行经济学效果评价的多学科活动。其有助于探究卫生资源配置和利用的现状，找出影响卫生资源公平、有效、合理利用的因素，指导临床决策和卫生资源配置。

随着社会人口数量的不断增加、疾病谱的逐渐转变及人口老龄化的日益加剧，人们的医疗卫生服务需求与日俱增，与有限的卫生资源之间形成了显著的矛盾。在此背景下，如何合理、高效地筹集、开发、配置和利用卫生资源，更好地满足人们的健康需求，提高人群的健康水平和生活质量，提升卫生服务的社会效益和经济效益则显得尤为必要。应用经济学评价的理论与方法，对各项卫生服务相关方案进行客观比较与科学评价，寻找性价比最高的优势方案，提升卫生资源的配置与利用效率，助力临床科学决策和卫生政策的合理制定。

二、背景及意义

卫生费用过快增长是世界各国均面临的难题。对卫生的适度投入，是提高国民健康水平的重要一环，进而促进社会经济的发展，但是卫生费用的不合理增长不仅成为国家政府的负担，而且也是社会和个人的沉重压力。以美国为例，卫生费用绝对数从 1960 年的 270 亿美元，上涨到 1980 年的 2460 亿美元，20 年间卫生费用上涨了 8 倍。在之后的 20 年，卫生费用继续快速攀升，2000 年已达 13 090 亿美元，是 1980 年的 5 倍多。与此相似，我国同样面临着卫生费用高涨的问题。截止到 2017 年底，我国卫生总费用达 52 592.28 亿元，在不考虑物价指数的情况下，2017 年卫生总费用是 1990 年的 70 倍，是 2000 年的 11.5 倍。

引发卫生费用快速上升的原因很多，既有人口老龄化、疾病谱改变、服务可及性增加、技术进步等客观原因，也有医疗补偿机制、供方诱导服务、医疗产品及服务的虚高定价、需方浪费等因素。费用上涨的压力使卫生决策者、临床决策者和需方更多地考虑资源投入的价值。对宏观卫生决策来说，是投资医疗项目还是预防项目，是投资专科项目还是初级卫生保健项目。对临床决策者而言，使用哪种治疗药物或手术方案等，这些均可以通过开展经济学评价，为决策者提供必要的决策支持信息。经济学评价通过不同方案间的比较，同时评价成本与效果，借此提出相应的决策支持建议。其"比较"的实质便是寻求卫生资源价值的最大化。例如，有效推动基本药物目录、基本医疗保险报销目录及公共卫生服务项目等科学遴选；促进卫生技术定价与保险报销比例的合理制订；助力新兴卫生技术的市场准入与监管；帮助临床医务工作者、卫生技术提供者和病人理性选择卫生保健措施等。

三、评　价　视　角

评价视角的选择是临床经济学评价中非常重要的议题，这决定了在评价中的成本和效果的定义、范围与内涵。常用的评价视角包括卫生服务提供方、政府、支付方（保险付费方）、病人和社会，具体选取何种适宜的评价角度主要取决于评价的目的，不同的评价目的应当使用不同的评价角度。

评价视角若是病人视角，那么就要考虑包括病人的治

知识点 20-1
1. 临床经济学评价常用的评价视角。
2. 临床经济学评价常用的评价类型和方法。
3. 临床经济学评价的基本步骤。

疗效果，病人支付的医疗费用、时间和交通费用；若是服务提供者视角，要考虑医院对项目的投入和效果；若是政府的视角，要考虑政府对项目的投入与产出；若是医疗保险视角，要考虑医保方的投入与效果；若是社会视角，要考虑上述全部费用和效果的同时，还要考虑社会生产力的损失。许多评估人员采用社会视角，但在政府和医保方视角下的评估对决策者更有帮助。

四、评价类型及方法

临床经济学评价的主要类型和方法包括成本-效果评价、成本-效益评价和成本-效用评价三种。三种方法的区别在于以何种方式测量卫生服务的结果，或选取何种结果形式来进行评价。

此外，临床经济学评价还有其他的一些分析类型和方法，包括最小成本分析、疾病成本分析和成本-结果分析等。

（一）成本-效果评价

成本-效果评价是指评价使用一定量的卫生资源（成本）后的个人健康效果，用非货币单位表示，指标可以使用单个指标（如术中出血量）、综合指标（如 QALY）、中间指标（如糖化血红蛋白值）或终点指标（如死亡病例数）。

（二）成本-效益评价

成本-效益评价是对各种备选方案（如具有同一适应证的多项临床技术或方案）的全部预期效益和预计成本的货币价值进行评价比较（效益和成本均用货币量表示），既适用于同类服务项目的比较，也适用于不同类别项目的比较，可作为决策者进行选择和决策时的参考和依据。

（三）成本-效用评价

成本-效用评价是成本-效果评价的一种发展。在评价时，不仅注意健康状况，而且注重生命质量，采用一些综合指标，如 QALY 和伤残调整生命年（disability adjusted life year，DALY）。

（四）最小成本分析

最小成本分析是指在效益或效果（用）没有差别的条件下，选择成本最低的方案。就本质而言，最小成本分析属于以上方法的特例，即研究证明不同卫生项目的结果在统计学上没有差别，故选择成本最小化。

（五）疾病成本分析

疾病成本分析是对一种疾病或危险因素（如吸烟或酗酒等）的直接和（或）间接成本进行测算的研究，是开展成本-效果评价、成本-效益评价和成本-效用评价这三种主要评价方法的基础和前提。

（六）成本-结果分析

成本-结果分析是对卫生项目的成本和结果进行一一列举，并进行必要的分析，但是选择何种方案，需要研究结果的使用者或决策者予以考虑。真正意义的这种研究是不多见的，它实际上是成本-效果评价、成本-效益评价和成本-效用评价这三种主要评价方法的前期研究，可提供描述性的信息。

鉴于最小成本分析、疾病成本分析和成本-结果分析均可归入成本-效果评价、成本-效益评价和成本-效用评价这三种主要评价方法的范畴，或是属于三种方法的基础。因此，本章仅对临床经济学评价的这三种主要评价方法进行阐述。

五、评价步骤

尽管不同的卫生经济学评价类型及方法具有不同的适用条件和评估方法，但在临床经济学评价中的实施步骤基本类似。

（一）明确评价的目的和问题

临床经济学评价一般是对两种或两种以上的卫生服务项目进行比较研究，需要明确评价的目的和问题、目标人群、评价结果的使用方及具体的决策环境等，并对成本和效果同时进行评估。

（二）全面描述备选方案

确定评价对象，即卫生服务的不同备选方案，要注意任何一个重要且合理的备选方案都不应该被遗漏，对照组要保证是临床上有代表性的方案。为了使研究结果公正客观，应该避免方案选择上的"人为痕迹"。若设立空白对照，要特别注意伦理学问题。同时在备选方案确定后，应对备选方案进行比较全面的描述。

（三）明确医疗效果

效力（efficacy）评价最好来自随机对照临床试验，或通过一系列卫生服务研究的系统综述收集卫生服务效果的证据。效果评价则应注意卫生服务的效力、依从性、覆盖率等因素。

（四）纳入所有相关的成本和效果

所有可预见的成本和结果需予以明确，并尽可能地进行度量。为了达到研究目的，确定必须收集的数据和资料，并且考虑不同的观点下成本的差异变化。成本计算中既要考虑固定成本，也要考虑运转成本；既要考虑直接成本，也要考虑间接成本。在结果评价中，正面和负面的结果都必须如实考虑。

（五）精确测量成本和结果

所有应该测量的项目都不应该被遗漏。成本资料的分布如何、如何描述其集中和离散的趋势、是否存在共同成本（overhead costs）、如何分摊等，这些问题都应考虑并准确计算。

（六）科学分析成本和结果

所有的价值来源都应该清楚，可能的来源包括市场来源、病人或当事人的喜好和观点、决策者的观点、卫生技术人员的判断等。当市场价值不起作用时，或市场价值没有真正反映成本时，如新生儿监护过程中使用的药品或设备是捐赠的药品和设施等，仍应该把这类资源的投入调整到市场价值。对成本和结果的估计，需采用一种适当的分析方法，如成本-效果、成本-效益、成本-效用分析等。

（七）贴现

要考虑不同时间成本和结果的"时间价值"，对所有将来和过去发生的成本和结果均应当贴现到现值（present value）或某一时间点的值。要选择适当的贴现率（discounting rate），一般根据利率和物价指数来确定。

（八）增量分析

由于各种卫生服务项目的成本投入不同，结果产出也会不同。增量分析（incremental analysis）就是研究额外成本和增量效果的关系，即每增加一个单位的效果、效益或效用所花费的额外成本。如在晚期非小细胞肺癌的二线治疗中，纳武利尤单抗相比于多西他赛，每多延长病人 1 个月的总生存期（overall survival，OS）所需的费用支出要多。

（九）敏感性分析

鉴于经济学评价中成本和结果存在着不确定性（uncertainty），必须对主要的参数进行敏感性分析（sensitivity analysis），以确定研究结果是否对这些因素敏感，或到达什么程度时结论会发生改变。实际上，成本和效果都存在着可信区间，若主要变量的变化不影响结果（如成本-效果比）的可信区间，说明该因素为不敏感因素，结果较为稳定。

（十）研究结果的表述与解释

分析的结果应尽量用一些指标或比值来反映（如增量成本-效果比）。研究结果应该和其他相关的研究作对比，比较方法学和结果的异同。要讨论研究结果的普遍性，在某地开展的某项临床经济学评价的结果，在其他地区可能会完全不同。研究应讨论推广的问题，在其他的背景下或病人中研究结果是否会发生变化。还应对结果的政策影响、技术的可及性、公平性和效率等问题展开讨论。

第二节　成本测量

一、成本的定义

成本（cost）是商品生产中耗费的物质资料价值（物化劳动）和必要劳动（活劳动）的货币表现，即商品生产过程中耗费的原材料、燃料、动力、固定资产折旧等生产资料的价值和支付给劳动者劳动报酬的价值。

临床中卫生技术/服务的成本系指卫生保健服务机构在提供卫生技术/服务的过程中所消耗的物化劳动和活劳动的货币表现，具体可以分为劳务费、公务费、卫生业务费、卫生材料费、低值易耗品损耗费、固定资产折旧及大修理基金提成等。

按照卫生技术/服务成本的概念，卫生技术/服务成本的

> **知识点 20-2**
> 1. 成本和费用的区别。
> 2. 成本的常用分类。
> 3. 成本的贴现。

范围必须是在提供卫生技术/服务的过程中所消耗的物化劳动和活劳动的部分。值得一提的是，卫生技术/服务成本和费用是两个不同的概念，不要把两者混为一谈。成本是资源的实际消耗，而费用则是卫生技术/服务价格和服务量的综合表现。例如，心脏支架成本，若从医疗机构角度看，包括支架本身的购置成本和仓储、管理和劳务成本等，而支架费用，则是医疗机构按照物价部门核定的收费标准或价格和使用量计算得到的费用值。

根据以上对卫生技术/服务成本的定义可知，计算卫生技术/服务的成本要全面考虑，不能仅局限于某项技术/服务单一的物质资料成本，而应囊括该项技术/服务在使用过程中所消耗的其他直接和间接成本等。

二、成本的常用分类

通常而言，根据成本的不同特征和属性，可以将其进行如下分类。

（一）直接成本和间接成本

直接成本（direct cost）是指医疗卫生机构专为提供某项卫生技术/服务而发生的费用，与该项技术/服务直接相关。"直接"的意思是指该项支出与卫生技术有着明确的一对一的匹配关系，可以根据财务凭证而直接计入该项卫生技术/服务项目中。直接成本的高低主要取决于卫生技术/服务量的多少。一般而言，临床经济学评价中常用直接医疗成本和直接非医疗成本，前者包括疾病诊治所需的药品或技术服务费用、卫生材料费、检查费用等，后者则通常涉及病人就医所需的交通费、住宿费等。

间接成本（indirect cost）是指有些费用与卫生技术/服务间接相关或其成本不是针对某项卫生技术/服务项目的，无法直接计入该项卫生技术/服务项目中，而必须采用适当的方法，在几个服务项目中加以分摊，也就是说间接成本与卫生技术/服务存在着明确的关系，但数量水平不易确定，它与卫生技术/服务之间不存在精确的一对一的数量匹配关系，如行政管理费、辅助科室费用、固定资产折旧费等。

（二）固定成本、变动成本和混合成本

成本按照其与卫生技术/服务量的关系可分为：

1. 固定成本（fixed cost）　凡成本总额在一定时期和一定业务量范围内，不受卫生技术/服务量增减变动影响而固定不变的，称为固定成本。例如，卫生服务机构中的办公费、差旅费、邮电费、工资等在一定时期和一定服务量范围内，不随服务量的变动而变动。此类成本属于固定成本。

2. 变动成本（variable cost）　凡成本总额与卫生技术/服务量总数成比例增减变动关系的，称为变动成本。例如，卫生技术中使用的一次性消耗材料成本总额，随着卫生技术服务量的增加而增加；同一项卫生技术服务的成本，随着卫生技术服务量的增加而增加。此类成本属于变动成本。

3. 混合成本（mixed cost）　有些成本属于部分固定、部分变动的成本，这些成本属于混合成本。混合成本的总额随着卫生技术/服务量的变化而变化，但与卫生技术/服务量的增减变化不成比例。

根据混合成本兼有固定和变动两种特性的不同特点，又可分为以下三种：

（1）半变动成本（semi-variable cost）：通常有一个基数，一般不变，相当于固定成本。在这个基数的基础上，卫生技术/服务量增加，成本也随之增加，这又相当于变动成本，如卫生服务机构的水电费、燃料费等。

（2）半固定成本（semi-mixed cost）：又称阶梯式变动成本。在一定卫生技术/服务量范围内成本总额是固定的，当卫生技术/服务量超出这个一定的范围时，成本总额就跳跃到一个新的水平。然后在新的一定卫生技术/服务量范围内，成本总额在新的水平上保持不变，直到另一个跳跃。例如，卫生服务机构某项设备，当卫生技术/服务量增加到超过一定限度时，就需要增加设备、人员等，其设备的折旧和大修理基金，人员工资的支出等呈阶梯式变动。

（3）延期变动成本（delayed-variable cost）：一般情况下，支付给工作人员的工资是固定成本，当工作量超过预定卫生技术/服务量时，则需对医务人员支付加班费、津贴等，这种成本称为延期变动成本。

固定成本与变动成本是两个极端的例子，在卫生服务机构中，单纯的固定成本或变动成本还是比较少见的，一般都是混合成本。为了便于研究和计算，常常将混合成本分解成固定成本和变动成本两部分加以处理。

（三）边际成本和平均成本

边际成本（marginal cost）是指多提供一单位卫生技术/服务所需增加的成本。例如，某项卫生技术服务，服务量为 X 次，所需总成本为 C_X，当服务量达 X+1 次时，总成本为 C_{X+1}，边际成本则为 $C_{X+1}-C_X$。

平均成本（average cost）是指单位卫生技术/服务的资源消耗，即总成本除以总服务量，如 C_X/X。值得注意的是，边际成本与平均成本虽然都是每单位卫生技术/服务量的成本，两者在数值上一般而言并无直接联系。

通常固定成本随着卫生技术/服务量的增加没有任何变化，因此边际成本可以看作平均变动成本。也就是说，如果一项卫生技术/服务的成本主要是变动成本，其平均成本和边际成本几乎是相同的，但如果一项卫生技术/服务的成本大部分是固定成本，其边际成本小于平均成本。

（四）有形成本和无形成本

有形成本（tangible cost）伴随着资源的消耗而发生，是指在卫生服务过程中所消耗的产品或服务的成本。无形成本（intangible cost）是指疾病对病人本人及其亲友造成的痛苦、悲哀、忧虑和不便，引起生活质量的下降等。

（五）机会成本和沉没成本

机会成本（opportunity cost）是指在几个可供选择的方案中，采用某种方案而放弃另外一些方案，在放弃的方案中产生最大效益方案的效益，即所选方案的机会成本。沉没成本（sunk cost）则是过去发生的、与当前决策选择无关的成本。

三、成本的贴现

由于物价等因素的不断变动，卫生技术/服务的价格也在不断地发生变化，货币的时间价值也影响着成本，因此卫生技术/服务成本应随这种变化不断进行调整，才能够反映其真实的资源消耗。

其中最简单的方法是单纯考虑货币的时间价值，把过去的成本贴现成现在的成本。其计算公式为

$$P_V = P_C \times (1+r)^n \qquad （式 20-1）$$

式中，P_V 为现在的成本；P_C 为过去的成本；r 为贴现率；n 为年限。

或者把现在的成本折算成过去的成本，其计算公式为

$$P_C = P_V \times 1/(1+r)^n \qquad （式 20-2）$$

根据所计算成本的需要，可以分别采用不同的计算公式进行计算，以保证成本具有可比性。

例如，某疾病 2010 年测算出的治疗成本为 6000 元，考虑到货币的时间价值，贴现率为 1%，其 2011 年的成本为 6000×（1+1%）=6060 元，2012 年的成本为 6000×（1+1%）^{2}=6120.6 元，2013 年的成本为 6000×（1+1%）^{3}=6181.81 元，2015 年的成本为 6000×（1+1%）^{5}=6306.06 元。

四、成 本 分 析

成本分析是指利用成本核算资料及其他有关资料，全面分析成本水平及其构成的变动情况，并探究影响成本浮动的各相关因素及其原因，寻求成本控制与降低的潜力和方法。通过成本分析可以正确认识和掌握成本的变动规律，不断挖掘成本压缩的潜力，提供经济效益。成本分析方法很多，可以根据不同的研究目的采用不同的分析方法，其中最小成本法、边际成本法、机会成本法、生命周期成本法、平衡点法、敏感性分析法等经常在成本分析中应用。

目前，在卫生技术/服务的发展及应用过程中，成本分析与控制的重要性越来越被强化与凸显，卫生技术、设备、医疗程序及药物在服务应用的过程中都应测算其成本，寻求最佳的技术经济指标，以期从根本上控制成本，获得最大的效益。

第三节 成本-效果评价

一、效 果 测 量

效果（effectiveness）是指有用效果，它是由各种使用价值构成，是满足人们各种需要的属性。例如，卫生项目减少的死亡人数，发病率、患病率的降低，休工休学率的降低，人群免疫接种率和免疫水平的提高，寿命的延长等，都是有用的效果。而效果的测量则是指在一般或常规环境、情况下测定卫生服务的利用对某一特定的健康问题所带来的效果，如糖尿病病人接受某种降糖治疗方案

后，测量其糖化血红蛋白的变化情况；非小细胞肺癌病人接受 PD-1 抑制剂治疗后，监测其肿瘤病灶大小的变化情况等。

效果评价中，比较特别的是评价其功效或效力，它是指在理想情况下，卫生服务对某一特定的健康问题所带来的效果，如在随机对照临床试验中。

效力是回答卫生服务在理想条件下的作用如何的问题，而效果则是回答现实条件下卫生服务的作用如何的问题。效果和效力的关系，可以用以下的公式大致表示：

效果=效力×供方的依从性（health provider systems compliance）×病人的依从性（patient subject concordance）×服务的覆盖率。

供方的依从性、病人的依从性和服务覆盖率是影响效力在社区实现程度的重要因素。

二、成本-效果评价的定义

成本-效果评价是评价不同卫生服务项目经济效果的一种方法，它不仅研究卫生服务的成本，而且研究卫生服务的结果，以体现有限的卫生资源而发挥最大的经济效益和社会效益的经济学思想。这是目前在卫生保健领域经济评价方法中最常用的一种，占总文献量的50%～75%，一项美国的调查显示，在新药临床经济评价中，该方法占其中的72%。

三、成本-效果评价的适用范围

在卫生服务的结果很难用货币表示，同时结果相对单一或易于整合时，成本-效果评价是一种很好的经济学评价方法。

在成本-效果评价中，效果可以同时或分别使用中间结果和最终健康结果。前者包括症状、危险因素或测定的结果，如溃疡的愈合率、乙型肝炎 e 抗原的阴转率、血清胆固醇的下降程度、血压的下降情况、避免的发作次数等。后者包括生命年的延长、死亡数等，可考虑的指标有挽回的死亡数（death averted）、延长的生命年（life years gained）、由于死亡而失去的生命日（potential days of life lost，PDLL）、潜在减寿年数（potential years of life lost，PYLL）、被预防的病例数（cases prevented）等。例如，在高血压的治疗项目中，血压下降的百分率为中间结果，预防由于卒中造成的死亡是最终健康结果。有时当最终健康结果的测定所需时间太长时，可选择中间结果，当然以最终健康结果为主要评价指标的研究意义相对更大。

成本-效果评价必须是对两个或两个以上的不同卫生服务项目进行评价，否则就无法择优。

四、成本-效果评价的方法

成本-效果评价的基本思想是以较低的成本实现效果的极大化，其评价方法主要包括成本-效果比和增量成本-效果比等。

（一）成本-效果比

成本-效果比（cost/effectiveness，C/E）是成本-效果评价的一种方法，即增加（或减少）一个效果所需的成本或每一个货币单位所获得的效果，例如，每延长一个生命年、挽回一例死亡病人、诊断出一个新病例或提高一个自然单位结果所花的成本，或每一个货币单位获得多少生命年、挽回多少例死亡病人、诊断出多少新病例或提高多少单位结果。C/E 越小，越有效率。单一的 C/E 意义不大，主要用于两个或两个以上项目的比较，并且是比较有相同结果单位的两个项目。

例如，一个高血压治疗项目对 60 岁男性高血压病人舒张压从 110mmHg 降低到 90mmHg，延长一个生命年，花费的成本为 16 330 美元，另一个用两种不同降血脂药物治疗高胆固醇血症项目，结果显示延长一个生命年的成本分别为 59 000 美元和 17 800 美元。可见前一个项目的经济效率较高。

（二）增量成本-效果比

由于经济评价包含着对两种或两种以上的措施进行比较，而成本投入不同，一些方案可能有更好的效果，但成本支出也更多。因此，单纯比较平均成本-效果比还不能充分显示不同卫生服务项目的效率，故一般使用边际或增量分析来表示。

边际成本-效果比是指卫生服务的强度、计量、时间等数量变化一个单位时，不同项目的增量成本-效果比。鉴于项目的成本曲线或成本-效果曲线的函数往往不能确定，因此，计算边际成本-效果比往往较困难，而用增量成本-效果比（incremental cost effectiveness ratio，ICER）近似替代。

　　而从真正意义上，边际成本-效果比和增量成本-效果比是有区别的。一般而言，边际成本-效果比代表增加一个服务单位（如多住院一天或每天增加一个单位的药物剂量等）而产生增加的成本-效果，如一个慢病防治计划从针对高危人群扩大到全人群时成本、效果的变化。相对地，增量成本-效果比代表一种方案和另一种方案相比较时增加成本和增加效果的比。例如，门诊手术和短期住院手术的比较，它反映一个额外效果的额外成本。当然增量成本-效果比也可用于同一方案的不同情形的比较。

第四节　成本-效用评价

一、效用测量

　　效用（utility），就是指一个人在占有、使用或消费某种商品（服务）而得到的快乐或满足。

　　效用有共性，也有个性，它不仅包括客观实体，也考虑主观因素。同时，效用的衡量受许多因素的制约和影响。例如，效用在很大程度上受经济条件制约，特需医疗服务对于一部分收入颇丰的人有实用价值，对于这些人而言只有享受特需医疗才能获得高的效用，而农村地区低收入人群享受到基本医疗服务，却同样会得到很高的效用。效用也会随着时间的变化而变化，随着人民生活水平的改善，会产生新的医疗保健需求。因此，效用的计量是相对困难的。

　　QALY 是一个生存寿命与生命质量的综合指标，有判断生命质量的潜在能力。

　　DALY 是世界银行发表的《世界发展报告，投资于健康》中提出的效用评价指标。它是一种新的卫生领域确定投资优先重点的方法学，即通过测算全球疾病负担（global burden of disease，GBD）和对卫生干预措施的成本-效用评价，来提示政府的卫生投入应倾向哪些领域。疾病负担用 DALY 来表示的、干预的成本效用则使用每获得一个 DALY 的成本来进行比较。只有当疾病负担很重，而且干预的成本效用很好，这种干预才是优先重点。

二、成本-效用评价的定义

　　成本-效用评价是经济学评价的一种技术方法，它的特点是十分重视卫生服务项目带来的健康效果的质量。成本-效用评价能够用于比较同一状况下不同医疗干预措施的成本与效果，可以适应任何人群、疾病和干预措施间的比较，常用于卫生决策与政策评价。它可以衡量和反映人们从治疗和护理中获得的健康收益，从而确定和引导社会医疗资源的需求分配，使有限的卫生资源实现最优化配置。成本-效用评价和成本-效果评价有类似之处，过去曾归入成本-效果评价，实际上，成本-效用评价是成本-效果评价的发展。

三、效用的测量方法

　　效用的理论和测量的方法已经发展为一种规范化的方法学，效用值表示个体对不同健康结果偏好强度的选择，这些数值是在不确定的情况下个体做出的选择，表现出他们的某种偏好。作为病人的选择，这些效用值反映了个人的主观意念，个人对客观事物的主观满意度、焦虑或愿望等。

　　衡量健康状况的效用有四个常用的方法：等级标度法（rating scale）、标准博弈法（standard gamble）、时间权衡法（time trade-off）和量表评价法。

（一）等级标度法

　　典型的等级标度法是用一条类似温度计的标尺来进行测量。每一量表由标题和一条长 10cm 的线段构成，两端为描述性短语，一端 0 表示最差的健康状况（如死亡），一端 1（或 10、100）表示完全健康，线段上标有刻度（图 20-1）。要求访谈对象在线段上最能说明某健康状态的位置上画一"×"。这种方法，对慢性和暂时的健康状况都能够进行评价。

　　等级标度法评价慢性疾病状态效用的步骤如下：首先，将疾病状态清楚地描述给调查对象，并且认为这种状态在发病到死亡的过程中是稳定不变的。同时选择两个参照系：健康和死亡。其次，要求调查对象选择最好和最差的健康状态，如最佳是健康，最差是死亡。再次，要求调查对象在量表的其他位置上定位其他的疾病状态，其位置和效用呈比例关系。假设死亡被认为是 0，那么其他状

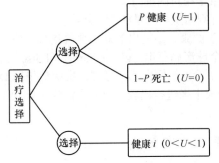

您想象中最好
的健康状况
10
9 0
8 0
7 0
6 0

您今天的
健康状况

5 0
4 0
3 0
2 0
1 0
0

您想象中最差
的健康状况

图20-1　等级标度法

态的效用值就是其量表上的标度值。假设死亡并不是最差的状态，而是在量表上的某一点，比如 d，那么其他状态的效用值可以用公式 $(x-d)/(1-d)$ 来换算（$0<d<1$，x 是其他状态的值）。

也可以用其评价暂时健康问题的效用。暂时健康问题是指经历了一段时间的疾病状态之后恢复健康。具体步骤如前所述。假设评价中不涉及死亡，那么可以选择同样发病时间段的慢性状态作为最差的临时状态（0），之后再经过转化为 0～1 的效用值。

（二）标准博弈法

标准博弈法是测量基本效用偏好的经典方法，其基于效用理论的基本原理，广泛用于决策分析。

被调查者有两种选择，一种选择是治疗，但治疗的结局有两种可能性，或是病人完全康复，再健康生存 t 年（概率为 P），或是当即死亡（概率为 $1-P$）。另一种选择是某种慢性疾病状态 i，生存 x 年（$x<t$）。通过对比提问法，确定 P 值。P 值是变动的，直至回答者对两方案的选择保持中立，此时 i 状态的偏好效用值为 P。

对于慢性疾病问题优于死亡的情况见图 20-2（U 为生存状态的效用值）。

对于暂时的健康问题，治疗的结果或是完全恢复健康，或是导致某种健康状态 j（其效用值 $U_j<U_i$），见图 20-3。i 状态的效用值公式为 $U_i=P+(1-P)U_j$。

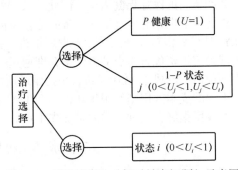

图20-2　标准博弈法（慢性疾病）示意图　　图20-3　标准博弈法（暂时健康问题）示意图

为使调查对象易于接受抽象的概率概念，该法通常借助可视道具，常用的是概率轮。这是一个可以调整的两个部分组成的盘，有两种不同的颜色，两部分相对大小可以改变。各种选择可通过写在卡片上告诉调查对象，概率轮上的不同颜色的比率和各种结局的概率是一致的。

（三）时间权衡法

对于慢性疾病状态优于死亡的情况（图 20-4），时间权衡法也是基于两种选择：①状态 i 生存时间 t 年（慢性疾病的期望寿命），之后死亡；②健康生存时间 x 年（$x<t$），之后死亡。

时间 x 是变动的，直到回答者对两种选择保持中立，这时状态 i 的偏好效用值 $U_i=x/t$。

对暂时健康问题的偏好也可用时间权衡法，健康状态 i 和完全健康及状态 j 相比，有两种选择（图 20-5）：①暂时状态 i，持续时间 t 年，之后恢复健康；②暂时状态 j，持续时间 x 年（$x<t$），之后恢复健康。i 状态的效用值 $U_i=1-(1-U_j)x/t$。

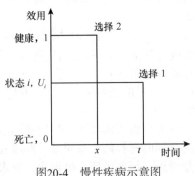

图20-4　慢性疾病示意图

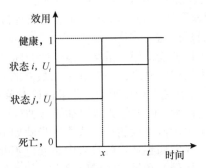

图20-5　暂时健康问题示意图

（四）量表评价法

在生命质量测量中，目前经常采用的类似心理学和精神病学中广泛应用的调查方法，即通过专门的量表获得健康效用指标。量表包括普通量表和特殊量表。

普通量表应用比较广泛，适用于健康人群和患有疾病的人群。普通量表的内容涉及人的健康状况、功能情况、残疾和焦虑等。这类量表很多，如疾病影响指数（sickness impact profile）、McMaster健康指数调查表（McMaster health index questionnaire）、Nottingham 健康指数（Nottingham health profile）、简化 36 医疗结果研究（medical outcomes study Short-Form 36）、欧洲五维度问卷（EuroQol five dimensions questionnaire，EQ-5D）等。量表的长处在于：该法具有确定的可靠性和有效性；通过生命质量各方面的测量，对治疗效果的判定提供了可能性；在不同的医疗干预、条件和人群中，可以进行结果的直接比较。但是，普通量表对临床指标的变化，其敏感性和应答性不如特殊量表敏锐，有时没有把着眼点放在最重要的健康产出指标上。

特殊量表则将着眼点放在生命质量的个性方面，如针对某一特定的疾病（如关节炎、癌症），针对某一特定的人群（如儿童），针对某一特定的功能领域（如抑郁、性功能、失眠），或由某一潜在的疾病导致的健康问题。许多疾病都有各自特殊的量表，如癌症（癌症病人生活功能指数）、心血管疾病（纽约心脏协会分类量表）、糖尿病（糖尿病控制和并发症试验问卷）、关节炎（关节炎影响量表）等。特殊量表的优点在于，其广泛地被医师和病人所接受；不同的疾病，方法则不同。该法的缺点是不具有综合性，条件不同就不可比，不同的治疗计划之间缺乏可比性。

普通量表和特殊量表的比较见表 20-2。

表20-2　生命质量的普通和特殊测量方法比较

	普通量表	特殊量表
适用范围	适用于各种疾病、不同人群	适用于某一种疾病、特定人群
内容	不仅局限于医师和病人所关心的范围	比较容易为医师和病人接受
结构有效性	在许多测试手段中已成功建立	尚未成功建立
可靠性	测试的重复性好，内部协调可靠性好	视不同测试手段，可靠性不同
应答性	对变化的应答性差，效果难以解释	对变化的应答性较好，效果较易解释
普遍性	提供了共同的指标体系，在不同疾病、治疗和人群中可以进行比较	囿于某一特殊疾病或人群，不能随意推广，只能在相关疾病和人群中运用
实用性	调查表长度是潜在问题	调查表较短小，易于管理

生命质量量表评价应遵循以下基本原则：①有效性原则，是指测量方法对计划测量事物准确反映的程度，即效度，它是指问卷中的各个提问是否与实际要研究的问题中的概念相符合及相符合的程度。量表的效度判定是检验测定中的系统误差。一般用单项与总和相关效度分析、准则效度和结构效度来评价。②可靠性原则，是指测量误差的随机误差量，也称信度，即用某种测量手段所得资料的精确程度。量表的信度分析是检验测定中的随机误差。一般用复测信度法、观察者之间的信度、折半信度法和反应性来评价。③可行性原则，是指被测量的对象对测量方法和测量指标的适应程度和可接受程度。一般通过被测量者对量表的理解程度、指标的可接受率和完成调查表需要的评价时间来测定。

四、成本-效用评价的适用范围

在研究设计阶段，若符合以下条件，可考虑使用成本-效用评价进行经济学评价。

（1）生命质量是最重要的干预结果。例如，治疗关节炎的不同方案比较，关键是方案如何提高病人的身体功能状况，保持社会功能和心理状态上的完好。

（2）生命质量是重要结果之一，如在评价出生低体重儿的新生儿监护项目时，婴儿的存活和存活质量都是重要的评价指标。

（3）卫生服务项目不仅影响患病率，而且影响死亡率，其中包括同向、逆向作用，而评价者希望有一个共同的计量单位将多种效果结合在一起。例如，使用雌激素治疗绝经期症状可改善病人的生活质量，减轻症状的不适感，降低关节骨折的病死率，但是却增加了一些合并症的病死率，如子宫内膜癌、异常子宫出血、子宫内膜增生，以及胆囊、膀胱疾病等。

（4）进行卫生项目优先重点确定时，作为一位决策者，在卫生资源有限的条件下，有许多不同效果的卫生服务项目需要提供资金支持，由于这些不同项目的效果评价使用不同的自然单元，缺乏可比性，给卫生资源的有效配置决策带来困难，成本-效用评价则是一个选择。例如，通过成本-效用评价来帮助确定投资的重点，是扩大新生儿监护，还是对孕妇分娩前进行 Rh-免疫预防，或是对高血压进行普查和治疗等。

（5）和其他成本-效用评价的研究成果进行相互比较。

若碰到以下情况，则不宜使用成本-效用评价：①当只能取得中间产出的效果数据时，如对高血压病人的筛选和为期一年的治疗，用血压降低值作为效果指标，这种中间指标无法转化为 QALY。②如果一个自然单元的变量就足以衡量项目的效果时，如治疗腿部骨折主要用限制活动天数来反映。③如果成本-效用评价只能在一定程度上改善评价的质量，但却要花费很多的时间与金钱，而对决策没有根本性的影响。例如，一项成本-效果评价研究显示某一项目的绝对优势，效用值不可能改变结果，那么再进行成本-效用评价就显得多余了。

五、成本-效用评价的方法

成本-效用评价是成本效果评价的一种发展，其方法与成本-效果评价一致，主要区别在于采用的结局指标不同，此处体现为成本-效用比和增量成本-效用比。在成本-效用评价中采用综合指标 QALY 作为结果指标。生命质量的损失是由于疾病和治疗的副作用等，而生命质量的提高是由于发病率的降低、病愈和症状的减轻或改善等。用健康效用值乘以生存年数，计算出按质量调整后的生命数，即 QALY。结合成本数据，进行成本-效用评价，主要用成本和 QALY 的比值（简称成本-效用比，CUR），计算获得一个 QALY 所消耗的成本，成本-效用评价对卫生资源的配置，确定投资重点提供依据（图 20-6）。

举例说明：如果一个病人使用家庭透析，延长寿命 8 年，其效用值为 0.65，在不考虑生存的时间价值时，其获得的 QALY 为 0.65×8= 5.2；假定贴现率为 3%，以第一年为基准，则该病人获得的 QALY 为 $0.65 \times \sum_{t=0}^{7} \frac{1}{(1+3\%)^t} = 4.7$。

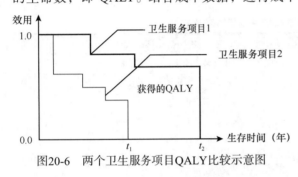
图20-6 两个卫生服务项目QALY比较示意图

第五节 成本-效益评价

一、效益测量

效益（benefit）是有用效果的货币表现，即用货币表示卫生服务的效果，主要包括直接效益、间接效益和无形效益。

（一）直接效益

直接效益（direct benefit）是指实施某项卫生服务项目所节省的卫生资源。例如，口服疫苗较针剂疫苗，减少了人力、物力资源的消耗；发病率的降低，减少了医疗费用的支出。

（二）间接效益

间接效益（indirect benefit）是指实施某项卫生服务项目所减少的其他方面的连带经济损失。例如，发病率的降低，减少了家庭陪伴，提高了出勤率，避免了个人工资、奖金的损失，为社会创造了更多的财富。

（三）无形效益

无形效益（intangible benefit）是指实施某项卫生服务项目所减少或避免的病人肉体和精神上的痛苦，以及康复后带来的舒适和愉快等。

二、成本-效益评价的定义

成本-效益评价是采用货币化的形式去表现卫生服务项目干预结果的价值，即卫生服务项目干预所获得的健康结果的一种货币测量。

三、成本-效益评价的适用范围

由于成本-效益评价在测量卫生服务干预结果价值时，采用了不同于成本-效果评价、成本-效用评价所用的单位，故其具有自身的特点和优势。

无论什么项目，不管它们之间表面上是否有可比性，成本-效益评价都能直接地用同一个单位（货币单位）来比较它们的增量成本和增量效益。它可以比较同一卫生服务项目不同方案、不相关的卫生服务项目、卫生服务项目与其他公共服务项目的投入产出关系，也可比较一个项目的成本与效益。成本-效益评价可以回答"这个项目在经济上是否值得实施"的问题。这个特点是其他分析方法不具备的。因此，成本-效益评价有更广泛的应用，可以对单一项目进行评价，也可以比较卫生项目和非卫生项目等。

成本-效益评价的理论基础与成本-效果评价和成本-效用评价不同。成本-效果评价和成本-效用评价是基于一种决策的原理，即决策者对备选方案的相对价值进行评估，并做出决策。与此不同，成本-效益评价是基于福利经济学的原理，认为有关价值是源于消费者个人，故项目结果的货币价值是由消费者来判断的。

成本-效果评价和成本-效用评价，常常只是狭隘地集中于卫生服务当事人自己，这就无法捕捉到有关外部效应的信息，而成本-效益评价通过利用支付意愿的技术，能将外部效应数量化。

四、成本-效益评价的方法

（一）净现值法

净现值法（net present value，NPV）是根据货币时间价值的原理，消除货币时间因素的影响，计算计划期内方案各年效益的现值总和与成本的现值总和之差的一种方法。计算公式为

> **知识点 20-5**
> 成本-效益评价的主要方法。

$$D_{NPV} = B - C = \sum_{t=1}^{n}[(B_t - C_t)/(1+r)^t] \qquad （式20-3）$$

式中，D_{NPV} 为收益与成本的差值；B 为收益；C 为成本；t 为时间；r 为贴现率。

为了使不同年份的货币值可以汇总或比较，就要选定某一个时间点，作为基准点来计算各年效益和成本的价值。人们通常把方案的第一年年初作为计算现值的时间基准点，不同方案的时间基准点应该是同一年份，这样才便于进行比较。

通常只有当净现值为正数时，该卫生技术方案才可以考虑接纳。

（二）效益-成本比率法

效益-成本比率法（benefit-cost ratio，BCR）是卫生技术方案的效益现值总额与方案的成本现值总额之比，其计算公式为

$$B/C = \left[\sum_{t=1}^{n}B_t/(1+r)^t\right] / \left[\sum_{t=1}^{n}C_t/(1+r)^t\right] \qquad （式20-4）$$

式中，B/C 为收益与成本的比值；B 为收益；C 为成本；t 为时间；r 为贴现率。

就一个卫生技术方案来说，只有当效益-成本比≥1，才可以接受，反之则不可接受。多个卫生技术方案比较时，按照效益-成本比的大小顺序排列，比值高的卫生技术方案为优选方案。

由于卫生技术方案的效益可能出现正值，也可能出现负值，效益-成本比就会有表20-3的两种情况。

表20-3　效益-成本比两种情况的卫生技术方案选择

卫生技术方案种类	效益现值	成本现值	选择
I	+	+	B/C最大为优
II	−	+	绝对放弃

第一种情况，消耗了一定的卫生资源也取得了一定的效益，如果有几个卫生技术方案可供选择，效益-成本比大的为优；第二种情况，消耗了一定的卫生资源反而得不偿失，这种卫生技术方案必须放弃。

一般认为，净现值法用于初始投资相同或相近的几个互斥方案的比较，以净现值高的方案为优选方案；若初始投资差别很大，则要同时考虑效益-成本比。

（陈英耀　杨　毅）

第二十一章 临床决策分析

决策分析是一门综合技术，伴随着运筹学、系统工程、计算机等相关学科的形成与发展应运而生并不断完善，现已被广泛应用于各个领域解决相关决策问题。20 世纪 70 年代决策分析技术被引入医学领域，在临床实践中已有广泛应用并有相应发展，为解决临床决策问题提供了一个有效手段。临床决策分析是为了提高临床决策的科学性，以各种概率数量为依据，以策略论和概率论的理论为指导，经过一定的分析、计算，使复杂的临床问题数量化，从而选出最佳行动方案。临床决策分析常用的方法包括决策树分析法、阈值分析法和 Markov 模型决策分析法。在评价临床决策研究成果的使用价值时，需要分析所有的收益、风险、代价，继而进行综合评价。临床决策分析通常用于改进疾病的诊断、帮助临床医生选择合理的治疗方案、评估疾病的预后、评估个人患病的风险等。

第一节　概　述

一、基本概念

决策（decision making）是人们为了达到一定的目标而选定行动方案并付诸实施的过程。决策有科学决策和经验决策之分。科学决策强调在科学理论和知识的指导下，使用科学的方法或技术进行分析，从而达到在同一目标的各种行动方案中，选择最优方案的过程。经验决策则是指在过去同类事件经验的基础上做出的决策，它既不强调多方案选优，也不依靠科学的分析方法，因而是主观性很强的决策过程。

> **知识点 21-1**
> 1. 临床决策分析的定义、用途。
> 2. 临床决策分析的原因。
> 3. 临床决策分析的步骤。

临床决策（clinical decision）是指根据国内外医学科学的最新进展，提出的临床决策方案与传统方案进行全面比较和系统评价，充分评价不同方案的风险及利益之后选取一个最好的方案，取其最优者进行实践的过程。临床决策分析（clinical decision analysis，CDA）是采用定量分析的方法在充分评价不同方案的风险和利益之后选取最佳方案以减少临床不确定性和利用有限资源取得最大效益的一种思维方式，包括诊断决策、治疗（康复）决策、决策树分析等。临床决策分析作为一种科学决策方法学，正逐渐受到人们的关注。它可用来分析临床问题，也可用来做临床经济学分析，是一种最大限度地减少临床实践和决策失误的科学方法。

为什么要进行临床决策分析？在临床医疗实践中，许多事件的发生是随机的，对个体病人来说治疗措施的疗效、远期预后常常是不确定和不可准确预测的，究竟何种选择最好，很难简单地做出决定。例如，某种新的治疗措施文献报道可以提高疗效，但风险大，可能伴有严重的不良反应或者价格昂贵，是否应该选择该治疗方案？又如，对临床诊断尚不确定的病人，采用某种诊断试验后，是肯定疑似诊断，立即进行新的治疗；或否定疑似诊断，停止相应的治疗措施；还是需要再接受新的试验进一步明确诊断？从社会的角度来说，对严重威胁人类健康、大量消耗卫生资源的疾病，应当根据临床科学的进展，定期对各种新的治疗措施进行总结，形成临床指南。在指南的制定过程中，指南制定委员会推荐某项治疗的依据是什么，当某项新治疗措施出现时，医疗保险等机构支付此项治疗费用的依据是什么，在这些过程中都需要使用计量的决策方法，通过临床决策分析做出合理决策。

二、基本原则和分类

制订和选择临床决策应遵循以下基本原则：第一，真实性，即制订及评价决策方案的依据必须是真实的，经过科学试验验证的；第二，先进性，即决策的全过程必须充分利用现代信息手段，必须是在尽可能收集并严格评价国内外证据的基础上进行，使决策摆脱个体经验的局限性；第三，效益性，即决策过程中应遵循汰劣选优的原则。

临床决策分析和其他行业的决策一样，可以从不同角度予以分类。如按决策的性质可以划分为程序化决策和非程序化决策；按照决策的重要性可以划分为战略决策、策略决策和执行决策。

通常在临床上我们可以按照决策的可靠性程度进行划分，主要分为三种类型。①确定型决策，是指供决策者选择的各种备选方案所需的条件都已知并能准确地知道决策的必然结果。这类决策中没有不确定因素，对于决策者期望达到的目标，只面临一个确定的自然状态。②风险型决策，是指对决策者期望达到的目标，存在着两个或两个以上的不以决策者的主观意志为转移的自然状态，但每种自然状态发生的可能性可以预先估计或可以利用文献资料得到，进行这类决策时要承担一定的风险。③不确定型决策，是指决策者对各种可能出现的结果的概率无法预知，只能凭决策者的主观倾向进行决策。不论哪种类型的决策都具有同样的决策程序，即提出决策的目标、收集和筛选信息资料、拟订决策备选方案、评估备选方案、选择较满意的临床决策方案、拟定实施步骤，予以实施，并通过信息反馈进行必要的调整。

三、临床决策分析的步骤

决策分析可以建立在病人的立场上，接受哪种处理（诊断试验或者治疗措施）对病人自身更有利；可以建立在费用支付者如保险公司的角度，是否支付该项治疗的费用及成本效果如何；可以建立在研究管理方如基金委员会的立场，是否批准资助临床研究者提供的项目研究计划；可以从指南制定委员会角度进行决策分析，如是否在指南中推荐某项治疗措施；也可以从社会的角度考虑如何让有限的资源发挥最大的社会效益。为使决策分析更显公正，目前决策研究文献大多以第三方角度出发，同时要求收集所有重要的临床收益和风险资料。特别是必须具备可供选择的备选方案且这些备选方案的选择不是盲目的，要有真实可靠的证据支持，方案本身同时应兼顾临床重要性及实用性。

临床决策分析包括 5 个步骤：①定义问题；②构建决策模型；③收集决策模型中的重要参数信息；④分析模型；⑤敏感性分析。

第二节　临床决策分析方法

一、决策树分析法

> **知识点 21-2**
> 1. 决策树分析的定义。
> 2. 决策树的构成。
> 3. 决策树分析的步骤。

科学决策是临床医生的一项重要职责。在临床管理实践中，常常是已制订出若干个可行的诊治方案，结合病人状况分析，大部分条件都是已知的，但还存在一定的不确定因素。每个方案的执行都可能出现几种结果，各种结果的出现有一定的概率，医生决策存在一定的胜算，也存在一定的风险。此时，决策的标准只能是期望值，即各种状态下的加权平均值。针对上述问题，用决策树法来解决是一种好的选择。

决策树分析（decision tree analysis）是一种能有效表达复杂决策问题的数学模型，按逻辑、时序把决策问题中的备选方案及结局有机组合并用图标罗列出来，形似一棵从左到右不断分叉的树，包括三部分：①决策点（decision node）；②机遇点（chance node）；③结局（final outcome node）。决策点在决策树上用小方框表示，表示可供选择方案中的一种。决策点和机遇点之间用线条连接，机遇点在决策树中用小圆圈表示，代表治疗的中间结果、获得的不同检查结果和诊断等。针对不同的治疗方式和不同的病情就会有不同的结局，用小三角表示，各种结局必须定量描述。在每一个机会节点，其后相应事件的概率之和必须为 1，即每个机会节点之后的事件必须涵盖所有可能的情况，只有这样才能保证分析的有效性。结局可以是生存或死亡，也可以是其他治疗可能带来的任何收益或风险。

决策树分析通常包含以下 6 个步骤：

第 1 步：明确决策问题，确定备选方案。

第 2 步：列出不同方案及不同病情组合的结局。不管选用哪种治疗方案，病人的结局都是一系列机会事件，病人都有可能出现死亡、功能损害和治愈几种结局，在决策树中都要列出。

例如，一名建筑工人因左踝关节骨折伴严重感染就诊。感染不仅可能损害踝关节本身，还有可能引起败血症危及生命。目前面临两个临床选择：①立即给予膝盖下截肢；②抗感染治疗同时清创手术。第二种方法左足功能有可能完全恢复或伴长期跛行，也有可能出现感染控制不佳而扩散的可能，继而导致膝上截肢或膝下截肢甚至死亡；根据以上分析绘制决策图（图 21-1）。

第 3 步：明确各种结局出现的概率。各种方案的治愈率、致残率及致死率可从文献查询，也可根据决策者的临床经验进行推测。本例中各结局的概率如下（表 21-2）。

第 4 步：将最终的临床结局用适宜的效用值赋值。效用值是对病人健康状态较好程度的预测。通常在 0～1，如治愈为 1，死亡为 0；也可用寿命年或 QALY 来表示。

与病人商议后，对各种临床结局赋值（表 21-3），并标注在决策树上（图 21-2）。

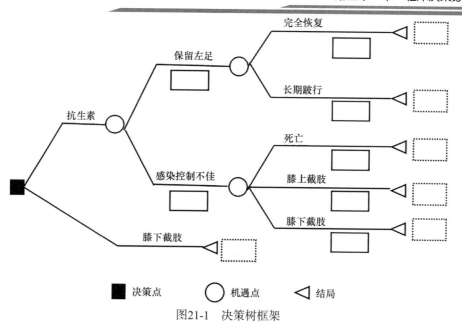

图21-1　决策树框架

■ 决策点　　○ 机遇点　　◁ 结局

表21-2　各临床结局出现的概率

结局	概率
使用抗生素后足部挽救的概率	50%
挽救足部后功能完全恢复的概率	80%
挽救足部后出现跛行的概率	20%
抗生素控制感染不佳导致死亡的概率	10%
抗生素控制感染不佳导致膝上截肢的概率	80%
抗生素控制感染不佳导致膝下截肢的概率	10%
立即膝下截肢生存的概率	100%

表21-3　各临床结局的赋值

可能的临床结局	效用赋值
左足恢复伴跛行	0.98
左足恢复但膝下截肢	0.70
左足恢复伴膝上截肢	0.60
左足完全恢复	1.00
死亡	0.00

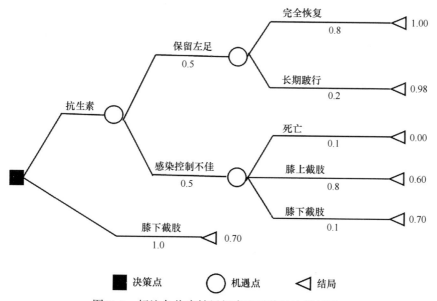

■ 决策点　　○ 机遇点　　◁ 结局

图21-2　标注各临床结局概率和赋值的决策树图

第 5 步：计算每一个备选方案的期望值，期望值最高的备选方案为决策方案。计算备选方案期望值的方法是从树尖向树根，从右向左的方向进行计算，效用值与其发生概率的乘积即期望效用值，每个机会结点的期望效用值为该机会所有可能事件的期望效用值之和。决策树如果有次一级决策节点时，与机会期望效用值的计算方法不同，只能选择可提供最大期望效用值的决策臂，忽略其他臂。

本例中，足部挽救的期望值=0.8×1.00+0.2×0.98=0.996，感染控制不佳的期望值是 0.1×0.00+0.8×0.60+0.1×0.70=0.550，因此使用抗生素和清创手术的期望值是 0.5×0.996+0.5×0.550=0.773，而立即膝下截肢的期望值是 1.0×0.7=0.700，因此使用抗生素和清创手术比直接膝下截肢有更高的期望值（图 21-3）。

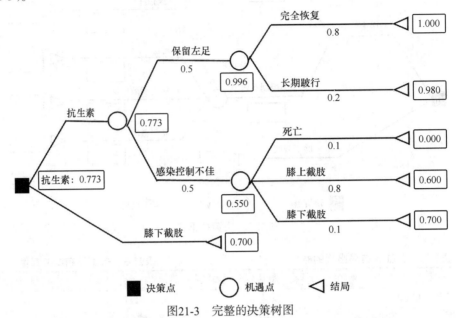

图21-3　完整的决策树图

　　第 6 步：对结论进行敏感性分析。由于临床事件发生率概率值及健康状态的效用值可能在一定范围内变动，需进行敏感性分析。测试决策分析结论的稳定性，即当概率及结局效用值在一个合理范围内变动时，决策分析的结论方向是否会发生改变。

　　经过以上 6 个步骤就形成了完整的决策分析，包含了所有的治疗模式及可能的结果，可选方案的概率比较符合临床的基本情况，适用于病人。

二、Markov模型决策分析

<table>
<tr><td>

知识点 21-3
1. Markov 模型决策的基本原理。
2. Markov 模型决策的基本要素。

</td><td>

　　如果决策分析中存在临床事件反复发生或较多的临床事件与结局互相转化，则不便应用上述决策树分析方法，而适用于 Markov 模型决策分析。

</td></tr>
</table>

　　Markov 模型的基本原理：①针对研究的疾病特点，根据严重程度划分为多个互斥的健康状态；②根据不同健康状态在一定时间内相互转换的概率来模拟疾病的发展过程；③通过在各健康状态下收集的成本及健康产出，进行多次循环运算，可获得在研究时限下的累积干预成本及产出。

　　Markov 模型的基本要素包括 Markov 状态（Markov states）、循环周期（cycle length）及循环终止条件（termination condition）、模型概率（probabilities）、健康产出和成本（outcome and cost）。

　　1. Markov 状态　构建 Markov 模型首先需要定义疾病的不同健康状态。①Markov 状态应根据研究目的和疾病的自然病程定义；②定义的健康状态应反映对疾病产生的重大影响，即疾病发展中相对重要的节点事件；③各状态应互斥、互不相交或包含，即病人不能在同一节点下处于≥2 的健康状态。如图 21-4 所示，为 Markov 模型气泡图，该简单模型中仅含 3 种健康状态：健康、疾病及死亡状态。箭头表示各状态间转换的可能，箭头方向表示在一个循环周期下，病人从一个健康状态转移到另一健康状态，箭头上的数字表示状态间的转换概率。需注意：健康状态和疾病状态间通常可相互转化，但进入吸收态（如死亡），则无法返回

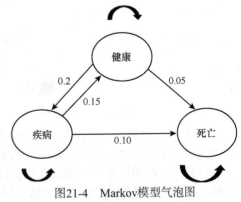

图21-4　Markov模型气泡图

到原健康状态或疾病状态，而只能停留在吸收态。

2. 循环周期及循环终止条件 循环周期是指将研究时限均分为多个相同的时间间隔。通常以疾病病理或症状期望发生变化的最小时间间隔为循环周期。例如，在癌症终末期干预方案的经济学评价中，每个月都可能发生进展或死亡，故可将模型循环周期设定为 1 个月。对循环终止通常有两种选择：①模型循环多次后使得绝大多数（一般可设定为 99%）研究对象进入吸收态，此时，模型循环结束；②根据研究目的或其他需要，研究者人为设定循环次数，达到既定的循环次数后，循环终止。

3. 模型概率 模型概率参数包括两部分：初始概率（initial probabilities）和转换概率（transition probabilities）。

（1）初始概率是指纳入模型的研究对象刚进入模型时，处于不同 Markov 状态的概率。如终末期癌症病人 3 种状态 Markov 模型中，刚进入模型的病人均为无进展生存状态，则无进展生存的初始概率为 1.0，处于进展生存状态和死亡状态的初始概率为 0。

（2）转换概率是指研究对象经历 1 个循环周期的时间后，从循环前的 Markov 状态转移到另一种 Markov 状态的可能性。转换概率通常可由三种方式获取：基于现有已发表的相关临床数据或流行病学研究结果进行计算，当转换概率的时间单位与设定的循环周期不一致时，需要进行调整。研究者也可开展短期的临床试验来获得相应的转移概率；当前两种方法不可行时，还可以通过专家咨询法获得，但不确定性较大。

4. 健康产出和成本 与决策树模型相比，Markov 模型更为复杂，考虑了时间因素的影响，通常应用于慢性疾病不同干预方案的分析，而健康产出多采用 QALY 衡量，进行成本-效用评价。Markov 模型中的健康产出和成本数据来源与决策树模型相似，但因 Markov 模型引入了循环周期，计算量更大，多采用 TreeAge、Excel 等软件计算。

三、阈值分析法

（一）诊断阈值与诊断-治疗阈值

在诊断与治疗个体病人时，临床医生经常会面临这样的决策：是应该停止某种治疗方案，还是需要进行新的诊断试验，根据新的试验结果确定是否需要治疗；或者不用进行新的诊断试验而直接进行治疗呢？回答这个问题，要应用阈值分析法，考虑诊断试验的风险和可靠性、治疗的价值及风险，把这些因素予以量化，计算诊断阈值（testing threshold）和诊断-治疗阈值（test-treatment threshold）。

> **知识点 21-4**
> 1. 阈值分析法的用途。
> 2. 诊断阈值和诊断-治疗阈值的定义及其计算公式。
> 3. 预防治疗相关不良事件阈值的分析步骤。

图 21-5 为病人通过某种诊断试验确诊为某种疾病的验后概率（P）的模式图，两个阈值点（T_t 和 T_{trx}）把 0～1 的验后概率分成 3 个部分。T_t 为诊断阈值，在该点，停止治疗与进行新的诊断试验的价值相当。T_{trx} 为诊断-治疗阈值，在该点，进行新的诊断试验与进行治疗的价值相当。验后概率位于两端时，新的诊断试验的风险超过诊断信息可能带来的利益。$P < T_t$ 时，最好的决策是停止治疗；$P > T_{trx}$ 时，最好的决策是给予治疗；$T_t < P < T_{trx}$ 时，需要做诊断试验来确定治疗决策。阈值分析法将

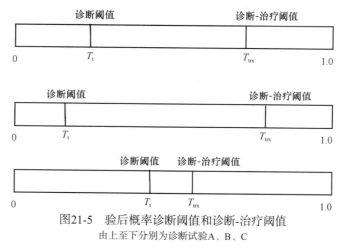

图21-5 验后概率诊断阈值和诊断-治疗阈值
由上至下分别为诊断试验A、B、C

诊断试验与治疗的获益与风险联系起来，确定治疗决策不受诊断试验影响，可以避免不必要的诊断试验，减少由此引起的并发症及经济负担。

计算诊断试验阈值 T_t 的公式为

$$T_t = (FPR \times R_{rx} + R_t) / (FPR \times R_{rx} + SN \times B_{rx}) \qquad （式 21-1）$$

计算诊断-治疗阈值 T_{trx} 的公式为

$$T_{trx} = (SP \times R_{rx} - R_t) / (SP \times R_{rx} + FNR \times B_{rx}) \qquad （式 21-2）$$

式中，SN（sensitivity）为诊断试验的敏感度；FNR（false negative rate）为漏诊率（假阴性率）；SP（specificity）为特异度；FPR（false positive rate）为误诊率（假阳性率）；R_t（risk of diagnostic test）为诊断试验风险；B_{rx}（benefit of treatment in patients with disease）为治疗收益（病人治疗获益）；R_{rx}（risk of treatment in patients without disease）为治疗风险（无病者接受治疗的风险）。

例如，一名男性病人，70 岁，有长期上腹不适伴黑便史，消化道钡餐检查显示空肠上段有 2cm 充盈缺损，小肠增强 CT 提示该部位有 2cm 占位。临床诊断考虑十二指肠占位、间质瘤可能。消化科专家与放射科专家根据病史及钡餐检查的结果，认为小肠间质瘤的可能性为 0.5。对此病例是应该进行探查手术、进行小肠镜检查？还是继续进行内科保守治疗，既不进行胃镜检查也不做探查手术？

对此问题进行文献检索的结果如下：

治疗收益（B_{rx}）及风险（R_{rx}）：进行探查手术时，如发现小肠间质瘤则可行肿块切除术。空肠间质瘤早期切除可防止区域淋巴结转移，术后 5～10 年无瘤生存率为 47%，如有局部转移，术后 5～10 年无癌生存率为 14%，治疗收益可计为 33%。对该年龄段病人，探查手术的死亡率（治疗风险）为 2%。

诊断试验风险（R_t）：小肠镜检查的死亡率为 0.005%。

诊断准确性：小肠镜及检查诊断间质瘤（活检病灶表面黏膜，间质瘤不能得到确定诊断，癌可以得到确定病理诊断）的敏感度为 96%，特异度为 98%。假阴性率为 0.04，假阳性率为 0.02。

计算诊断试验阈值 T_t：

$$T_t = (FPR \times R_{rx} + R_t) / (FPR \times R_{rx} + SN \times B_{rx})$$
$$= (0.02 \times 0.02 + 0.000\,05) / (0.2 \times 0.2 + 0.96 \times 0.33) = 0.001\,4$$

计算诊断–治疗阈值 T_{trx}：

$$T_{trx} = (SP \times R_{rx} - R_t) / (SP \times R_{rx} + FNR \times B_{rx})$$
$$= (0.98 \times 0.02 - 0.000\,05) / (0.98 \times 0.02 + 0.04 \times 0.33) = 0.596$$

结论：如果医生估计间质瘤的概率为 $P < 0.0014$，则不需要进行小肠镜检查及探查手术；如果医生估计间质瘤概率为 $P > 0.596$，则不需要进行小肠镜检查，而应该直接进行探查手术；如果医生估计胃癌概率为 $0.0014 < P < 0.596$，则需要进行小肠镜检查。本例临床医生估计小肠间质瘤的概率为 0.5，因此进行小肠镜检查是更好的临床决策。

在应用公式计算上述阈值时，可以从不同的途径获得必要信息。例如，可从某些文献中获得诊断试验准确性的信息，包括诊断试验的敏感度、特异度等主要诊断指标；从另外的文献中获得诊断试验风险的信息；从临床专家获得治疗收益与风险的信息。临床医师必须熟悉自己所在医疗环境各种疾病的处理水平、疗效与风险，常用诊断试验的敏感度与特异度。由于治疗水平、病人依从性、药物品种、医师操作与判断水平等原因，实际治疗水平与诊断效率不一定能达到理论值。进行临床决策更需要结合自己的医疗环境，参考敏感性分析结果。只有这样，才能做出正确的临床决策。

如果一个诊断试验具有高准确性即高敏感度和高特异度，从上述公式可看出，其验后概率更接近 0 或反之接近 1.0，即诊断阈值与诊断-治疗阈值之间的差值增大，如图 21-5 诊断试验 B 所示，有助于排除诊断或反之肯定诊断。相反，如果诊断试验只能提供不太准确的诊断信息，其验后概率更接近 0.5，那就不利于肯定或排除诊断，如图 21-5 诊断试验 C 所示。此外，诊断试验本身的风险也是应该考虑的因素。应该重视应用简易、价廉、准确及低风险的辅助诊断手段，及时引入更准确的诊断试验，做好检查人员的培训，操作过程及仪器、试剂及实验条件的质控，保证诊断试验结果的准确性和可重复性。

■ （二）预防治疗相关不良事件阈值的分析步骤

临床医师在对病人采取某种治疗措施时，治疗的目标通常为推迟和防止不良预后的发生，可称为目标结果或靶事件，但治疗本身也可带来一系列风险，引起不良事件。应对治疗的获益及风险做出综合评价，计算预防治疗相关不良事件阈值，另外也应考虑治疗的成本效益。计算这种治疗阈值的步骤如下。

1. 对各个临床亚组的靶事件进行综合评估，计算靶事件的平均效用值、平均治疗成本（目标成本）及因病造成的生命和健康损失的平均价值（目标价值）。

2. 对治疗引起的不良事件进行综合评估，包括严重不良事件（severe adverse event，SAE）、轻微不良事件（mild adverse event，MAE）的发生率，相应的效用值，治疗成本及因这种不良事件造成损失的价值。

3. 估算主要不良事件与靶事件相比的相对价值，其公式为

$$相对价值=（1-不良事件效用值）/（1-靶事件平均效用值） \quad （式21-3）$$

根据公式计算 SAE、MAE 相对价值。

4. 估算治疗 1 例不良事件的平均成本（cost for treatment of an adverse event，A_{cost}）。

5. 计算预防 1 例不良事件需治疗例数，作为预防治疗相关不良事件阈值（threshold of number needed to treat for preventing one adverse event，$T_{AE}\text{-}NNT$）：

$$T_{AE}\text{-}NNT=1/（SAE 相对价值× SAE 发生率+MAE 相对价值×MAE 发生率） \quad （式21-4）$$

6. 从成本角度考虑，计算预防治疗相关不良事件阈值（threshold of number needed to treat for preventing one adverse event from cost of view，$T_{AE_{cost}}\text{-}NNT$）：

$$T_{AE_{cost}}\text{-}NNT=（目标成本+目标价值）/[A_{cost}+（SEA 成本+ SEA 价值）×SEA 发生率+（MEA 成本+MEA 价值）×MEA 发生率] \quad （式21-5）$$

7. 结论：如果 $NNT<T_{AE}\text{-}NNT$（不考虑成本），并且 $NNT<T_{AE_{cost}}\text{-}NNT$（考虑成本），则治疗获益大于治疗带来的不良事件的风险及其相应费用，该治疗方案值得采用。

例如，某女性病人，76 岁，慢性充血性心力衰竭合并心房颤动，超声心动图显示左心房扩张，无高血压、心脏瓣膜病病史，近 10 年服阿司匹林作为抗栓剂，还曾服用过卡托普利、呋塞米及美托洛尔。问题是，应对病人进行华法林抗凝治疗预防脑卒中，还是继续阿司匹林治疗，还是不进行任何治疗？在这几种情况下，病人预后可能是什么？脑血管栓塞、颅内出血、消化道出血或其他部位出血？

根据系统评价、决策分析资料及临床实践指南，华法林可降低非瓣膜性心房颤动病人发生脑卒中的危险性，系统评价对抗凝剂预防脑卒中定量分析的结果是华法林治疗可使脑卒中的危险度降低68%（95%可信区间：50%～79%），但不同亚组的疗效不同。年龄 75 岁以上曾发生过脑血管意外、糖尿病、高血压病、心脏病的病人，脑卒中的年发生率为 8.1%，抗凝药物可使其降至 2.6%，绝对危险下降 5.5%，每预防 1 例脑卒中需治疗人数 NNT=18，即每防治 1 例脑卒中病人，应治疗 18 例 75岁以上合并上述并发症的病人，而对于年龄小于 65 岁、不伴有上述危险因素者，发生脑卒中的危险为 1%，使用华法林治疗后，发生脑卒中的相对危险下降 68%，绝对危险下降 0.68%，NNT=146。脑卒中效用值、治疗成本及因脑卒中造成的生命及健康损失的价值见表 21-4。

华法林可降低非瓣膜性心房颤动病人发生脑卒中的可能性，但也可能因此造成中枢及消化道出血，其构成比、效用值、治疗成本及因之造成的生命及健康损失的价值见表 21-4。多项研究证实，预防 1 次脑卒中而冒 5 次上消化道出血的风险是值得的，据此计算 NNT 阈值为 152。当治疗获益等于治疗带来的风险及费用支出时，称为治疗阈值，费用及风险大于该值不需治疗，小于该值则应治疗。

非瓣膜性心房颤动病人应用抗凝剂预防脑卒中的成本-效益评价见表 21-4～表 21-6。

表21-4 靶事件为脑卒中的成本及生命健康损失价值

卒中类型	构成比	效用值	治疗成本（美元）	损失价值（美元）
致死性	0.25	0.0	0	100 000
严重	0.25	0.4	34 200	60 000
轻度	0.50	0.8	7 800	20 000
中等严重		0.5	12 450	50 000

表21-5　中枢神经系统及消化道出血的治疗成本及其生命健康损失价值

出血类型	风险	构成比	效用值	成本	损失价值
致死中枢神经系统出血	0.001 20	0.20	0.0	0	100 000
严重中枢神经系统出血	0.000 18	0.03	0.4	34 200	60 000
轻度中枢神经系统出血	0.004 80	0.08	0.8	7 800	20 000
消化道出血	0.004 14	0.69	0.8	3 920	20 000
严重不良事件（SAE）	0.006 00		0.628	4 355	37 200
轻度不良事件（MAE）	0.150 00		0.993	100	700

在靶事件效用值为 0.5 时，各不良反应的相对价值计算见表 21-6。

表21-6　不良反应的相对价值

不良事件	效用值	相对价值
致死中枢神经系统出血	0.000	2.000
严重中枢神经系统出血	0.400	1.200
轻度中枢神经系统出血	0.800	0.400
消化道出血	0.800	0.400
严重不良反应	0.628	0.774
轻度不良反应	0.993	0.014

注：治疗成本（A_{cost}）为每例病人 800 美元

预防治疗相关不良事件的阈值 T_{AE}-NNT（不包括成本）计算：
$$T_{AE}\text{-NNT}=1/（SAE\text{ 相对价值}\times SAE\text{ 发生率}+MAE\text{ 相对价值}\times MAE\text{ 发生率}）$$
$$=1/（0.774\times0.006+0.014\times0.15）=152$$

预防治疗相关不良事件的阈值 $T_{AE_{cost}}$-NNT（包括成本）计算：
$$T_{AE_{cost}}\text{-NNT}=（\text{目标成本}+\text{目标价值}）/[A_{cost}+（SEA\text{ 成本}+SEA\text{ 价值}）\times SEA\text{ 发生率}+（MEA$$
$$\text{成本}+MEA\text{ 价值}）\times MEA\text{ 发生率}]$$
$$=（12\,450+50\,000）/[800+（4\,355+37\,200）\times0.006+（100+700）\times0.15]=53$$

对小于 65 岁、无危险因素者，NNT=146，与预防治疗相关不良事件阈值 152 接近，意味着可以不对这一组病人采取服用抗凝剂的预防措施。75 岁以上且伴有一个以上危险因素者，其 NNT=18，远小于不包括成本的及包括成本的预防治疗相关不良事件阈值。结论是华法林治疗非瓣膜性心房颤动合并一项以上脑卒中危险因素的病人符合成本效益。

第三节　临床决策分析评价

知识点 21-5
临床决策信息评价的三个方面。

临床决策已得到广泛重视和应用，从文献中寻找与临床实践有关的决策信息已成为可能，但是，在用于自己的临床实践之前，应当对这些信息进行严格评价。要能回答以下三个问题：这个临床决策分析的结果是真实的吗？结果的重要性如何？这个结果适用于自己诊治的病人吗？

一、第一个问题

临床决策分析结果的真实性如何？这个问题包含四个要点。

1. 在决策分析时，是否包括了所有重要的决策方案及结局　应明确文献中决策分析的主要目的。分析所用的模型或方法是否能解决作者所提出的临床决策问题。进行比较的临床方案是否为临床常用的方案？决策分析中至少应有两个方案互相比较且对所比较各种临床策略进行详细的描述。阐述方案各自的优缺点，说明比较的理由。在决策方案中，应该包括所有有关的结局。对威胁生命的疾病，预期寿命应该是主要的测量指标，而对非致死性疾病，可以用不适和残疾的时间来测量，应该考虑病人实际上可能承受的所有风险及可能获得的利益。对重要的影响决策的变量，应该计算其决策阈值。

2. 在确定事件概率时，是否全面收集和整合了有关证据　在进行决策分析时，可通过收集有关的文献、调查病人实际情况及请教专家等多种方式确定事件概率，在收集文献过程中要注意对文献的真实性进行严格评价。在此基础上，直接引用有关概率或者将有关信息转换为有关事件概率的量化估计值。应当报告文献来源及数据转换的方法。

3. 效用值是否从可信赖的来源取得　效用值是决策者对临床决策最终结局的量化测量值，通常是从 0（最差的结局，如死亡）到 1（最好的健康状态）。对于涉及个体病人的临床决策，最好的效用值量化指标可能是病人自己对最终结局的量化估计。如果是涉及卫生政策的临床决策分析，则结局的测量指标可来源于涉及同类疾病的人群研究、同类病人对生活质量价值的判断及正常人群的流行病学调查。

4. 是否应用敏感分析对临床决策方案的不确定性程度进行了检验　临床决策分析应当用敏感性分析对所引用资料的不确定性进行系统检查，对结论的稳定程度做出评价。要注意在敏感性分析中是否包括所有重要的变量，每个变量的波动范围是多少，什么变量可以改变决策的选择。一般来说要应用最接近实际情况的概率值进行决策分析，对所有重要的事件概率值都应当进行敏感性分析。变量值的变动范围取决于所引用原始文献研究质量的高低，研究质量高则概率值变动范围小，反之变动范围较大。对效用值也应当进行敏感性分析，其变动范围也取决于引用文献的研究质量。

二、第二个问题

决策分析结果重要吗？该问题包括三个要点。

1. 决策方案结果是否对病人具有临床重要性　如果不是，是否与传统的方案等效？决策分析是通过比较各方案可能获得的总期望效用，得到的结果是不同方案间的平均差别，选择效用最大的方案作为推荐的最佳方案。对决策方案结果差异的重要性，尚无统一的认识。有人认为，在应用预期质量调整寿命年作为效用值指标时，相差 2 个月以上就有一定临床重要性，而相差数天可认为方案是等效的。在应用其他效用值时，应当结合临床情况进行不同决策方案间差异的重要性评价。

2. 在决策分析中应用的证据，是否有足够的论证强度　决策分析结论的论证强度，在很大程度上取决于所引用证据的论证强度，因此应当对所引用的文献进行方法学评价。以研究设计较完善、方法可靠、质量较高的研究结果作为估计值，在采用方法学质量不太高的研究证据时，应当对其局限性进行分析并应用敏感分析方法予以检验。

3. 证据的不确定性能否改变分析的结果　如果决策分析的结果随着某个变量赋值的改变而变化，则决策分析对此变量敏感；如果决策分析结果的方向不随着变量赋值的改变而变化，则可认为决策分析结论稳定可靠。

三、第三个问题

这个结果适用于自己诊治的病人吗？该问题包括两个要点。

1. 决策分析中事件概率的估计值是否符合个体病人的实际情况　在实际应用决策分析结论时，要看病人特点是否与自己的临床实际一致。还要进一步检查决策分析引用的文献中，病人情况是否与自己的临床实际一致。如果决策基线分析中病人的情况与自己处置病人情况不一致，还可检查其敏感分析的结果，是否部分符合临床病人的特点；否则，应该谨慎地对待决策分析中的结论。

2. 决策分析的效用值是否与实际病人对临床结局的评价一致　因为效用值与备选方案的选择有密切关系，必须考虑实际病人对临床结局的评价是否与决策分析一致。如果出入较大，可用实际病人的估计值重新做敏感性分析，看是否改变决策分析的结论。

决策分析的实践贯穿于临床诊治疾病的具体过程，只有循证决策才能使临床决策更科学。临床决策受很多因素的影响，当这些因素发生变化时，决策分析的结论也随之变化，需要审慎地应用决策分析的结论。

（葛　龙　王　琪）

第二十二章 药物流行病学

随着现代医学的发展，各类疾病的药物治疗水平空前提高，但是随着新型药品的应用，药品自身的不良反应及其相关问题给病人带来了始料未及的损害，有的甚至引发了严重的药害事件。因此，研究药品在广大人群中的使用风险及如何防范受到医药学界的高度重视，从而促进了药物流行病学（pharmacoepidemiology）的形成与发展。

第一节 概 述

一、药物流行病学的产生、发展和定义

（一）相关概念

1. 药品与药物 药品（medicine）是指用于预防、治疗、诊断人的疾病，有目的地调节人的生理功能并规定有适应证或者主治功能、用法和用量的物质，包括中药材、中药饮片、中成药、化学原料药及其制剂、抗生素、生化药品、放射性药品、血清、疫苗、血液制品和诊断药品等。药物是指包含所有具有治疗功效的物质。因此，药品是经过国家药品监督管理部门审批，并允许生产、销售的药物。

2. 药品不良反应与药品不良事件 药品不良反应（adverse drug reaction，ADR）指规定剂量的药品用于预防、诊断、治疗疾病或调节生理功能时出现的有害的和与用药目的无关的反应。药品不良反应有多种分类方法，常用的是传统分类方法，即 ABC 法。A 型药品不良反应（量变型异常）是指药理作用增强或者与其他药物发生相互作用而引起的不良反应。其程度与用药剂量相关，随用药剂量的增加而加重。一般容易预测，可以通过调整给药剂量而得到控制，发生率较高但病死率较低。B 型药品不良反应（质变型异常）是指与药品常规药理作用无关的异常反应，通常难以预测是否会出现在具体某个病人身上，一般与用药剂量无关，发生率较低，但病死率较高。C 型药品不良反应是指与药品本身药理作用无关的异常反应。

药品不良事件（adverse drug events，ADE）是指药品治疗过程中所发生的任何不幸的医疗卫生事件，而这种事件不一定与药品治疗有因果关系，WHO 将药品不良事件也定义为不良感受。药品不良事件包括两个要素：药品不良事件的发生由上市药品引起；产生的结果对人体有害。

3. 药害事件（medication misadventure） 是一个广泛的术语，泛指任何与药品有关的医源性灾害或事件。药品不良反应、药品不良事件和用药差错（medication errors）都属于药害事件，轻则引起不适，重则可以致命。药害事件主要有三种类型：①药品质量缺陷（假药、劣药）导致的损害事件；②合格药品使用过错，如超剂量中毒、用错药和不合理用药等导致的损害事件；③合格药品在按说明书正常使用的情况下发生的不良反应损害，即药品不良反应事件。

（二）药物流行病学的产生背景

> **知识点 22-1**
> 1. 药品与药物定义。
> 2. 药品不良反应定义。
> 3. 药害事件定义。
> 4. 药物流行病学定义。
> 5. 药物流行病学的任务。

药物是一把双刃剑，其作用包含有利作用（包括治疗、预防和诊断）和不良作用（包括药品不良反应），两者矛盾而又统一地构成了药物的双重性。对于用药者而言，在取得满意的治疗效果情况下，需要尽量降低其引起的不良反应。但是，由于其药品不良反应难以预测，加上药物临床试验的样本量有限、病种单一，多数情况下排除特殊人群（如老人、孕妇和儿童），一些罕见的药品不良反应、迟发性反应、发生于特殊人群的不良反应均难以发现，从而导致有些药品不良反应必须在上市且大规模使用后方能发现，这种上市后药物监测是药物流行病学的重要研究内容之一。

自 20 世纪初，世界多个国家陆续发生过一系列严重药害事件，其中 1959～1961 年发生了一起震惊全球的严重灾难性事件，即"沙利度胺与海豹样短肢畸形事件"。据专家们粗略统计，这次事件的总病例数上万，遗留残疾儿童数千。这次沉痛的教训促进了药物流行病学研究的进展。正是这些药害事件的发生增进了医药界对药品作用双重性的认识，从而引发社会各界对药品安全的重视与思考。

药物通过新药临床试验而获准生产销售，推向社会广大用药人群以后，临床用药条件将有很大的变化。例如，不同的性别与年龄、不同的职业环境、多种疾病与多种药品的相互影响、不同地理环境地区与经济背景等因素都会对药品疗效和不良作用产生影响。其中主要包括：①种族与遗传因素，主要集中在药物代谢、转运和药物作用三个方面。例如，乙酰化是药物在体内代谢的重要方式之一，而种族间基因型的差异，使得日本人多为快乙酰化型，当服用异烟肼时，快乙酰化型病人使其代谢产物乙酰异烟肼在血液及肝中浓度升高，继而水解为乙酰肼、乙酰基、乙基、乙烯酮，这些代谢产物与肝细胞内大分子共价结合，可导致肝细胞坏死。因此，异烟肼的毒性作用多见于快乙酰化型用药者。②病理因素，其能够改变药物的正常体内过程与药理作用，从而导致药效和毒性改变。例如，乙肝病毒感染病人常有肝功能减退，使药物代谢减慢及药效增强，最终导致药源性肝损伤。③联合用药与药物相互作用，药物相互作用（drug-drug interactions，DDI）指的是同时服用两种及两种以上药物时，相互有可能发生化学效应，进而导致药效加强或削弱。许多药物之间都能够产生相互作用，如长期服用的慢性病药、止痛药或补药等，据统计，5%～30%的药品不良反应是药物相互作用所致，因此药物流行病学的首要任务是向人们提供合理性的治疗方案，同时指出盲目联用多种药物的潜在危险性。④生理、心理差异及社会因素，在正常人群中，生理和心理状况的差异、生活和工作条件的悬殊及经济和文化背景的不同都会对药物作用产生影响。目前研究显示，心理干预可在一定程度上降低药品不良反应的发生，甚至可以提高药物治疗效果。

（三）药物流行病学的产生与发展

药物流行病学的历史是伴随着药品不良反应而不断发展的，通过呈报系统收集药品不良反应，并对这些药品不良反应与药物相关性开展研究，从而产生了药物流行病学。严重药害事件给人类带来灾难的同时，我们也从中吸取沉痛教训，不断制订防范药品相关灾难事件的应对措施。20 世纪 60 年代的"沙利度胺与海豹样短肢畸形事件"堪称世界药品不良反应史上最严重的药害事件。因此，世界各国围绕该事件展开了一系列药物流行病学研究，探索畸形儿与药品不良反应之间的密切联系，这些研究也促进了药物流行病学的学科发展。"沙利度胺与海豹样短肢畸形事件"的深刻教训促使各国相继出台和完善相关药品管理的法律法规。1938 年美国通过了《美国联邦食品、药品和化妆品法案》，该法案是现代药物发展史，也是药物流行病学发展史上的里程碑。同时，20 世纪 60 年代是药物流行病学的开创时期，药物流行病学的研究已经初见端倪。

"pharmaceutical epidemiology"是在 1974 年由 Jan Venulet 首先提出的，1984 年将其更名为 "pharmacoepidemiology"。1985 年，第一届国际药物流行病学大会（International Conference on Pharmacoepidemiology，ICPE）在美国顺利召开。至此，正式创立了国际药物流行病学新学科，并将其定义为"研究药物在广大人群中的效应及其利用的学科"。药物流行病学的实践推动了药物警戒（pharmacovigilance，PV）及药品风险管理理念的完善。药物警戒是指与发现、评价、理解和预防药品不良反应或其他任何可能与药物有关问题的科学研究与活动。人们越来越认识到，只有风险/效益平衡达到最佳的药物，才能得到有效利用，才能最大限度地提高药品效益和降低用药风险。

在我国，20 世纪 80 年代初期，医药学界开始关注上市药品的安全性及有效性再评价。1985 年颁布的《中华人民共和国药品管理法》将开展药品不良反应监测报告工作列为各级医疗卫生单位的法定任务。1992 年，《药物流行病学杂志》（Chinese Journal of Pharmacoepidemiology）在武汉创刊；1996 年 8 月，我国第一部《药物流行病学》专著出版；2008 年，中国药学会药物流行病学专委会组织翻译了美国《药物流行病学教程》，其深受教育单位和有关研究人员青睐。

（四）药物流行病学的定义

药物流行病学（pharmacoepidemiology）是由临床药理学（clinical pharmacology）和流行病学（epidemiology）相互渗透形成的一门新兴学科。不同学者对其定义的表述不尽相同，但其目的是一致的，都是通过以大范围人群药品应用为研究对象，运用流行病学的原理和方法，阐明人群用药效应的发生规律及其影响因素，以保障广大公众用药安全。据此，我国于 1995 年 4 月在武汉成立了中国药学会药物流行病学专业委员会，并召开了首届全国药物流行病学学术会议，会议中经专家讨论，最终大会建议将药物流行病学定义为"运用流行病学原理与方法，研究人群中药品的利用及其效应的应用学科"。因此，本学科运用流行病学原理与方法，研究临床药理学所关注的药效及药品不良反应，旨在评价药品在大范围人群中应用的效益与风险比（benefit-risk ratio），这是保障临床安全、合理用药的基础。

二、药物流行病学的任务

药物流行病学主要研究上市后药品用于人群的相关问题，也就是对药物进行上市后监测。因此，药物流行病学的主要任务是：①补充完善上市前临床研究所获得的信息；②获得上市前临床研究未获得的新信息。

（一）补充完善上市前临床研究所获得的信息

新药上市前的临床研究由于受到样本量、用药时间和试验人群（合并用药、并发症及年龄等）等因素的影响，药物临床试验存在一定的局限性：①样本量少，我国《新药审批办法》中规定，Ⅱ～Ⅳ期临床试验的病例数分别不少于 100 例、300 例和 2000 例，也就是药物完成临床试验所需的病例数约为 2400 例。与药物上市后庞大的使用人群比较，药物临床试验的样本量少。②用药时间短，药物临床试验的疗程和观察期一般较短，但一些药品不良反应需要长时间应用后才能被发现。③人群局限性，基于伦理学要求及遵照严格的入选标准，药物临床试验的研究对象有一定的局限性。多将妊娠及哺乳期妇女、婴幼儿及 18 岁以下未成年人、肝肾功能不全的人群排除在外。因此，药物上市后在特殊人群中使用时，则可能发生未曾发现的药品不良反应。

基于上述临床试验的局限性，药物上市后在对病人实施治疗方案的同时，进行新药的流行病学研究，能够积累更大样本量的病人用药信息，进一步评价药物的有效性，以及可以更精确地推算药品不良反应的发生率。此外，针对特殊人群的用药效应也是药物流行病学的重要研究内容。而且，在临床中常需要了解同一适应证不同药品之间的比较，而这些信息只有在药品上市后通过药物流行病学的研究才可以获得。因此，通过药品上市后的药物流行病学研究会综合考虑多方面因素对药效的影响。

（二）获得上市前临床研究未获得的新信息

药物流行病学在这方面的任务是：①发现新的药品不良反应，包括非常见效应（uncommon effects），尤其是发生率低于 0.1% 的罕见药品不良反应和迟发效应（delayed effects），这些迟发的药品不良反应需要停药后才能被发现，因此在试验期间不易发现。例如，布林佐胺噻吗洛尔滴眼液通过上市后临床监测才发现其可导致严重的心脏传导阻滞和哮喘发作，已造成十数人死亡。然而，上市前临床试验阶段已将合并心血管和呼吸系统疾病的病人排除在外，故导致上述药品不良反应在上市前临床试验中难以被发现。②了解广大人群中药品利用（utilization）和有利作用（beneficial effects）。③了解过量用药的效应（the effects of drug overdose），在多数情况下药品上市前研究中，受试者经过严格筛选纳入试验，且受到研究人员密切观察，受试者很少发生用药过量的情况，因此，对于过大剂量应用时的药物作用研究不可能在上市前完成，只有在上市后药物流行病学调查中才能够发现。④药品经济学评价，现代社会越来越关注医疗保健的成本问题，药品应用的成本核算不仅需要考虑药品自身的成本，还要核算药品不良反应带来的间接成本。随着药品利用研究的发展，药品应用的经济学意义可在上市前得以预测，而更严谨的药品经济学研究只能在上市后通过流行病学手段得以实现。

三、药物流行病学的作用

药物流行病学作为一门新兴学科领域，已对医药界的发展做出了显著贡献。药物流行病学是回答药品对普通人群和特殊人群（包括儿童、老年人、妊娠期及哺乳期妇女、肝肾功能不全等）效应与价值的学科，这是药物流行病学区别于其他学科专业的独特作用。通过药物流行病学研究，我们要认识药品在人群中的实际使用情况，明确药品指征是否正确、用法用量是否适宜、药品会产生哪些效应、药品使用不当的可能原因、药源性疾病发生机制及相应防范措施，最终达到促进安全合理用药的目标。

第二节　研究数据的收集及研究方法

一、研究数据资料的收集

研究数据被视为药物流行病学研究的基础。而资料的收集、整理与分析是药物流行病学研究的基础步骤。药物流行病学研究数据收集的基本原则与一般流行病学一样，要求真实、完整、具有代表性和可比性。药物流行病学资料可归纳为常规资料、电子数据库资料、原始数据资料、文献资料。

（一）常规资料

1. 人口资料 较常用的人口资料主要是一定区域或范围内人口的总数及按年龄、性别、民族、职业、经济状况及文化程度等特征分组的人口数和构成比。主要可以通过人口普查、抽样及户籍管理获得。人口资料在药物流行病学研究中主要的用途为：①作为分母用于计算相对数（如某类药物在某地区人口中使用的百分比）；②用于数据标准化（如不同地区某类药物的流行病学结果的比较）；③用于研究药物利用的影响因素（如研究人口资料中年龄对某类药物使用的影响）。

2. 死亡资料 提供了死亡人数、死亡者性别、年龄及死亡原因等信息，是药物流行病学研究中经常利用的资料。例如，通过对医院死亡资料的研究，能够了解药物直接或者间接引起死亡或者不合理用药造成死亡人数的百分比，在此基础上可以进一步研究和采取措施。

3. 疾病资料 在药物流行病学研究中占有重要地位。该资料可以通过各级医疗卫生机构获得，同时已发表的文献也是获得资料的有效途径之一。其主要的用途有：①某些药源性疾病本身就是研究对象；②判断药物与不良反应因果关系；③评估药物治疗效果及疫苗接种效果；④评估疾病流行情况与药物利用的关系等。

（二）电子数据库资料

随着电子医疗数据的迅速发展，近些年来，很多的药物流行病学研究都将已有的医疗管理或医疗记录数据库作为数据来源。一般来说，由于数据库特性各不相同，针对不同的研究目的需要选择不同的数据库。

1. 医院病历数据库 电子病历展示的是一个真实世界的住院和门诊医疗记录，包括药物使用情况、住院治疗情况、实验室化验情况等。这些数据可以用于判断一个罕见疾病是否与潜在的药物治疗相关，也可用于比较不同药物治疗方案的临床结果。在这些数据库中，医疗和药物电子记录不存在由于病人信息不完整或信息偏倚所导致的研究局限性。

2. 医保数据库 电子申报的医保数据库是指在医保行政管理系统中，通过支付信息整合而形成的数据库。通常包括人口统计学资料、医生或药师信息、处方信息、住院或门诊等其他信息。医保数据库又分为三类：①公共医保数据库；②某些医药保健与医疗管理组织的专有数据库；③某些区域性的医保数据库。

3. 自发性药品不良反应报告系统（spontaneous reporting systems，SRS） 是由制药企业及临床医生、药师、护士和病人自愿呈报的药品不良反应事件报告和数据。国家药品不良反应监测中心设在国家药品监督管理局药品评价中心，遍布全国 32 个省（自治区、直辖市），数据来自药品制造商、临床医生、护士和药师。

4. 疾病随访等数据库 最初利用疾病随访和疾病注册登记数据库主要是为了监测疾病进展、发病情况和其他与疾病有关的非常规模式。其基于随访注册数据库所包含的内容，可用于评估和衡量不同药物之间不良反应的发生情况。我国研究者通过国家卒中登记数据库能够发现和评估关于脑卒中更加合理的药物治疗和干预措施。

（三）原始数据资料

临床试验数据是药物流行病学研究的重要原始数据，利用价值很高。医疗卫生机构、制药公司或生物技术和医疗器械公司均需要开展临床研究。在电子数据库出现以前，药物流行病学研究主要采用原始数据进行研究。而如今，原始数据收集仍然发挥着重要作用。原始数据收集的主要优点是可以弥补电子数据库的不足。首先收集原始数据可以对研究结果进行严格定义。其次原始数据收集适用于研究罕见疾病。虽然现有的电子数据库可以囊括很大的人群，但对于极其罕见的疾病往往仍不够大，因此需要建立很大的以人群为基础的病例登记网络。

（四）文献资料

药物流行病学研究中也可以利用文献资料，最常用的研究方法是系统评价和 Meta 分析。

二、药物流行病学研究方法

药物流行病学是应用流行病学的原理和方法，研究人群中药物的利用及其效应的一门应用科学。根据研究目的灵活选择流行病学的各种研究方法（图 22-1）。

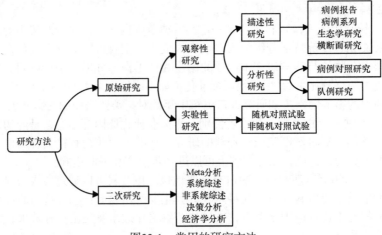

图22-1　常用的研究方法

（一）描述性研究方法

描述性研究是药物流行病学研究的起点，主要用于产生研究假设，从而进一步为分析性研究打基础。

1. 病例报告（case report）**和病例系列**（case series）　药物上市后引起的罕见药品不良反应和药源性疾病的初次报道大多来自病例报告。其特点是报道及时，可以迅速引起同行和公众关注，从而形成安全警示信号；但是病例报告的研究对象具有高度选择性，容易产生偏倚，因此只能用来产生病因学假设，不能进行因果关系的确定。病例系列与病例报告类似，但多在 10 例以上，且常是连续性病例的描述和总结。病例系列的特点是短时间内可以总结一定数量的病例，但因其没有对照组，无法排除背景事件发生率的影响，因果关系论证力度小，因此仍然只是产生病因学假设的方法。

2. 生态学研究（ecological study）　又称相关性研究（correlation study），是在群体的水平上通过描述和比较不同群体中某因素的暴露状况与某研究结局分布的一致性和差异性，分析该因素与研究结局之间的关系，从而探求病因学线索。在药物流行病学研究中主要是描述某种药品不良事件在不同人群、事件和地区中所占比例，进而分析某种药品不良事件是否与服用某种药物有关。其特点是易于实施，可以应用常规资料或数据库进行研究，但生态学研究只是分析群体平均药物暴露水平和人群总体发病率、死亡率之间的关系，我们不知道个体药物暴露与疾病发生的关系，也无法控制可能的混杂因素。因此，这种方法只是粗略的描述性研究。

3. 横断面研究（cross-sectional study）　又称现况调查，是指在一个特定的时间点或期间内对一个特定人群某种疾病或健康状况进行调查研究。在药物流行病学研究中主要用于了解药物使用的特点及与药物有关的事件分布特点，从而为进一步的病因研究提供线索。例如，老年人群镇静催眠类药物滥用情况的调查就属于此类研究。

【案例 22-1】

临床治疗药物中，如非甾体抗炎药及洋地黄等强心苷类、大环内酯类、磺胺类抗菌药等，经口服给药可损伤消化道黏膜。病人可由于长期服用某些对胃黏膜有刺激损伤作用的药物而造成胃黏膜病变，临床表现为胃痛、胃胀、反酸、呕吐等，组织病理学检测可见胃黏膜充血、水肿、糜烂、出血等炎性病理改变，这类疾病称为药物性胃炎。随着人们用药行为的增多，特别是自行用药、不规范用药等，药物性胃炎的发病率近年来明显增加。因此，对于药物性胃炎的流行病学进行调查研究，对该病的预防治疗具有重要意义。研究者收集了 2013 年 3 月至 2015 年 3 月，在某市四家医院就诊并接受治疗的病人病历，研究用药病人的药物性胃炎流行病学特征。

[案例问题]

　　1. 如何筛选和剔除研究对象？

　　2. 应采取什么研究方法及需要收集哪些资料？

　　3. 研究者分析药物性胃炎的分布与病人病理参数特征的相关性，及各类药物应用后引发药物性胃炎的频率，如表 22-1、表 22-2 所示，应如何指导临床合理用药？

表22-1　药物性胃炎的分布与病人病理参数特征的相关性

参数	药物性胃炎例数（例）	P值（%）	参数	药物性胃炎例数（例）	P值（%）
年龄（岁）		P>0.05	职业		P>0.05
≤44	51（7.6）		农民	42（8.2）	
45～59	40（9.0）		工人	38（7.6）	
60～74	26（7.1）		干部	24（7.3）	
≥75	15（7.5）		商人	28（8.1）	
性别		P=0.006	劳动强度		P>0.05
男性	75（9.8）		低	43（7.9）	
女性	57（6.2）		中	67（7.5）	
			高	22（9.1）	
民族		P>0.05	吸烟史		P=0.006
汉族	118（7.7）		无	74（6.6）	
蒙古族	6（8.6）		有	58（10.4）	
满族	6（10.7）				
其他	2（6.1）				
饮酒史		P=0.034			
无	87（7.0）				
有	45（10.2）				

表22-2　诱发药物性胃炎的药物分布

用药种类	用药病人数（n_1）	发病例数（n_2）	占发病组成百分比（$n_2/132$）（%）	占用药病人百分率（n_2/n_1）（%）
非甾体抗炎药	299	37	28.0	12.4
抗菌药	315	26	19.7	8.3
强心苷类	178	21	15.9	11.8
利血平	117	14	10.6	12.0
糖皮质激素	124	13	9.8	10.5
抗肿瘤药	66	13	9.8	19.7
抗组胺药	138	6	4.5	4.3
其他	447	2	1.5	0.4
合计	1684	132	100.0	7.8

[案例22-1分析]

1. 应剔除初诊为胃肠消化系统疾病的病人，此外，选择病历资料完备，采用单纯口服药物治疗且口服药物种类较单一，疗程在1周以上，未接受其他治疗方式如药物静脉给药治疗、手术治疗、放射治疗等的病人为研究对象。

2. 研究者的目的是研究用药病人的药物性胃炎流行病学特征，描述性研究主要用于了解药物使用的特点及与药物有关的事件分布特点，因此，应采取描述性研究。根据研究对象的病历基本资料，收集包括年龄、性别、民族、职业、劳动强度、吸烟史、饮酒史、用药种类在内的病历资料。

3. 根据统计数据，男性病人群体的药物性胃炎发病率显著高于女性病人群体；有吸烟史或者饮酒史的病人，药物性胃炎发病率显著高于没有吸烟史或饮酒史的病人。此外，在132例药物性胃炎病人中应用非甾体抗炎药导致的病人例数最多；其次为应用抗菌药的病人；分析各类药物应用后引发药物性胃炎的频率时发现，抗肿瘤药物是最容易引发药物性胃炎的药物种类。因此，在临床用药时应注意药物性胃炎好发于有吸烟史、饮酒史、男性用药人群，且劳动强度高、处于45～59岁年龄段、满族与蒙古族等善于饮酒的民族人群发病率有增高趋势，其病因以非甾体抗炎药和抗菌药最为常见，而最易诱发药物性胃炎的为抗肿瘤药物。

（二）分析性研究

1. 病例对照研究（case-control study）　是指以患某疾病的病人为病例组，以未患有该病但具有可比性的人群为对照组，通过询问、体检、化验或复查病史、搜集既往各种可能的危险因素的暴露史，测量并比较两组中各因素的暴露比例，经统计学检验，若两组差别有统计学意义，则可认为该因素与疾病之间存在着统计学上的关联。在药品不良反应研究中，由于病例数较少，且经常面临要求迅速做出结论的情况，因此病例对照研究特别适用。例如，孕妇服用沙利度胺与婴儿海豹样短肢畸形、口服避孕药与心肌梗死均是应用病例对照研究的范例。在药品不良反应的病例对照研究中，研究对象的选择、药物暴露因素的真实性、偏倚及其控制是关键环节。

知识点 22-2
1. 常用的药物流行病学研究方法。
2. 药物流行病学研究设计的原则。

（1）研究对象的选择：包括病例和对照的选择，所选的病例必须是罹患同一种疾病的病人，而且患病部位、病理学类型、诊断标准都要有明确规定，否则病例中可能混入非病人或不同类型的病人，从而影响研究结果的真实性。对照的选择往往比病例更为困难和复杂，选择既要具有代表性又要有可比性。

（2）药物暴露因素的真实性：除收集一般资料如姓名、性别、年龄等，主要应取得可疑暴露因素如吸烟、职业史、饮食、生活习惯等，并将其进行分级是很必要的，如调查吸烟年数、平均每天吸烟支数等。

（3）偏倚及其控制：主要的偏倚类型包括选择偏倚、信息偏倚及混杂偏倚。由于病例对照研究中通常未能随机抽样，故易产生选择偏倚。另外，在调查时对两组的暴露史采取了不同标准或收集手段，从而引起信息偏倚。混杂偏倚是由混杂因子造成的。在分析资料时要讨论偏倚的产生，如存在明显的偏倚，则在得出研究结论时必须慎重。

2. 队列研究（cohort study）　是将人群按是否暴露于某可疑因素及暴露程度分为不同的亚组，追踪观察各组成员的结局（如疾病）发生情况，比较结局发生率的差异，从而判定这些因素与该结局之间有无因果关联及关联程度如何的一种观察性研究方法。在药物流行病学研究中，可追踪观察服药组和未服药组发生不良反应的情况，以判断药物与不良反应之间的关联。队列研究可以是前瞻性（prospective）的，也可以是回顾性（retrospective）的或者两者相结合构成双向性队列。前瞻性队列研究是根据研究对象目前是否服药分为两组，随访观察一段时间获得不良结局的发生情况并加以比较。但对于不常见的药物暴露或者罕见、迟发的不良反应，其需要长时间观察较大的人群才能获得结局资料，因此前瞻性方法不是很适用。回顾性队列研究是根据掌握的历史记录确定研究对象是否服药，并从历史资料中获得不良结局的发生情况，因此即使服药和不良结局跨越时期较长，但资料搜集与分析仍可在较短时期内完成，而且没有伦理学问题，比较适用于药物不良反应的研究。

【案例 22-2】

　　苯丙醇胺（phenylpropanolamine，PPA）是一种合成的拟交感神经胺类药物，在国内外广泛被用作感冒药的重要成分，在美国还被用作减肥药。由于接到了服用苯丙醇胺制品后出现出血性脑卒中（hemorrhagic stroke，HS）的一些案例报告，美国 FDA 委托耶鲁大学进行了为期五年的流行病学调查，研究苯丙醇胺与出血性脑卒中的相关性。该研究收集了 1714 名某特定期间美国某州某地区医疗网的医院和康复院的全部出血性脑卒中病例（潜在合格的出血性脑卒中病人）作为病例组，最终各种原因使实际被纳入研究的对象共有 702 人；未被纳入的对象 1012 名，其中包括了389 名脑卒中后 30 d 内死亡者。对照组是拨打随机电话为每名病例匹配 2 名对照（共 1376 例），配比必须在对应病例发病后的 30 d 内完成。配比的标准为：①性别，同性别；②种族，分为黑色人种与非黑色人种；③年龄，与病例相比，30 岁以下不超过 3 岁，30 岁以上不超过 5 岁；④电话，与病例电话的前 3 位号码相同。研究目的是评估 18～49 岁人群不同性别及服用不同类型的苯丙醇胺（感冒药或减肥药）与出血性脑卒中的关联性。

[案例问题]

　　1. 该研究采用了什么研究方法？
　　2. 根据该案例研究目的，如何分析？
　　3. 应考虑的潜在的混杂因素有哪些？

[案例 22-2 分析]

　　1. 该研究收集了病例组 702 例和对照组 1376 例，采用 1∶2 配比的病例进行对照研究。通常情况下药品不良反应研究由于病例数相对较少，且经常面临要求迅速做出结论的情况，因此选用病例对照研究方法。

2. 该项目的研究目的是评估 18～49 岁人群不同性别及服用不同类型的苯丙醇氨（感冒药物与减肥药物）与出血性脑卒中的关联性。因此，进行性别分层服用苯丙醇氨与出血性脑卒中的风险分析，具体如表 22-3 所示。

表22-3　苯丙醇氨与出血性脑卒中关联性分析数据统计表

女性	病例组		对照组	
	出血性脑卒中例数	出血脑卒中病例数占比（%）	出血性脑卒中例数	对照组出血脑卒中病例数占比（%）
未服用过苯丙醇氨				
服用过苯丙醇氨				

男性	病例组		对照组	
	出血性脑卒中例数	出血性脑卒中病例数占比（%）	出血性脑卒中例数	对照组出血性脑卒中病例数占比（%）
未服用过苯丙醇氨				
服用过苯丙醇氨				

3. 潜在的混杂因素包括吸烟史、高血压史、种族、文化程度、出血性脑卒中家族史、饮酒和最近使用可卡因史。

（三）实验性研究

实验性研究包括随机对照试验和非随机对照试验，前者是评价药物疗效和生物制品预防效果的金标准，但是通常不能用于药品不良反应的研究。例如，研究口服避孕药与发生静脉血栓之间的联系，理论上研究者可以随机分配一组妇女服用避孕药，另一组妇女不服用或采用其他避孕措施，进而验证口服避孕药与静脉血栓的因果关系，但是无论从伦理角度还是逻辑角度都不可能开展这样的研究。

（四）其他研究方法

药物流行病学研究中传统的研究方法有时无法解决所面临的许多实际复杂问题，由此推动了药物流行病学研究方法的发展，从而开发了各种衍生设计：①评价急性药品不良反应事件的危险性，病例交叉设计（case-crossover design）；②效应短暂问题的研究，病例-时间-对照设计（case-time-control study）；③综合式病例对照设计，巢式病例对照研究（nested case-control study）。

此外，真实世界研究（real world study，RWS）近年来在医药领域的曝光率越来越高，它起源于实用性的临床试验，属于药物流行病学的范畴。真实世界研究是指在真实医疗环境中，通过对来源于多种途径的数据优化分析获得的真实世界证据（real world evidence，RWE），其数据来源包括电子健康档案、理赔单和账单、药品和疾病登记表、个人健康设备所收集的信息等。真实世界证据与其他证据的区别不在于研究方法和实验设计，而在于获取数据的环境，即真实世界研究的数据来源于医疗机构、家庭和社区，而不是存在于诸多严格限制的科研场所。真实世界证据不是一种独立的研究类型，而包括多种不同类型的研究，它强调既可以采用流行病学理论和方法，进行临床观察性研究、干预性研究，也可以采用类似随机对照的研究设计开展研究。真实世界证据的优点在于其以真实临床场景为研究环境，不做过多人为限定，因此更适用于在整体人群中评价上市后药物/新疗法的实际效果和安全性；并且是在受试者知情的情况下进行，不存在接受无效治疗的情况，易满足伦理要求；真实世界证据样本量大，具有更高的统计效能且更易发现罕见药品不良反应；纳入的研究对象异质性高，可进行亚组分析，建立特定人群的风险-获益模型。因此，真实世界证据能够更好地反映药物/新疗法的远期效应和安全性。除此之外，真实世界证据也存在诸多的问题，首先真实世界证据需要大量研究样本，需要多中心，难度高，工作量大；其次电子健康档案、疾病登记表等数据来源的建立并非以研究为目的，因此其提供数据的准确性、可靠性及与所研究问题的相关性难以保证；不同数据库在收集和记录数据时存在差异，对数据进行标准化是研究者需要解决的难题；真实世界证据不以药品为中心，而以病人为中心，药企投入意愿不强；真实世界证据数据异质性高，对统计方法的要求比传统研究高，同时真实世界证据对可能干扰结果的混杂因素未采取人为控制，因此选择偏倚、实施偏倚、检出偏倚和失访偏倚较多；很多数据来源于社交媒体，如不经过严格的知情同意，可能会存在暴露使用者隐私的风险。2018 年 8 月，吴阶平医学基金会和中国胸部肿瘤研究协作组携手发布了《真实世界研究指南（2018 年版）》，这是我国首个真实世界研究的指南。

三、药物流行病学研究设计与分析原则

药物流行病学的研究涉及多学科，因此具备丰富的流行病学知识，有助于更好地设计人群研究与数据分析。但是，近年来由于研究人员对流行病学研究设计与分析原则掌握不足，以至于出现了一些矛盾的研究结果，因此，充分注意药物流行病学研究的特殊性十分重要。药物流行病学研究设计与分析原则包括以下几点。

（一）正确设计

正确设计是研究成败的关键。药物流行病学研究设计应遵循如下原则：①明确研究目的。②根据研究目的选择正确的研究方法。例如，若研究目的为分析某种药品不良反应与药物的关系，则可以选用分析性研究和实验性研究；若研究目的为比较新老药物的疗效，则可以使用实验性研究。③坚持代表性、可靠性、可比性、显著性原则。也就是说，研究对象应当能够代表一般人群；得到的实验数据应准确、可靠；实验组别之间应具有可比性；应保证足够的样本量。④设计方案不得随意更改。

（二）明确定义药物暴露

药物流行病学研究的暴露因素是药物，而药物的使用常随时间而改变，因此必须明确规定所研究药物的服用时间、剂量和疗程，进而进行定量分析。根据情况可采用日剂量、处方药总剂量等不同单位进行定量。

（三）明确定义异常结局

药物流行病学经常以疾病作为研究的结局，因此要明确定义疾病，从而确定是药源性疾病，这才能作为药品不良反应研究的结局。同时也要考虑研究结局的时间窗，还应排除研究对象中明显由其他原因引起的病例，以及考虑疾病的严重程度。

（四）控制混杂因素和偏倚

药物暴露与药品不良反应之间的关系经常受年龄、性别、其他疾病和合并用药等因素的影响，有些因素甚至掩盖了真实关系，因此需要分析和控制这类混杂因素和偏倚。

（五）正确使用统计分析方法

统计方法的不恰当或对变量的定义、分组不正确都有可能得出不正确的结论。

（六）谨慎解读研究结果

观察性研究中存在一定偏倚是不可避免的，因此这些研究中发现的药品不良反应或有益作用必须遵循因果关系推断的原则，从而进行合理解读，以免引发错误结论。

第三节　药品不良反应的因果关系评价

在进行实验性研究或临床药物治疗中，常出现可预期的药品不良反应和非预期的药品不良反应。药品与药品不良反应之间存在密切关系时就认为两者间存在联系。然而，联系并不等于因果联系，必须审慎鉴定。因果联系的"果"是指非预期的药品不良反应，这并不是说可预期的药品不良反应与药品就不存在因果联系。

实际上，可预期的药品不良反应在药品上市前的研究中已经予以肯定，而我们这里提到的主要是上市后的药品不良反应，也就是非预期的药品不良反应。在药物流行病学研究中，因果关系类型包括：①单因单果，如青霉素所致的过敏性休克；②单因多果，这种现象比较多见，如甲氨蝶呤可致流产、死胎和畸形；③多因单果，即多种药物可产生同一结果，相加后形成了严重的药品不良反应，如联合应用利福平、异烟肼治疗结核病可使肝毒性相加，从而易引起致死性肝炎；④多因多果，同时使用多种药物时，一种情况是每种药物分别引起各自的"果"，相加成为"多果"，另一种情况是由于相互作用而产生"多果"。在世界药品不良反应史上，重大药害事件的病因探索无不借助流行病学的研究手段，而判断原因在药物流行病学研究中占重要作用。

一、评　价　方　法

药品不良反应的评价一般分为个例事件评价与群体事件评价。分析药品与不良反应之间的关联

性，要采取相应的方法，进行因果关系评价。

（一）个例事件评价

1. 专家判断或全面内省法（expert judgement or global introspection） 是目前使用最广泛的药品不良反应因果关系个例评价方法。将可疑的药品不良反应的因果关系分为肯定、很可能、可能、可能无关、待评价及无法评价六个等级。该评价方法简便灵活，但需要依靠评价者的经验，因此易受评价专家知识背景及临床经验影响。

2. 计分推算法（algorithms） 根据药品与药品不良反应之间的影响因素设置问题，通过回答赋予分值，最终评出关联程度，一般包括"肯定""很可能""可能""可疑""无关"。

3. 贝叶斯法（Bayesian approaches） 该方法克服了专家判断法和计分推算法的缺点，根据流行病学及临床数据得到先验比值（prior odds）；根据特定病例的具体情况（如病史、时间顺序、撤药等因素）得到似然比（likelihood ratio，LR），然后计算公式：后验比值=先验比值×似然比，最终计算得出以因果概率为依据的分析工具。

> **知识点 22-3**
> 1. 个例药品不良反应事件因果关系的评价方法。
> 2. 群体药品不良反应事件因果关系评价的分期。
> 3. 药品不良反应关联性评价标准。

（二）群体事件评价

药品群体不良事件是指同一药品在使用过程中，在相对集中的时间、区域内，对一定数量人群的身体健康或者生命安全造成损伤或者威胁，需要予以紧急处置的事件。药品不良反应的发现一般呈"S"形曲线，可分成三期：①药品不良反应潜伏期，也称信号出现期，可发现疑问。该阶段运用描述性流行病学研究，建立病因假设。常用方法包括个例报告、病例组研究、现况横断面调查和生态学研究。②信号增强期，为数据加速积累的时期，一般运用分析性流行病学研究检验病因假设，用于检验原因假设的分析性流行病学研究方法有两种，即病例对照研究（回顾性病例对照调查）和队列研究。这一阶段可在期刊、信息刊物中见到相应的报道。③评价期，即大量信号产生需要对该产品采取相应措施的时期，即不良反应可被确认/解释与定量的阶段，也可以说是信号检验期或随访期，一般需要通过运用实验性流行病学研究反向验证因果关联深入研究。总之，药品不良反应评价需要全面综合考虑，不能生搬硬套，知识和经验的积累是正确应用评价准则的重要因素，充实、丰富的医药学知识是进行报表评价的基础和保证。

二、药品不良反应关联性评价标准

我国的药品不良反应关联性评价需要遵循以下五个要点：①用药和药品不良反应/事件的出现有无合理的时间关系？除了先因后果这个先决条件外，原因与结果的间隔时间也符合已知的规律。例如，青霉素引起的过敏性休克或死亡在用药后几分钟至几小时发生。此外，先因后果的先后关系不等于因果关系，而因果关系必须有先后关系。②药品不良反应是否符合该药已知的不良反应类型？③停药或者减量后，药品不良反应/事件是否消失或减轻？④再次用药是否又再次出现同样的反应？且当加大药物剂量（包括给予增加药量、个体间潜在较大的生物利用度差异、延长用药时间）时，发生药品不良反应的危险度随之上升。⑤药品不良反应/事件是否可用合并用药、病人病情进展、其他治疗的影响来解释？目前我国采用 WHO 国际药品不良反应监测合作中心建议使用的方法，根据药品和不良事件的关系程度，运用综合分析方法，关联性评价可分为肯定、很可能、可能、可能无关、待评价及无法评价六个等级，具体如表 22-4 所示。

表22-4 药品不良反应关联性评价标准

肯定	很可能	可能	可能无关	待评价	无法评价
用药与药品不良反应/事件发生时间顺序合理	−	−	关系不密切	报告内容不全，待补充或者缺乏文献资料佐证，难以定论	报告缺项太多，资料无法补充，难以定论
文献资料有佐证	−	−	无佐证		
停药后反应停止或迅速减轻，再次使用反应再现，可能出现明显加重	无重复用药史	−	−		
原患疾病等其他混杂因素已排除	基本排除	不能排除	−		

第四节　药物流行病学的具体应用

一、药品不良反应监测

（一）药品不良反应监测的目的

药品不良反应监测是指对药品不良反应的发现、报告、评价和控制的过程。其目的是及时发现药品风险，科学评估，采取必要的预防和管理措施，从而有效地保障用药安全。

（二）药品不良反应监测的作用

药品不良反应监测有以下八个方面的作用。①防止和减少药品不良反应；②发现严重的药品不良反应，向公众警示，保障用药安全；③发现新的药品不良反应，修订完善药品说明书，指导合理用药；④发现新的、严重的药品不良反应，为药品上市再评价提供参考；⑤通过对年度不良反应监测大数据的分析，评价药品安全形势和变化趋势；⑥研究药品不良反应，为新药研发和审评提供参考；⑦发现可疑的药品质量风险，及时采取控制措施；⑧定期反馈和共享监测数据。

二、药源性疾病的流行病学

WHO 的一项全球调查结果显示，目前全球死亡人口中有约 1/3 死于用药不当。在我国，不合理用药占用药总数的 11%～26%，每年约有 19.2 万人死于药源性疾病。此外，越来越多病人自病自治，或者受到广告影响而盲目购药，缺乏合理用药的指导，从而增加了药源性疾病的发生率。目前，药源性疾病对人类生命健康的危害很大。

药源性疾病是药品不良反应达到一定程度后产生的后果。例如，磺胺类药物可引起浅表性皮疹、瘙痒，停药后可消失，这是一般的不良反应；若发展成严重而持久的不良反应如史蒂文斯-约翰逊综合征，其可归属于药源性疾病。对于药源性疾病的分类目前尚无统一标准，按病因大致分为四类：①量效关系密切型，是由药物固有药理作用引起，特点是发生率高（70%～80%），病死率低。②量效关系不密切型，一般与药物固有药理作用无关，主要与遗传因素和免疫反应有关，特点是发生率低（20%～30%），病死率高且难预测，如青霉素注射引起过敏性休克、阿司匹林引起的哮喘。③长期用药致病型，与用药时间和用药剂量都有密切关系。例如，长期应用氯丙嗪治疗精神分裂症，容易产生迟发性运动障碍。④药后效应型，包括药物的致癌性和药物的生殖毒性。据统计，导致药源性疾病的主要原因是不合理用药，最值得警惕的就是用药差错，包括处方、抄录、调配、使用等环节出现错误，如能杜绝用药差错，将能减少 50% 的药源性疾病的发生。

三、药物流行病学应用前景

当今社会已进入了医学信息时代。随着科技能力和知识的进步，我们相信医药大数据的开发利用将有助于药物流行病学的发展，更好地预测药品不良反应，合理有效地治疗疾病。未来，我们将会更好地利用大数据的潜力为药物流行病学服务，分析和预测药品不良反应的发生和危害，从而提高大众的健康水平。

药物基因组学是研究人类基因如何影响个人对药物的反应，结合药理学和基因组学的特征，为不同个体制订有效、安全的药物治疗方案。遗传药理学是研究不同病人的遗传基因如何影响药物代谢和作用。随着药物基因组学和遗传药理学的发展，药物流行病学的研究者也在研究基因遗传是如何影响个体对药物反应的。但由于这些领域正处于初级阶段，目前它们在药物流行病学研究中的应用非常有限。未来，药物基因组学和遗传药理学将可能会深入影响药物流行病学的研究，这将会对许多疾病的治疗产生影响。

（袁　野）

第二十三章　临床预测模型

第一节　概　述

医生和卫生决策者需要对潜在疾病发生的可能性或疾病的预后做出预测，以便在对高危人群的疾病筛查、诊断和选择治疗方案时做出判断。相对于传统医学模式，从循证医学到精准医学，使得个性化医疗的远景成为可能。医生和病人都积极参与决定诊断实验和治疗干预的选择，充分沟通风险和利益是共同决策的先决条件。临床预测模型作为风险与获益评估的量化工具，可为医生、病人及卫生决策者提供更直观、理性的信息，因此该领域的研究和应用得到了飞速发展（图 23-1）。

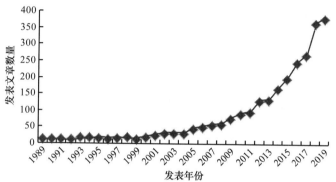

图23-1　1989～2019年发表于PubMed中文章数量
利用PubMed数据库检索预后模型、诊断模型或预测模型的文章

一、基　本　概　念

临床预测主要是一个估计问题。例如，急性心肌梗死后 30 天内该病人死亡的风险是多少？或者食管癌病人的 2 年生存率是多少？预测也是关于假设的检验。又如，年龄是急性心肌梗死后 30 天死亡率的预测因子吗？营养状况对食管癌病人的生存有多重要？或者更笼统地说：某种疾病最重要的预测因子是什么？为解决这些临床预测的例子，需要借助于统计模型，用于解决估计和假设检验问题。

临床预测模型（clinical prediction model，CPM），又称临床预测规则（clinical prediction rule）、风险预测模型（risk prediction model）、风险评分（risk score）或列线图（nomograms），是指利用数学公式估计特定个体当前患有某病或将来发生某种结局的概率，以及探讨影响概率大小的预测因素。

性能良好的预测模型必须有强大的预测因素。强度是预测因素与结局的关系函数及预测因素的分布函数。例如，当第一个预测因素以 50∶50 的比例分布时（预测因素的发生率为 50%），第二个预测因素以 1∶99 的比例分布时（预测因素的发生率为 1%），*OR* 为 2.0 的二分类预测因素比 *OR* 为 2.5 的二分类预测因素更适合预测模型。通常的预测因素要考虑：人口统计学资料（如年龄、性别、种族、社会经济地位）、疾病的类型和严重性（如主要诊断、呈现的特征）、病史特征（如以前的疾病发作、风险因素）、共病情况（伴随疾病）、生理功能状态、主观健康状况和生活质量（心理、认知、社会心理功能）、遗传基因特性等。预测因素的定义可能因研究而异。

无论是从应用医学的角度还是从研究的角度，预测模型的结局应该是明确的。从医学角度来看，死亡率经常被用作预后研究的终点。死亡率风险与许多急慢性条件及手术等治疗有关。在某些疾病中，死亡率可能不是一个相关的结局。其他结局包括非致命性事件（如疾病复发）、以病人为中心的结局或更广泛的疾病负担指标。

二、临床预测模型分类

临床预测模型包括诊断模型（diagnostic models）和预后模型（prognostic models）（表23-1）。诊断模型关注的是基于研究对象的临床症状和特征、影像学检查和实验室检查，诊断当前患有某种疾病的概率，多见于横断面研究；预后模型关注的是研究对象在当下健康状况下（健康或患病），未来一段时间内发生某结局（发病、复发、死亡、伤残及并发症）的概率，多见于队列研究。

表23-1　诊断模型与预后模型的比较

变量		诊断模型	预后模型
不同特征	起点	出现临床症状与体征	健康或患病
	自变量	诊断检测	预后因子
	结局	是否患有疾病	是否发生事件（发病、复发、死亡、伤残等）
	预测因子	临床症状和体征、影像检查、实验室检查、其他	病人特征、疾病特征、影像检查、实验室检查、其他
	研究设计	多为横断面	多为纵向研究
共同特征		二分类结局居多；估算结局的绝对风险及发生率，而非相对风险；预测因子的选择、建模的策略、模型性能的评价	

临床预测模型按照研究目的又可分为模型建立研究、模型验证研究、模型建立和验证研究。研究方法包括利用单个数据集建立模型、利用单个数据集建立和验证模型、利用不同的数据集建立和验证模型。利用不同的数据集建立和验证模型（Ⅲ型和Ⅳ型研究设计）属于外部验证，优于内部验证（Ⅰa、Ⅰb、Ⅱa、Ⅱb型研究设计），临床预测模型研究的常见变量、分型及内容具体见表23-2。

表23-2　临床预测模型研究的常见变量、分型及内容

变量	分型	内容
单一数据集全部使用	Ⅰa型	仅建立预测模型
	Ⅰb型	采用重抽样方法建立和验证预测模型
单一数据集部分使用	Ⅱa型	随机拆分数据来建立和验证预测模型
	Ⅱb型	非随机拆分数据来建立和验证预测模型
多个数据集分别使用	Ⅲ型	使用不同的数据来建立和验证预测模型
	Ⅲ型	仅验证预测模型

三、临床预测模型的特点

临床预测模型研究过程中要考虑模型的不确定性、样本量的影响。

（一）模型的不确定性

临床预测的统计建模会遇到各种挑战，模型的不确定性是首先要面对的问题，因为在模型构建前，不会完全预先指定某个模型。模拟的过程中，会不断对模型进行检查和修改。同时，传统的统计方法往往预先指定假定模型，如回归系数和它们的标准误、95%置信区间及 P 值的参数估计在很大程度上是无偏的。当模型的结构部分基于数据集时，误差可能就会出现，并且低估了从模型中得出结论的不确定性。幸运的是，已有一些统计工具用于研究模型的不确定性。例如 bootstrap 的重复抽样方法对模型的构建和验证提供了帮助，有助于解决模型的不确定性问题。

（二）样本量的影响

充足的样本量对于解决任何医学问题来说都很重要。但是，有效的样本量通常可能远小于研究中受试者总数。例如，当研究发生率为 0.1% 的手术并发症时，一项涉及 10 000 名病人的研究将仅包含 10 个事件。数字 10 决定了这种研究中的有效样本量。小样本导致模型的不确定性，可能无法从模型中获得可靠的预测。

大样本量有助于临床预测研究。例如，大规模的多中心国际合作研究寻找基因与疾病之间的关联性。但是，经常面临的挑战是构建出具有相对较小研究样本的良好预测模型。在样本量较小的情况下，可能不得不假设连续预测因子的线性趋势，并且预测因子之间没有交互作用。然后我们后续几乎无法检验这种假设的误差。因此，我们的分析的出发点就变得更加重要了。从贝叶斯的观点来看，先验信息的确定变得更加重要，因为研究所提供的信息是有限的。此外，还要考虑研究目的一定要与现有的有效样本量相匹配。当样本量非常小时，应该只提出相对简单的问题，而更复杂的问题则用更大的样本量来解决。例如：一个问题"在这个预测问题中，什么是最重要的预测因子？"实际上比问"给定这组预测因子，对结果的预测是什么？"要复杂得多。

四、临床预测模型的应用

（一）公共卫生领域

公共卫生领域中的预测模型，有助于确定干预目标。许多预测模型用来估计无症状人群中某种疾病未来的发病率。一个比较经典的案例是 Framingham 研究的心血管疾病风险模型。Framingham 研究确定了现有预防措施的相关政策，如只对心血管疾病高发人群进行他汀类药物治疗。类似，预测模型也用于乳腺癌的估计，更大强度的筛查或化学预防可以考虑用于高风险人群。

（二）临床实践领域

1. 诊断决策 预测模型可帮助估计潜在疾病的发生概率，以便后续的诊断决策。当诊断结果显示不太可能患病时，病人不需要进一步的检测；而当诊断还不足以确定治疗决策时，可能需要更多的检测。后续的检验通常包括一个或多个不完美的检测（敏感性低于100%，特异性低于100%）。理想情况下，金标准检验是最为权威的诊断性试验，可确定一个受试者是否患有疾病（敏感性=100%，特异性=100%）。然而，由于损伤性或成本高昂，金标准检验不适用于所有怀疑对象。

2. 治疗决策 诊断后准备治疗的过程中，一个关键概念是治疗阈值。该阈值定义为治疗的预期效益等于不治疗预期效益的概率。如果诊断概率低于阈值，则不治疗为首选决策；如果诊断概率高于阈值，则治疗为首选决策。阈值由假阴性与假阳性决策的相对权重决定。如果假阳性的后果不如假阴性的后果严重，那么治疗阈值应当很低。而如果假阳性后果较为严重，阈值则应该设定得高。需要注意的是，单一治疗阈值仅适用于完成所有诊断工作（包括所有可用的疾病测试）后。如果仍需要进行更多的检验，则需要进行更复杂的决策分析，以确定试验和治疗的最佳选择。此时有两个阈值：无治疗和进一步检测之间的低阈值，进一步检测和治疗之间的高阈值。

3. 治疗强度决策 一旦做出诊断，预后评估对指导决策也很重要。例如，决策强化治疗的方法，只有当病人预期会获得超过任何风险和副作用的实质性收益时，才应给予强化治疗。

4. 治疗的成本效益评价 如果收益很小（对于低风险病人），并且成本很高，则治疗可能不满足成本效益。例如，他汀类药物只能用于心血管风险增加的病人，而更积极的溶栓治疗只应用于30天死亡率增加的急性心肌梗死病人。许多案例都可以证明，治疗的相对收益在不同的风险组中是恒定的，而绝对收益随着风险的增加而增加。

5. 延迟治疗 在医学实践中，预测模型可以为病人及其亲属提供信息，使他们对实际病程有所了解。有时可以采取保守的方法，这意味着遵循疾病的自然史。例如，如果检测到一种可能不重要的（进展缓慢）前列腺癌，许多男性可能会选择一种谨慎的等待策略。但女性具有相对有利的特征时，她们的妊娠机会也会得到保证。

6. 手术决策 外科手术具有短期风险，但能降低疾病带来的长期风险。短期风险既包括发病率，也包含病死率。许多预后模型已被开发，以估计手术的短期风险（如30天病死率）。这些模型的复杂性和准确性各不相同。此外，各种疾病的长期风险也能被详细模拟，尽管很难找到合适的不需手术干预、遵循疾病自然程的病人群体。预测模型可用于评估手术死亡率、特定瓣膜的个体风险和个体生存率。

（三）医学研究领域

在医学研究中，预测模型有多种用途。在实验研究中，如随机对照试验的预测基线特征有助于纳入和分层病人，并改善统计分析。在观察性研究中，充分控制混杂因素至关重要。

在随机对照试验中，预后估计可用于选择研究对象。传统的研究通过设定纳入和排除标准来定义随机对照试验的受试者。一些标准旨在根据预期的结果创建一个更同质的群体。理论上纳入的对象应当满足所有的纳入标准，且没有符合排除标准的对象。然而，一些预后的标准也可以包含在一个预测模型中，并根据个性化预测进行选择。这使对象的选择更为精细完善。

随机对照试验中的协变量校正。随机化的优势在于治疗组之间在观察到的和未观察到的基线特征方面具有可比性。因此，在随机对照试验中不能出现系统性混杂，但是一些观察到的基线特征可能对结果有很强的预测性。这些协变量的校正有几个优点：降低因组间随机不平衡而产生的治疗效果估计中的任何不准确性；提高治疗效果的预测精度；提高治疗效果检测的统计效能。

从模型中预测得到的结果与通过疾病机制和病理生理过程获得的结果不能完全视为等同。模型预测因子与估计效果的关联也能揭示疾病机制和病理生理过程，有时预测模型也可用于这个目的。

第二节　临床预测模型的构建

知识点 23-2
临床预测模型构建的七个步骤。

本节主要介绍临床预测模型构建过程的七个步骤，涉及了确定研究问题、选择数据来源、筛选预测变量、处理预测变量、拟合预测模型、评估预测模型、呈现预测模型和报告研究等环节。

一、确定研究问题

临床预测模型适合回答疾病的诊断或预后相关问题，特别是预测因子的组合如何准确地估计患病或事件发生的概率。这需要回答以下问题：哪些是临床研究的预测问题？已经知道哪些预测因素？如何定义预测因子？感兴趣的结果是什么?一个重要的问题是，在一些正在研究的预测因子中肯定会存在缺失值，因此，在设计阶段要考虑处理缺失值的方法。

二、选择数据来源

不同的临床预测模型问题适合用不同的研究设计数据来回答。对于诊断问题，其预测因子与结局均在同一时点或很短的时间内，适合采用横断面研究数据构建诊断模型；对于预后问题，其预测因子与结局有纵向的时间逻辑，适合采用队列研究数据拟合预后模型。随机对照试验可视为入选更为严格前瞻性队列，因此也可用于建立预后模型，但外推性受限。回顾性的队列研究的预测因子与结局的数据并非是系统性收集的，因此会导致信息偏倚，不推荐用其建立预后模型。传统的病例对照研究不适合建立预测模型，不过巢式病例对照或者病例队列研究在罕见结局或者预测因子测量昂贵的研究中是经济、可行的方案。此外，疾病注册数据库和电子病历资料也成为构建预测模型的重要数据来源。

三、筛选预测变量

临床预测模型中变量的筛选有三种策略：基于文献报道、基于统计方法、基于医学认识。这三种策略并非孤立，通常，筛选模型变量时会同时结合这三种策略，或者在不同的筛选阶段应用不同的策略。建立预测模型前，研究者应该系统检索文献，收集整理已报道的预测因子以作为备选预测因子。而后，利用统计方法，并结合医学认识和专家经验，从备选因子中选出最终纳入模型的预测因子。目前并无广泛认可的最优统计方法筛选预测因子，常见的预测因子筛选策略有两种：全模型策略或者筛选模型策略。全模型策略是将所有的潜在因子纳入统计模型，且不进行筛选。全模型策略可以避免模型过度拟合及预测因子的筛选偏倚，但在实践操作中，全模型不好定义，研究者的认识、变量测量的质量及数据集的样本量等都会影响最终预测因子变量清单的确定，且纳入所有潜在的预测因子也不切实际。筛选模型策略是借助统计模型评估预测因子与结局的关系，并基于一定的准则，如 P 值、赤池信息量准则（Akaike information criterion，AIC）值或贝叶斯信息准则（Bayesian information criterion，BIC）值等来筛选变量。$P<0.05$ 是通常的标准，$P<0.1$ 或者更高的界值有可能引入并不重要的变量。AIC 值或 BIC 值是模拟拟合指标，值越低说明模型拟合越好。筛选模型策略在具体操作时有不同的方法，常见的方法包括向后法、向前法及逐步法。向后法是从全模型开始逐步剔除冗余的变量，变量一旦被剔除则不再纳入；向前法则是从零开始将变量逐个纳入模型中，变量一旦被纳入则不再剔除；逐步法则是向前法与向后法的综合，每次新变量纳入统计模型时，还需要评估已纳入的变量。实践中向后法使用得更为普遍，因为其首先评估了全模型效应。此外，一些新的回归技术，如 LASSO 回归越来越受到研究者的重视。预测模型的终极目标是预测，因此，也可直接将模型的预测表现作为变量筛选的准则。

筛选预测模型的预测因子虽然有各种统计方法，但任何预测模型的变量筛选，都不能完全依赖于统计方法，应该结合专业知识及专业领域的经验。此外，在确定预测模型的预测因子时，一些实际的因素，如指标测量的难易度、测量成本及应用的难易度等也应考虑在内。

四、处理预测变量

预测模型中处理变量时首先可能遇到的问题就是缺失值。虽说处理缺失值最好的方法是防止出现缺失值，但缺失值是任何研究都无法回避的问题。当缺失的样本例数大时，直接剔除不仅可能引入选择偏倚，而且可导致信息丢失、样本量减少、把握度下降，因此，缺失值插补，特别是多重插补是一个重要的弥补方法。缺失值插补可利用病人未缺失的所有变量信息去估计其缺失变量最有可能的值。考虑到模型建立后的实际应用，不建议用"缺失"类别来代替缺失值，如性别缺失，不适宜用"男"或"女"来填补缺失值。

此外，不同的变量类型在纳入模型时，也需要做不同的处理。分类变量的某些类的频数或者比例过低时，应考虑将相近的类合并；连续变量需要首先考察变量分布，对于严重左偏或右偏的数据，可以考虑进行相应的变量转换使变量更接近正态分布；连续变量通常假定为线性关系纳入模型，但研究者应该借助限制性立方样条（restricted cubic spline，RCS）函数或者多项式（fractional polynomial，FP）考察非线性拟合是否更为合适，如 J 型或 U 型曲线。也有研究者将连续变量切割后纳入模型中，如果切割后模型的效能丢失少，应用的方便性提高，这在后期将预测模型推向大众应用时是可取的，但在模型建立初期不推荐采用此策略。此外，连续变量变化的尺度通常为 1 个单位（如 1 岁），但考虑到实际效应，研究者也可尝试其他尺度，如 1 个标准差或者 10 个单位（如 10 岁）。

五、拟合预测模型

在模型拟合阶段，研究者需要考虑以下问题：数据集的划分、模型形式的选择、系数估计的算法。使用全部的数据拟合模型，建立预测模型，可以最大程度地利用样本，但这样的模型不稳定，"迁移"能力差，当场景稍有变动，模型的预测能力就有可能发生变化。因此，拟合预测模型前，研究者通常将数据集划分为训练集和验证集，以训练集数据拟合预测模型，以验证集数据评估模型。划分训练与验证数据集时，常见的策略包括随机拆分样本、交叉验证及 Bootstrap 重抽样。选择预测模型时，研究者需要考虑结局变量类型及数据来源。二分类变量结局多适用于诊断模型或短期的预后模型，常用 Logistic 回归拟合；事件-时间变量多见于长期的预后模型，常用 Cox 回归拟合。

此外，若结局为事件的发生次数（如心力衰竭病人的住院次数等），可用 Poisson 回归拟合，若结局为连续变量，可用线性回归拟合。系数估计时，线性回归中常用最小二乘估计法，Logistic 回归和 Cox 回归常用最大似然估计法。一些新的估计技术，如收敛技术和惩罚最大似然估计的运用也日渐普遍。除了传统的统计方法外，一些基于机器学习的算法，如决策树、随机森林、神经网络等也在模型拟合中得到广泛的应用。

六、评估预测模型

在预测模型建立后，还需要对模型的表现进行评估，以考察其可重复性及外推性，因此，严格的预测模型评估过程包括内部及外部数据的验证。使用和训练集同源的数据集的验证称为内部验证。常用的内部验证方法包括随机拆分验证、交叉验证及 Bootstrap 重抽样，其中，Boostrap 重抽样是目前最推崇的内部验证方法。使用和训练集不同源的数据集的验证称为外部验证。外部验证可采用不同时间、不同地域、不同时间及地域的数据集。

无论是内部验证还是外部验证，均需要采用一定的指标评估模型的表现。区分度和校准度是两个最常见的模型评价指标。区分度是指模型区分是否患有待诊断的疾病（诊断模型）或是否发生预期的事件（预后模型）的能力，也就是将病人按照风险的大小进行排序的能力。最常见的区分度刻画指标如 AUC 或者 C 统计量。校准度则是评估预测的概率与实际观察到的概率的一致性，常见的统计指标是 Brier 得分，最常见的展现方式是校准度图，即按预测概率的 10 等份分人群，以每等份预测概率的均值为 X 轴，实际事件的比例为 Y 轴。理想状况下，校准度图是一条截距为 0，斜率为 1 的直线。此外，也有学者建议用校准截距、校准斜率及决策曲线分析来评价预测模型。有时候，研究者想要比较新开发的模型对现有模型的改进，或者关注单个预测因子的预测效能增加值，此时用 AUC 值评价并不灵敏，推荐的指标是净重分类改善度和综合区分改善度。

七、呈现预测模型

为更好地应用临床预测模型，研究者还需要考虑模型的呈现方式。临床预测模型本质上是预测因子的数学公式组合，为方便临床应用，研究者常将不同的预测因子的取值赋予不同的评分，最终的累计得分对应一定的事件概率，此即评分-概率对照表，或依据得分高低划分高危低危人群，以便临床干预治疗。此外，列线图也是一种常见的呈现方式。

此外，临床预测模型最有效的分享和推广方式便是在学术期刊上报告其结果。但此前很多临床预测模型的报告质量堪忧，TRIPOD 工作组从标题和摘要、介绍、方法、结果、讨论及其他七个方面提出了 22 条检查条目，以规范报告内容，提高研究质量。具体内容请见第四节。

第三节　临床预测模型验证

模型验证是临床预测模型开发过程中不可或缺的步骤。良好的临床预测模型，必定是经过了严格的内部验证及外部验证流程。评价临床预测模型的指标主要包括模型区分度和模型校准度。

验证和有效性概念的一般框架如图 23-2 所示。基于来自潜在人群的代表性样本中建立一个模型，我们一方面至少应该确定预测模型对这一潜在人群的内在有效性（或"再现性"）。另一方面是预测模型对"合理相关"人群的外部有效性（或"可推广性"/"可迁移性"）。"合理相关"人群的定义并非不言而喻，需要学科知识和流行病学研究设计方面的专家判断。我们认为"似乎相关"，因为人口可以被认为是"超总体"的一部分（图 23-2）。

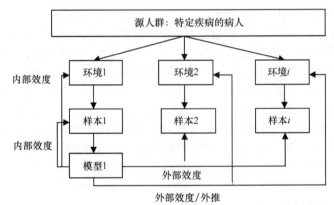

图23-2　内部验证、外部验证和有效性的概念框架
超总体包括多个亚总体（环境），模型基于环境1的样本建立。内部验证是确定环境1的内部有效性过程。
外部验证是外推到环境2到环境i的有效性过程

一、模型内部验证

模型内部验证是基于模型开发队列数据进行的验证，通常内部验证也是作为模型开发的一部分，其目的是检验模型开发过程的可重复性，并且防止模型过度拟合导致高估模型的性能。需要注意的是，内部验证是针对整个建模过程中的所有步骤，包括变量转换、变量筛选及模型选择，甚至需要包括对数据缺失值的插补，而不是仅针对最终模型进行验证。而且，内部验证不等于直接在模型开发队列数据中评价模型表现，内部验证的实施通常需要借助数据分割或重抽样方法来实现。

有几种方法可以用来评估模型内部有效性。这里讨论了医学研究中最常用的一些模型内部验证方法及模型建立和验证（表 23-3）。

表23-3　模型内部验证方法及模型建立和验证

方法	模型建立	模型验证
表面验证	100%原始数据	100%原始数据
拆分样本法	50%～67%原始数据	33%～50%原始数据
交叉验证[a]		
经典法	原始数据（2×50%）～（10×90%）	独立数据（2×50%）～（10×10%）

方法	模型建立	模型验证
Jack-knife	原始数据$N \times$（$N \sim 1$）	独立$N \times 1$病人
bootstrap	样本N的bootstrap抽样	100%原始数据

a 更稳定的交叉验证结果是通过多次重复的交叉验证来获得。

（一）表面验证

通过表面验证，模型性能直接通过使用的样本进行评估（图23-2）。当然，这会导致对性能的乐观估计（有偏评估），因为模型参数是基于样本优化的。但是，当我们使用100%的可用数据来开发模型时，这些数据同样用来测试模型。因此，程序给出了乐观且稳定的性能估计。

（二）随机拆分验证

模型的内部验证，最初的做法是将模型开发队列随机分为训练集和验证集两部分，通常两者比例为1∶1或2∶1。以2∶1为例，首先从开发队列中随机抽取2/3的数据作为训练集，剩余1/3数据作为验证集。通常这一拆分过程仅进行一次，在开发队列样本量较小的情况下，是对开发数据极大的浪费。

使用拆分样本验证时需要注意几个方面。如果样本完全随机拆分，就预测因子的分布和结果而言，可能会出现严重的不平衡。例如，使用Gusto-Ⅰ[Gusto-Ⅰ（global utilization of streptokinase and t-PA for occluded coronary arteries-Ⅰ）是一项比较四种溶栓方法来治疗急性心肌梗死的国际随机试验研究]的小样本（$n=429$）进行拆分样本验证，30天病死率的平均发生率为5.6%（24/429），但在50%的随机部分可能是4%，在另一部分可能是7%。同样，预测因子的分布也可能不同。拆分样本验证的主要缺点是与方差有关。只有部分数据用于模型构建，因此与所有数据相比，模型结果不太稳定，这也导致了有偏倚的结论。

（三）交叉验证

交叉验证又称K折检验，是随机拆分验证的改进。以$K=10$的10折验证为例：将开发队列随机分为10份，每次利用其中9份作为训练集，剩余1份作为验证集，并重复这一过程。与拆分样本验证相比，交叉验证可将样本的大部分用于模型构建（如90%）。这是一个优势。

然而，整个交叉验证过程可能需要重复几次才能获得真正稳定的结果，例如50次十倍交叉验证。最极端的交叉验证是将每个病人排除一次，这相当于Jack-knife的操作。对于大量的病人来说，这个程序不是很有效。但交叉验证对于模型开发数据的使用效率不佳，所以逐渐被Bootstrap法取代。交叉验证可能不能正确地反映模型不确定性的所有来源，而Bootstrap显示出更广泛的可变性。对变异性的低估很容易被Jack-knife交叉验证识别，它的模型构建样本与完整样本基本相同。因此，通常在每个Jack-knife样本中选择的预测因子与完整样本选择的相同。这种模型不确定性可以通过Bootstrap验证更好地反映出来。

（四）Bootstrap 法

用Bootstrap法进行内部验证，是通过在模型开发队列中进行有放回抽样，构造一个相同样本量大小的Bootstrap重抽样样本，并将此样本作为训练集，将模型开发队列作为验证集评价模型性能重复此过程n次，就可得到模型在内部验证中的表现。Bootstrap法根据技术细节，又细分为简单Bootstrap法，加强Bootstrap法和0.632法。简单Bootstrap法最为直观，直接将n次重抽样获得的模型表现进行平均作为内部验证表现；加强Bootstrap法通过计算模型表现在训练集和验证集中的差异，得到模型表现的高估值，并根据高估值调整模型表现；0.632法用另外一种方法来计算高估值，需要用到Bootstrap重抽样中未被选择的样本作为验证集。这些方法中，加强Bootstrap法最为常用。

（五）"内部-外部"交叉验证

"内部-外部"交叉验证类似于交叉验证，但是在拆分数据时不是随机分组，而是根据数据来源分组，这种方法多用于多中心数据开发队列。每次抽取一个中心的数据作为验证集，剩余数据作为训练集，重复此过程使每一个中心的数据都曾被用作验证集。最后将每次"内部-外部"交叉验证中获得的模型表现汇总，得到内部验证中的模型表现。"内部-外部"交叉验证的优势是在模型开发过程中利用了全部开发队列数据（因此仍属于内部验证），同时在内部验证中通过非随机拆分，实现了外部验证的效果。

二、模型外部验证

模型外部验证对于支持预测模型的一般适用性至关重要。如果内部验证技术的特点是开发和测试样本的随机拆分，则外部验证会考虑在某些方面与模型建立病人不同的病人（图23-2）。外部验证研究可能涉及历史（或时间）、地理（或空间）、方法学和疾病谱可移植性方面。历史可移植性是指模型在不同历史时期进行测试时的性能。尤其相关的是最近治疗病人的有效性。地理可移植性指对来自其他地方（如其他医院或其他地区）的病人进行测试，参见最近对脑卒中病人的研究。方法学可移植性是指对使用替代方法收集的数据进行测试，如从调查数据而非病人实际数据收集并发症数据时。疾病谱可移植性指的是对病人进行的测试，这些病人在其疾病进展的阶段不同，或是早期或是晚期，或者稍有不同的疾病。疾病谱可移植性是相关的，模型建立是基于二级护理数据，而模型验证是基于初级护理数据，或在随机试验中建立的模型在更广泛、更少选择的样本中验证。

除了这些方面之外，我们还可以考虑外部验证是由开发模型的同一研究人员执行的，还是由开发阶段不涉及的调查者执行的。如果完全独立的研究人员在特定环境下发现模型性能足够，这比开发模型的研究人员发现这一结果更有说服力。

我们区分时间验证（近期病人的验证）、地理验证（其他地方的验证）和完全独立的验证（其他地点的其他研究人员）。这些类型的混合形式可以在实践中出现。

（一）时段验证（temporal validation）

利用与模型开发队列来源相同，但是时间段不同的数据对模型表现进行验证。最常见的是在模型开发过程中继续收集数据，在模型开发完成后，利用新收集的数据对模型进行外部时段验证。通常在最近接受治疗的病人中验证模型。一个简单的方法是将模型建立数据分为两部分：一部分包含早期治疗的病人用于模型构建，另一部分包含最近治疗的病人以评估性能。

（二）空间验证（geographical validation）

对模型在其他中心甚至其他国家的数据中的表现进行验证，所以验证队列可能采用与开发队列不同的纳入/排除标准或不同的预测因子和结局变量的测量方法。空间验证比时段验证能更好地检验模型的可转移性和泛化性。

通过空间验证，可以根据地点评估预测模型。空间验证可以看作是交叉验证的一种变体。它可以被标记为"让一个中心离开的交叉验证"。重要的是，标准交叉验证会随机对数据进行分割；而空间验证则不会随机分割。空间验证通常可以通过协作研究实现，并且比标准交叉验证更有意义。空间验证的一个缺点是，验证样本可能会变得非常小，从而导致不可靠的结果。

（三）领域验证（domain validation）或完全独立的验证

在不同的临床场景中对模型进行验证，如模型开发时是基于医院的病人数据，在领域验证时可以利用社区居民数据来检验模型在不同人群中的表现。其他研究者对预测因子、结果和研究病人的定义可能稍有不同，这些病人的选择与发展环境不同。其中一个例子是为临床可见病人开发的前列腺癌模型，并通过系统筛选程序对病人进行验证。在这里，病例组合似乎相似，但严重低估了相对无害的癌症概率。这一问题由一个新的逻辑模型截距解决了，同时保持回归系数接近其原始值。

三、评价模型指标

当开发或验证一个预测模型时，需要量化模型的预测性能，即在所有验证中，需要从不同角度量化与研究问题一致的性能标准。一是量化预测结局与实际结局间的差异，二是测量模型的校准度和区分度特性。

（一）总体性能测量方法

从统计学角度来看，预测结局与实际结局间的差异是量化模型总体性能的核心。对于连续结局，差异是 $Y-\hat{Y}$。对于二分类结局，$\hat{Y}$ 等于预测概率 P，对于生存结局，$\hat{Y}$ 等于预测的事件发生时间。这些观察结局和预测结局间的差异与模型的"拟合优度"概念有关，拟合较好的模型中预测结局和观察结局间的差异较小。

1. 解释变异系数　R^2 是给定数据集中模型信息量化的总体测量方法，可用于指导所有类型的预测回归模型开发步骤。它是最常见的连续结局的性能测量方法。在广义线性模型中，可以使用 Nagelkerke's R^2：$(Y-1)-(\log(1-p))+Y\times\log(p)$。将预测 p 的对数值与实际结局 Y 进行比较。在二分类结局中，病人发生结局事件的对数似然值为 $\log(p)$，未发生的为 $\log(1-p)$。对预测模型来说，接近 0 或 1 时给出的预测结局与实际结局不一致可能是一个缺点。

2. Brier 评分 二分类结局的另一种方法是使用二次评分规则，计算实际结局 y 和预测结局 p 间差的平方，即 $(Y-p)^2$。也可以写成对数评分：$Y \times (1-p)^2 + (1-Y) \times p^2$，每个受试者的实际结局是 Y，预测结局是 p。对于受试者来说，Brier 评分范围为 0（预测和结局一致）~1（预测和结局不一致）；无论结局发生或不发生，预测为 50% 时，Brier 评分为 0.25。在惩罚接近 0% 或 100% 的错误预测时，Brier 评分没有 Nagelkerke's R^2 那么严重。一个模型的 Brier 评分可以从完美模型的 0% 到结局发生率为 50% 的无信息模型的 0.25。当发病率较低时，模型的最高分较低，如发病率为 10% 时，评分为 $0.1 \times (1-0.1)^2 + (1-0.1) \times 0.1^2 = 0.090$。因此，Brier 评分的一个缺点是，解释取决于结局发生率。

与似然比统计量的 Nagelkerke's 计算方法类似，我们可以用 Brier 的最大值来度量 Brier：

$$Brier_{scaled} = 1 - Brier/Brier_{max}$$

其中 $Brier_{max} = mean(p) \times (1-mean(p))^2 + (1-mean(p)) \times mean(p)^2$，$mean(p)$ 表示结局的平均概率。$Brier_{scaled}$ 的范围在 0%~100%。

【案例 23-1】

以睾丸癌预测模型的性能为例，它包含 544 例病人（6 个中心）的建模样本和 273 例病人（印第安纳大学医学中心）的验证样本，以此开发了具有五个预测因素的 Logistic 回归模型：原发性肿瘤中的畸胎瘤成分、化疗前甲胎蛋白水平和人绒毛膜促性腺激素水平、化疗后肿块大小和肿块缩小尺寸[1]。

【案例问题】

如何基于上述指标进行睾丸癌预测模型的性能评价？评价结果如何？

【案例 23-1 分析】

基于现有的五个预测因素的 Logistic 回归模型，通过 Bootstrap（200 次重复）进行验证。从建模样本中随机抽取替换样本创建 Bootstrap 样本。在每个 Bootstrap 样本中拟合预测模型，并在原始样本中进行检验。结果如表 23-4 所示。

表23-4 睾丸癌预测模型的总体性能

	建模样本	内部验证样本	外部验证样本
R^2	38.9%	37.6%	26.7%
Brier	0.174	0.178	0.161
$Brier_{max}$	0.248	0.248	0.201
$Brier_{scaled}$	29.8%	28.2%	20.0%

Nagelkerke's R^2 在模型构建样本中为 38.9%，在内部验证样本中略低。在外部验证样本中，R^2 估计要低得更多，为 26.7%。注意 R^2 基于无效模型（仅有截距）和重新校准预测的模型[截距+校准斜率×logit（预测）]之间的差异。

模型建立样本和内部验证样本的 Brier 评分分别为 0.174 和 0.178。值得注意的是，Brier 评分在外部验证样本中更好，外部验证样本的 $Brier_{max}$ 和 $Brier_{scaled}$ 评分也明显比内部验证样本低。这是因为，Brier 评分只是通过将预测结局与实际结局进行比较计算，而不像 R^2 那样重新校准。

---

3. 区分度和校准度的分解 总体统计学性能测量包括校准度和区分度两个方面。例如，Brier 评分可以在形式上分解为校准度和区分度。区分度指的是预测模型能在多大程度上区分发生结局的受试者和未发生结局的受试者。校准度指的是观察结局与预测结局间的一致性。当想要了解个体模型预测质量时，研究区分度和校准度通常比 R^2 或 Brier 评分这样的总体测量更有意义。

（二）区分度

模型预测需要区分发生结局和未发生结局的受试者（事件发生和事件未发生）。一致性统计量（C 统计量）是广义线性回归模型中测量区分能力最常用的性能指标。对于二分类结局，C 统计量与 ROC 曲线下面积相同。ROC 曲线是结局概率的连续截断值的灵敏性与 1-特异性的关系图。

1. ROC 曲线 常被用于诊断研究，以量化一项测试在其所有可能的截断值范围内的诊断价值，从而将病人分为阳性和阴性。可以用二分类结局预测概率的连续截断值画一条 ROC 曲线。ROC 曲线下面积的一般化用 C 统计量表示。C 统计量是预测结局与实际结局进行比较的秩次统计量，与 Somer

的 D 统计量有关。对于二分类结局，C 统计量等于 ROC 曲线下面积。ROC 曲线下面积（或 C 统计量）的置信区间可以用多种方法计算。标准渐近法可能存在问题，特别是当灵敏性或特异性接近 0% 或 100% 时。在许多情况下，Bootstrap 重复抽样是个不错的选择。

2. 箱线图和区分度斜率　区分度斜率被认为是一种简单的用来衡量发生结局和未发生结局的受试者分离程度的方法。一般用发生结局和未发生结局病人的平均预测的绝对差异计算。

使用箱线图易于实现可视化（图 23-3）。箱线图是一种简单直观的、能够表示模型所得到的风险差异程度的方法。同样的信息可以用直方图表示，对于区分度较好的模型，直方图会显示出发生结局的和未发生结局的重叠较少。

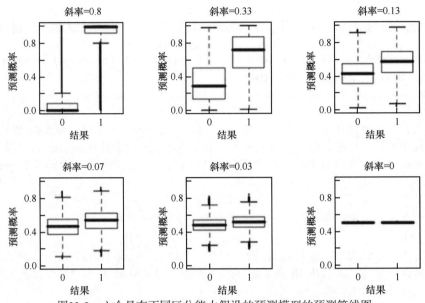

图23-3　六个具有不同区分能力假设的预测模型的预测箱线图
区分度斜率用发生结局和未发生结局病人的预测均值的差异计算（平均发生率为50%）

【案例 23-2】

　　以化疗后睾丸癌病人的良性组织预测为例。它包含 544 例病人（6 个中心）的建模样本和 273 例病人（印第安纳大学医学中心）的验证样本，具有五个预测因素的 Logistic 回归模型：原发性肿瘤中的畸胎瘤成分、化疗前甲胎蛋白水平和人绒毛膜促性腺激素水平、化疗后肿块大小和肿块缩小尺寸。

【案例问题】

　　如何基于区分度指标进行睾丸癌预测模型的性能评价？评价结果如何？

【案例 23-2 分析】

　　基于现有的五个预测因素的 Logistic 回归模型，依然通过 Bootstrap（200 次重复）进行验证。从建模样本中随机抽取替换样本创建 Bootstrap 样本。在每个 Bootstrap 样本中拟合预测模型，并在原始样本中进行检验。结果如表 23-5 所示。

表23-5　睾丸癌预测模型的区分能力

	开发样本 （n=544，245例坏死）	内部验证样本	外部验证样本 （n=273，76例坏死）
C统计量	0.818	0.812	0.785
[95%置信区间]	0.783～0.852	0.777～0.847[a]	0.726～0.844
区分度斜率	0.301	0.294	0.237
[95%置信区间]	0.235～0.367[b]	0.228～0.360[a]	0.178～0.296[b]

　　注：构建样本和内部验证样本有 544 例病人，外部验证样本有 273 例病人。
　　使用 Harrell 的 validate 函数进行内部验证样本的 200 次 Bootstrap 重抽样。
　　a 假设相同的 SE 应用于模型开发。
　　b 基于 Bootstrap 重抽样。

> 模型构建样本中 C 统计量为 0.818，内部验证样本中 C 统计量有小幅度优化（下降 0.006，至 0.812）。外部验证样本中 C 统计量为 0.785，95% 置信区间较宽，为 0.73～0.84。模型构建样本中区分度斜率为 0.301，根据 bootstrap 验证样本进行小幅度优化（降至 0.294）。在外部验证样本时，斜率要小得多（0.237）。降低的部分原因是坏死的平均患病率较低[273 例中 76 例坏死（28%）vs 544 例中 245 例坏死（45%）]。

（三）校准度

预测模型的另一个重要特性是校准度，即观察结局与预测结局间的一致性。例如，如果预测睾丸癌病人的良性组织的概率为 70%，那么观察到的频率应该是 100 个病人中 70 个有良性组织。

1. 校准图　校准图的 x 轴表示预测结局，y 轴表示实际结局。恒等线有助于定位：完美的预测应该在 45° 线上。线性回归的校准图是一个简单的散点图。对于二分类结局，图中 y 轴只包含 0 和 1。概率不是直接观察到的。然而，平滑法可以用来估计结局的观察概率[$P(y=1)$]与预测概率的关系。将观察到的 0/1 结局用 0～1 的值代替，方法是用 loess 算法将预测概率相近的受试者的结局值结合起来。我们还可以绘制按相似概率（分位数）分组的受试者的结局图，从而比较平均预测概率与平均观察结局，如可以通过预测的十分位数绘制观察结局（图 23-4）。

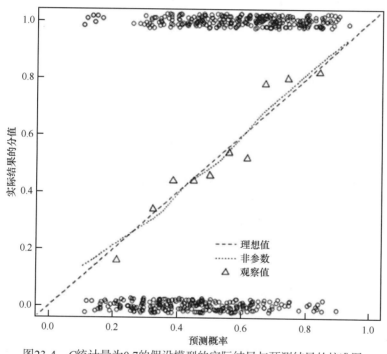

图23-4　C 统计量为 0.7 的假设模型的实际结局与预测结局的校准图

$n=500$。图的底部和顶部分别显示了实际 0 和 1 值的分布情况；loess 校准线接近理想的 45° 线；用三角形表示以十分位数划分的风险的实际结局（每个三角形 $n=50$）

2. 大规模校准度　为模型开发数据集绘制校准图，这表示表观校准度。在模型开发样本中，预测均值是结局均值：均值（Y）=均值（$\hat{Y}$）。如在线性回归中，均值（观察 BP）=均值（预测 BP），均值（观察的 30 天病死率）=均值（预测的 30 天病死率）。这种对应关系是由广义线性模型中的截距保证的。这种结局均值的对应关系在由 Bootstrap 形成的内部验证样本中仍然存在。将模型应用于外部数据时，这种对应关系可能会减少。均值（$\hat{Y}$）和均值（Y_{new}）之间的差异称为大规模校准度。

3. 校准度斜率　另一个重要的校准度测量方法与预测效应的平均强度有关。线性回归可以写成 $Y_{new}=a+b_{overall}\hat{Y}$，广义线性模型可以写成 $f(Y_{new})=a+b_{overall}\times$ 线性预测因素，其中线性预测因素是模型的回归系数与新数据中预测值的组合。连结函数 f 用于计算 Y_{new}，如 Logistic 回归中的 log odds（或 logit）。$b_{overall}$ 称为校准度斜率。理想情况下，$b_{overall}=1$。通过表观验证，$b_{overall}=1$，因为使用最小二乘法或最大似然法产生了数据的最佳拟合效果。在内部验证时，校准度斜率反映模型所需的收缩量（$b_{overall}<1$）。它表明大体上需要减少多少预测因素的效应，才能使模型得到很好的校准以适应基础人群中的新病人。在外部验证时，校准度斜率反映了两个问题的综合影响：开发数据的过度拟合和

预测因素效应的实际差异。

4. 大规模校准度和校准度斜率的估计 对于连续结局，通过比较均值（$\hat{Y}$）和均值（Y_{new}），并检验 $Y_{new}-\hat{Y}$ 的差异（如单样本 t 检验）可以很容易评估大规模校准度。该检验显示了观察结局的均值低估或高估的统计学显著性：均值（$Y_{new}-\hat{Y}$）。在线性回归模型中，用结局残差 $Y_{new}-\hat{Y}$ 估计模型中的截距 a：$Y_{new}-\hat{Y}=a$。重新校准模型为 $Y_{new}=a+b_{overall}\hat{Y}$。校准度斜率与 1 的偏差可以通过线性回归中研究残差的模型进行检验：$Y_{new}-\hat{Y}=a+b_{overall}\hat{Y}$。然后像往常一样，在回归中确定 $b_{overall}$ 的显著性，并大体上指出模型中预测因素的较强或较弱效应。

对于二分类结局（表23-6），大规模再校准度指的是均值（$\hat{Y}$）和均值（Y_{new}）间的差异。可以直接进行一个简单的比较，其比值比表明结局的均值是被低估还是被高估。

表23-6 二分类结局预测模型校准度的测量方法总结

性能角度	计算方法	可视化	优点	缺点
大规模校准度	比较 mean（y）和 mean（$\hat{y}$）	校准图	验证中的关键问题；统计学检验成为可能	在模型开发设置中定义
校准度斜率	线性预测因素的回归斜率	校准图	验证中的关键问题；统计学检验成为可能	在模型开发设置中定义
校准度检验	大规模校准度和校准度斜率的共同检验	校准图	校准度中两个关键问题的有效检验	对更细微的错误校准不敏感

$OR=$odds（mean（$\hat{Y}$））/odds（mean（Y_{new}））$=$[mean（$\hat{Y}$）/（1−mean（$\hat{Y}$））]/[mean（Y_{new}）/（1−mean（Y_{new}））]

对于差异的统计学检验，需要谨慎。在 Logistic 回归中，结局 y 与线性预测因素呈非线性关系。比较 logit（$Y_{new}=1$）和 logit（$\hat{Y}$），其中 mean（logit（$Y_{new}=1$）−logit（$\hat{Y}$）不等于 mean（logit（$Y_{new}=1$））−mean（logit（$\hat{Y}$））。

在模型中，可以写成 logit（$Y_{new}=1$）−logit（$\hat{Y}$）$=a$ 或者 logit（$Y_{new}=1$）$=a+$logit（$\hat{Y}$）$=a+$偏移量（线性预测因素）。

截距 a 反映预测结局与观察结局间的 log odds 差异，并根据线性预测因素进行调整。偏移量使预测真正进行，就像线性回归一样。偏移变量的值是从实际结局 Y_{new} 中减去（如 Poisson 回归）。相当于我们可以考虑一个在单位上固定的偏移变量的回归系数。截距 a 的统计学显著性可用 Wald 检验或似然比检验等标准回归检验。

校准度斜率可由重新校准模型估计：

logit（$Y_{new}=1$）$=a+b_{overall}\times$logit（$\hat{Y}$）$=a+b_{overall}\times$线性预测因素

校准度斜率与 1 之间的偏差（错误校准）可以通过包含偏移变量的模型进行检验：

logit（$Y_{new}=1$）$=a+b_{miscalibration}\times$线性预测因素$+$偏移量（线性预测因素）

其中斜率系数 $b_{miscalibration}$ 反映了与理想斜率 1 之间的偏差，可用 Wald 统计量或似然比统计量进行检验。

5. 校准度检验 可以使用各种零假设对校准度进行统计学检验，公式为重新校准模型 $y\sim a+b_{overall}\hat{Y}$。大规模校准度检验和校准度斜率检验的 df 都为 1；再校准度检验的 df 为 2。大规模校准度检验要求预测真正进行（$b_{overall}=1$）。在广义线性模型中，这可以通过偏移变量来实现。在重新校准模型中，校准度斜率可以很容易地估计出来。再校准度检验可以提取常见的错误校准模式，即新数据与模型开发数据之间的系统差异，以及预测因素效应的过度拟合。此外，如果报告的是 $a|b_{overall}=1$（而不是 $b_{overall}$ 条件下 a 是自由的），那么检验参数 a 和 $b_{overall}$ 具有良好的可解释性。斜率 $b_{overall}$ 可以直接从重新校准模型（其中 a 是自由的）中得到。

校准度的统计学检验有许多缺点。首先，零假设具有良好的校准度。因此，如果在一个小型研究中检验校准度，那么统计效能很低，除非错误校准非常严重，否则将不会拒绝零假设。另外，如果样本量足够大，那么即使模型具有很好但不完美的校准度，其构建也是不合适的。

6. 拟合优度检验 校准度与拟合优度有关，拟合优度与模型拟合给定数据集的能力有关。通常，没有一种单一的拟合优度检验能够有效地应对所有预测模型。拟合不好的例子包括非线性、交互项或线性预测因素与结局间不适当的连结函数。拟合优度可以用 χ^2 统计量进行检验。对于二分类结局，通常使用 H-L 拟合优度检验。通常建议，除了对模型假设进行更具体的检验，如线性（添加非线性转换）和可加性（添加交互项）检验外，H-L 检验应该只用于模型开发阶段。其他拟合优度检验，如 Goeman-Le Cessie 拟合优度检验具有更好的统计学特性。它评估了在 Logistic 回归模型中不考虑非线性或交互项的备择假设。

拟合优度的另一种方法是研究亚组病人的观察结局与预期结局。如可以评估男性和女性，或其他亚组病人的观察结局与预期结局之间的差异。这种校准度检验更多是为了模型的表面有效性和说服潜在使用者，其不是严格的校准度检验。

【案例 23-3】
以化疗后睾丸癌病人的良性组织预测为例。它包含 544 例病人（6 个中心）的建模样本和 273 例病人（印第安纳大学医学中心）的验证样本，具有五个预测因素的 Logistic 回归模型：原发性肿瘤中的畸胎瘤成分、化疗前甲胎蛋白水平和人绒毛膜促性腺激素水平、化疗后肿块大小和肿块缩小尺寸。

【案例问题】
如何基于校准度指标进行睾丸癌预测模型的性能评价？评价结果如何？

【案例 23-3 分析】
基于现有的五个预测因素的 Logistic 回归模型，依然通过 Bootstrap（200 次重复）进行验证。从建模样本中随机抽取替换样本创建 Bootstrap 样本。在每个 Bootstrap 样本中拟合预测模型，并在原始样本中进行检验。结果如表 23-7 所示。

表23-7 睾丸癌预测模型的校准度

	开发样本	内部验证样本	外部验证样本
大规模校准度	0	0	−0.03
校准度斜率	1	0.97[a]	0.74
校准度检验			
总体错误校准度	$p=1$	—	$p=0.13$
H-L拟合优度	$P=0.66$	—	$P=0.42$
Goeman-Le Cessie拟合优度[b]	$P=0.63$	—	$P=0.94$

注：开发样本和内部验证样本有 544 例病人，外部验证样本有 273 例病人。使用 Harrell 的 validate 函数进行内部验证样本的 200 次 Bootstrap 重抽样。
a 等效于第 14 章中讨论的均匀收缩系数。
b 用 Jelle Goeman 的 R 程序计算了平滑残差平方的检验统计量。

依然以睾丸癌为例，表 23-7 表明了错误校准的其他检验，包括大规模校准度和校准度斜率的总体检验和 Goeman-Le Cessie 拟合优度检验，这些检验在模型开发样本和外部验证样本中都是不显著的。

第四节 临床预测模型报告规范

一、报告规范简介

临床研究中，对发表论文的质量评价往往有两类：①评价研究本身的质量如何？通常采用方法学质量评价工具来进行评价（如 Jadad 量表、Delphi 清单和 NOS 等）；②评价研究的报告是否规范？研究的报告规范有很多，如 CONSROT、TREND、STROBE 和 STARD 等。

知识点 23-4
1. TRIPOD 声明的定义。
2. TRIPOD 的检查清单。

研究的报告是否规范在一定程度上反映了研究的质量如何，方法学质量和报告质量在某种程度上紧密相关。但是两者的出发点还是不同的，报告规范是作者用来指导自己论文写作的，方法学质量评估规范是读者用来评价文章方法学质量的。

近年来，随着建立各类疾病预测模型的兴起，不同的研究学者都在尝试采用不同的方法去构建疾病的预测模型。直到 2015 年，英国医学杂志（British Medical Journal）发表了题为《Transparent reporting of a multivariable prediction model for individual prognosis or diagnosis(TRIPOD): the TRIPOD statement》的论文，为疾病诊断和预后的预测模型提出了统一的报告规范，即 TRIPOD 声明。

二、TRIPOD声明

　　TRIPOD 声明包括 TRIPOD 检查清单和 TRIPOD 阐述文档，TRIPOD 检查清单是简洁的核对清单，而 TRIPOD 阐述文档则是对上述清单中条目的详细说明。TRIPOD 检查清单与论文的格式类似，分标题与摘要、前言、研究方法、结果、讨论和其他信息 6 个部分，共包含 22 个条目。TRIPOD 报告规范既可供模型建立研究使用，也可供模型验证研究使用。例如，条目 10a、10b、14 和 15 只与预测模型的建立有关，条目 10c、10e、12、13c、17 和 19a 与预测模型的验证有关，其他条目与模型的建立和验证均有关。其详细内容如表 23-8 所示。

表23-8　TRIPOD检查清单

部分	条目	建立/验证	条目细节
标题与摘要			
标题	1	D；V	应明确称为多因素预测模型的建立还是模型的验证，目标人群和预测结果
摘要	2	D；V	摘要研究对象、研究设计、研究场所、样本量、预测指标、结局指标、统计分析方法、结果和结论
前言			
背景和目标	3a	D；V	阐述研究背景（包括诊断和预后）和该多因素预测模型建立和验证的原理，并参阅已有的预测模型
	3b	D；V	明确研究目标，包括本研究是建立模型还是验证模型，还是两者都有
研究方法			
数据来源	4a	D；V	描述研究设计或数据来源（如随机对照试验、队列数据等），应分别描述建立和（或）验证模型的数据集
	4b	D；V	明确研究的日期信息，包括开始时间、结束时间和随访时间（如有随访）
研究对象	5a	D；V	明确研究对象的关键信息（如初级医疗保健、二级医疗保健或普通人群等），也包括研究中心的数量和位置
	5b	D；V	描述研究对象的入选和排除标准
	5c	D；V	如果干预与模型有关，详述干预的细节
结局指标	6a	D；V	清晰定义预测模型的预测结局，包括如何测量及何时测量
	6b	D；V	报告对预测结局盲法评价的所有细节
预测指标	7a	D；V	清晰定义预测模型的所有预测指标，包括如何测量及何时测量
	7b	D；V	报告对预测指标盲法评价的所有细节
样本量	8	D；V	解释研究的样本量是如何确定的
缺失数据	9	D；V	描述缺失数据处理手段（如仅分析完整数据、单一插补或多重插补等）和插补方法的细节
统计方法	10a	D	描述统计分析中预测指标的处理手段
	10b	D	明确模型类型、建立过程（包括预测指标选择）和内部验证方法
	10c	V	描述模型验证中预测值的计算方法
	10d	D；V	明确模型预测效果的评估方法，可比较不同的预测模型
	10e	V	描述验证模型后模型的更新（如校正等）
风险分层	11	D；V	如果做了风险分层，提供风险分层建立的细节
数据集比较	12	V	识别验证数据集与建立数据集在研究场所、人选标准、结局指标和预测指标上的任何不同
结果			
研究对象	13a	D；V	描述研究对象参与研究的过程，包括有结局和无结局的研究对象的数量及随访情况，建议画流程图
	13b	D；V	描述研究对象特征，包括人口学特征、临床指标和预测指标情况，以及预测指标和结局指标缺失的研究对象数量
	13c	V	比较验证数据集和建立数据集在重要变量上的分布差异，如人口学资料、预测指标和结局指标
模型建立	14a	D	明确每次分析的研究对象和结局事件的数量
	14b	D	如果做分析，可报告未校正的每个候选预测指标与结局指标关系

续表

部分	条目	建立/验证	条目细节
模型规范	15a	D	提供可对个体进行预测的完整预测模型，如所有回归系数、模型常数项或某时点的基线生存情况等
	15b	D	阐述如何使用预测模型
模型表现	16	D；V	报告预测模型的预测效果参数和其可信区间
模型更新	17	V	若模型更新了，则报告模型更新的结果，即模型参数和模型预测效果
讨论			
局限性	18	D；V	讨论研究的局限性，如非随机抽样、预测指标平均事件数不足、缺失数据等
阐释性	19a	V	与建立数据集或其他预测数据集的预测效果对比，讨论验证数据集的预测效果
	19b	D；V	结合研究目的、局限性、其他类似研究结果或相关证据，对研究结果进行总体讨论
预示	20	D；V	讨论模型的潜在临床应用和未来研究设想
其他信息			
补充信息	21	D；V	提供补充资料和信息，如研究方案、网页计算器和数据集
资助	22	D；V	提供研究资金来源和资助方在本研究中的角色

资料来源：Moons KG, Altman DG, Reitsma JB, et al., 2015. Transparent reporting of a multivariable prediction model for individual prognosis or diagnosis（TRIPOD）: explanation and elaboration. Ann Intern Med, 162（1）: W1-W73.

三、TRIPOD阐述文档

条目1——标题 应明确研究处于哪个阶段，是建立模型还是验证模型，或两者兼有。建立预测模型是研究的第一步，结果不能用于临床实践，是打基础的工作；验证预测模型是评价预测效果能否用于临床实践，更接近于应用，两者意义和价值完全不同，应在标题中体现。

条目2——摘要 明确框架式结构，包括摘要研究对象、研究设计、研究场所、样本量、预测指标、结局指标、统计分析方法、结果和结论等内容。简明扼要，突出重点。

条目3——背景和目的 无论是用于诊断的预测模型还是用于预后的预测模型，都应以临床问题和需求为导向，是研究背景介绍的要点和基础。除此之外，预测模型研究应建立在前期研究基础和临床工作基础之上，不是随便找一组指标就可以做多因素预测模型研究，需要将文献和前期研究工作介绍清楚。尤其是每个单一指标与诊断或预后的相关性需要重点介绍清楚，为建立多因素预测模型奠定研究工作基础。

条目4——数据来源 预测模型的应用目标是针对个体进行预测，原则上应使用高质量前瞻性研究数据，回顾性研究数据通常不适用于预测模型研究。利用已有数据做预测模型研究要小心，即使高质量数据也不一定能很好满足预测模型研究需要。例如，使用随机对照试验来源的资料做预测模型研究，尽管人们认为它是高质量研究数据的典型代表，但方案中过多的排除标准可导致研究人群与临床实际工作中服务的人群不一致，选择性偏倚将导致预测模型与真实情况不符，预测效果不理想，研究的质量不高。理想的数据来源是专门针对多因素预测模型设计和构建的前瞻性研究数据。

条目5——研究对象 预测模型的研究对象应与预测应用的人群尽可能一致。无论是队列研究方案还是横断面研究方案，预测模型通常采用整群抽样方法以获得尽可能完整的与实际应用一致的人群。应注意来自不同医院、不同地区的研究人群各不相同，其决定了预测模型应用的目标人群特征，是研究对象部分需要说明的重要内容。预测模型研究的目标是应用，研究对象界定除了入选标准外，排除标准应尽可能少，以保证研究人群与目标人群尽可能一致。

条目6——结局指标 该条目是预测模型与临床应用对接的关键环节，需要在两个维度上提供关键信息。一个维度是介绍结局指标。需要提供详细说明，如指标的测量工具、测量方法、度量衡单位、测量精度、评价标准、质量控制措施等。另一个维度是测量的时间点或时间段。使用队列研究方案的预测模型，每个病例在不同时间点预后终点发生的概率不同，应在方法部分提供相关信息，以便读者能够正确地使用预测模型。

条目7——预测指标 应有规范的专业名称、明确的定义、规范的测量评价方法、度量衡单位、测量精度、测量时间点/时间段、质量控制措施等。预测指标应是稳定的临床表型，即在测量前后一段时间内相对稳定，能够客观地反映机体的状况。预测指标在队列研究中应在终点事件发生前测量，以满足因果关系推论的要求。预测指标的测量如果涉及研究对象或研究者的主观判断，最好使用盲法进行测量评价，这是排除信息偏倚的重要措施。

条目 8——样本量　解释研究的样本量是如何确定的。

条目 9——缺失数据　描述缺失数据处理手段（如仅分析完整数据、单一插补或多重插补等）和插补方法的细节。

条目 10~12——统计方法、风险分层和数据集比较　这三部分都属于论文统计部分的介绍，为结果的科学性奠定方法学基础，在此一并解读。临床多因素预测模型属于应用统计范畴，多选用先进成熟的数学模型，应突出重点，介绍关键特殊的要点，一般性问题引用文献即可。风险分层研究的要点是分几层，切点如何选择，只有通过研究才能获得优化的结果，其科学基础是对规律的梳理总结，如剂量-反应关系。对于验证类研究，应比较训练样本与验证样本的相似性，为结果的解读和实际应用奠定基础。

条目 13~17——结果 TRIPOD 从研究对象和模型两方面对结果部分撰写提出了规范性要求，非常重要。在此基础上，本文对结果报告要点做进一步解读。多因素预测模型的建立和验证是一个研究过程，从单因素预测模型切入，到多因素预测模型的对比论证需要准备一条完整的数据链，讲一个有数据支撑和逻辑支持的科学故事。建立预测模型与验证预测模型论文的结果展示侧重点不同，写法略有差异，但本质是相同的。

预测模型的稳健性是研究中另一个需要特别关注的问题。如果增加或减少几个病例，模型就发生很大的变化，提示这样的模型在实际应用时有可能不稳定，还达不到应用的要求。评价模型预测效能最常用的是校准度和区分度。校准度反映了模型预测结果与观察结果之间的一致性，常用拟合优度检验进行评价。区分度则反映了预测模型区分个体是否会发生结局事件的能力，最常用的评价指标是 C 统计量。除此之外，还可报告模型总体效能指标，如决定系数 R^2、Brier 值、综合判别改善指数或进行决策曲线分析等。

条目 18~20——讨论　TRIPOD 对讨论部分撰写的要求很重要，但不完整，缺少对研究工作价值、意义、主要创新点及与类似研究对比的讨论。应围绕研究主题讨论核心内容，以便体现研究者对选题、对构建多因素预测模型遇到的诸多问题及解决方案的学术思想和学术功底，从而体现研究者的创新能力和务实精神，展示模型的学术价值和应用前景。

条目 21、22——补充信息和资助　需要提供补充资料和信息，如研究方案、网页计算器和数据集，以便为后续的循证提供资料。资助来源更多反映出有无利益冲突。

TRIPOD 报告规范旨在有效地规范和引导预测模型类研究论文的报告，让预测模型的制作者、使用者和评价者都能够很好地对预测模型有全面的认识和了解，同时可以指导同行对该预测模型进行进一步研究与修正。但值得注意的是，TRIPOD 报告规范中的条目仅是预测模型研究的报告指导，并未规定预测模型的建立或验证必须采用何种研究设计，它也不可作为预测模型研究的定量或定性的质量评价工具。TRIPOD 报告规范制定小组仍建议研究者采用恰当的研究设计及相对稳健的统计分析方法，以保障模型建立与验证类研究中各条目的报告符合 TRIPOD 检查清单。TRIPOD 报告规范制定协作组推荐将预测模型研究方案在临床研究注册网站进行注册，并建议在合适的杂志发表预测模型的研究方案。TRIPOD 报告规范的形成和广泛接受，在一定程度上能够促进预测模型类文章的规范化报道并推进预测模型类研究的进步，但是随着临床研究方法学的不断完善，报告规范自身也会面临着更新与迭代的需求。

【案例 23-4】

资料来源：Ten H K, Jeon J, Tammema Ègi MC, et al., 2017. Risk prediction models for selection of lung cancer screening candidates: A retrospective validation study. PLoS Med, 14(4): e1002277.

该篇论文基于回顾性验证研究，选择肺癌筛查候选人的风险预测模型。通过评估九个先前建立的风险模型，以确定选择肺癌筛查候选人能力最强的模型。所有模型都将年龄和吸烟的暴露特征（如吸烟持续时间、吸烟年数等）作为风险预测因素。此外，一些模型也考虑了性别、种族、教育、体重指数、肺气肿等因素。

【案例问题】

请根据 TRIPOD 报告规范对该论文进行评阅。

【案例 23-4 分析】

具体评阅结果见表 23-9。该论文是九个模型的比较，所以没有涉及模型的构建过程、模型的规范性和模型的更新过程。其他部分均在 TRIPOD 报告规范中有所体现。

表23-9 论文的TRIPOD检查清单结果

部分	条目	原文页码
标题与摘要		
标题	1	见标题
摘要	2	见摘要
前言		
背景和目标	3a	介绍第2～3段
	3b	介绍第3段
研究方法		
数据来源	4a	材料与方法部分的"研究人群"，参考文献1，22-24
	4b	材料与方法部分的"研究人群"，参考文献1，22-24
研究对象	5a	材料与方法部分的"研究人群"，参考文献1，22-24
	5b	材料与方法部分的"研究人群"，参考文献1，22-24
	5c	材料与方法部分的"研究人群"，参考文献1，22-24
结局指标	6a	材料与方法部分的"肺癌风险预测模型"第1～2段，表1和附表S1
	6b	材料与方法部分的"研究人群"，参考文献1，22-24
预测指标	7a	材料与方法部分的"研究人群"和"肺癌风险预测模型"，表1-2和附表S1
	7b	材料与方法部分的"研究人群"，第1～2段，参考文献1，22-24
样本量	8	材料与方法部分的"研究人群"，第1～2段，参考文献1，22-24
缺失数据	9	材料与方法部分的"肺癌风险预测模型"第3～5段，"缺失值多重插补"
统计方法	10a	附表S1
	10b	材料与方法部分的"统计分析""校准度""区分度""临床有用性"
	10c	无
	10d	无
	10e	无
风险分层	11	材料与方法部分的"临床有用性"第7段
数据集比较	12	材料与方法部分的"研究人群""肺癌风险预测模型"，表1-2和结果部分"研究人群特征""绝对危险的差异水平"，图1，附表S1
结果		
研究对象	13a	表2和附录S2
	13b	表2，附录S2和S3
	13c	表2，附录S1和S2
模型建立	14a	无
	14b	无
模型规范	15a	无
	15b	无
模型表现	16	结果"校准度""区分度""临床有用性""NLST入选标准的比较"，图2-3，表3-4，附表S4-S7
模型更新	17	无
讨论		
局限性	18	讨论部分第5～7段
阐释性	19a	讨论部分第1～4段和附录S1
	19b	讨论部分
预示	20	讨论部分第1～2段和第9～10段
其他信息		
补充信息	21	附录S1-S8
资助	22	致谢第1～2段和资助描述

（金 辉）

第二十四章　医院感染

医院感染伴随医院的诞生、发展而出现，并呈现出逐年增多的现象。从医学角度出发，全面认识医院感染，对医院感染开展监测、管理及研究具有重要的理论意义和现实意义。

医学发展至今，涌现出大量的现代化医疗技术，挽救了大量病人的生命。与此同时，各种新的诊断方法、治疗仪器和抗菌药物的广泛应用，加之社会的老龄化进程，免疫功能低下人群日益扩大，机会微生物、微生态失衡、耐药菌株的形成，每年新病原体的出现，还有老病种新的威胁（如结核），迫使人类面临着新的感染威胁，尤其是住院病人，因此，住院病人可能处于高危状态。

医院感染可导致医院内的住院病人病情加重，威胁住院病人的身心健康和预后，增加并发症的发生率和病死率，给国家、社会及家庭带来巨大的影响和损失。因此，加强医院感染的规范化管理，预防和控制医院感染的发生是现代化医院质量管理的重要目标之一。

第一节　医院感染的概述

一、医院感染的定义

医院感染（nosocomial infection，NI）又称医院获得性感染（hospital acquired infection，HAI）是指住院病人在入院时既不存在，又不处于潜伏期，而是在医院内发生的感染，包括在医院内获得而在出院后发病的感染，但不包括入院前已开始或入院时已经处于潜伏期的感染。这里说的感染是在医院中的所有感染。

> **知识点 24-1**
> 1. 医院感染的概念。
> 2. 对医院感染概念的理解。
> 3. 医院感染的分类。
> 4. 医院感染的特殊性。

为进一步理解医院感染的定义，需要注意以下几点：

（一）感染发生的地点

医院感染规定发生的地点必须是在医院内。排除了在医院外感染而在住院期间发病的病人，多需要借助疾病的潜伏期进行判断，具体在应用时，潜伏期还需要结合病原学及流行病学数据来确定。

（二）感染的人群

医院感染的人包括一切在医院流动的人群，如住院病人、门诊病人、陪护家属、探视人员、送外卖人员、医务人员、医院卫生员等。

在众多医院流动人员中，门诊病人、探视人员及送外卖人员在医院停留时间较短，陪护者在医院停留的时间也不确定，有的在医院里发生了感染，但很难发现，这些人群除非感染与发病情况特别明显，一般不是医院感染的重点人群，而医院感染的主要对象是住院病人和医院的医务工作人员。

二、医院感染的分类

医院感染按照途径的不同可分为以下四种。

（一）交叉感染

交叉感染（cross infection）是指病原体来自病人体外，即来自其他病人、陪护家属、医务人员或医院环境。来自其他病人的病原体在体内通过传代而使其毒力及侵袭力增强，因此具有重要意义。医务人员及陪护人员中的短期病原携带者也可直接或通过污染环境而间接使病人发生交叉感染，尤其是在落后的国家或地区更为明显，这些地区甚至可以引起医院感染的暴发流行。因此，为预防和控制交叉感染，加强消毒、灭菌及健康教育，必要时的隔离病人等措施是非常需要的。

（二）自身感染

自身感染（self-infection）也称为内源性感染（endogenous infection），是指病原体来自病人体内的感染，即病原体来自病人自身，如皮肤、口腔、咽喉、泌尿生殖道、肠道等处的正常菌群，病人在住院期间因为长期错误使用抗生素、激素、免疫抑制剂等，使存在于病人体内的正常菌群失调或由于诊断或治疗方法引起的损伤，从而为存在于体内的非条件致病菌提供了侵入通道而发生感染，如术后伤口感染、大肠杆菌引起的尿路感染、长期卧床的病人肺感染等。

312

自身感染的发生机制相对复杂，涉及病人所患的疾病、基础疾病的状况、自身的健康状况、诊断及治疗措施等多种因素，因此，预防和控制自身感染是许多临床医生特别关心和研究的重点问题。

（三）医源性感染

医源性感染（iatrogenic infection）是指在诊断、治疗或预防过程中由于使用的医疗器械、医学材料（如纱布）及场所消毒不严，或由于血源不洁、制剂不纯而造成的感染，或诊断、治疗过程中的操作性损伤而导致的感染。

知识点 24-2
1. 病人成为医院感染的传染源的情况。
2. 医源性传播成为医院感染特点的原因。
3. 医院感染的常见易感人群的种类。

（四）带入性传染

带入性传染是指病人在入院时已处于另一种传染病的潜伏期，住院后发病，传染给其他病人或医院医务工作人员，如痢疾患儿院前已感染上水痘，入院后发病，并在儿童病区传染。

交叉感染、医源性感染及带入性传染也称为外源性感染。

三、医院感染的特殊性

医院环境与自然环境不同，医院内发生的感染与其他密集人群的地方发生的感染有所不同。

1. 医院的病原体来源广泛　住院病人的病种多样，其携带的病原体种类也多，来源也比较广泛。

2. 医院中流行的菌株多为耐药菌株　医院的感染多由耐药菌株引起，有的甚至为多重耐药菌株联合感染，感染后使得临床医生难以采用有效的抗生素给予治疗。

3. 医院的病死率高　医院是病人集中的地方，病人多数抵抗力低下，极易成为感染的易感人群，一旦感染，病死率较一般人群高。

4. 医院的环境　医院的环境与一般环境不同，极易受到严重污染，而且污染的环节多，给消毒灭菌带来困难，一旦污染严重，容易发生病人感染。

四、医院感染的诊断标准

知识点 24-3
1. 属于医院感染的情况。
2. 不属于医院感染的情况。

参照 WHO 和美国疾病控制与预防中心的诊断标准，我国于 2001 年制定了《医院感染诊断标准（试行）》。

1. 下列情况属于医院感染

（1）无明确潜伏期的感染，规定入院 48 小时后发生的感染为医院感染；有明确潜伏期的感染，自入院时起超过平均潜伏期后发生的感染为医院感染。

（2）本次感染直接与上次住院有关。

（3）在原有感染基础上出现其他部位新的感染(除外脓毒血症迁徙灶)，或在原发感染已知病原体基础上又分离出新的病原体(排除污染和原来的混合感染)的感染。

（4）新生儿在分娩过程中和产后获得的感染。

（5）由于诊疗措施激活的潜在性感染，如疱疹病毒、结核杆菌等的感染。

（6）医务人员在医院工作期间获得的感染。

2. 下列情况不属于医院感染

（1）皮肤黏膜开放性伤口只有细菌定植而无炎症表现。

（2）由于创伤或非生物性因子刺激而产生的炎症表现。

（3）新生儿经胎盘获得(出生后 48 小时内发病)的感染，如单纯疱疹、弓形虫病、水痘等。

（4）患者原有的慢性感染在医院内急性发作。

医院感染按临床诊断报告，力求做出病原学诊断。

第二节　医院感染的流行病学

一、医院感染的流行过程

（一）传染源

医院感染的传染源主要为住院的各种病人和病原携带者。

1. 病人　各种病人是医院感染的重要传染源。有些病人体内携带大量的病原体并且病原体不断在其体内生长和繁殖，且有促进病原体传播的行为和症状（如咳嗽）。从感染病人体内排出的病原体，经过了传代等过程使得排出的病原体具有更强的毒力，加之抗生素的广泛使用，又使得这些病原体更有机会产生耐药性。这些促进了病人成为传染源的可能。

以下这几种情况使病人成为医院感染的传染源。

（1）病人的污染：已感染的病人在接受诊断和治疗过程中，其血液、体液、分泌物、排泄物等污染医疗器械或周围环境。

（2）潜伏期的病人：病人入院时已患传染病或处于另一个传染病的潜伏期，但被误诊或漏诊。

（3）发现病人，未及时隔离，环境未及时消毒：在医院发现有感染症状的病人后，未及时按照《中华人民共和国传染病防治法》及时隔离病人，对其污染的环境也未及时消毒处理，这样大大促进了医院感染的传播，病人多数为多重耐药菌株感染。

2. 病原携带者　病原携带者本身没有任何临床症状，但不断向外界排出病原体，其临床感染的意义远远高于显性感染者，构成了医院感染的重要传染源。

由医院病人或医务工作者作为慢性病原携带者而感染他人的报道屡见不鲜。多数条件致病菌属于人体的正常菌群，且长期居住在人体的有关部位，如呼吸道、皮肤、肠道、泌尿生殖道、口腔黏膜等部位，并不引起临床症状，也没有体液免疫反应的改变。这种现象称为微生物的定植或定居。一旦条件具备，它们便可导致自身感染，也有感染他人的能力，这是医院感染的特点之一。另外，环境污染物作为重要的媒介，也可引起医院感染。例如，一些革兰氏阴性菌中的铜绿假单胞菌、肠杆菌、克雷伯菌、不动杆菌等，在潮湿的环境或某些液体里可存活数日以上，在很少营养物质存在的条件下也能繁殖；另外，某些真菌及革兰氏阳性菌（链球菌及葡萄球菌）也能在医院环境物质上检出，他们可在这些干燥的环境物质表面存活数日。以上这些病原体可借助于医院中的医疗器具、敷料、便器、地毯、拖布、被褥等消毒不严而引起医院感染，也可通过被污染的药物、血液、制剂等引起医院感染。

（二）传播途径

病原微生物从感染者体内被排出体外后，可采用直接接触或借助一定的途径传播给易感者，从而导致医院感染。下面介绍几种医院感染重要的传播途径。

1. 接触传播　分为直接接触传播和间接接触传播两种。

（1）直接接触传播：是指不需要通过外界任何因素，病人与其他病人或医务人员或陪护相互直接接触，医院感染就会发生；母婴传播在医院感染是另一种形式；另外，自身感染也可理解为自身接触感染，如粪便中的革兰氏阴性菌传播到伤口等。

（2）间接接触传播：是指病原体从传染源通过医务人员、陪护或其他病人的手、医疗用品、病房用品而发生的感染。在间接接触传播中，医务人员的手在传播病原体上起着重要的作用。因为很多日常工作通过手接触各种感染性物质及其污染物质，很容易将病原体传播给其他医院人员和病人。可见，经常洗手或及时消毒对控制间接传播意义重大。

2. 经空气传播　是指以空气作为途径实现医院感染。经空气传播取决于病人的行为（如打喷嚏、活动的范围等）及其病原体在外界的抵抗力。空气传播主要是经过飞沫和尘埃两种形式传播。

飞沫或飞沫水分蒸发后形成的飞沫核，飞沫核有可能感染病室内的其他人。对于那些耐干燥的病原体，如炭疽杆菌、结核杆菌及布氏杆菌等，尘埃传播具有重要意义。

在医院感染中，溶血性链球菌、金黄色葡萄球菌及某些真菌可经尘埃传播，也有报道某些革兰氏阴性菌，如鼠伤寒沙门菌（在儿科病房）及铜绿假单胞菌（在烧伤病房）引起医院感染。

医院中，某些呼吸治疗装置如雾化器等、口腔科使用的牙钻及带水钻动时产生的带菌水雾、病房的中央空调等均可引起医院感染，此可被看成是医院感染中一些特殊的空气传播。

3. 经水和食物传播

（1）经水传播：医院的饮用水主要是自来水及供病人使用的加热水，其可由于各种因素而受到不同程度的污染，如管道破裂或未经严格控制达到沸水温度或使用多次加热的水而没有净化消毒，从而也可导致医院感染。

（2）经食物传播：主要原因可能在医院中不同来源的食物被病原体污染所致。医院中不同来源的食物可能来源于医院自办的食堂，也可能来源于医院外的外卖食物。因此，病人的饮食应特别注意。

4. 经医源性传播　是医院感染的特点之一。常见有以下几种情况。

（1）经医疗设备及仪器传播：医院在对疾病进行诊断治疗时使用各种医疗设备及仪器，如呼吸机、麻醉机、胃镜、肠镜、血液透析装置、各种导管、插管等，有些仪器结构复杂、清洗及消毒难度大，加之有些仪器在使用过程中可损伤人体皮肤、黏膜的防御系统，从而增加了医院感染的机会。

（2）经药物及药品传播：各种输液制品在生产或使用过程中受到病原微生物的污染，尤其是条件致病微生物的污染。有些口服药或外用药常可检出肠杆菌、克雷伯菌、铜绿假单胞菌等条件致病菌。

（3）经血液及血液制品传播：众所周知，经此途径传播的疾病有乙型病毒性肝炎、丙型病毒性肝炎、艾滋病，其中以输血后肝炎及艾滋病最为多见，因此预防输血后肝炎及艾滋病是医院控制感染的重要工作内容。

（三）易感人群

病原体侵入人体后，不一定引起宿主感染，这取决于病原体的毒力和宿主的抵抗力。医院感染的常见易感人群有以下几种。

1. 长期使用抗生素者 服用抗生素时间较长，会导致皮肤、黏膜正常菌群失调，并促进耐药菌的生长。

2. 营养不良者 病人若是营养低下者，机体的抵抗能力就会很差，致病的病原体或条件致病菌就会乘虚而入，从而引起医院感染。

3. 接收各种免疫抑制剂治疗者 在医院住院的病人可能因患有重病而必须接受免疫抑制剂治疗，从而导致其免疫功能低下，极易因致病菌的感染而出现医院感染。

4. 老年及婴幼儿病人 医院的老年病人或婴幼儿病人，由于年龄偏大或偏小，免疫防御系统衰退或尚未发育成熟，从而使得老年及婴幼儿病人极易发生感染。

5. 接收损伤性诊断或治疗病人 病人入院后，需要诊断及治疗，有些诊断或治疗需要借助医疗仪器，这些仪器会损伤机体，如手术、穿刺、导管、内镜、插管、体外循环等，这些操作均会破坏机体的防御屏障。

6. 所患的疾病 有些疾病本身就破坏了机体的免疫系统，如各种癌症、糖尿病等，病人患病后后续的感染在所难免，一位患者甚至可感染多种疾病。

二、医院感染的流行类型

医院感染的流行类型主要有两种：散发及暴发。

（一）散发

散发是医院感染的主要形式，主要是危害患病个体，也是医院感染常见的流行形式。

（二）暴发

暴发是一个病房发生医院感染的常见形式，多由一次同源暴露引起，起病突然，危害很大，流行曲线表现为单峰形；也有流行曲线为多峰形，可能是医院感染的同一来源的多次暴露引起。超过最长潜伏期的病例就可称为二代散发病例。

三、医院感染的流行病学特征

（一）人群分布

医院感染具有明显的人群分布特征，具体有以下表现。

1. 年龄上的区别 有研究发现，不同年龄人群医院感染的发生率明显不同，老年人及婴幼儿发生率最高。

2. 性别上的区别 不同性别人群医院感染率没有明显差别，但有些部位的感染却表现出性别差异，如尿路感染中女性多于男性。

> **知识点 24-4**
> 1. 医院感染的人群特点。
> 2. 医院感染的地区分布。
> 3. 医院感染的危险因素。

3. 不同疾病的住院病人 医院感染率存在明显差异，有研究发现，恶性肿瘤病人感染率最高，其次为造血系统疾病、内分泌疾病、营养代谢疾病及免疫系统疾病；而良性肿瘤等医院感染率最低。

4. 具有危险因素的病人 如外科手术后行气管插管者，极易发生医院感染。

5. 医务人员 医院感染率高于其他人群，这也是一个重要特点。

（二）时间分布

由于医院是病人聚集的地方，环境特殊，感染病例常年出现，并没有明显的周期性。医院出现感染病例的季节分布取决于病原体的特点，如医院内流行性感冒的暴发多出现在冬春季节，这与自然人群的流行季节一致。考察医院感染的长期趋势，可以从一个较长时间来观察感染率、病原体及其耐药性等方面的变化趋势。长期以来，在医院发生感染的病原体也发生了菌谱的演变，表现为耐药菌的感染比例不断增加，已经成为导致病人医院感染发病率及病死率升高的重要病原体。

（三）地区分布

有研究表明，医院感染的分布表现出国家间的差异，并且国家内不同级别医院的医院感染发生率也存在差异，呈现出级别越高的医院，医院感染率越高；教学医院的感染率高于非教学医院；大医院（＞1000 张病床）的感染率高于小医院（＜500 张病床）。这些特点可能与高级别的医院或教学医院或大医院收治的病人病情较重、危险因素多及创伤性操作等因素有关。另外，即使是同一科收治不同系统的疾病，医院感染的发生率也不一样。通常医院感染容易发生的科室主要包括重症监护病房、危重病房抢救室、新生儿病房、心胸外科、神经外科、呼吸病房等。

四、医院感染的危险因素

医院感染的危险因素较多，为便于现代化医院的管理，预防和控制医院感染的发生，归纳起来有以下几种。

（一）缺乏足够的重视和有效的管理

有些医院，医院感染频发，这是因为其缺乏建立健全预防及控制医院感染的组织机构，缺乏严格的管理制度及具体管理的专职人员。具体表现在对医务人员未进行医院感染的系统培训，使得他们对医院感染防御的观念淡薄；另外，也包括没有实施分诊制度、未设立发热门诊、未设立肝炎及肠道门诊、缺乏隔离观察室等。

（二）诊断错误导致的交叉感染

医生对病人入院时的错误诊断，将传染病诊断为非传染病，或患一种传染病误诊断为另一种传染病，从而导致了病人间出现交叉感染。有些病人，入院时即处于某种传染病的潜伏期，有些传染病在潜伏期即有传染性，如流行性感冒、麻疹、风疹等，这些病人入院后就可以引起交叉感染，发生医院感染。

（三）人口老龄化

人体随着年龄的增长，机体的抵抗力及免疫力在逐年下降，老年人口的增加，使得人群慢性病的患病率在增加，老年人口入院后容易发生医院感染，因此，人口老龄化是增加医院感染的重要危险因素。

（四）使用抗生素及其他抗菌药物出现的问题

医生针对感染性疾病按照适应证使用抗生素无可厚非。但有时在无明显用药指征的情况下，或不按照适应证用药，甚至根据自己的主观经验随意或盲目地使用抗生素或其他抗菌药物，医院感染就可能发生。在实际情况中，如普通感冒的初期，有的病人就出现多种抗生素的乱用。

（五）临床治疗措施的改变

有些病人，临床上的治疗，根据病情，需要改变治疗方式，激素的使用尤应注意，因为过量使用激素，可致病人的抵抗力下降。另外，小手术改为大手术、住院手术改为门诊手术等也可能导致医院感染。

（六）医院消毒隔离和灭菌执行不到位

医院每天将大量的仪器和设备用于病人的诊断和治疗，这些设备或仪器的消毒灭菌是重要的日常工作，不可懈怠。

一些医院的消毒、灭菌设备比较陈旧，压力蒸汽灭菌器达不到规定的压力和温度，紫外线灯管消毒未达到单位空间内的有效面积。化学消毒剂未达到有效浓度，配置的药液不按时更换甚至是消毒液内细菌浓度超标。对消毒灭菌效果缺少监督和评价。

第三节　医院感染的研究方法和研究内容

一、医院感染的研究方法

医院感染增加病人的痛苦，延长病人的住院时间甚至引起病人死亡，同时也增加了医务人员的工作量，增加病人的医疗费用和经济负担，影响医院的病床周转，医院感染事件暴发甚至还可影响社会的稳定。因此，医院感染不仅是临床医生遇到的一个难题，还是一个越来越受到重视的公共卫生问题。

医院感染是临床医学研究重要的课题，新形势下仍有新问题、新课题需要研究，流行病学研究方法能够为医院感染的课题研究提供方法学的支撑。

（一）描述流行病学

这里描述流行病学就是按照不同时间、不同地点、不同病人描述病人中医院感染的分布及其影响因素，通过比较获得医院感染的流行病学特征，为医院感染提出病因假设和线索。在描述性研究中，常使用的方法有横断面研究、监测、生态学研究等。

1. 横断面研究 使用横断面研究就是在某一医院或几个医院中应用普查或抽样调查的方法搜集特定时间入院病人医院感染的状况，它所用的指标主要是感染率。有研究采用横断面调查住院病人医院感染现患率，也有报道调查了医院感染状况及其影响因素，发现某些侵袭性操作、抗生素的滥用、病原菌耐药性等为医院感染的主要影响因素。

2. 监测 是指长期、连续、系统、主动地对医院感染的发生、种类、分布及影响因素进行收集，并对监测的各种资料进行系统分析，将信息及时反馈，以便制订有针对性的防治措施，监测为医院感染的重要内容。

3. 生态学研究 是在群体水平上研究某种暴露因素与医院感染之间的关系，以群体为观察和分析单位，通过描述不同医院某种暴露因素的暴露状况与医院感染发生的频率，分析该暴露与医院感染之间的关系。疾病的测量指标可以是发病率或病死率等。Gbaguidi-Haore H 等采用生态学研究隔离方法对鲍氏不动杆菌院内感染病人的影响，证实了隔离措施可以有效减少鲍氏不动杆菌的传播，有效降低了该细菌引起的医院感染的发病率。

（二）分析流行病学

分析流行病学就是对医院感染的描述流行病学研究产生的假设进一步的检验，方法有病例对照研究和队列研究。

1. 病例对照研究 是分析研究中最基本的研究类型之一，属于回顾性调查研究方法。在此，介绍病例对照研究用于医院感染研究的几种情况。

（1）用于医院感染的危险因素调查：调查病人医院感染组与未感染组的可疑感染因素的暴露并比较。例如，吴俊等对早产儿医院感染败血症进行病原学分析，结果显示肺炎克雷伯菌是早产儿医院感染败血症的主要病原菌。

（2）用于药物预防效果的评价：对于某病外科病人，选择病人作为病例组和对照组，病例组术前使用预防药物，对照组采用术后用药，观察两组医院感染率的差别，也可观察两组耐药菌的数量、缩短平均住院日情况、降低医疗费用情况等。

（3）研究一些感染因素对于预后的影响：即对病人有无医院感染分成两组，观察感染组与未感染组的预后差别，分析感染因素是否对预后产生影响。

（4）医院感染经济学问题研究：就是以某种病原体感染者作为感染组，以未感染者作为对照组，分析病例组是否增加了治疗费用、每例病人是否平均增加住院天数等。

2. 队列研究 是一种追踪暴露因素对结局影响的研究。在医院感染的研究中可发挥多方面的作用。

（1）检验病因假设：可以将病人入院时使用抗生素的情况记录下来，按照抗生素使用几种分成亚组，将病人前瞻观察出院后，记录病人医院感染的发生情况。有研究报道，滥用抗生素是医院感染的主要原因。

（2）评价预防效果：有研究使用队列研究的方法研究腹部择期手术的病人，探讨全麻手术在常规护理的基础上，术前预防性雾化吸入是否可以降低手术后下呼吸道感染发生率。结果提示，手术前预防性雾化吸入能降低全麻术后下呼吸道感染的发生率。

（3）成本效益分析：如采用队列研究的方法，对初治病人入院后使用预防医院感染有关措施，然后进行成本效益分析，可以观察到初治病人采用预防医院感染有关措施后，产生的临床效果及节约的费用。

除了以上所述，队列研究还可以研究新药对医院感染的影响、医院感染的自然史等。

（三）实验流行病学

在医院感染的研究中，往往是以病人或正常人为研究对象，病人可以是住院病人或门诊病人，通常采用随机对照试验。研究类型可以是临床治疗性或预防性的研究，借以探讨某一新的治疗方案或预防措施，是否可以提高对疾病治疗和预防的效果。例如，有研究对医务人员进行超微软酸水流动水冲洗及喷雾后揉搓的方法进行手消毒试验。

（四）理论流行病学

收集临床感染有关因素，建立医院感染发病风险模型或干预措施后的预后模型，并对模型进行内部验证及外部验证，以检验该模型对疾病发病或评价干预措施效果的有效性。

二、医院感染的研究内容及其他

（一）研究内容

在上文医院感染研究方法里已有所涉及，主要是围绕医院感染的发生率、原因、危险因素、预防措施、评价治疗方法、成本效益分析、监测使用药物、医院感染发病风险模型或预后模型等研究。

（二）调查表涉及因素

要了解医院感染情况，设计调查表是必须考虑的，主要内容应包括四个方面：①病人的一般情况；②病人的住院资料；③与医院感染有关的因素；④本次医院感染的特征等。

（三）关联强度指标

在对医院感染进行病因因素分析时，可使用流行病学关联强度的指标，如相对危险度（relative risk，RR）、OR 等。

（四）医院感染的暴发调查

在较短时间内，同一个医院或同一个病区突然发生多个与感染症状相关的病例，应高度怀疑可能发生医院感染的暴发，应组织力量对医院感染进行暴发调查。

> **知识点 24-6**
> 1. 设计医院感染的调查表，调查表的主要涉及因素。
> 2. 医院感染相关的疾病频率测量指标。
> 3. 医院感染暴发调查的内容、研究方法和目的。

对医院感染暴发的调查，目的在于：①及时找出有效的控制措施，防止感染继续蔓延或后续病例再度发生感染；②确定暴发的存在及暴发涉及的人员、时间及范围；③寻找引起暴发的特异病原体，尽可能找出感染来源、影响因素及传播途径等。

医院感染暴发调查的研究方法和步骤与普通暴发调查相同，本文不再叙述。本文强调指出的是在具体调查内容上重点考虑与医院感染有关的因素，具体内容和方法涉及如下：

1. 初步调查及提出应对措施 深入现场，首先确认是不是医院感染的暴发，调查感染的对象、涉及的范围及可能的原因，采集有关标本，提出应对措施。

2. 深入调查 在初步了解现场的情况下，制订详细的调查计划，通过病例对照研究（或队列研究等），对可疑因素进行对比，以了解传播的可能因素，采集标本，进行病原学检测和鉴定，也可以利用分子生物学的技术和方法，在分子水平上确定病原学的型别、进化树，以便于分析传染源和传播途径。

第四节　医院感染的预防和控制

一、医院感染的监测

医院感染的监测是医院感染研究的基本方法，是预防、控制医院感染的基础。

（一）监测的目的

（1）通过日常对散发病例的监测，掌握整个医院感染的发生率、感染科室分布、感染高发部位、抗生素的使用、感染微生物及耐药菌的情况，为医院感染的控制提供依据。

> **知识点 24-7**
> 医院感染监测的用途。

（2）掌握全面综合性监测资料，为目标性监测打下基础。

（3）对医院入院病人开展前瞻性随访，发现问题，及时干预，控制医院感染的暴发。

（4）通过监测评价医院感染控制措施的效果，如隔离、消毒、灭菌等措施。

（5）为医院感染委员会提供医院感染的资料，实施必要常规性预防措施和感染发生时必要的措施，为加强和促进医院感染管理提供决策依据。

（二）监测的类型

医院感染监测分为全面综合监测和目标性监测两种。

1. 全面综合监测（comprehensive surveillance） 是对医院所有病人和全部医务人员的医院感染及其相关影响因素进行综合监测，以全面了解医院感染的发生率，以及各科室的感染发生率（顺位）、感染部位发病率、影响感染的各种危险因素、发现感染的病原体及其耐药情况、抗生素使用及乱用情况、消毒灭菌执行情况及其效果和医护人员的不良行为等，从而有针对性地开展健康教育、培训和指导，或给予有效的控制，并为制订预防和控制措施提供依据。

全面综合监测往往是一个医院在监测工作的开始阶段所采用的方法。以此便可得到全院医院感染的全貌，可早发现医院感染聚集性发生或暴发，为进一步工作奠定基础。

2. 目标性监测（targeted surveillance） 是在全面综合性监测的前提下，对整个医院的感染状况和存在问题有了基本了解之后，为了将有限的人力和物力用在最需要解决的问题上而采取的某种特定监测。医院应在全面综合性监测的基础上开展目标性监测。有报道，通过全面综合性监测和目标性监测的方法对外科术后病人的医院感染发病率进行监测，分析和比较全面综合性监测和目标性监测的优劣及意义，目标性监测方法更能早期发现医院感染，提高医院感染的发现率，为临床确诊和治疗提供依据，为医院感染监测提供可靠的方法，对比之下，全面综合性监测的结果不能确切地反映医院感染实际水平。

医院感染监测用途较多，可应用于医院感染病例的个案调查，还可以应用于抗菌药物监测、环境消毒灭菌效果监测、细菌耐药性监测、环境卫生学监测等方面。

（三）监测和报告

（1）临床各科室医院感染管理小组及医生要落实相关责任，对病人必须开展医院感染监测。

（2）发现散发感染病例，按照《医院感染诊断标准（试行）》进行初步诊断及病原微生物的检测，并及时向本科室医院感染管理小组负责人汇报，如果病人在住院期间多次感染，每次均应报告。

（3）对于散发感染病例，科室医院感染管理小组应积极组织医生，明确诊断，查找原因，积极采取有效控制措施。

（4）一旦明确诊断，应由主管医生及时填写医院感染病例报告表（表24-1），于24 h内报告给医院感染管理科。

表24-1 医院感染病例登记表

科室：	姓名：男 女	年龄：	案例号：
入院日期：	出院日期：	住院天数： 天	
原发病诊断：			
出院时原发病转归：治愈 好转 未愈 死亡 其他			
医院感染持续时间：从 年 月 日 至 年 月 日			
医院感染部位：			

（5）对疑似医院感染的病例，主管医生应报告科主任，会同科室医院感染管理小组一同讨论，做进一步的检查及分析，讨论后确诊为医院感染的病例，按照本制度的要求上报。

（6）病房主治医生应对医院感染病例报告、病原学送检样本、抗生素使用及细菌培养等情况进行登记。

（7）医院感染管理科每月对监测数据进行整理、登记、汇总、分析、并以"医院感染管理通信"的形式上报给医院感染管理委员会，医院感染管理委员会应及时反馈。

（8）医院感染监测的频率指标：医院感染是在医院内发生的现象，其环境特殊，为描述医院感染的流行情况，需要采用疾病频率测量指标来反映，这里，只介绍对于医院感染重要且相关的疾病频率测量指标。

1）医院感染发生率：是指一定时间、一定人群（住院病人或医务人员）中新发生的医院感染的频率。

医院感染发生率=（同一时期新发生医院感染例数/一定时期处于危险中的人数）×100%　（式 24-1）

一个病人在住院期间，有发生多次或多种感染的情况，此时可用医院感染例次发生率表示，即指在一定时期内，同期住院病人中新发生医院感染例次的频率，公式为

医院感染例次发生率=（同期住院病人发生医院感染新病例数/观察期内住院病人总数）×100%

（式 24-2）

2）医院感染患病率：是指同期住院病人医院感染总病例数占同期内住院病人总数的比例。

医院感染患病率=（同期住院病人医院感染总病例数/观察期内住院病人总数）×100%

（式 24-3）

3）医院感染病死率：一定时期内全部医院感染病例中因医院感染而死亡的人数。

医院感染病死率=（医院感染病例死亡数/全部医院感染病例数）×100%　　（式 24-4）

4）医院感染漏报率：医院感染的感染率调查，由于临床医生诊断、上报等原因低于实际医院的感染率，应进行感染漏报率调查。医院感染漏报率一般不应超过 20%，定期的医院感染漏报率调查是监测系统质量不可缺少的一部分，常用于评价监测质量。

医院感染漏报率=漏报感染例数/（已报感染例数+漏报感染例数）×100%　　（式 24-5）

估计（实际）发病率=已报发病率/（1–漏报率）　　（式 24-6）

实际发病率=（估计发病率/报告发病率）×报告发病数　　（式 24-7）

二、医院感染的管理

近些年来，国内外医院感染管理均颁布了医院感染管理的有关文件。

（一）机构及部门职能

1. 机构　各医院要明确医院感染管理组织机构及任务、管理监控系统、管理监测系统及感染管理委员会。

2. 部门职能　围绕医院感染问题，应该明确医院感染管理委员会职能、临床科室医院感染管理小组职能、临床医务人员医院感染管理职能、护理管理部门医院感染管理职能、医疗废弃物回收工作人员职能等。

（二）医院感染管理制度

控制医院感染，制定各种制度极为重要，如医院感染控制制度、医院感染监测报告制度、医院感染管理培训制度、一次性无菌医疗用品管理制度、医务人员职业防护制度、医务人员锐器伤害管理制度、职业暴露报告登记、处理制度等。这些制度不但需要制定，重要的是要严格执行。

（三）制订并明确重点科室医院感染控制制度

医院是极其特殊的场所，各种原因均可引发医院感染，尤其是重点科室，所以重点科室医院感染控制制度的制订极为重要，需要明确如急诊科医院感染控制制度、换药室医院感染控制制度、重症监护病房医院感染控制制度及内镜室医院感染控制制度等。

（四）关于抗生素使用的管理

明确抗生素应用的一般要求，抗生素分级管理制度、预防性使用的原则、正确抗生素给药方法、耐药菌医院感染控制制度、细菌耐药监测与预警报告制度等。

（五）医院感染突发事件应急处理

在医院环境下，感染突发事件极有可能发生，因此，医院的管理层应制订医院感染突发事件的应急预案，明确组织机构、疫情报告控制程序及具体实施办法，如对传染源的管理和医护人员的防护、消毒及灭菌，开展流行病学调查等。医院管理层制订医院感染暴发报告及处理管理制度，并对医院感染传播途径采取必要的控制措施，如严格隔离、针对各种传播途径的预防控制措施等。

（六）明确医院感染管理控制标准

对于医院感染，应该要明确管理控制达到什么标准。例如，以医院感染发病率作为指标，100 张床位以下医院控制在 7%以下，100～500 张床的医院应控制在 8%以下，500 张床以上的医院控制在 10%以下。又如，医院感染漏诊率<20%，常规物品消毒灭菌合格率为 100%等。另外，对 I 类手术切口部位感染率的控制标准均有明确要求。

三、医院感染的预防和控制

医院感染关乎医院安全及病人健康，事关重大，预防医院感染需要坚持三级预防的思想，将其用于指导医院感染的控制。

（一）医院感染的一级预防

医院感染的一级预防就是医院感染尚未出现，针对医院感染的可能原因进行的预防，这是医院感染预防的根本措施。医院感染的一级预防的内容很多，现将以下几个方面的内容加以介绍。

1. 加强医院管理的力度　医院感染管理的文件及法规已有很多，应宣传到位，落实到位，建立健全医院感染管理体系，增强预防医院感染发生的思想意识，加强病人的管理和严格落实分诊制度，做好医院感染的常规监测工作。

2. 加强医院消毒灭菌的监督及监测　医院在开展医疗服务的同时，要严格按照要求执行消毒及灭菌制度，切断各种传播途径，尤其是对医院环境中医疗用品和日常生活用品消毒及灭菌处理，消除环境潜在的传染源，有效控制医院感染的发生。

3. 加强对医源性传播因素的监测和管理　对血液及其制品应进行严格的病原学检查；对于各种介入性操作，应严格掌握其适应证；对于各种医疗器械，应注意及时清洗、灭菌及消毒，减少感染的机会。

4. 医院合理布局　医院的环境有限，在设置各个病区及各个病房时均要考虑如何避免医院感染的发生，尤其是交叉感染的发生。对于传染病科，应设在单独建筑内，医院的出入口、楼梯、走廊、电梯等公共通道，一定做到有效消毒，防止交叉感染。

5. 加强临床一次性无菌医疗用品的购入及使用管理　加强质量监测，定期抽检，确保质量，以防不合格产品进入临床。另外，对使用后的一次性产品，进行消毒处理，从而彻底达到无害化。严防使用过的一次性用品流入社会。

6. 加强临床抗生素的合理使用　临床医生要正确认识抗生素，合理使用抗生素。大量应用甚至滥用抗生素可使病原体产生耐药性，同时也可能导致病人体内微生态失调引发内源性感染。因此，遵循抗生素使用的原则是必要的。

（二）医院感染的二级预防

二级预防就是要做到早发现、早诊断及早治疗。对于医院感染的二级预防，就是要做好医院感染的监测，无论是普通科室还是重点科室，监测医院感染应放在重要位置，一旦出现可疑感染病例，应及时做出诊断，给予必要治疗及控制措施。因此，医院感染的监测显得极其重要。

（三）医院感染的三级预防

出现医院感染病例后，应立即组织医院感染管理人员，开展流行病学调查，查明引起医院感染流行的三个基本环节，并及时采取以下措施：①对于医院感染的传染性病人应立即实施隔离并治疗，连续监测病原学直至其无传染性，方可解除隔离；②对接触者应进行医学观察，对已经发生医院感染的科室进行终末消毒，停止收治病人，有条件的情况下，可对接触者实行应急预防接种；③感染发生后，积极寻找病原携带者，病人、医院工作人员及陪护应列为可疑对象，争取检出病原体，对确认的病原携带者，要采取必要措施。

【案例 24-1】

[案例描述]

　　一个医院感染管理者，收集 2018 年 10 月～2019 年 10 月收治的手术病人 525 例，同时收集年龄、性别、吸烟、肥胖、既往糖尿病史、合并慢性阻塞性肺疾病、手术时间及接台手术及感染部位等临床资料，旨在为手术室医院感染的防控对策提供依据。

[案例问题]

　　1. 这个管理者进行流行病学调查，首先需要弄清楚的是什么？

　　2. 本案例您试图做哪些统计分析？最后多因素分析的结果得出病人年龄>60 岁、合并慢性阻塞性肺疾病、合并糖尿病、手术时间长及接台手术与手术室感染有关联的指标 OR（95%CI）分别为：2.376（0.716～3.048）、2.109（0.628～2.364）、1.234（1.321～2.569）、1.567（0.742～2.102）及 1.856（0.358～9.291），这些 OR（95%置信区间）是怎么计算出来的？

　　3. 如何提出手术室医院感染的防控对策？

[案例 24-1 分析]

1. 首先弄清楚手术室医院感染的概念，收治的 525 例手术病人中，有多少病人感染，有多少病人未感染。

2. 针对这个期间横断面调查的手术病人，计算手术室医院感染率及感染者感染部位的构成比；将这个期间手术病人 525 例，分成手术医院感染者及未感染者，采用病例对照研究的设计，进行手术室医院感染的单因素 Logistic 分析及多因素 Logistic 回归分析，即可得出与手术室医院感染有关指标及其关联强度 OR（95% 置信空间）。

3. 基于多因素分析结果，只有合并糖尿病是重要的手术室医院感染的危险因素，因此控制手术室医院感染，重点在于针对糖尿病病人手术期间的预防。

（李福军）

第二十五章　临床研究与医学伦理学

【案例 25-1】

　　病人夫妇由双方父母陪同来到某三甲医院，男方 29 岁，在此之前经检查，染色体核型为 47XY，21-三体，属于先天智障。女方 25 岁，经代诉在幼年时曾因煤气中毒导致后天发育智力障碍。陪同的双方家长请求医院的医生为病人夫妇实施供精人工授精（artificial insemination by donor, AID）技术以生育下一代，理由是担心男方智障遗传，如果女方能够妊娠分娩，双方家长可以代为照管孩子，日后孩子长大可以照顾夫妻的生活，减轻社会的负担。

[案例问题]

　　1. 如果接收供精人工授精技术，本案例夫妇需要知情同意吗？

　　2. 双方父母为病人夫妇提出的实施供精人工授精技术，你认为理由符合医学伦理吗？

　　3. 你认为医院的伦理委员会会给出什么建议？

[案例 25-1 分析]

　　1. 人工授精技术是治疗男性不育症的手段之一，也是管理最为严格的辅助生殖技术之一。临床上该技术有明确的适应证：①男性不可逆的无精子症，严重的少、弱、畸精子症。②输精管复通失败。③射精障碍。④男方和（或）家族有不宜生育的严重遗传性疾病。⑤母儿血型不合不能得到存活的新生儿。此项技术的实施因改变了以血缘为基础和纽带的传统亲子关系，会引起一系列伦理和法律等社会方面的问题，需要医护人员以严谨的科学态度和高度的社会责任感，审慎而正确地做出选择。接收供精人工授精技术的夫妇，需要知情同意，而本案例夫妇双方均为智障病人，对当事人不能实现知情同意。

　　2. 夫妇双方均为智障病人，无完全民事行为能力，生活尚不能自理，未来的孩子无从谈起享有被抚养和教育的权利，不能把社会对智障人员应承担的责任和义务强行转嫁给一个还未孕育的孩子。另外，为智障女性做助孕治疗，其妊娠期和分娩期的母婴的风险也会增加，母婴健康无法保障。因此，不符合医学伦理。

　　3. 医院的伦理委员会的意见应该是不予提供供精人工授精治疗，理由就是基于以上的分析。

　　医学的研究对象是人，关注的服务对象是人的生命及其健康状况，医学研究的是人体的健康到疾病的整个过程，包括身体、心理及社会适应。医学存在的前提是对生命的关爱及敬畏。因此，医学需要伦理学，真正优秀的医生一定是具有精湛的技术、思辨的哲学和伦理的情怀。

第一节　医学伦理学发展概述

知识点 25-1
1. 伦理学的定义。
2. 医学伦理学的定义。

　　伦理学（ethics）是关于道德的科学，研究道德的起源、本质、作用及其发展规律，它将道德作为研究的内容，对人类道德生活进行系统思考和研究，是一门关于优良道德的制订方法、制订过程及实现途径的科学。医学伦理学（medical ethics）是指运用一般伦理学的观点、原则、理论和方法来解决医疗实践领域和医学科学发展中的人们相互之间、医学与社会之间关系而形成的一门科学，它既是伦理学的一个分支，又与医学科学和医学实践密切相关，是伦理学和医学相交叉的边缘学科。

一、医学伦理学的诞生和发展

　　世界文明充满多样性，世界医学的起源也是多来源的。学者祝世讷认为，人类医学起源于五个发源地：古代中国、古印度、古巴比伦、古埃及及古希腊。当时各国的社会基础、文化背景、宗教信仰及地理环境有明显的差异和特色，从而使各自诞生的医学从一开始就有各自的风格和特色。古印度、古巴比伦及古埃及先后遭到希腊、马其顿、波斯等国的入侵、占领并吞并及通化，因而，其发展的医学连同其整个文明都衰落下去了，古希腊和古代中国的医学经过几千年的兴衰演变，成为当今世界主要的两大医学体系，即西医与中医。

（一）西方古代医学伦理学思想

西方文化主要是源自古希腊，西方医学也来源于此。古希腊人在发展中摆脱了原始的、神秘的蒙昧时代，进入人类文明时代，产生了古希腊的医学与医学道德伦理。

> **知识点 25-2**
> 1. 阅读《希波克拉底誓言》后的启示。
> 2.《日内瓦宣言》修订的次数及意义。

希波克拉底是著名的医学家，是公认的西方医学之父，他也是西方最早的医学伦理道德的创始者和倡导者，他的著作《希波克拉底誓言》（*Hippocrates：The Oath of Medicine*）完全体现他的医学伦理学思想。

《希波克拉底誓言》是他对医学实践的总结及对自己理性的要求，也是他收徒弟时对学生的严格要求，以表明对医学工作者必须具备的道德、伦理要求及行为规范等，从而对从医者起到激励、鞭策、约束及自勉的作用。该誓言字里行间蕴涵着庄严和行为规范，至今仍给后人以启示。

1948 年召开了世界医学大会，在《希波克拉底誓言》的基础上，会议制订了《日内瓦宣言》（*Declaration of Geneva*），该宣言也涉及医学伦理学的重要内容，明确指出医务人员首先要关心病人的健康，保守病人的秘密，对同事如兄弟，坚持从医光荣，具有崇高传统的职业道德准则等。后来，《日内瓦宣言》历经 1968 年、1983 年、1994 年、2005 年、2006 年、2017 年总计六次的修正和完善，可见希波克拉底的医学道德思想对西方医学及医学道德理论的发展有着重大的影响。

（二）西方近代医学伦理思想

14～15 世纪，西方"文艺复兴"运动兴起，近代科学不断发展，逐渐取代了过去占主导地位的封建神学的统治，医学科学发展进入了实验医学阶段，人道取代了神道，医学科学和医学道德理论迅速发展起来。随着社会的发展，原来的个体行医方式逐步转变为以集体行医为主的方式，原个体的、整体诊病的治疗活动被分割成许多科室进行，大批近代医院初建成型，内设外科、内科、妇科、儿科及其他科室，同一科室不断演变成多个科室，如脑外科、胸外科、普外科等具体科室等。除此之外，医院还成立了留观室、医务科、医患沟通办公室等。医学成为一种社会化的事业，医生与病人之间、医生与医生之间、医生与医院之间建立了多层次关系，促进了医院的管理和医学道德的内容扩展和深化，许多国家性甚至是国际性的、成文的医学道德守则相继出现。18 世纪德国柏林大学教授胡弗兰德提出的《医德十二篇》在当时产生巨大的影响，其成为医务人员在会诊、查房、医治病人过程中应遵循的行为规范、道德原则。在十二个道德要求中，他鲜明地提出了医生的职责是"救死扶伤，治病救人"，病人是医生的服务对象，医生应及时检查和解除病人的痛苦。1791 年，英国著名的医生、哲学家帕茨瓦尔专为曼彻斯特医院起草了《医院及医务人员行动守则》，1803 年又出版了《医学伦理学》，首次提出医学伦理学概念，其医学伦理学思想在当时被广泛接受。1874 年，美国医学会成立并制订了医学道德守则，所有这些都使实验医学阶段的医学道德理论日益成熟与完善。

二、生命伦理学的产生和发展

20 世纪以来，生命科学技术飞速发展，极大地推动了医学科学技术的进步，生物医药、现代化医疗设备不断发展，在疾病早期诊断、及时治疗等二级预防，以及疾病康复、提高病人的生活质量等三级预防方面均取得了巨大成就，但同时也产生了与生命科学技术相关的许多社会问题、伦理道德问题及法律问题等，于是一门新兴的生命伦理学应运而生了。

（一）生命伦理学的产生背景

生命伦理学作为应用伦理学的一个重要分支，其产生有着复杂的背景因素。

> **知识点 25-3**
> 生命伦理学的产生背景。

1. 社会背景 生命伦理学产生于 20 世纪 60～70 年代的美国，它的出现与三个大事件密切相关：①1945 年长崎市及广岛的原子弹爆炸。在第二次世界大战的末期，美国人制造原子弹并第一次使用原子弹，其本意是想早日结束战争，但事实是这些科学家没有预料到原子弹具有巨大的杀伤力，除了原子弹爆炸瞬间导致了数十万人的死亡外，还造成幸存者基因突变，且突变基因世世代代地遗传下去，这使得那些参加制造原子弹的科学家产生了生命伦理的极大反思，他们改变了原有的态度，开始参加反对战争、维持和平的运动。②1945 年在德国纽伦堡对纳粹战犯的审判。作为战犯，接收审判的是一部分科学家和医生们，他们利用集中营的受害者，在根本没有取得受害人本人同意的情况下，对受害人进行惨无人道的人体试验，给受害人造成了极大的身心伤害，有的受试者甚至付出了生命的代价。③环境污染。1962年美国生物学家蕾切尔·卡逊出版了《寂静的春天》，这本书描述了人类可能面临一个没有鸟、蜜蜂和蝴蝶的世界，从而引发了人们对环境问题的关注，在当时产生了巨大的影响，促使环境保护问题摆在各个国家政府面前，从而促进了联合国于1972年6月12日在斯德哥尔摩召开人类环境大会，各国签署《人类环境宣言》，开始了世界范围内环境保护运动。

2. 生物医学技术的发展　生物医学技术的飞速发展，如高通量、二代测序、重组、克隆、芯片、荧光定量、PCR、纳米、表观遗传、信息技术等在医学各领域广泛应用，促进了疾病的诊断技术，提高了新发疾病的检出能力，促进了药物研发以治疗疾病；也促进了疫苗的研究以用于预防疾病。随着分子生物学技术的发展，人可以操纵基因、编辑基因、操纵精子或卵子、受精卵、胚胎甚至是人脑和人的行为。但是，先进的技术可以被正确使用，也可能被滥用。有些技术一旦被滥用，可能影响这一代，也可能影响下一代。由于先进技术的发展和应用，人的新陈代谢、生老病死不再是自然而然的事情，而是变成可以人工安排或者人工操作的事情，这些技术的产生和发展必然会引发新的伦理诉求，从而促进了生命伦理学的产生。

3. 现代化社会发展所面临的新问题和新困惑　第二次世界大战后，随着生活水平的提高，各个国家的医疗技术水平及医疗卫生事业不断发展，人们的健康取得了长足进步，各个国家的期望寿命不断提高，但是发展中也出现了许多现实问题，比较突出的一个问题是医疗费用不断上涨。各个国家都在改革旧的医疗体制，创建适合本国特色的医疗卫生体制，这些改革引发了许多伦理问题。例如，政府在医疗体制改革过程中的责任是什么？公立医院如何回归公益性？国家的卫生政策如何制定以确保公正、公平？怎样构建相互信任的医患关系？怎样平衡国家、医疗机构与病人的利益关系？如何处理医疗纠纷？等等，分析解决这些医疗改革中的新问题需要新的伦理智慧。

4. 传统伦理观念的现代化转型　与社会其他观念一样，一种医学伦理观念形成以后就具有相对稳定性，但是，随着社会的发展和技术的进步。这些已有的伦理观念或者阻碍科学技术的进步，或者无力解释新的伦理问题。例如，传统的"心脏死亡"标准解释不了"脑死亡"的问题等；传统的"身体发肤，受之父母，不敢毁伤"的伦理观念阻碍了人体试验与尸体解剖的发展；单纯的"生命神圣论"解释不了"生命质量"与"生命价值"问题，这些都促进人们的伦理观念由传统向现代转型。

（二）生命伦理学的兴起与发展

生命伦理学兴起于美国，逐渐发展并扩展到全球。生命伦理学是在跨学科和多元文化条件下应用伦理学方法探讨生命科学和卫生保健中的伦理问题的一门学科。

> **知识点 25-4**
> 生命伦理学的兴起与发展。

伦理学的本质是关于道德问题的科学，是道德思想观点的系统化、理论化。伦理学的基本问题只有一个，即道德和利益的关系问题，即"义"与"利"的关系问题。这个问题包括两个方面：一方面是经济利益和道德的关系问题，即两者谁决定谁，以及道德对经济有无反作用的问题；另一方面是个人利益与社会整体利益的关系问题，即两者谁从属于谁的问题。

生命伦理学是一门应用规范伦理学。其主要内容有五个层面：①理论层面，如后果论与道义论这两种最基本的伦理学理论在解决生命科学和医疗保健中的伦理问题时的相对优缺点如何，德性论、判例法和关怀论（尤其是女性关怀伦理学）的地位如何，伦理原则与伦理经验各起什么样的作用等。②临床层面，各临床科室的医务人员每天都会面对临床工作提出的伦理问题，尤其是与生死有关的问题。例如，人体器官移植、辅助生殖、避孕流产、产前诊断、遗传咨询、临终关怀等问题。③研究层面，从事流行病学调查、临床药理试验、基因普查和分析、干预试验及其他人体研究的科学家都会面临如何尊重和保护受试者及其亲属和相关群体的问题，同时也有如何适当保护试验动物的问题。④政策层面，应该做什么及应该如何做的问题不仅发生在个人层次，也会发生在结构层次。医疗卫生改革、高技术在生物医学中如何应用和管理都涉及政策、管理、法律问题，但其基础是对有关伦理问题的探讨。⑤文化层面，任何个人、群体和社会都有一定的文化归属，文化也影响哲学和伦理学，当然也会影响生命伦理学。例如，在某一文化环境中提出的伦理原则或规则是否适用于其他文化，是否存在普遍伦理学或全球生命伦理学等。

经过多年的实践，人们从生命伦理学角度出发，陆续出台了许多重要的伦理学文献，可供临床研究参考使用。例如，联合国教科文组织及世界医学会（World Medical Association，WMA）等发表了一系列关于生命伦理学的指导原则，有《世界人类基因组与人权宣言》《禁止人的克隆生殖国际公约》《国际涉及人类的生物医学研究伦理准则》《世界生物伦理与人权宣言》《世界卫生组织人体细胞、组织和器官移植指导原则》等。1964 年在芬兰的赫尔辛基召开的第 18 届世界医学大会上宣读并被大会采纳的《赫尔辛基宣言》，1975 年在日本东京举行的第 29 届世界医学大会上正式通过，此后于 1983 年、1989 年、1996 年、2000 年、2008 年、2013 年分别经过第 35 届、第 41 届、第 48 届、第 52 届、第 59 届、第 64 届世界医学大会修订，是世界各国公认的医学研究伦理的纲领性文件。

《赫尔辛基宣言》对临床研究中涉及的伦理问题进行了详细说明，提出临床研究应该通过专门成立的委员会进行伦理审查，批准后方可实施；受试者应在充分知情并自愿同意签字的基础上才能参加临床研究。

（三）中国医学伦理学近 40 年的发展

> **知识点 25-5**
> 中国医学伦理学近 40 年的发展。

我国的医学伦理学学科伴随着国家的改革开放得到了很大的发展。回顾过去 40 年，有如下几件标志性事件。

（1）《医学与哲学》杂志于 1980 年创刊，这是一本大型的医学人文刊物，早期就有关于医学伦理、伦理道德、医学伦理问题的探讨。

（2）1981 年 6 月，我国在上海举办了首届医学伦理道德学术讨论会。该会议探讨了医学伦理学学科一些重要的基本问题，如医学伦理学的定义、研究对象、研究任务与范畴，医生的道德规范，如何评价医德及关于医德传统的继承等。会议提出，"全心全意为人民服务，救死扶伤，防病治病，实行革命的人道主义"应该是医务人员道德规范的核心和实质。此次会议也对伦理前沿的问题，如安乐死、器官移植等重要问题进行了初步探讨。

（3）医学伦理学有关学术组织的建立，中华医学会医学伦理学分会于 1988 年在西安成立，截至目前，先后产生了八届委员会；中国自然辩证法研究会医学哲学专业委员会和生命伦理学专业委员会分别于 2000 年和 2007 年筹备成立，也先后产生了五届和两届委员会。有的学者还参与了国际生命伦理学会（International Association of Bioethics）和亚洲生命伦理学会（Asian Bioethics Association）的工作。

（4）其他学术期刊的诞生，《中国医学伦理学》于 1988 创刊，连同 1980 年创刊的《医学与哲学》，陆续集中发表了大量医学伦理学学术论文。某些医学院校的学报，如《南京医科大学学报（社会科学版）》、原《山东医科大学学报（社会科学版）》、原《同济医科大学学报（社会科学版）》等，也发表了不少医学伦理学方面的论文。有的学者还在境外有关期刊如 *The Journal of Medicine and Philosophy*（美国）、*Kennedy Institute of Ethics Journal*（美国）、*American Journal of Bioethics*（美国）等发表论文。

（5）有关国内学术组织和机构定期或不定期地举行全国或国际性的医学伦理学学术会议，我国学者在这些会议上报告学术成果并研讨交流，部分学者还参加境外相关国际学术会议。

（6）国际国内医学伦理规范文件的发布，我国各级卫生行政部门和行业组织颁布了相关的医学道德规范文件。中华医学会加入世界医学会成为理事国，参与相关国际医学伦理学规范的提案与审议工作。中国科学技术协会代表我国加入国际医学科学组织理事会（Council for International Organization of Medical Sciences，CIOMS），我国是联合国常任理事国，这些国际组织制定和颁布了系列国际医学伦理规范文件。2005 年，中国医师协会正式加入有关组织和机构倡议和推行的《新世纪医师宣言》国际行动。2007 年卫生部颁布了卫科教发〔2007〕17 号文件《涉及人的生物医学研究伦理审查办法（试行）》，对我国生物医学研究（包括临床研究）中的伦理审查提出了具体的管理要求，共五章 30 条。该文件明确提出，我国生物医学研究伦理审查应设置两类伦理委员会，一类是医学伦理专家委员会，在原卫生部和省级卫生行政主管部门设置，其主要职责是针对重大伦理问题进行研究讨论，提出政策咨询意见；对辖区内机构伦理委员会的伦理审查工作进行指导、监督；另一类是机构伦理委员会，设置在开展生物医学研究的单位，如医疗卫生机构、科研院所、疾病预防控制和妇幼保健机构等，其主要职责是对本机构或所属机构涉及人的生物医学研究和相关技术应用项目进行伦理审查和监督；也可根据社会需求，受理委托审查；同时组织开展相关伦理培训。该文件对机构伦理委员会的组织建设、任务和相关内容、工作范围、监督管理等提出了具体的要求和规定，是一个重要的由卫生行业主管部门颁布的规范性文件。1999 年国家药品监督管理局颁布了《药品临床试验管理规范》; 2003 年国家药品监督管理局更名为国家食品药品监督管理局后重新颁布了新修订的《药物临床试验质量管理规范》, 共 13 章 70 条。该规范是我国第一个药物临床研究领域涉及伦理管理的政府规范性文件, 该文件第三章"受试者的权益保障"全面系统地规范了药物临床试验中伦理委员会的组成、工作内容、职责, 明确规定受试者必须是在知情同意的情况下才能参加药物临床试验。1998 年科技部和卫生部联合颁发了《人类遗传资源管理暂行办法》, 共六章 26 条。该文件对涉及遗传资源的国际合作项目提出了具体的管理办法, 其中涉及伦理问题的第十二条规定: "办理涉及我国人类遗传资源的国际合作项目的报批手续"需要提供"人类遗传资源材料提供者及其亲属的知情同意证明材料"。这是我国第一个涉及人类遗传资源的研究伦理和管理的文件。除了以上文件外, 还有许多重要的文件涉及干细胞研究、克隆技术等研究领域的伦理原则。这些文件仅涉及部分临床研究, 在此不做介绍。

（7）学科建立、教育教学与专业人才的培养, 逐渐将医学伦理学课程作为医学的专业课程或专业基础课程开设, 出版相关教材, 使医学伦理学教育教学成为现代医学教育的重要内容。医学伦理学的有关知识和技能、医师职业精神等成为执业医师资格考试和住院医师规范化培训的重要内容。建立医学伦理学学科, 将其作为人文医学的重要学科组分, 并逐渐建立起硕士、博士人才培养体制。

三、生命伦理学的一般原则

生命伦理学研究的问题及其涉及领域是极其广泛的, 它涉及生命的全过程, 把人类自然发生的生老病死的全过程纳入其研究范围, 所有关于人类的生命与健康的行为等问题都会涉及, 有时还会涉及动物的生命及自然界的生态

> **知识点 25-6**
> 生命伦理学的一般原则。

问题。在临床医学研究实践中, 涉及的伦理问题会表现为多种多样、千差万别, 面对这些问题, 生命伦理学不可能给出一个统一的解决答案, 只能是给出一般性的指导原则。《世界生物伦理与人权宣言》是 2005 年联合国教育、科学及文化组织通过的, 其中的第 3 条~第 17 条是作为"生命伦理委员会所有成员都需要了解的一般原则"。

第二节　临床科研的有关伦理学问题

一、临床医学科研的基本伦理准则

> **知识点 25-7**
> 临床医学科研的基本伦理准则。

迄今, 尽管临床医学发展取得了巨大的成就, 但是关于人体、疾病及健康未知的问题太多, 所以开展临床医学研究是极其必要的。进行临床医学科研应遵循以下基本伦理准则。

1. 热爱临床医学研究　从事临床医学科研的人员, 都对临床医学的问题有着浓厚的兴趣, 发自内心的尊敬和喜欢医学事业, 怀有深刻的情感和毫不动摇的信念, 愿意将自己一生的全部精力奉献给临床医学科学事业。热爱临床医学科学事业是对从事临床医学科研人员最基本的职业伦理要求。因此, 对于刚入医学大门的医学生, 从学好医学基本知识开始, 需要在医学学习的全过程中培养独立思考的能力, 要充满好奇心、热爱医学、致力于为医学事业奋斗终生。

2. 实事求是　医学是研究关于人体疾病及健康的科学, 来不得虚假。实事求是是医学科研人员必须遵循的底线伦理是原则。尊重事实, 尊重客观, 对于从事临床医学科研的人员来说尤为重要。

实事求是的准则是从事临床科研的人员在临床医学科研的全过程中都应该遵守的。例如, 设计合理、有充分理由的研究假设, 收集真实的调查或研究数据, 客观观察、统计分析方法正确, 排除各种可能的偏倚、不能暗示、不能捏造、不能篡改和剽窃, 使研究结果实事求是, 经得起推敲和历史检验。

3. 奉献精神　医学是一个伟大的事业。各种环境暴露因素均可导致人体出现的病理生理的改变、疾病表现的多样性、药物研发的艰难、很多研究需要人体试验证据因伦理问题却不能直接在人体上直接研究等, 这些问题使得人们对于临床医学问题的认识和理解举步维艰, 这就需要医学科学研究、需要人们的科学奉献精神。献身临床医学科研事业需要从事临床研究的人们为了国家和人们的利益而乘风破浪、勇往直前、战胜一切艰难险阻; 不为外界的威胁利诱及褒贬毁誉所动摇, 无私无畏地

追求医学科学真理；不计较个人得失，义无反顾地坚持与捍卫医学科学真理；不斤斤计较一己之利，无私地用医学科研成果为人类的医学事业服务。

4. 团结协作　医学科研要求团结协作，这点已经成为现代化医学研究的突出特点和固有的性质。团队要求有团队意识和团队精神。团队协作意识的道德内涵是正确认识自己的科学劳动与他人科学劳动的关系。他人劳动过程包括两个内容，一个是时间维度的前人的科学劳动；另一个是空间维度的当代科学家同仁之间的劳动。医学科研当下的团队协作意识主要表现在后者，即同事同行的科研协作精神。这种精神具体表现在：①协作者之间相互尊重、地位相互平等；②协作者之间资源共享（如研究经费、仪器及设备）、相互支持（如文献）；③协作者之间遵守协议（如有合作协议书）、信守诺言；④研究成果分配公平合理，按照贡献大小实事求是。

5. 勇于创新　创新是临床科研的生命，也是临床科研突出的特点。创新意识及创新精神对于临床医学研究意义重大。

临床医学创新的伦理要求包括：①追求真理要与对人的关怀相一致，即医学科研精神与人文精神的统一；②崇尚实践同时要注重理性及理论，医学不能脱离医学理论而盲目活动；③科学的怀疑精神与坚持真理的统一；④敢于创新拔尖与坚持团结协作的统一。

二、涉及人的生物医学研究中的伦理问题

（一）人体试验

1. 人体试验的概念　人体试验是指以人作为研究对象所进行的医学科学研究。人体试验可分广义和狭义两种。广义的人体试验是指所有以人为对象的科学研究。狭义的人体试验是指以人作为受试对象，以发展医学和生命科学为目的，有精心的实验设计方案，有计划、有控制地进行研究的科学实践。

> **知识点 25-8**
> 1. 人体试验的概念。
> 2. 人体试验的价值。
> 3. 人体试验基本伦理准则。

2. 人体试验的价值　医学的进步、存在和发展需要人体试验，尤其是近代实验医学产生以后，科学的人体试验已经成为医学科学的核心内容和医学发展的关键。涉及人的生物医学研究相关技术应用需要一些在人体上对人的生理、病理现象及疾病诊断、治疗和预防方法进行研究的活动；也有的是医学研究形成的医疗卫生技术或者产品在人体上进行实验性应用的活动。

医学研究，从动物实验结果上升到临床应用，人体试验是唯一的中介，也是医学研究不可或缺的必要环节。以提高诊断、治疗和预防技术水平为目标，以达到了解疾病病因、疾病自然史与发病机制，维护与增进人类健康、促进医学发展等为目的的合乎规范的人体试验，从医学研究的道理上说，不仅是必要的，也是应该得到伦理的辩护和支持的。

（二）人体试验基本伦理准则

1. 人体试验必须具有正当的目的　人体试验首先必须确定合理的研究目的，只有符合医学目的的人体试验才是正当的。2000 年爱丁堡版的《赫尔辛基宣言》对人体试验的目的规定为"涉及人类受试者的医学研究的主要目的在于提高疾病的诊断、治疗和预防方法，进一步了解疾病病因及其发病机制。即便是已充分证明的预防、诊断和治疗措施也必须接受其效力、功效、可提供度及质量不断研究的挑战。"由国际医学科学组织理事会与 WHO 于 1992 年合作完成的《涉及人类受试者生物医学研究的国际伦理学准则》指出，无论是临床研究，还是非临床研究，只有符合下列目的的人体试验才是正当的：①对健康受试者或病人的生理、生化或病理过程的研究，以及对某物理、化学或心理干预措施反应的研究。②对较大人群的诊断、预防或治疗措施的对照性研究。研究设计的目的在于承认在每个人生物学差异的条件下，显示出对上述诊断、预防或治疗措施的某些普遍性反应。③确定某些预防或治疗措施对个体或社区人群所产生的影响的研究。④在多种环境条件下，与人类健康有关的行为方面的研究。

某些特殊的人体试验，如获得外来资助的人体试验研究，其正当目的除必须符合上述要求外，还要求必须同东道国的健康需要及与医疗卫生服务重点相吻合，尤其是提供资助者的商业目的不能损害东道国及受试者的正当权益。

人体试验的目的必须公开，使其具有相当的透明度。《纽伦堡法典》明确规定，实验者必须向受试者告知实验目的。《涉及人类受试者生物医学研究的国际伦理学准则》明确规定，实验者必

须向伦理委员会报告的第一类信息是在当前知识允许的情况下清楚地说明研究的目的及进行研究的理由。

2. 人体试验必须合理保护受试者利益 保护受试者的利益是指在人体试验中要保障受试者的身心安全。这一准则是人体试验的核心性伦理准则，其具体要求包括：第一，必须以动物实验结果为基础，在获得了充分的科学根据并且确认对动物无明显毒害作用以后，才可以在人体上开展试验；第二，人体试验的全过程中要有充分的安全保护措施，一旦试验中出现严重危害受试者利益的情况，无论试验多么重要，都要立即停止，并采取有效措施使受试者身心受到的不良影响降低到最低限度；第三，人体试验必须有医学研究的专家或临床经验丰富的专家共同参与或在其指导下进行，并且运用安全性最优的途径和方法。

3. 人体试验必须经过受试者知情同意 受试者享有知情同意权。知情同意是进行人体试验的前提。凡是采取强迫、欺骗、经济诱惑等手段使受试者接受的人体试验的行为都是违背道德或法律的。这一准则的具体要求包括：首先，必须保证受试者充分知晓真实的信息，必须将实验的目的、研究目标、研究方法、方案、预期的好处、潜在的危险等信息如实告知受试者或其代理人，让其理解，并回答对方的质疑。其次，在知情的基础上，受试者表示自愿同意参加并履行书面的承诺手续后，才能在其身体上进行人体试验。如果受试者缺乏或丧失知情同意能力，则由其家属、代理人或监护人代替行使知情同意权。最后，正在参与人体试验的受试者，尽管已经知情同意，但他仍享有不需要陈述任何理由而随时退出人体试验的权利；若退出的受试者是病人，则其不能因为退出人体试验而影响正常的治疗和护理。

4. 人体试验必须恪守严谨的学风 严谨是科研道德的基本准则，人体试验则必须强调严谨的科学学风。这一具体要求在人体试验中包括：首先，人体试验的全过程都必须严格遵循医学科学原理，采用双盲随机对照试验，结论必须经过严密的思考和推理，以确保试验结果的科学性及外推性，经得起重复验证。其次，在人体试验结束后，必须实事求是地报告结果，科研成果的发表和宣传必须严肃、负责。整个过程反对急功近利、学风浮躁、篡改数据等科研不端行为。

（三）涉及人体之外的其他生物医学研究

涉及人的生物医学研究，人体试验只是其中的一部分，可能还涉及人体标本，如血样、尿样等，这些研究均按照国家卫生和计划生育委员会于2016年10月12日发布《涉及人的生物医学研究伦理审查办法》进行伦理审查。

三、动物实验伦理原则

临床研究，因涉及人体的伦理问题，有些研究不可能直接得出人体上的证据，只好寻求以动物研究的证据作为佐证，因此，以动物为研究对象，进行动物实验也是很重要的研究。在国际伦理规范中，动物实验一般需要遵循以下三个伦理原则。

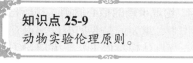

知识点 25-9
动物实验伦理原则。

1. 3R 原则 1959年，William Russell 和 Rex Burch 在研究有关动物实验人道主义技术的基础上出版了《人道试验技术原则》（*The Principles of Humane Experimental Technique*）一书，第一次全面系统地提出了"3R"原则，即减少、替代和优化。减少（reduction）指减少使用实验动物的数量；替代（replacement）指采用其他手段替代实验动物；优化（refinement）是指动物实验技术路线和手段的精细设计与选择，使动物实验得到良好的结果并减少实验动物痛苦。

2. 善待原则 无论在实验动物的运输、饲养和管理过程中，还是在使用实验动物的过程中，都应该采取各种人道主义的措施以避免、减少或减轻对实验动物造成恐惧、疼痛和痛苦，即维护实验动物的福利。实验动物福利（laboratory animal welfare）的内涵可用"3H"加以简单概括，"3H"是指健康（healthy）、快乐（happy）、有益（helpful）。动物福利通常被定义为一种康乐状态，在此状态下，动物的基本需要得到满足，而痛苦被降至最低。

3. 伦理审查原则 随着科学的进步，国际上越来越重视实验动物福利和动物实验伦理，许多国家要求涉及实验动物的科研项目整个过程必须进行伦理审查实验动物福利与动物实验。国外的论文，必须注明动物实验设计得到了动物实验委员会的许可方可发表；而国内一些研究也开始了这方面的尝试。

第三节　临床研究的伦理审查及伦理管理

尽管国际及国内制订了许多保护受试者的规范和原则，但在涉及以人为受试者的生物医学研究中，不道德的事件及利益凌驾于受试者利益的事件时有发生。为了确保以人为受试者的权利和福利，确保《赫尔辛基宣言》的规定在所有涉及以人为受试者的生物医学研究中得到贯彻实施，建立科研伦理审查委员会是完全必要的。

一、科研伦理审查委员会概述

> **知识点 25-10**
> 1. 科研伦理审查委员会的定义。
> 2. 科研伦理审查委员会的性质。
> 3. 科研伦理审查委员会的目的。
> 4. 伦理审查的核心原则。
> 5. 伦理审查的具体内容。

1. 科研伦理审查委员会定义　科研伦理审查委员会又称机构审查委员会（Institutional Review Board，IRB），一般定义为是建立在医学院校、学术期刊和医学科研机构中，由多学科人员组成、对医学科研选题、开展、结题、成果发表等是否符合人类伦理和法律规定进行审查的组织。科研伦理审查委员会除了对科研立项进行审查外，还有责任对研究程序、结果和论文内容进行复查。要注意区分医院伦理委员会和科研伦理审查委员会，二者目的是不同的，医院伦理委员会具有其功能及业务范围，主要是涉及教育培训、准则制订、政策贯彻、咨询服务、监督指导等生命伦理学问题，而科研伦理审查委员会则主要是在批准或否决研究项目之前，对它的科学性和伦理性设计进行审查。

2. 科研伦理审查委员会的性质　科研伦理审查委员会的审查完全是不受任何人或机构的不正当压力和影响且独立自主的，其按照既定的准则、原则和程序办事。如有发现主要研究者（principal investigator，PI）及其同事有违反伦理的行动，科研伦理审查委员会应及时加以制止和惩处。对研究的过程要监督，遇到有药品不良事件或药品不良反应时应随时向科研伦理审查委员会报告。研究计划如有变动，也应及时报批。科研伦理审查委员会还应审查研究者，尤其是主要研究者有无利益冲突。科研伦理审查委员会遵循的原则是国际一般准则与本国的法律规定，不受政治、机构、专业及市场的影响，而对受试者、研究者、社群的全部利益负责。

3. 科研伦理审查委员会的目的　2000 年 WHO 发布的《审查生物医学研究的伦理委员会工作指南》中指出，审查生物医学研究的科研伦理审查委员会的目的是为维护实际的或可能的研究参与者的尊严、权利、安全及安康做出贡献。涉及人类参与者的研究的基本原则是"尊重人的尊严"。研究的目的虽然重要，但绝不允许超越研究参与者的健康、福利与对他们的医疗关护。科研伦理委员会还应考虑到公正的原则。

4. 伦理审查的核心原则　科研伦理审查委员会通过对研究项目的伦理审查而实现其职责，在实际运作中，重要的是要把握伦理审查中的核心原则，才能使审查工作真正达到伦理学上的高标准，其核心原则体现在以下几个方面：①本研究项目是否是解决与人类或本国、本地区有关的某个卫生保健问题。②研究者是否真正把受试者的利益与安康放在第一位。③研究者是否严格遵循了公正原则。④研究者是否对受试者表现出充分的尊重，知情同意和保护隐私是否得到保证。⑤研究者是否对利益/风险进行了认真分析，是否将利益增至最大而将风险降至最低。⑥本研究项目在科学上是否可靠。⑦本研究项目是否涉及利益冲突问题。⑧本研究是否符合现行的法律和法规。

二、伦 理 审 查

按照国家卫生和计划生育委员会于 2016 年 10 月 12 日发布《涉及人的生物医学研究伦理审查办法》，涉及人的生物医学研究项目的负责人作为伦理审查申请人，在申请伦理审查时应当向负责项目研究的医疗卫生机构的伦理委员会提交下列材料：①伦理审查申请表；②研究项目负责人信息、研究项目所涉及的相关机构的合法资质证明以及研究项目经费来源说明；③研究项目方案、相关资料，包括文献综述、临床前研究和动物实验数据等资料；④受试者知情同意书；⑤伦理委员会认为需要提交的其他相关材料。

伦理委员会收到申请材料后，应当及时组织伦理审查，并重点审查以下内容：

（1）研究者的资格、经验、技术能力等是否符合试验要求。

（2）研究方案是否科学，并符合伦理原则的要求。中医药项目研究方案的审查，还应当考虑其传统实践经验。

（3）受试者可能遭受的风险程度与研究预期的受益相比是否在合理范围之内。

（4）知情同意书提供的有关信息是否完整易懂，获得知情同意的过程是否合规恰当。

（5）是否有对受试者个人信息及相关资料的保密措施。

（6）受试者的纳入和排除标准是否恰当、公平。

（7）是否向受试者明确告知其应当享有的权益，包括在研究过程中可以随时无理由退出且不受歧视的权利等。

（8）受试者参加研究的合理支出是否得到了合理补偿；受试者参加研究受到损害时，给予的治疗和赔偿是否合理、合法。

（9）是否有具备资格或者经培训后的研究者负责获取知情同意，并随时接受有关安全问题的咨询。

（10）对受试者在研究中可能承受的风险是否有预防和应对措施。

（11）研究是否涉及利益冲突。

（12）研究是否存在社会舆论风险。

（13）需要审查的其他重点内容。

三、知情同意的审查

受试者知情同意是伦理审查的重要内容。知情同意包括"知情"和"同意"两部分。"知情"是指受试者在参加临床研究前，研究者应该通过口头告知和书面告知方式使受试者了解临床研究项目的来源、目的及意义，受试者参加临床研究可能的获益和风险，以及发生药品不良反应/不良事件时的处理方法和可能的后果。"同意"是受试者在充分知情和认真考虑的前提下，自愿同意参加临床研究，并在知情同意书上签字的过程。对于未成年人、没有独立意识和认知的受试者（如昏迷病人、精神疾病病人等），则可以由法定监护人代理同意并签字。对于知情同意书的审查，使用的工作表为知情同意书审查工作表，根据研究设计方案不同，分为知情同意书审查工作表（实验性研究）、知情同意书审查工作表（回顾性观察性研究、利用人的生物标本的研究）、知情同意书审查工作表（前瞻性观察性研究、利用人的生物标本的研究）、知情同意书审查工作表（免除知情同意）等。前瞻性观察性研究是利用人的生物标本的研究，在临床中更为有用和常见。

> **知识点 25-11**
> 知情同意的概念。

四、临床研究伦理管理

临床科学研究伦理管理包括三部分：入口管理、过程管理和出口管理。

> **知识点 25-12**
> 1. 临床科学研究伦理管理。
> 2. 签字的豁免。

1. 入口管理　有两次入口管理，即要对临床研究基金申报前的伦理审查和临床研究课题实施前的伦理审查。研究者撰写完基金申请标书后，申报前将该标书送所在单位机构伦理委员会审查，获得批件（机构伦理委员会审查批准书，简称伦理批件），同意标书申报，伦理批件作为附件与标书一并上报基金会。伦理批件是标书形式审查的组成部分，如果机构伦理委员会不提供伦理批件或提供的伦理批件不符合要求，那么该课题申报将因未通过形式审查而自动终止。

目前发达国家的临床研究基金申请立项过程都严格按照这一标准执行，国内临床研究基金管理也在仿照这一做法，而且正在逐步完善。研究者获得基金资助后，应设计实施方案（包括知情同意书），并将实施方案上报所在单位机构伦理委员会进行第二次的入口审查，获得批件同意临床研究方案实施后才能进入方案执行阶段，才能开展病例入选研究。

2. 过程管理　研究方案在执行过程中，机构伦理委员会将对实施方案是否按计划执行进行定期和不定期检查，发现问题及时通报并纠正。如果研究者在实施方案执行过程中发现问题，需要调整方案或修改知情同意书，那么他需要将调整方案和修改后的知情同意书上报机构伦理委员会，只有获得批准后才能按新的方案和知情同意书执行。

3. 出口管理　国际通常的伦理管理在论文投稿过程中就有规范的流程。网络投稿页面有机构伦理委员会批件和知情同意书样板电子文档的上传入口，它们作为必选项要求投稿人提供，若不能提供上述文献论文则无法完成投稿流程。国内有些杂志社已开始要求研究工作符合伦理，要求申请人及其所在单位提供与发表临床研究论文相关的伦理管理证明材料。

五、知情同意及其签字的豁免

临床研究是以人为研究对象，必然涉及伦理及其伦理管理问题，所有临床研究必须符合伦理管理规范的要求。但在实际工作中某些特殊情况导致知情同意及其签字无法实施，处理这类问题有专门的办法和管理规范。

某些研究仅使用废弃的人体生物样本，生物样本的获取源于临床常规工作，在获取生物样本时符合临床伦理管理规范要求，但不知道病人是否符合本次临床科学研究的入选要求，因而无法做科研知情同意并获得相应的签字，在这种情况下可以申请豁免知情同意及签字。例如，利用临床常规检查后剩余的血清做试剂盒验证，类似的情况还有回顾总结病例资料的回顾性研究，利用石蜡包埋的组织进行的回顾性临床研究等。研究者应在提交实施方案的同时提交豁免知情同意签字的申请，机构伦理委员会评审通过后将出具批件，允许研究者组织方案执行。

在这类论文投稿时，研究者可以提交机构伦理委员会批件，并同时提交豁免知情同意签字的申请材料代替知情同意书。

某些临床研究不需要获取受试者个人信息，如果获取个人信息和知情同意签字将影响临床研究的内在质量和执行，可考虑在知情同意的同时豁免知情同意签字。例如，真实世界临床研究、敏感问题调查等，研究者可以做受试者知情同意的工作，但不能让受试者签字，这时可以申请豁免签字。在执行过程中研究者可以参照上面的做法，向机构伦理委员会提交豁免知情同意签字的情况说明和申请材料。

我国对临床研究进行伦理管理正在不断发展和完善，研究者应主动意识并重视临床研究中的伦理问题，并按规范的管理做好临床研究的全部过程，坚信我们国家临床研究的伦理会越做越好。

（汤　颖　何超明）

第二十六章　临床研究计划书的撰写

研究计划书（protocol）是反映作者预期目标的一个文件，主要详细阐述选题的背景与基本原理、研究目的和研究方法。撰写研究计划书的过程可以帮助研究人员在研究计划阶段发现并解决潜在问题，从而避免不必要的研究错误，对没有经验的研究人员具有重要的指导意义。同时，研究计划书还是研究结束后资料统计分析的重要依据。为了尽量确保研究的可行性与研究结果的真实性，无论动物实验还是临床研究，在实施前均需要制订具体可行的研究计划书。本章主要介绍临床研究计划书的撰写与报告规范。

第一节　概　述

临床研究（clinical research）是以疾病的诊断、治疗、预后、病因和预防为主要研究内容，以病人为主要研究对象，以医疗服务机构为主要研究基地，由多学科人员共同参与组织实施的科学研究活动。根据研究方法不同，可将临床研究分为原始研究（primary research）和二次研究（secondary research），包括观察性研究、实验性研究、系统评价/Meta分析等。无论开展何种研究，对于研究人员而言，临床研究计划书是必备的研究前期工作。

> **知识点 26-1**
> 1. 临床研究及其分类。
> 2. 临床研究计划书的概念和作用。
> 3. 临床研究计划书制订的原则。
> 4. 临床研究计划书注册的意义。

一、概念和作用

临床研究计划书是一项临床研究工作的中心文件和指导临床研究实施的指令性文件，是在临床研究选题与立项后，研究人员将研究目标、研究意义、研究内容、研究方法、研究计划等内容具体化，而制订的详细的书面研究方案。2013 年发布的临床试验方案规范指南（standard protocol items：recommendations for interventional trials，SPIRIT）将临床研究计划书定义为：可以被充分理解的涉及研究背景、研究目的、研究人群、干预措施、研究方法、统计方法、伦理道德、出版计划和试验实施等内容的系统文件；还应包括相关部门对试验方法和实施关键环节的科学评估审核；也应包括伦理委员会对试验方案的审查。从应用范畴上看，临床研究生的开题报告、临床研究人员的科研项目申请书等也属于临床研究计划书。

临床研究计划书是临床研究工作实施、汇报和评估的基础，其规范化将会使研究的质量更高，也可为研究人员、病人、申办人员、赞助人员、伦理审查委员会、同行评议专家、期刊社、试验注册、决策者、监管者和其他各种利益相关人员带来便利。一些国际较高水平的研究期刊就严格要求临床研究报告在发表前应该提供研究注册和研究方案信息，而一些临床研究注册平台，如中国临床试验注册中心（Chinese Clinical Trial Registry，ChiCTR）、Cochrane 协作网临床试验注册中心（Cochrane Central Register of Controlled Trials，CENTRAL）等，则要求在注册时或注册后必须提交完善的研究方案，否则，研究报告将无法发表。

二、制 订 原 则

在正式撰写研究计划书之前，研究人员应该对其有所规划。这包括：确定研究计划书的指导思想和纲领；明确研究思路和框架；确定研究基本内容；准备相应的研究条件等。在我国国家药品监督管理局会同国家卫生健康委员会组织修订的《药物临床试验质量管理规范》（GCP）、由原国家食品药品监督管理总局（现国家药品监督管理局）联合原国家卫生和计划生育委员会（现国家卫生健康委员会）颁布的《医疗器械临床试验质量管理规范》中，均已对研究计划书的内容做了明确的规定。

临床研究计划书的制订应遵循以下基本原则。

（一）科学提出和构建临床研究问题

在临床工作实践或临床研究工作中遇到的问题往往较为宽泛难以回答，只有将其转化成具体的可回答的研究问题后才能更好地提出研究假设和明确研究目的。循证医学常常利用"PICOS"要素来构建研究问题[P 代表研究对象（patient/population），I 代表干预措施（intervention measures），C 代表对照措施（control measures），O 代表研究所关注的结局（outcome），S 代表研究所要采用的研究设计（study design）]，从而帮助研究人员厘清研究思路。

（二）明确研究目标

研究目标的确定是建立在科学研究问题和研究假设之上的，决定了整个研究的走向和意义。一项研究中常常会设置多个研究目标，对于研究人员而言，需要厘清这些目标的主次关系、逻辑关系等，以利于更好地回答研究问题。

（三）注重代表性、真实性、可比性和显著性

代表性（representativeness）一般指纳入研究的样本能否代表总体。它影响着研究的设计、实施、数据分析、结果解读等环节，不同研究设计对样本选择及样本量估算具有不同要求。研究人员应尽量通过合理选择与质量控制以确保研究对象的代表性。真实性（validity）主要反映研究资料与研究对象真实情况间的符合程度，是各种研究设计均应具备的基本原则。可比性（comparability）是指临床研究设计中治疗组（或试验组）与对照组之间，除观察因素外，其他可能影响研究结果的因素基本齐平，帮助排除干扰因素的影响，更好地观察研究结果的内部真实性，是临床试验的重要设计原则。在多数临床研究中，其研究对象往往来自总体的样本，因此在推断研究结果（使用样本的数据去推断总体数据的描述是否正确）时应注意显著性检验（significance test）的使用。

（四）保证研究计划的可行性

研究计划的可行性（feasibility）涉及方法技术、人员设备、研究条件、经费、时间等方面。研究人员在制订研究计划时：①应充分考虑能否在现有的人力、财力、物力及技术条件下，在规定时间内完成既定的研究内容并实现预期研究目标；②应考虑并给出解决障碍问题的方法及方案，避免"假、大、空"的研究设计；③可以通过开展预试验和进行开题论证来检验研究的可行性。

（五）研究计划的稳定性与灵活性

稳定性是指研究计划书一经论证确定就不宜擅自更改，特别是研究目的、研究设计等研究核心和主体部分，以防止研究结果出现"选择性报告"偏差。但在研究实施过程中，一些状况或问题又是在计划阶段难以被充分预料的，特别是一些具体方法，这就需要根据实际情况修订研究计划，但应保证研究目的不变，并注明原因及缘由，这体现了研究计划的灵活性原则。

注意：研究计划书的制订应建立在系统、全面地文献回顾之上，充分了解与题目相关的文献信息，避免以偏概全，提出不恰当的研究假设。

三、注 册 与 发 表

（一）注册

临床研究注册的意义在于提高研究的透明度，有助于在结果发表后核对研究方法学的准确性和

完整性，从而减少选择性报告偏倚和发表偏倚，提高临床研究的真实性。目前，随机对照研究要求必须在研究开始前注册，观察性研究虽还未统一要求，但有需要注册的趋势。WHO 将临床试验的注册视为一种科学的、伦理的及负有道德责任的行为。国际医学期刊编辑委员会（International Committee of Medical Journal Editors，ICMJE）要求所有的临床试验必须要进行注册，否则其研究结果将不能发表。

临床试验注册平台均提供免费注册。美国、英国、澳大利亚、日本等国家均设有国际认可的注册平台。目前，WHO 国际临床试验注册平台一级注册机构有 11 个。我国研究人员比较常用的有美国临床试验注册中心和中国临床试验注册中心。中国临床试验注册中心允许以中文注册，注册时要求提交完整的研究计划书。

系统评价/Meta 分析研究方案常用的注册平台有 Cochrane 协作网、Campbell 协作网和系统评价的国际化前瞻性注册数据库（PROSPERO 平台）等。

■（二）发表

完成注册的临床研究计划书可以考虑到相关期刊进行发表。相对于全文发表，目前可以发表研究计划书的期刊数量并不多。

2019 年 8 月，以 "protocol""clinical trial" 题目检索 web of science 数据库，获得文献记录 1449 条，其刊载于 96 种期刊，载文较多的期刊有 *MEDICINE RESEARCH EXPERIMENTAL*（304 篇，21.0%）、*MEDICINE GENERAL INTERNAL*（240 篇，16.56%）、*ONCOLOGY*（122 篇，8.42%）、*HEALTH CARE SCIENCES SERVICES*（78 篇，5.38%）、*PHARMACOLOGY PHARMACY*（76 篇，5.25%）等；以 "protocol""systematic review""meta" 题目检索 web of science 数据库，获得文献记录 2402 条，刊载于 369 种期刊，其中载文较多的期刊有 *BMJ OPEN*（729 篇，30.35%）、*SYSTEMATIC REVIEWS*（660 篇，27.48%）、*MEDICINE*（333 篇，13.86%）、*JMIR RESEARCH PROTOCOLS*（43 篇，1.79%）、*ENVIRONMENTAL EVIDENCE*（32 篇，1.33%）等。据悉，这些期刊倾向于发表具有创新点的 protocol，以利于提早填补研究空白。

第二节　临床研究计划书的撰写

通常情况下，一部完整的临床研究计划书会涉及题目、摘要、立题依据、研究目标、研究内容、研究方案与方法、可行性分析、特色创新、时间计划、预期成果及考核指标、研究基础和工作条件、经费预算、知情同意与知情同意书、伦理批准、资金支持与利益冲突声明等内容。

> **知识点 26-2**
> 临床研究计划书的撰写内容。

一、题　　目

题目是一部研究计划书的点睛之笔，要求精练简洁且涵盖研究对象、干预措施、研究设计类型等重要信息。

无论何种研究，都可以利用前文所述的 "PICOS" 要素提炼重要研究信息，进而形成题目。例如，"早期固定与保守治疗单纯性多发肋骨骨折：多中心随机对照试验方案" 这个题目，即是由 P（单纯性多发肋骨骨折）、I（早期固定）、C（保守治疗）、S（多中心随机对照试验）等要素凝练而成。需要注意的是：

（1）一个临床研究计划书题目并不一定必须包括 "PICOS" 五个要素，一般情况下呈现 "PIS" 即可。

（2）文体应该在题目中注明，明确这是一份研究计划书，如提示出 "研究方案""研究计划" 或 "protocol"。

（3）尽量采用陈述句，虽然疑问句更能引起人的注意，但也有可能给评审专家造成困惑或不好的印象。

（4）对于一份临床研究计划书而言，研究题目切忌 "小题大做" 或 "大题小做"，需要在简单明了的基础上突出研究的创新点，可读性好。

二、摘　　要

摘要可谓是研究计划书的灵魂部分，其呈现的内容会给评审专家及读者带来对整个研究的第一印象和判断。根据书写体例不同，摘要一般分为两种：结构式摘要和一段式摘要。结构式摘要需要注明研究背景、基本假设、研究目标、研究内容、研究方法、预期结果及研究意义等内容；一段式摘要同样应包含这些内容，但不要求划分清晰的结构，相对较为灵活。

摘要的篇幅有限，一般要求200～500字，这就需要其能言简意赅地呈现最重要的信息，主要撰写思路和内容有以下几点。

（一）介绍研究背景和进展

研究背景和进展可以用1～2句话概括。例如，随着肋骨骨折的发病率和病死率增加和长期随访时病人的生活质量差，多发肋骨骨折对健康构成了严重危害。

（二）提出亟待解决的研究问题

亟待解决的问题通过文献回顾该领域的研究现况与不足而提出，一般也是1～2句话。例如，由于没有关于单纯性多发肋骨骨折治疗效果的高质量证据，其最佳治疗方式仍然未知。

（三）说明前期工作基础

前期工作基础可以是早期项目的成果，也可以是预实验的结果。例如，在预试验中，对160例单纯性多发肋骨骨折病人进行早期固定治疗证实了干预组治疗的可行性。

（四）提出科学假说或研究目标

研究假说应与研究目标呼应，一般1句话即可。例如，本研究旨在探讨手术固定与非手术治疗单纯性多发肋骨骨折的疗效。

（五）说明研究方案

也就是为了实现研究目标所要开展的后续研究的研究方案，即简述研究内容、研究方法、研究步骤等信息。例如，本研究为多中心随机对照试验。干预组病人将采用开放复位内固定治疗，对照组病人给予非手术治疗，包括疼痛管理、支气管扩张剂吸入器、氧气支持或机械通气（如果需要）和肺部物理治疗。主要结局指标是创伤后30天内肺炎发病情况，次要结局指标是机械通气的持续时间、胸痛和镇痛药的使用情况，肺功能恢复情况，重症监护病房住院时间等。随访是指住院期间的每日标准化随访和出院后的第14天及第1、3、6、12个月的随访。

（六）指出研究意义

说明此项研究将如何弥补目前该研究领域不足，呼应研究目标。例如，这项研究将是第一项比较手术固定与非手术治疗对单纯性多发肋骨骨折治疗效果及经济结局的临床试验。

三、立 题 依 据

立题依据是研究计划书的第一部分，具有承上启下的作用。该部分应该包括要解决的临床问题、科学假说、基本原理、前期工作基础、后续研究计划等内容。要具体描述研究的干预措施和预期结局，说明研究问题的重要性或存在的争议，总结现有的研究概况，并陈述研究的基本原理，围绕干预措施的本质、发展历史、应用及先前的研究发现等方面展开。

（一）研究问题

研究问题（study problem）关注干预措施旨在改善的问题、条件或争议，以及此条件下的目标人群、环境、形势等。

（二）干预措施

描述干预措施（intervention measures）的组成和变量，提供尽可能多的相关信息。例如，干预方法、实施人员、干预对象、干预时间等，帮助读者更好地理解研究内容。

（三）基本原理

基本原理（rationale）是对干预措施的理论基础和其产生预期效果机制的简要描述，即提出干预措施与其可能的干预效果的因果假说。基本原理应界定有利干预及其组成，具体的结局指标及中间结局或干预途径。若只对干预措施的部分功效或部分组成进行研究，还应说明是否已有关于其他功效或组成的研究，以丰富此项研究的理论基础。

（四）研究现状

研究现状（current research status）主要描述已有的、与本课题相关的临床研究的结果，既要强调之前研究成果的可学之处，又要指出与本研究的矛盾之处、方法学上的优势与不足、证据的差异、研究结果的分歧等。

（五）研究意义与价值

由前述背景部分自然引出，研究意义与价值（significance and value）主要说明该研究的必要性和创新之处。特别需要指出的是研究结果的潜在实用价值，即它将如何被用于实践或决策。

四、研究目标

研究目标表达的是通过研究需要解决的科学问题、学术问题或技术问题等，也就是告诉读者或评审者为什么要做这项研究，完成这项研究将解决什么问题，取得什么成果。因此，研究目标需要建立在立题依据的基础之上，与研究背景紧密相接，描述应该简明扼要、层次清晰、富有逻辑性。

研究目标必须明确，撰写时要特别注意突出关键问题，体现研究难度，可以与研究内容对应起来进行描述，以避免目标内容不明确、与选题脱节、脱离实际等问题。不宜将研究目标设置得过大或过多，常用的语言有"证实/验证/明确……""探讨/揭示/分析……""为……提供……"等。

五、研究内容

研究内容在临床研究计划书或开题报告中经常被述及，是指为证明研究假说所要进行的不同层次或不同角度的研究。一般与研究目标具有对应关系，相辅相成，是为了实现研究目标所开展的研究。例如，采用……方法，给予……干预，观察……变化，检测……指标，探讨……作用，证明……机制。同时，研究内容可以按照研究层次撰写。例如，二次研究（用于发现问题）→临床干预试验（用于验证效果），可以添加小标题。

在撰写研究内容时，应注意凝练逻辑层次，语言简洁，将研究方法与预期成果对应起来进行概括，但不能将其混淆为研究方法、技术路线或研究目标，不宜长篇大论。

六、研究方案与方法

研究方法是研究计划书的核心部分，主要介绍如何完成这项研究，提供足够的细节让读者和评审者来评估研究方案的科学性和可行性。在临床研究计划书的研究方案与方法中需要阐述的主要内容有以下几项。

（一）研究设计

研究设计是临床研究计划书首先需要阐明的部分。如前文所述，临床研究的设计类型众多，如随机对照试验、非随机对照试验、病例对照研究、队列研究、病例报告等，其研究方法各具特点。首先介绍清楚此项研究所采用的研究设计类型和定位，有利于读者和评审人员快速理解研究方法和技术路线，并根据实际情况评估此项研究的意义和价值。例如，"一项多中心、双盲、有效药物对照、随机平行非劣效性Ⅲ期临床试验"，即体现了对这项研究的定位（试验类型、试验构架等信息）。

（二）研究现场

研究现场指描述开展临床研究的地点和背景，如国家、地区（城市、农村等）及场所（社区诊所、综合医院等），能够更好地帮助判读研究结果，理解其适用范围，为应用研究结果提供参考。

（三）研究对象

在此部分需要阐述样本来源、样本的入选标准、募集与分组方法、样本量估算等信息。

1. 样本来源 明确样本的募集时间、来源单位（如门诊病人、住院病人等）及范围，并阐明是否自愿参加及签署知情同意书等情况。例如，研究对象招募于×年×月至×年×月，为×××医院×××科就诊的符合病例诊断标准与纳入标准、自愿参加本次研究的×××疾病病人，附病人知情同意书。

2. 样本的入选标准 需要阐述疾病的诊断标准、样本的纳入标准与排除标准、病例剔除/脱落标准等：①诊断标准首先考虑采用金标准、相关指南提供的标准或临床公认的标准，若无法依据这些标准或需要对这些标准进行修改时，则需要提供修改依据和说明。在中西医结合研究领域，应该结合研究背景同时提供西医诊断标准和中医诊断标准。②纳入标准在于界定受试对象的范围，包括人口学特征、健康状况、并发症及严重程度、既往史、诊断过程及其他相关情况等。③排除标准的设置在于剔除纳入标准中的混杂因素，是纳入标准的补充和完善，确保入选样本的可比性。④剔除/脱落标准符合临床研究的特点，属于受试对象经过筛选入组但没有完成试验的过程，如失访、自愿退出等，对解释研究结果十分重要。对于剔除/脱落的受试对象，都应尽量收集保留其联络方式。

3. 募集与分组方法 募集方法主要介绍受试对象的募集地点、招募人、招募时间、期望招募的速度、招募期限、招募方法和监管计划等，有利于评估达到目标样本量的可行性及研究结果在临床实践中的应用范围。分组方法则需要根据研究设计类型确定，若为随机对照试验，则需要注意随机化分组、分配隐藏等内容的描述，若为观察性研究，则需要根据暴露因素描述分组信息。

4. 样本量估算 一般基于某个主要结局指标，有助于确定研究是否可以充分检测到有意义的结果。估算样本量时需要考虑的要素有：①资料性质；②效应量指标（如事件发生率、均数、标准差）；③研究设计与统计方法；④显著性水平；⑤统计学效能；⑥容许的误差；⑦总体误差；⑧单侧检验与双侧检验。

（四）干预方案

主要见于干预性试验研究。如果为药物干预措施，在研究计划书内应该描述药物、生物制剂或安慰剂等干预措施及对照措施的通用名、制造商、成分构成、给药途径、使用剂量、疗程等内容。如果为非药物干预措施，如针灸、按摩、信息干预等，则需要根据实施情况描述干预过程、实施环境及操作者资质等内容，以遵循透明性和可重复性原则。同时，为了更好地分析研究结果，还应描述在干预过程中所使用的其他治疗或辅助措施。

（五）数据采集的方法和内容

描述为实现研究目标需要收集的数据和数据采集方法，即数据采集的过程，包括基线资料、结局指标、测量方法、调查方法、数据记录与保存方法等。结局指标及测量指标应该选择具有稳定性和可测量性的，测量及调查、监测方法等应该是经过验证和认可的，可以参考临床指南或相关文献来选取，并说明其来源及选择依据。

（六）统计分析

统计分析是在综合考虑研究目的、研究方法和数据性质的基础上，说明此项研究的统计分析计划和具体统计方法，包括主要和次要结局指标的分析方法（如疗效指标、显著性水平及其置信区间）、附加分析的统计方法（如亚组分析和校正分析）、违背试验方案者（退出、失访或未完成完整的试验方案）的相关分析（如意向性分析），缺失数据的处理方法（如多重填补）等。在此部分还应注明资料分析所使用的软件名称和版本号。

（七）质量控制

质量控制是针对可能影响研究质量的环节采取措施加以预防的过程。需描述质量控制的方法和措施，包括计划中未尽事宜的解决方法；数据监管人员的组成、职责及工作流程，是否独立于申办者，有无利益冲突等；中期分析和终止方案；等等。

（八）技术路线

技术路线体现的是研究的流程和思路，即通过简洁的图形、表格及文字等形式对研究的技术步骤和相关技术环节进行描述，以明确整个研究的基本技术构架。技术路线多以流程图的形式呈现，更为形象直观，便于评阅。在绘制流程图时需要注意，要厘清各部分研究内容的逻辑关系，提炼其中的层次水平、关键方法和技术，并以此为基础构建图形。

七、可行性分析

可行性分析是指分析选题实施的可行性，说明能够保证研究顺利进行的环境和条件，可以从理论可行、技术可行、人员可行、研究单位的研究实力和条件可行等方面进行综合论述。研究人员可以根据拟开展的研究情况，结合自身优势，对此部分进行个性化阐述，但需要注意三个要点，即理论可行、技术可行、研究条件可行。研究人员可以从研究基础扎实、研究目标切实、临床标本充足、技术平台与硬件设施完善、团队成员合理、研究经费充足、国际合作交流等角度逐层展开描述。

八、特色与创新

特色与创新反映研究中与众不同的学术思想或思路，主要概括和提炼理论依据、研究内容及研究方法等方面的创新点，并集中报告出来，包括学术思想创新、技术方法创新和研究模式创新等。撰写研究的特色与创新之处时，应注意以下几点。

（一）立足于充分的理论依据

创新点应建立在充分的文献调研基础之上，提出有据，真实可靠，避免提炼不够、问题陈旧、混淆研究内容和预期成果等问题。

（二）正确理解创新含义，创新点突出

创新分为原始创新和跟踪创新，前者在于修改传统理论，创造新技术、新方法等；后者在于补充完善现有理论，修改现有技术方法。一般创新点不宜设置过多，以免影响整个研究的真实性，常用的句式有"首次揭示了……""确定了……作用""首次通过……证明……""国内外未见报道"等，慎用"填补……空白""首创……理论"等过于绝对的用语。

（三）学科交叉需要阐明交叉点

学科交叉必须对相应的学科都有促进作用，不能泛泛而谈，凭空提出创新点。

九、时间计划、预期成果及考核指标

（一）时间计划

时间计划是研究计划的阶段性任务安排，需要概括性说明一定时期内（一般为半年或一年）所要完成的具体研究内容。时间计划要有连续性、合理性和可行性，可以根据研究内容设置，以表格或文字形式呈现。

（二）预期成果

预期成果是研究完成后会获得的科学发现及其表现形式，是研究目标的结论性体现。预期成果要与研究目标对应起来撰写，一般情况下，理论成果包括学术论文、科研奖励、专利、专著、人才培养等；应用成果包括经济、社会效益等。预期成果不宜过大过多，既要切实可实现，又要留有余地。

（三）考核指标

考核指标是针对预期成果而制订的具体、量化的指标，如具体发表研究论文的级别及数量、获得科研奖励的级别及数量、人才培养的类型及数量等。

十、研究基础和工作条件

此部分可以理解为可行性分析中有关技术、设备和人员的具体说明和支撑材料。

（一）研究基础

研究基础主要说明课题相关的研究工作积累和已取得的研究工作成绩，包括预试验结果、前期研究结果展示等，可以从软件环境（研究人员及其团队所从事的相关研究方向、与国内外同行的合作关系等）、硬件环境（工作环境、设备、仪器等）、工作成绩（如发表相关论文、主持课题等）、前期研究的主要发现（理论、问题等）等方面展开介绍。

（二）工作条件

工作条件可描述依托单位及实验室的条件、关键仪器、尚缺少的实验室条件及拟解决途径。已具备的实验室条件包括实验室层次（国家级、省部级、市级）及其利用情况；关键仪器方面的介绍需要结合研究方法和关键技术，并列出具体的仪器名称；尚缺少的实验室条件不是必须列出的部分，若有必要陈述，则需要说明解决这个问题的途径，如与具备研究条件的单位进行合作等。

十一、经 费 预 算

经费预算往往是临床研究计划书或项目（基金）申请不可缺少的部分，需要根据研究内容的实际情况进行编制，并说明相关的预算依据。经费预算是否合理也是判断研究可行性的一个重要依据，研究人员在编制时需要予以重视。在制订经费预算计划时，研究人员需要充分了解研究资助方的资助力度和资助要求，如若申请国家自然科学基金，则需要仔细阅读《国家自然科学基金项目预算表编制说明》，以提升经费预算计划的合理性。

一般情况下，研究经费可分为直接费用与间接费用。

（一）直接经费

直接费用是指在研究过程中发生的与之直接相关的费用，具体包括设备费、材料费、测试化验加工费、燃料动力费、差旅费、会议费、国际合作与交流费、出版/文献/信息传播/知识产权事务费、

劳务费、专家咨询费等。其中，材料费是指在项目研究过程中消耗的各种原材料、辅助材料、低值易耗品等的采购及运输、装卸、整理等费用，在整个预算计划中往往所占比例较高（人文学科除外），可达70%；设备费是指在项目研究过程中购置或试制专用仪器设备、对现有仪器设备进行升级改造及租赁外单位仪器设备而产生的费用，在整个预算计划中一般不宜超过 10%，以免给人留下硬件条件不足的印象，从而影响项目的可行性判断。预算依据的编制要详细，最好精确到计算单价、数量和厂家等信息。

（二）间接费用

间接费用是指依托单位在组织实施项目过程中发生的无法在直接费用中列出的相关费用，主要包括依托单位为项目研究提供的现有仪器设备及房屋，水、电、气、暖消耗，有关管理费用的补助支出及绩效支出等。其预算支出比例根据依托单位的规定而有所不同，也有一些项目的申报不要求制订间接费用计划。

十二、知情同意与知情同意书

知情同意指病人对自己的病情和医生据此做出的诊断与治疗方案明了和认可。在临床研究中，知情同意书（informed consent form）是病人表示自愿参加临床研究的文件证明。无论是观察性研究，还是实验性研究，受试对象均应签署知情同意书。在制订研究计划时应将知情同意书列为附件内容，这也是伦理批准时的必备文件。知情同意书必须符合"完全告知"的原则，采用受试对象能够理解的文字和语言，使其能够充分理解和自主选择。

知情同意书包括"知情"与"同意"两部分内容，前者为"知情告知"，必要时还应设计帮助受试对象理解的研究目的、程序、风险与受益的视听资料；后者为受试对象的"同意签字"。知情同意书中还需要描述工作人员的身份、经验和培训情况，以及将相关信息提供给潜在受试对象的方法，并确定他们理解和同意研究干预方案。如果潜在的受试对象因为年龄小或心智问题等缺乏决定能力，则需要从其法定监护人处获得代理知情同意。值得注意的是，在收集和使用受试对象信息和生物学样本进行其他研究时，要征得额外的知情同意。

知情同意书一般一式两份，研究者和受试对象各保存一份。其设计可以参考《赫尔辛基宣言》《人体生物医学研究国际伦理道德指南》《药物临床试验质量管理规范》等资料。

十三、伦 理 批 准

伦理批准是临床研究计划书注册与发表的必要条件。临床研究计划书中应描述伦理审查的批准机构，或概述获得伦理批准的计划。伦理审查的具体相关工作可参照本书第二十五章相关内容。

十四、资金支持与利益冲突声明

近年来，资金支持与利益冲突声明备受临床研究注册机构和发表机构的重视，在临床研究计划书中应该对其有所描述。

（一）资金支持

临床研究计划书需要阐明研究获得资金支持（funding support）的情况，主要描述来自资助组织、赞助商或个人的资金支持及其他各种形式的资助。临床研究计划书中至少要注明资助来源（财政性或非财政性）、资助类型（如基金）和资助时期，以及资助者可能从该研究中所获得的利益。资金支持是评估研究偏倚风险的重要信息，根据 Campbell 协作网的政策，直接从既得利益方获得资金来源的研究是不能接受的。

（二）利益冲突声明

在提交研究计划时，每位作者都要求提供已签名的利益冲突声明书。经济利益冲突包括工资或奖励支付、股票或期权的所有权、谢礼、咨询委员会和医学教育机构的咨询和服务费、专利等。非经济的利益冲突包括学术承诺、私人或专业关系、政治、宗教或其他。声明的模板可以从一些发表临床研究的期刊或临床研究注册机构的网站获得。

十五、其　　他

根据 SPIRIT 条目，临床研究计划书中还应包括注册、版本号、研究人员分工、不良事件、稽查、方案修改、致谢等信息。研究人员在撰写临床研究计划书时，应该根据实际情况予以描述。

第三节　临床研究计划书报告规范

　　临床研究计划书报告规范是临床研究计划书撰写和报告的指导性文件，它既是撰写研究计划书的重要参考依据，又是研究计划书报告质量的评价标准。研究人员要根据研究设计选择合适的临床研究计划书报告规范。对于临床试验，常用的是 SPIRIT；对于系统评价/Meta 分析，常用的是系统评价/Meta 分析研究方案优先报告条目(preferred reporting items for systematic review and Meta-analysis protocols，PRISMA-P)；而对于临床观察性研究，目前国内外还缺乏有统一认识与普遍认可的研究计划书报告规范。

一、SPIRIT

　　SPIRIT 旨在对临床研究计划书的设计与报告内容进行规范，主要针对随机对照试验，也可被其他临床试验类型借鉴参考。SPIRIT 由 17 个国家的 96 名专家于 2007 年首次提出，在经过数次讨论修改、两个系统性分析、一次共识形成过程、两次会议讨论及预试验后，于 2013 年形成最终版——SPIRIT 2013。

　　SPIRIT 2013 是目前广为认可的报告规范，可以通过相关网站获取。SPIRIT 2013 报告规范中包括 33 个条目，分为 8 个部分，即：①管理信息(administrative information，条目 1~5)；②介绍 (introduction，条目 6~8)；③病人纳入、干预、结局的方法(methods：participants，interventions，and outcomes，条目 9~15)；④干预方案的方法 (methods：assignment of interventions，条目 16、17)；⑤数据采集、管理、分析的方法 (methods：data collection，management，and analysis，条目 18~20)；⑥数据监控的方法 (methods：monitoring，条目 21~23)；⑦伦理与传播 (ethics and dissemination，条目 24~31)；⑧附录 (appendices，条目 32、33)。具体条目信息见表 26-1。

> **知识点 26-3**
> 1. 临床研究计划书报告规范的作用。
> 2. SPIRIT 的概念、作用和条目。
> 3. PRISMA-P 声明的概念、作用和条目。

表26-1　SPIRIT 2013条目清单

条目	条目编号	说明
管理信息		
题目	1	包括试验设计、研究人群和干预措施等，最好包括试验首字母组成的缩略词
试验注册	2a	试验注册号和注册名称；如果尚未注册，应提供计划注册的名称
	2b	WHO试验注册平台要求的所有条目
方案版本	3	日期和版本标识
资助经费	4	试验经费、物品，其他资助的来源和类型
角色和职责	5a	研究人员的姓名、单位及其职责
	5b	申请者的姓名和联系方式
	5c	申请者和资助者在试验设计、数据收集、方案管理、数据分析判读、撰写报告和文章发表过程中所承担的任务，对以上过程具有最终决定权的人员
	5d	说明研究设置的协调、指导、终点裁定、数据管理或其他监管机构，表明其组成、任务和责任（参见条目21a）
介绍		
研究背景和原理	6a	提出研究问题及其必要性，包括既往研究（已发表和未发表的）结论汇总及其利弊评价
	6b	如何选择对照
研究目标	7	研究假设或研究目标
试验设计	8	试验类型（如平行组、交叉、析因、单一组等）、分配比例、试验构架（如优效、等效、非劣效或探索性研究）等
病人纳入、干预、结局的方法		
研究现场	9	研究地点和背景，包括国家及场所（如社区诊所、大学医院）
纳入标准	10	受试对象的纳入和排除标准；如必要可说明研究单位或个人的专业资质水平

续表

条目	条目编号	说明
干预措施	11a	受试者的详细干预措施（时间点和具体方法）
	11b	或可预计的受试者中途退出（如不良反应、受试对象要求、病情改善/加重）导致的干预措施的修改
	11c	说明提高和监督方案依从性的措施（如药片的回收、实验室检查等）
	11d	试验过程中允许或禁止的相关护理和治疗措施
结局指标	12	主要和次要结局指标，指标可以是直接测量的（如收缩压）；也可以是分析测量的（如基于基线的变化、试验的终点值、发生事件的时间）；数据表达方法（如中位数、率）；发生每种效应的时间点。强烈建议对涉及的有效性和安全性指标进行临床相关的解释
流程图	13	强烈建议以流程图体现受试者筛选、入组、干预和随访的全过程
样本量	14	基于临床假设和统计假设的所需样本量及其理由
募集研究对象	15	募集受试者的方法
干预方案的方法		
分配序列产生	16a	产生分配序列的方法（如计算机随机）及分层因素
分配隐藏	16b	分配顺序的实施方法（如中心电话、序列编号、不透光密闭信封等）和干预实施前隐藏序列的方法
实施方法	16c	明确产生分配序列、募集受试者、分配干预措施的人员
盲法	17a	对谁采用盲法（如受试者、实施干预者、结局测量者、数据分析者）和如何实施盲法
	17b	何时揭盲和揭盲的程序
数据采集、管理、分析的方法		
数据收集	18a	收集基线资料、结局指标和其他试验数据的方法，如何保障数据质量的措施
	18b	避免退出和完成随访的方法，对中途退出者结局指标的处理方法
数据管理	19	数据录入、编码及保存方法，提高数据质量的措施（如双人录入、数值的范围核查）
统计方法	20a	分析主要和次要结局指标方法
	20b	附加分析的统计方法（如亚组分析和校正分析）
	20c	违背试验方案者（退出、失访或未完成完整的试验方案）的相关分析（如意向性分析），处理缺失数据的方法（如多重填补）
数据监控的方法		
数据质量控制	21a	数据监管人员的组成、职责及工作流程；是否独立于申办者和有利益冲突。若遇到试验方案未尽事宜，应说明如何解决
	21b	中期分析和终止方案的说明，包括谁能获得中期结果和谁能终止临床试验
不良事件	22	收集、评估、报告、处理不良事件和其他非预期效果的方法
稽查	23	稽查的频率和程序，是否独立于研究者和申办者
伦理与传播		
伦理批准	24	取得相关审查或伦理委员会同意
方案修改	25	研究者、相关审查或伦理委员会、受试者、试验注册者、期刊社、监管者修改方案的说明（如改变纳入标准、结局指标、统计分析）
知情同意	26a	受试者或其授权代理人或监护人对研究方案的知情同意（参见条目32）
	26b	收集和使用受试者信息和生物学样本进行其他研究需要征得额外知情同意
保密	27	如何收集、共享和保存潜在的或入组的受试者个人信息，确保个人隐私得到保护
利益声明	28	各研究单位主要研究者的资金来源和利益声明
数据获取	29	明确哪些人能获得最终数据，并说明研究者获得数据的限定条件
附加的和试验后补充说明	30	对附加的和试验后的相关补充说明，对发生不良事件受试者的补偿
结果的发布	31a	研究者和申办者向受试者、保健专业人员、公众和其他有关组织反馈试验结果的方法（如通过发表文章来报告研究结果，或其他的数据共享方式），发表文章的限制条件
	31b	作者的资质限定和请专业作者进行写作
	31c	公众获得完整试验方案、受试者数据和统计分析程序代码的方法
附录		
附录知情同意书	32	知情同意书及其他相关材料的范本
生物样本	33	如何收集、分离和保存生物学样本以用于本研究或其他研究的基因或分子检测

资料来源：赵晶晶，龙泳，刘学东. 2014. 2013 临床试验方案规范指南（SPIRIT）及其解读. 中国循证儿科杂志，9（5）：381-388.

二、PRISMA-P声明

PRISMA-P 声明旨在规范系统评价/Meta 分析研究计划书的报告。其条目综合考虑了 PROSPERO 平台注册要求、PRISMA 声明、SPIRIT 条目及医学研究所的系统评价/Meta 分析标准，遵循提高卫生研究质量和透明度（enhancing the quality and transparency of health research, EQUATOR）协作网制订报告规范的推荐建议，经面对面国际专家共识会议及多次修订而于 2015 年正式提出。

目前，PRISMA-P 声明清单可以通过相关网站获取。该声明包括三大部分及 17 个条目（26 个亚条目），具体条目信息见表 26-2，至少应在系统评价/Meta 分析的研究计划书中有所描述。

表26-2　PRISMA-P 2015优先报告条目清单

章节和主题	条目编号	条目清单
管理信息		
题目		
识别	1a	注明是关于系统评价研究计划书的报告
更新	1b	若此篇系统评价是之前发表的系统评价的更新，应在题目中注明
注册	2	如果已完成注册，请在摘要中提供注册机构（如PROSPERO平台）和注册编号
作者		
联系信息	3a	提供参与计划书编制的所有作者的姓名、工作单位（机构）及电子邮箱；提供通信作者的详细通信地址
贡献	3b	描述计划书中各个作者的贡献，并且明确担保人
修正	4	如果该计划书是对之前已完成或已发表的计划书的修正，请予以注明并列出修改清单；否则，请阐明该计划书的重大修正计划
支持		
资助来源	5a	标明经费来源或其他支持
赞助方	5b	提供资助方或赞助商的名称
资助方或赞助商的角色	5c	如果资助方、赞助商和（或）相关机构参与了计划书的制订，请说明他们的任务和工作
介绍		
合理性	6	在已知的背景下阐述该系统评价的立题依据
目标	7	根据人群、干预、对照和结局（PICO）原则，明确说明该篇系统评价要解决的研究问题
方法		
纳入标准	8	明确纳入研究的研究特征（如PICO、研究设计、研究场所、时间点）和报告特征（如发表年代、语种、发表状态）
信息来源	9	描述所有的信息来源（如电子数据库、联系作者、试验注册平台或其他灰色文献资源）及计划检索的时间范围
检索策略	10	至少说明一个数据库的检索方法和检索策略（包括相应的限制策略），使检索结果可重现
研究记录		
数据管理	11a	描述系统评价过程中处理记录和数据的方法
研究筛选	11b	描述纳入研究被筛选的过程（如两名研究人员独立进行筛选）及相应环节（如文献筛选、纳排标准、入选研究等）
数据收集	11c	描述数据提取方法（如预设的资料提取表、两名研究人员独立重复完成）及从研究者那里获取和确认数据的过程
数据条目	12	列出并定义所有数据变量（如PICO条目、基金来源）及提前计划的数据假设和简化
结局指标及优先次序	13	列出并定义所有结局指标，并给出主要结局和其他结局指标的优先次序及相应理由
单个研究的偏倚风险	14	描述评估单个研究偏倚风险的预期方法及过程，并说明这些信息将如何用于数据合成

续表

章节和主题	条目编号	条目清单
数据分析		
数据合并	15a	描述将数据进行定量合并（Meta分析）的标准
	15b	如果数据适合定量合并，则描述拟采取的合并统计指标、数据处理和合并方法及异质性检验方法（如I^2，肯德尔相关系数）
	15c	描述拟采取的其他附加分析方法（如敏感性分析、亚组分析、Meta回归等）
	15d	如果数据不能定量合并，则描述计划采用的归纳总结方法
Meta偏倚	16	说明计划采用的Meta偏倚（如研究间的发表偏倚和研究中的选择性报告偏倚）的评估方法
累积证据的信心	17	说明证据自身质量等级的评价方法[如使用证据质量分级和推荐强度系统（GRADE）方法]

资料来源：Shamseer L，Moher D，Clarke M，et al. 2015. Preferred reporting items for systematic review and meta-analysis protocols（PRISMA-P）2015：elaboration and explanation. BMJ，350（1）：g7647.

凡事预则立，不预则废。研究人员需要参照相应的研究计划书报告规范制订科学合理的临床研究计划书，确保研究的透明性、规范性和严谨性，这对临床研究的顺利实施将起到事半功倍的效果。

（李秀霞　邢　新）

第二十七章　临床科研论文的撰写

医学论文一般指医学科技领域的学术论文，是将医学科学中新的理论、技术、经验和成果等，用恰当的方式、严谨的科学态度、准确的语言，加以介绍和表达的专业性论述文章。医学论文有其特定的研究和描述对象，在写作上有其独特的规律。《美国医学会杂志》总编辑 George D. Lundberg 医学博士指出，医学论文必须依据有价值的原始资料；内容必须重要且具有普遍的意义；结论必须以数据为凭；文字必须简明且有时间意义。

临床科研论文写作是临床医学科学研究的组成部分，是临床科学研究和实践过程的重要阶段，而且是最后的重要阶段。任何科研成果都需要通过传播，才能发挥其社会功能。按照国际公认惯例，科学成果的首创权，必须以学术论文的形式刊载在学术期刊或书籍上，才能得到承认，仅由新闻媒介传播，是得不到承认的。临床科研论文不仅可以总结临床科研成果、交流实践经验、储存医学信息，同时也能够启迪学术思想和作为考核业务水平的依据。临床科研论文按照体裁不同可分为论著、病例报告、病例分析、临床病例与病理讨论、技术方法与技术革新、文献综述和述评等类型。本章将重点介绍论著、病例报告和文献综述的写作方法和写作要求。

第一节　临床科研论文的写作

【案例 27-1】

　　一位临床妇产科博士，在临床工作中遇到很多多囊卵巢综合征的病例，并常伴胰岛素抵抗，她希望在众多的多囊卵巢综合征动物造模方法中寻找一种符合多囊卵巢综合征生殖和代谢异常特点的造模方法，并筛选出更理想的动物模型。因此她采用胰岛素联合人绒毛膜促性腺素法、来曲唑法建立大鼠多囊卵巢综合征动物模型，并对其生殖和代谢异常的特征加以比较和探讨。在撰写研究论文时遇到一些问题。

[案例问题]

　　1. 这位临床妇产科博士在完成动物实验后，询问在撰写"材料和方法"的实验对象时，以实验动物为对象的研究与实验对象为病人的临床研究不同，要注意哪些问题？

　　2. 这位临床妇产科博士询问：在实验结果的描述上，以形态学图片为主要结果时，在表达上要注意哪些问题？

　　3. 针对研究结果进行讨论时，理论论据和事实论据哪个更为重要，本文在具体讨论中应主要阐述模型的建立还是讨论研究结论对临床治疗多囊卵巢综合征的意义？

[案例 27-1 分析]

　　1. 在撰写"材料和方法"中的研究对象时，无论研究对象为实验动物还是临床病人，主要应明确交代对象的来源和选择标准。对于实验动物，即动物的名称、种系、品系、数量、来源、性别、年（月）龄、体质量及健康状况等，均应在"材料和方法"中一次阐述清楚。

　　2. 实验结果有三种表达形式，即文字、表、图。如结果为形态图，即为非统计图。临床常用的非统计图主要包括以下几种：①人像照片，选用时要注意肖像权和为病人保密问题，慎选照片，可适当遮掩颜面部和眼睛。②大体标本照片，除注意照片的对比度和色彩层次分明外，对切除组织如肿瘤，拍摄时应注意尺度参照，可在图片中放置比例尺。③病理解剖学照片，在图说明中应注明染色方法和放大倍数，对重要病变区域应用箭头指示。④影像学检查照片，应在重要病变区域用箭头指示。⑤示意图，手术方法和手术步骤，绘制要精确、层次要分明、比例要协调等。

　　3. 对于一篇原始论文来讲，应以数据为凭，事实论据的重要性尤为突出。在讨论中阐述观点进行论证的时候，要密切联系本文的研究结果，切不可使原始论文的研究结果淹没在大量的文献引用中。对于本文来说，动物模型的建立及其结论对于临床应用中的指导意义都很重要，应结合本文的结果分层次讨论，讨论的内容从结果出发，紧紧扣住研究题目的设想，应详略得当、重点突出、有的放矢。既评价选择得到的动物模型，又为进一步临床实践提供依据。

临床科研论文是反映临床医学科学最新成就和最前沿的科研水平的科学研究论文。它是依据或运用重要、基本的理论，在观察和分析具有医学研究价值现象的基础上，剖析医学客观的因果、阐述科学观点并指导医学科学实践的医学科学论证文章。撰写临床科研论文是整个科研工作的重要环节，也是最后的环节。在撰写论文之前，虽已收集了各种临床有关的资料和数据，也查阅了大量的国内外文献资料，但撰写论文并不是临床相关数据与现象的简单罗列，而是从感性认识到理性认识的飞跃，是用简洁的文字展示科研过程和结果的书面表达。

一、临床科研论文撰写的基本原则

（一）科学性

科学性是医学科研论文的根本特点，是衡量和评价论文质量高低的重要标准之一。科研论文作者必须本着科学的态度，运用科学的原理，透过客观事实的表象，如实地反映客观事物的本来面目。科学性主要表现在真实性、全面性及逻辑性 3 个方面：①真实性就是实事求是，绝对尊重客观事实。取材确凿可靠，实验设计合理，方法先进、正确，经得起时间的考验和他人的复验；研究应结果忠实于事实和原始资料，所得数据及计算准确，不任意取舍及摒弃偶然现象。说理辨析应以事实为依据，客观准确地评价他人和自己的工作，不抬高自己，不贬低别人，讨论不夸张，论点、论据客观、有说服力，遣词造句确切，不望文生义。②全面性是指不可以一种倾向掩盖另一种倾向，既要介绍研究成果，又要分析社会背景；既要总结成功经验，又要总结失败教训；既要阐明有利的一面，也要阐明不足的一面，以使文章客观而真实。③逻辑性是指用科学的论据和逻辑性推理来论证和阐述问题，使论文概念明确、结构严密、论点鲜明、论据充分、论证有力、结论正确、重点突出、层次有序、说理透彻、可信度高。

> **知识点 27-1**
> 1. 临床科研论文的根本特点。
> 2. 医学期刊审稿专家衡量论著质量的基本标准。

（二）创新性

创新性是医学科研论文的核心、灵魂，是医学期刊的编者和审稿专家衡量论著质量的基本标准之一。创新可以是前所未有的开创性工作，也可以是在前人工作的基础上有所发现、有所创新。医学论文并不苛求"前所未有"，但在某一领域的某一点上有所发现和创新也是医学论文所必须具备的条件。所以，医学论文的作者只有刻意求新，才能力求发展。

（三）实用性

实用性即实践性，指论文的使用价值。指通过临床医学的科研活动，解决临床医学实践中存在的实际问题。论文发表以后，要使读者看了能用，用则有效，能产生较大的社会效益和经济效益。

（四）规范性

随着文献信息的存储、检索和传递的计算机化，科技论文标准化的问题越来越受到国内外的普遍重视。医学论文写作已经逐渐形成了相对固定的格式，并趋于统一化、规范化。目前，我国已制定了与医学科技写作有关的各种国家标准，具体包括：①GB/T 3179-2009《期刊编排格式》；②GB/T 7713-1987《科学技术报告、学位论文和学术论文的编写格式》；③GB/T 6447-1986《文摘编写规则》；④GB/T 3100-1993《国际单位制及其应用》；⑤GB/T 3101-1993《有关量、单位和符号的一般原则》；⑥GB/T 3860-2009《文献主题标引规则》；⑦GB/T 7714-2015《信息与文献 参考文献著录规则》等。这些国家标准是作者撰稿时必须遵循的。

（五）可读性

医学科研论文是供他人阅读的书面语言，它不同于科普读物，也有别于新闻写作。它要求应用科学的语言、规范的格式、标准化的计量单位，以较小的篇幅承载较多的科技信息。面对浩如烟海的医学论文，言简意赅的论文才能引起读者阅读的兴趣，也为发表论文的学术期刊提供了方便，从而有利于信息的存储和传递。

二、临床科研论著的写作

（一）文题

文题（title）又称题名、题目、标题、篇名。文题是论著的总纲，是以最恰当、最简明的词语反映论著中最重要的特定内容的逻辑组合，是论著精髓的集中体现。一般而言，论著的文题可作为论点，文题应明确研究对象；明确论文所解决的问题；阐明本文的贡献所在，构成正确评价研究难度、深度的词语组合。

1. 文题的写作要求

（1）具体确切：具体就是不抽象、不笼统，确切就是不含糊、不夸张。写作文题要有足够确切地表达论著的特定内容，恰如其分地反映研究的范围和达到的深度。

（2）简洁精练：写作文题要求文字简练，高度概括研究内容，在保证准确反映"最重要的特定内容"的前提下，字数越少越好。一般不宜超过 20 个汉字，最多 30 个汉字。

（3）醒目有特点（有新意）：写作文题应能突出论著独创性、创新性的内容，使文题醒目，具有吸引力。

2. 文题撰写注意事项　①文题中使用的各种概念应统一，不应将在本质属性上没有共同点的不同概念并列在一起。②文题所用词语应提供有助于选定关键词和编制题录、索引等二次文献的特定信息。③文题一般不写成主、谓、宾俱全的完整文句，只要能正确表达论著中心内容即可；最好不是疑问句。④缩写词、符号的使用应以公知公用为原则，避免使用不常用的缩写词、首字母缩写词、字符、代号和公式等。⑤数字宜用阿拉伯数字，一般勿置于文题之首。作为名词和形容词的数字仍应用汉字，如二氧化碳、十二指肠等。⑥文题中应尽量不用标点符号。

3. 副标题　是对总标题内容的进一步说明或补充，因其不利于软件的编制、储存及检索，且文字冗长，故应尽量不用。

副标题一般在文题过长但若删减又不能完全表达论著总体内容时采用。在一系列研究工作分几篇论著报道或是分阶段的研究成果中，也可采用副标题以区别其特定内容，每个副标题单独写一篇文章。

副标题一般用破折号与主标题分开。

（二）署名

1. 署名（signature，author）的意义　署名有五个方面的意义：①向社会负责的标志。②拥有著作权的凭据。③文献检索的需要。④作者应得的荣誉。⑤考核、晋升职称、获奖的凭据。

2. 署名的条件　1988 年，国际医学期刊编辑委员会提出论文的每位作者应该是充分参加研究工作，因而能就该文的内容向公众负责。该委员会具体指出，作者的资格应建立在是否实际参与以下工作为基础，即署名的条件有以下几个：①课题的构思和设计，资料的分析和解释；②文稿的写作或对其重要科学学术内容做重大修改；③最后定稿而达到出版标准。

并强调，具备上述三条的全部方可成为作者。也就是说，署名作者的条件应该是论著的创意者、设计者和实践者，即限于选定研究方案、直接参与全部或部分研究工作和撰写论著者，并对论著有能力进行说明或答辩者。

3. 署名的原则及方法

（1）署名应按贡献大小及担负具体工作的多少依次排列，而不是按照职位高低及知名度（社会威望）高低而排列名次。

（2）原则上署个人姓名，要写真名，不用笔名。如系集体共同设计、协作完成的重大科研项目可署单位名称。

（3）作者署名人数，一般不宜超过 6 人。

（4）论著发表前，参加研究及工作的作者已调往其他单位，可在名字末尾右上角加注符号，在首页加下脚注注明。

（5）个人作者应标明工作单位全称，所在城市名及邮政编码。如作者分属多个单位，应在作者署名上按排列先后顺序加上脚注，工作单位则以上脚注顺序依次注明。各工作单位连排时以分号隔开。或参考所投期刊的要求书写。

（三）摘要

摘要（abstract）又称提要，是对论著内容精确和扼要的表达，不加注释和评论。它可以为读者阅读医学文献提供方便；为二次文献编制、查阅提供方便；为计算机联机检索提供方便。

1. 摘要撰写的规范和基本要求　结构式摘要为目前大多数国内外生物医学期刊所采用的摘要格式，1987 年由美国《内科学纪要》首先倡导，至《生物医学投稿的统一要求》（温哥华格式第四版）已明确提出。我国目前采用的结构式摘要是空军军医大学潘伯荣教授建议的四项式摘要，包括目的、方法、结果和结论四个部分。

（1）目的（objective）：简要说明研究的目的，说明提出问题的缘由，表明研究的范围及重要性。

（2）方法（methods）：简要说明研究课题的基本设计、使用了什么材料和方法、如何分组对照、研究范围及精确程度，数据是如何取得的，经过何种统计学方法处理。

（3）结果（results）：简要列出研究的主要结果和数据，有什么新发现，说明其价值及局限。叙述要具体、准确，并给出统计学显著性检验的确切值。

知识点 27-2
1. 从大多数检索系统中检出的文章包含论文哪些部分。
2. 目前大多数生物医学期刊所采用的英文摘要的形式。
3. 为临床科研论文选择关键词的原因。

（4）结论（conclusion）：简要说明、论证取得的正确观点及其理论价值或应用价值，是否可推荐或推广等。

2. 摘要撰写的注意事项

（1）摘要应在论著写完后再写，以实现论著的浓缩、提炼。

（2）摘要中不用图、表、化学结构式、非公知公用的符号和术语，不引用参考文献。如采用非标准的术语、缩写词、略称和符号等，均应在第 1 次出现时给予说明或注以全称。

（3）摘要不分段落，一般采用第三人称。

（4）摘要的编排体例：一般采用前置式，置于题名和作者之后、正文之前。也可按照期刊的要求排列。

（四）关键词

关键词（key words）是为了文献索引工作而从论文中筛选出来的、能够确切反映全文中心内容的信息款目、具有专指性及代表性的单词或术语（名词或词组）。关键词的作用是便于了解论著的主要内容；便于多元检索；便于标引人员选择主题词。

1. 关键词的选词方法　关键词必须能够正确反映论著的主要内容。关键词在文题中出现率在 85% 以上，在摘要中的出现率为 90%。因此，判断拟选关键词应以文题为基础，一篇论著，应能从摘要中提炼出若干最足以代表论文内容、对象、方法、结果的词；若从文题、摘要中不能选出足够的检索信息，可进一步从前言和正文中选择。

主题词和自由词并用：主题词是专门为文献的标引或检索而从自然语言主要词汇中挑选出来的并加以规范化的单词或术语（词或词组），也可以说是规范化的关键词。因此，应首选主题词作为关键词。主题词应采用最近一年的《医学文献索引》（*Index Medicus*）第 1 期的医学主题词表（Medical Subject Headings，MeSH）中所列的词，中文译名参照中国医学科学院医学信息研究所编写的《医学主题词字顺表》。如果最新出版的 MeSH 词表中仍无相应新学科、新技术中的重要单词或术语，可使用自由词作为补充。自由词是未经规范化的自然语言。

2. 关键词选定的注意事项

（1）关键词不需要与副主题词组配。

（2）副主题词一般不作为关键词使用。

（3）不能选用的词：冠词、介词、连词、代词、情态动词及某些无收录和检索意义的副词、形容词和名词等，如"探讨""研究"等。

（4）缩略词的使用：已经普遍被公认的词可作为关键词；未被公认的词不能作为关键词。

（5）化学名词的使用：化学分子式不能作为关键词；复杂的有机化合物可取其基本结构名称作为关键词。

（6）关键词的数量：一般为 3～8 个。

（7）关键词的编制体例：应以显著的字符另起一行，排在摘要的下方。无摘要的文章一般排在文前或文末。两关键词用分号隔开，最后不加标点。

（五）英文摘要

英文摘要的撰写是为了加强国际的学术交流并便于计算机联机检索，目前我国公开发行的医学期刊，均要求论著附英文摘要。英文摘要一般常以中文摘要为基础，然后将其译成英文。由于中、英文表达方式存在较大差距，因此英文摘要也并非按照中文摘要字面意思，逐字逐句翻译。要写好英文摘要必须同时具备较高的英语水平和专业水平。

学术论文的英文摘要由文题、作者姓名、工作单位、文摘及关键词五部分组成。

1. 文题　应力求简洁，能高度概括全篇内容。注意事项和要求同中文文题。为了充分反映论著内容或突出论著中某一方面的内容，如研究重点、研究方法或病例数，可加副标题。

文题中单词大小写分三种情况：①文题开首的第一个词（包括虚词）的第一个字母及其后所有实词的第一个字母均大写，其他字母及虚词（冠词、介词和连词）均小写。②所有字母都大写。③文题首字母大写，其余字母均小写，但专有名词和缩写词除外。

2. 作者姓名　依据 GB/T 16159-2012《汉语拼音正词法基本规则》及《中国学术期刊（光盘版）检索与评价数据规范》要求，中国作者姓名的汉语拼音采用如下写法：姓前名后，中间为空格。姓氏的全部字母均大写，复姓应连写。名字的首字母大写，双名加连字符；名字不缩写。如：ZHANG Ying（张颖），WANG Yu-mei（王玉梅），OUYANG Hui（欧阳惠）。

3. 作者工作单位　写在署名之下，另起一行，并加圆括号。我国医学期刊英文摘要一般都将小单位放在前，大单位放在后。工作单位中除虚词小写外，其他词首字母均大写，大小单位用逗号隔开。应列出所在城市及邮政编码。

> **知识点 27-3**
> 1. 临床科研论文的前言和摘要的区别。
> 2. 论著的结果的几种表达形式。
> 3. 临床科研论文的哪个部分是对论文的结果进行理论分析和科学推论，是作者学术思想展开的部分。

4. 文摘　是英文摘要的主体部分，目前一般也写成与中文摘要相应的结构式摘要，写作时应注意以下几方面。

（1）符合语法规则：①首先要注意句子的主要成分主语和谓语是否完整、准确，词与词的关系是否正确。②时态要正确，且全文一致。③口气要与正文一致。④尽量少用"is""was""were"等词的"be 动词"形式。⑤注意冠词的正确使用法。

（2）行文要精练：英文摘要要包含足够的信息，但不宜过长。一般医学期刊要求不超过 250 个词；《中国科学技术期刊文摘（CSTA）数据库》要求为 300～1200 个字符，最多不超过 1500 个字符。主要注意以下四点：①避免过长语句；②短语改单词；③正确使用术语、略语及符号；④注意舍去多余的修饰性单词或重复的单词或短语，避免过多地使用弱动词。

（3）采用平实的书写风格。

（4）拼写、用词正确：医学期刊英文摘要的编排可排于每篇论著之末，也可排在中文摘要下方、正文之前。一般认为后者较为适宜。

5. 关键词同中文关键词，注意中英文一致。

（六）前言

前言（introduction）又可称为导言、引言、序言、绪论，是论文正文最前面的一段短文，起提纲挈领的作用。

1. 前言的内容　前言应该简要介绍研究工作的来龙去脉：①国内外该研究的历史背景（前人及他人的主要工作、理论及最新进展），已解决的问题和尚待解决的问题；②本研究的动机、目的、范围、方法、预期结果和意义。

2. 前言的写作要求

（1）言简意赅，开门见山：前言的重点是研究目的，要明确地向读者说明所要解决的问题；前言无标题（无"前言"两字），篇幅不宜过长。

（2）回顾历史应选择主要的：切忌引文过繁过长而写成小综述，仅列出切题的参考文献即可。

（3）评价要恰如其分，实事求是：公允地对待同行和兄弟单位，总结教训的文章应尽量不提他人。

（4）略写或不写的内容：对教科书中众所周知的内容不必详述，避免公式推导和已知的理论原理及一般性方法的介绍。

（5）引言只起引导作用：不要与摘要雷同，也不要将其成为摘要的注释；应尽少与正文重复，不要涉及本研究的数据和方法。

（七）材料与方法

材料与方法（materials and methods）是医学科学研究的基本条件和手段，是判断论著科学性和创见性的主要依据。因此，写作上应按照研究设计的先后次序依次说明，以便读者评价研究结果的可信程度，并照此进行重复实验。

1. 材料

（1）实验对象：动物实验介绍动物选择的标准，包括动物名称、种系、品系、数量、来源、性别、年（月）龄、体质量及健康状况等。植物或微生物实验详述种系、族、菌别、株别、血清型、培养等。临床资料应包括一般资料、病例来源及选择标准、疗效判定标准等。

（2）药品和试剂：介绍主要药品，一般用国际通用名，需要注明生产厂家和批号，可附商品名；主要试剂应注明生产厂家和批号、浓度，是否为分析纯等。

（3）实验用仪器：包括各种测试、记录仪器及其附件。

2. 方法　应着重介绍研究对象与数据获得的步骤，写作时应注意可重复性、保密性和科学性，临床研究还应注意随诊的重要性。

（1）实验分组：重点介绍分组原则、标准和方法、各组例数、实验条件、是否设立对照组。

（2）实验环境和条件的控制：包括共同实验环境和条件的控制及分组实验环境和条件的控制。

（3）实验步骤或流程：应按客观事物发展的时间顺序依次说明，应步骤清晰、详略得当。多种方法的实验研究应介绍全面，不得忽略对观察方法及观察指标的描述。

（4）统计学处理方法：应阐明采用的具体的统计学分析方法，包括统计学评价的强度。

（八）结果

结果是论著的核心部分，主要描述实验所得到的数据与事实。它是论著赖以产生的依据，论著的判断推理应由此导出。

1. 结果的表达方式　结果的表达有图、表、文字三种方式，其表达的如何直接关系到论著的水平。图及表能更直观、更形象地表达结果的内容，减少烦琐的文字甚至可以表达难以用文字叙述所表达的资料；如果设计绘制适宜，不必再用文字详细复述。

（1）统计表的应用：统计表是医学科技工作者在撰写论文中经常使用的书面表达方式之一，统计表是简明的、规范化的科学语言，比文字表达更简洁明了，易于比较，便于记忆。统计表可使大量的数据或问题系列化，在医学论文中起很大作用。因此，统计表的设计和安排是医学论文写作过程中不可忽视的重要环节。

1）统计表的编制原则和基本要求

A. 统计表的编制序列：编制统计表时应遵循重点突出、内容精练、主谓分明、层次清楚的原则。每张统计表都有其中心内容。一般横标目安排指所要说明的事物的分组、类型、时间、地点等；纵标目设计指所要说明的事物的指标，如例数、百分数、平均数等。纵横标目连贯地读起来就构成一句完整通顺的话，其形式和内容是有机地结合在一起的。因此，纵横标目的位置不应错乱，标目的安排及设计要层次清楚、符合专业逻辑。

B. 绘制统计表的基本要求：一般来讲，统计表都应有表号、表题、表头、表身，有的还有表注或说明，都涉及线条、文字、数字和符号。每个统计表都应有表号和表题。横标目说明各横行数字或文字的含义。纵标目列在表的上端，说明各纵栏数字或文字的含义。所有纵标目单位相同时，可将单位加括号写在表的右上方。表内数字一律用阿拉伯数字。其上下各行应以小数点为准对齐；夹有"±""～""／"号者，应以这些符号为准对齐。同一指标的有效位数应一致。各格内上下或左右数字相同时应重复写出，不能用""""同上"或"同左"代之。"+、++、+++、++++"表示阳性及其程度，"－"表示阴性。未做处理者用空白表示，必要时在表下应注明。数字如果是零，则填写"0"。小数点前后4位以上数字每隔3位空1/4字距。表内全文为文字时，可右顶格或居中列出。如文字较多需要转行时，头行缩1格。表内文字也必须正确使用标点，但每段最后一律不用标点。脚注编号顺序应从左至右，从上到下用符号"*、**…"或"△、△△…"或"①、②…"表示，并置于右上角。脚注文字前不出现"脚注"或"注"字样，但说明文字前应出现"说明"字样和标点。目前一般均用三线表，不用竖线、不用斜线。通常顶线及底线用粗线，表内用细线。表格转行则用双线。在各组数字下遇有合计或平均时，可在其上方加大行距或加横线。

2）统计表制作的注意事项：①原始记录数据表不能作为统计表；②用文字能简单明了说明问题的不必用统计表；③与文字或图表重复者应选择一种最佳表达方式；④注意表题与内容相符；⑤注意纵横标目排列恰当、主谓分明，层次不宜过多；⑥注意表内数字位数对齐，精确度一致；⑦使用法定计量单位、数据核定准确。

（2）图的应用：图分为原始图和统计图。医学论文中大量结果是用非统计图（原始图）表达的。统计图是一种形象化的表达形式，它可直观地表达研究成果，显示变化的特殊性、规律性，并相应对比，一些有明显变化趋势的数据，用曲线图表达比用表更为合适，应用得当，得到图文并茂的效果。

1）原始图：包括病人照片、标本照片、显微照片、原始记录图、示意图等。

A. 病人照片（人体照片）：必须得到病人同意或隐去面部，用以说明治疗前后比较的照片，其拍摄环境和技术条件必须一致，不易看懂之处可用箭头或附加线条来说明。

B. 标本照片：应层次分明，在图内放置标记尺。

C. 显微照片：必须标明放大倍数×照片放大倍数，还必须标明染色方法。

D. 原始记录图：必须保持线条清晰。

图片必须注明图序号、上下左右位置、染色方法、放大比例和作者姓名，以防丢失、混淆或贴错顺序与方向，按照各个期刊的稿约将图片放置于文内相应位置，或逐一附于文后。务必保留原图。

2）统计图：是把数据资料以图示的形式表达，使数据对比更加形象、直观、一目了然。常用的统计图种类有条图、构成图（圆图、百分条图）、线图（包括半对数线图）、直方图、箱式图、散点图、统计地图等。统计学教材有关于统计图的详细说明，在此不再赘述。

以统计图展示数据应科学、美观、合理，图要具有自明性，图形应简明、完整、清晰地表述将要显示的主题内容。图上用字大小应一致。图要大小适中，线条均匀，标目中的量和单位符号应齐全，纵横坐标长度的比例一般以 5∶7 为宜。不同事物的比较应用不同的线条或颜色表示，要附图例说明；照片图要清晰真实，重点突出，层次分明，反差适中，没有破损、污迹。

2. 结果的基本要求

（1）准确无误：认真核对实验记录，并对原始数据进行统计学处理。

（2）实事求是：不能主观随意，要详细叙述符合实验设计的实验结果；对预料之外、不成功的、与实验假设相反的结果不能随意摒弃，应如实报道，使结果更为客观。

（3）鲜明有序：叙述要分清主次、条理清晰，依思维发展或结果出现的先后次序表达。

3. 结果的写作要求

（1）突出重点：着重介绍与研究目的密切相关的结果。

（2）数据可靠：数据必须经统计学处理。注意应按原定有效数字位数进行取舍。

（3）图表符合要求：一个表或一个图说明一个问题。文字、图、表要尽少重复，已用表或图说明的内容，无须再用文字详述，只需要强调或概括其主要发现。

（4）文字简练：不议论、不引用引文，即不要对研究结果进行推论、说明、解释；与前言、方法和讨论部分不要重复。

（5）分项撰写：根据事实分项依次撰写实验结果，最好列小标题。

（九）讨论

讨论（discussion）是论著的中心内容，是作者对实验结果的思考、理论分析和科学推论，是作者学术思想展开的部分。讨论的任务是阐明事物间的内部联系与发展规律，以及研究结果在理论与实践中的意义。

1. 讨论的主要内容

（1）针对研究目的，阐明研究结果及其结论的理论意义、指导作用和实践意义。

（2）与国内外有关课题的研究结果及其理论解释进行比较，分析异同及其可能原因，提出作者自己的观点和见解，突出本研究的创新与先进之处。

（3）实事求是地对本研究的限度和缺点、疑点及研究中的意外发现和相互矛盾的数据、现象加以分析、解释。

（4）展示有待研究的问题，指出今后的研究方向。

2. 讨论的写作要求 讨论代表论著的学术水平，是论著中最难写的部分。写好讨论必须以事实为基础，以理论为依据，准确分析研究结果的真正意义，这在很大程度上取决于作者的理论思维、学术素养和知识的广度和深度。

（1）突出重点：应突出研究主题，围绕研究结果深入、透彻地阐明作者的学术观点；着重论述新发现、新论点、新启示。

（2）使用正确的论证方法：以事实论据和理论论据详尽全面地论证作者的观点，使论证具有说服力、可信性。

（3）避免重复：讨论是对结果的解释和说明，因此可进一步简要说明结果，但不可重复叙述结果。

（4）避免面面俱到，写成文献综述：讨论不应将一般性知识写入，也不应大量罗列文献，过多引用他人观点，形成缺乏自己观点的综述，难以反映论著的真正价值。

（5）实事求是：避免在论证不充分时妄下结论；对不能肯定的观点或由于观察例数较少等原因对某些现象不能下最后结论的，措辞要客观、含蓄，如用"有待进一步研究证实"、"尚需要进一步观察"等；避免工作尚未完成就提出或暗示首创权，对"首创""首次发现"等提法要谨慎。

（6）编排体例：可按结果项目中的顺序结合文献分段讨论，可列小标题，也可不列。每段应集中围绕一个论点，提出论据，加以论证。讨论部分一般不用图和表。

（十）致谢

致谢（acknowledgements）是作者对研究及论著写作过程中给予过指导和帮助的单位或个人表示谢意的一个方式，是对他人的贡献及其责任的肯定。致谢的对象如下：①在研究工作中提出过指导性意见及协助或提供帮助者；②为研究工作提供实验材料、仪器及其他便利条件的组织或个人；③为论著数据进行统计学处理及给予转载和引用权的资料、图片、文献、研究思想和设想的所有者；④对论著写作提出建议或给予修改者；⑤国家科学基金、资助研究工作的奖学金基金、合同单位、资助或支持的企业、组织或个人。

致谢的写作要注意必须征得被致谢者的同意；避免对给予过实质性帮助的人不愿意被公开致谢及未征得同意即写上未曾阅读过该论著的名教授、专家、领导的姓名。谢辞力求文字简练、诚恳。致谢项常用小于正文的字号，置于正文之后，参考文献之前。

（十一）参考文献

参考文献（references）是作者为指明论著中某些论据、数据出处及为读者提供参阅、查找而直接引用的有关文献，它是论著的一个重要组成部分。参考文献因其反映科学的继承性、表征研究工作的起点，可用来借以评估论著的学术水平，也是尊重他人劳动成果的标志，同时可精练论著文字，并为进一步检索提供方便。

1. 参考文献著录原则　著录作者亲自阅读过的文献；著录最新、最必要的文献；著录已公开发表的文献；用文献本身的文字著录文献；著录的文献必须采用标准化、规范化的格式，从而有利于对文献的理解、阅读和修改。

2. 参考文献著录项目　主要包括三部分内容：一是主要责任者，指对文献的知识内容负主要责任的个人或团体。二是题名，包括书名、刊名、专利题名、析出题名等。三是出版事项（原文出处），包括版本、出版地、出版者、出版日期、在原文献中的位置等。

3. 参考文献的著录格式　1979年公布的《生物医学期刊投稿的统一要求》（温格华格式）已被国内外多种生物医学期刊广泛接受，后经多次改版。国内《中华医学杂志》于1983年开始使用这种格式，以后许多医学期刊也相继采用了这种统一格式。我国制定的国家标准 GB/T 7714-2015《信息与文献　参考文献著录规则》于2015年12月1日起实施。医学论著后参考文献的著录项目和格式以此为准。

常用文后参考文献著录格式的要求与示例：

（1）连续出版物中析出的文献（主要指期刊中的文章）：析出文献主要责任者. 析出文献题名[文献类型标识/文献载体标识]. 连续出版物题名：其他题名信息，年，卷（期）：页码[引用日期].获取和访问路径.数字对象唯一标识符.

示例：刘宝林，王东妹，王志强，等. 学龄儿童手腕骨发育的城乡对比研究[J]. 中国医学科学院学报，1994，16（3）：165-169.

（2）专著（主要指书）：主要责任者. 题名：其他题名信息[文献类型标识/文献载体标识]. 其他责任者. 版本项. 出版地：出版者，出版年：引文页码[引用日期].获取和访问路径. 数字对象唯一标识符.

示例：徐致光，奚尧生，梁淑云，等. 实用医学写作[M]. 西安：陕西人民教育出版社，1980.

（3）专著中析出的文献：析出文献主要责任者.析出文献题名[文献类型标识/文献载体标识]. 析出文献其他责任者//专著主要责任者. 专著题名：其他题名信息. 版本项. 出版地：出版者，出版年：析出文献的页码[引用日期]. 获取和访问路径. 数字对象唯一标识符.

示例：王新房. 心脏超声显像[M]//中国医学百科全书编辑委员会. 中国医学百科全书：诊断学. 上海：上海科学技术出版社，1984：204.

4. 参考文献的著录注意事项

（1）著录文字：①原则上要求用文献本身的文字著录。②著录数字时，须保持文献上原有的形式。但表示版次、卷号、期号、册次、页数、出版年等数字用阿拉伯数字表示。版本用序数词缩写形式。

（2）个人作者姓名：①汉字姓名全写出，日本人用汉字也全写。②著录时一律姓在前，名在后。姓全部著录；名可以缩写为首字母，在缩写名后不加"."。③著者不超过三人时，全部著录，著者姓名间用逗号隔开；超过三人，只著录前三个名字，其后加"等"或相当的文字，如"et al"。

（3）题名：题名要全写出。英文题名除专用名词和首词的第一字符大写外，其余均小写。

（4）期刊刊名：中日文刊名应写全名；英文刊名一个词不缩写、两个词以上的期刊缩写按照全国文献工作标准执行。

（5）版本：第1版不著录，其他版本说明需要著录。版本用阿拉伯数字序数词缩写形式或其他标识形式。

（6）出版地：著录出版者所在地的城市名称。

（7）出版者：可以按著录来源的形式著录，也可按公认的简化形式或缩写形式著录。

（8）相同文献：下一条文献与上条相同项目，应——著录。

（于　涌）

第二节　病例报告的写作

【案例 27-2】

一位基层医院的皮肤科医生在医疗工作中遇到两例真菌性角膜溃疡的病人，通过病史、角膜病变的形态、实验室检查及根据基层医院现有条件明确诊断，正确治疗。结果两例病人控制病情得均很好，痊愈后出院。他认为真菌性角膜溃疡一经发现，充分利用其发病原因的特殊性、角膜病变的特异性、实验室检查的明确性，在基层医院就可以及时诊断，迅速治疗，控制病变进一步发展，减轻病人的痛苦及经济负担。据此这位医生想发表一篇病例报告。

[案例问题]

1. 病例报告的选题有什么要求？

2. 如果遇到的病例是非罕见病但是治疗护理方法确实有效是否可以报道？

[案例 27-2 分析]

1. 病例报告是针对罕见的疾病而撰写的，它可以是单一病人或者一系列类似病例的报告，或者是对文献中已报道病例更全面的描述。

2. 如非罕见病例，但介绍一种更好地管理病人方法的病例报告也有发表的可能。除此之外，还可以将病例报告融合入其他文章类型，如评论类或图像报告等，常能增加出版概率。这不是说从单个病例报告就能取得翻天覆地的变化，但最起码对于医生本人也是一个对这种疾病的全面认识。国内外知名的临床医学期刊也都刊登过丰富有趣的病例报告论文，这种报告论文受到了临床医师的欢迎。例如，《中华内科杂志》的病例讨论专栏，从症状到病理，再到治疗，与医院大会诊相同，各个级别医师，各个科室医师都可以发表自己的看法。

一、概　　述

病例报告（case report）是医学科研中比较经典的写作模式，它是以报道临床病例及其相关资料为主要内容的纪实性文章。通常人们习惯将临床上遇到的具有特殊意义的病例写成报告，目的是引起医务工作者对此病例的关注。

病例报告是医学期刊中最为常见的栏目，在 20 世纪上半叶，病例报告在医学文献中所占比重很大，尽管现代医学得到了迅猛的发展，病例报告仍不失为探索认识新疾病的一种重要的途径和方法。但并非临床上所有的病例都值得报告和分析，一般来说以下几种情况的病例值得撰写病例报告并向期刊发表：①少见病例，病例报告在报道病例数量上有严格限制，主要以现有的文献为依据来进行判断。②新的诊断手段和治疗方法，病例报告可以报道诊断和治疗某种疾病的新方法、新成果，为临床医师提供参考。③新的病理现象和罕见的并发症，即某种常见病例中发现的罕见病理过程，最好具有特定的诊断意义。④新发现的致病物质，如微生物、寄生虫等。⑤某些药物治疗中少见的不良反应和新用途。综上所述，这些被报道的病例必须具有特殊性和代表性，通常病例报告应写少见的病例，即用客观存在的病例数量限制来保证病例自身的特殊性价值，从而有利于将来对该病的诊断及治疗。为进一步的临床研究提供线索。

二、病例报告的结构及写作要求

> **知识点 27-4**
> 1. 病例报告写作的主要部分。
> 2. 病例报告最重要的部分。

病例报告来源于临床资料，对于年轻医师和临床研究生来说，首先，通过回顾性梳理临床资料，撰写病例报告或病例分析，可以锻炼其严谨的临床诊疗思维，有助于提高个人的临床水平；其次，通过撰写病例报告，可锻炼他们的论文书写能力，为以后开展更多的临床研究打下基础。

不同的期刊对于病例报告的书写要求略有差异，一般来讲，其常用格式除标题外还包括引言、病例描述、讨论及参考文献四个部分。字数大都为 600～1000 字。

（一）标题

与其他的医学论文不同，病例报告的标题常用最简洁的语言把病历中最主要、最有代表性的症状和体征或实验室检查体现出来，是叙述性的语言，最常见的是选用临床表现作为文题。

（二）前言

病例报告的前言部分可以不单独列小标题，通常用 1～2 句话简要说明报告该病例的原因。以较为简短的文字对全文做简单介绍，概括全文要旨、作者写作目的、资料来源等。一般不超过 100 字，不宜写得过于详细。

（三）病例描述

病例描述作为主体部分是文章的核心部分，是病人的发病过程、检查结果和治疗过程的纪实，在描述过程中以罕见或有特殊意义的临床资料为主，诊断标准应描述准确。一般的描述顺序为主诉、病史、体检结果、实验室检查结果、其他检查结果、治疗及疗效。在写作的过程中，切忌照搬原始病例，避免使用各种非客观性、推测性的语句。病例描述的时间顺序为倒叙，且应注意时间描述必须确认无误，描述的内容侧重于病人的特异性表现，特征性的症状、体征及检查结果，必要时可增加病理或影像学图片、形态学照片，但应避免能分辨病人体貌特征的照片（注意隐私权的保护），本院或外院的诊断、治疗经过及治疗的结果，必要时需要获得病人及家属知情同意的书面材料。

（四）讨论

病例报告的讨论部分一般应先简单介绍疾病的背景，要求文字精练，有独特的见解，应突出罕见病的特色。着重讨论诊断、鉴别诊断和确认该病的依据、本病例的新特点和新发现。如要报告的内容偏重病例资料，则着重总结成功治愈的经验或失败的教训，提醒临床医生注意有意义但易忽略的问题；如说明误诊方面的问题，则应着重分析误诊的原因。

（五）参考文献

病例报告一般不要求列出参考文献，但有些文章的作者为了找出佐证作者的观点，以及需要和自己的资料进行对比也可列出，要求以近三年的文献为好，数量最好不要超出五条。

另外，国外医学期刊对病例报告的写作要求与中文期刊有很多不同，一般英文病例报告既可以报道单个病例，又可以报道数个病例，并在讨论中加上作者的总结和分析。

三、病例报告撰写中应注意的问题

撰写病例报告时应注意的问题如下：①作者在撰写病例报告之前需要检索大量的相关文献，明确所报告病例的临床价值。②撰写病例报告应注意遵循知情同意的原则，严禁侵犯病人的隐私权，尤其要特别注意照片的使用，患病部位的图片不应该露出病人的身份特征。③病例报道提供的信息和证据是有限的，其理论是推测性的，因此，不要下武断性的结论和提出夸大性的建议。④不同期刊对病例报告的格式要求略有不同，建议先列出拟投稿的期刊目录，认真阅读它们对病例报告格式的要求，按照"投稿须知"有的放矢地进行撰写。

（张　华）

第三节 文献综述的写作

【案例 27-3】

一名一年级的基础医学专业研究生，其导师的研究方向为程序性死亡受体 1 的基因多态性在乳腺癌发病中的作用。为了使选题报告有较充分的依据，导师要求其在论文开题之前撰写一篇文献综述作为开展科学实验的第一步。

[案例问题]

作为一名一年级研究生新生，该同学有几个困惑：

1. 需要阅读多少篇文献之后可以撰写文献综述？
2. 文献综述的主要内容应有什么倾向性？
3. 文献综述是只叙述前人的内容吗？
4. 文献综述要求的字数一般是多少？

[案例 27-3 分析]

文献综述是研究生在其提前阅读过某一主题的文献后，经过理解、整理、融会贯通，综合分析和评价而撰写的一种不同于研究论文的文体。

1. 在文献综述时，研究生应系统地查阅与自己的研究方向有关的国内外文献，搜集文献应尽量全面。因为掌握全面、大量的文献资料是写好综述的前提，随便搜集一点资料就动手撰写是不可能写出好的综述的。通常阅读文献应不少于 30 篇。

2. 在文献综述中，研究生一般都是从回顾性的论文入手，了解自己研究方向的发展历史，前人的主要研究成果，存在的问题及发展趋势等，引用文献要忠实文献内容。

3. 文献综述中要有自己的观点和见解，鼓励研究生多发现问题、多提出问题、并指出分析、解决问题的可能途径。

4. 一般来说，文献综述不少于 5000 字。

一、概 述

文献综述（literature review）是在确定了选题后，在对选题所涉及的研究领域的文献进行广泛阅读和理解的基础上，对该研究领域的研究现状进行综合分析、归纳整理和评论，并提出自己的见解和研究思路而写成的文体。

知识点 27-5

1. 文献综述的定义。
2. 文献综述的作用。
3. 文献综述的分类。
4. 文献综述的特点。

（一）文献综述的定义

文献综述简称综述，是对某一领域、某一专业或某一方面的课题、问题及研究专题搜集大量相关资料，然后通过分析、阅读、整理、提炼当前课题、问题或研究专题的最新进展、学术见解或建议，并对其做出综合性介绍和阐述的一种学术论文。

（二）文献综述的作用

1. 浓缩动态信息，利于现有知识的更新 综述是作者对近年来几十篇，甚至几百篇分散的一次文献的消化、整理、归纳、分析、浓缩的成果，它能够及时全面地介绍有关专题的最新进展，使读者读后即能了解该专题的发展情况、目前水平及今后展望。因此，综述有利于信息的传播和知识的更新。

2. 积累资料，锻炼科学思维 撰写文献综述必须对大量的原始文献进行识别、分析、归类与综合，最后才能整理成文。因此，撰写文献综述不仅是积累科学研究资料的重要方法，还是促进积极的科学思维、培养锻炼分析组织材料和正确表达思想的有效途径。医学工作者在从事科研工作、开题论证、申请基金项目前，往往要翻阅大量的文献，此时若能写一篇有关课题的文献综述，更能深化对问题的认识，做到胸有成竹。

3. 提供专业领域内的背景知识 文献综述后附有的参考文献都是经过作者筛选而确定的，所以比检索书刊提供的文献索引更具有专指性，查准率更高。

（三）文献综述的特点

1. 综合性 文献综述要求全面系统地反映国内外某一学科或某课题在某一时期的概况。从纵的方面全面系统地介绍研究对象的历史、现状及发展趋势；从横的方面全面系统地介绍主要国家、主要学派或主要医学家、主要部门在某一时期的主要观点、主要突破等。为此，综述要求占有资料广泛而全面，要对大量、分散的一次文献进行全面的综合分析，只有这样才能在整体上把握事物的本质规律。

2. 评述性 文献综述作者不应对原始文献进行直接评论，这一点有别于评述，但这不等于作者不能有自己的观点。作者的立场、观点和学术水平主要体现在对原始材料的选择和组织上，即用别人的资料和观点来表明自己的想法。也就是说，要将自己的见解寓意其中，贯穿于内。

3. 先进性 文献综述不是写学科发展的历史，只有选题新、资料新才具有参考价值，才能引起读者的兴趣。一般来说综述的选题都是近年来发展较快、进展较多而切合实际需要的课题；引用的文献以近 3～5 年国内外学术性期刊的论著为主，并且都应当是一些学术水平高且有新发明、新见解、新思想的文献。

（四）文献综述的分类

我们可以从不同的角度对文献综述的类型进行划分，最常见的方法是根据文献综述反映内容深度的不同即信息含量的不同对其进行分类。按照文献综述信息含量的不同，可将文献综述分为叙述性综述、评论性综述和专题研究报告三类。

1. 叙述性综述 是围绕某一问题或专题，广泛搜集相关的文献资料对其内容进行分析、整理和综合，并以精练、概括的语言对有关的理论、观点、数据、方法、发展概况等做综合、客观的描述。叙述性综述最主要特点是客观，即必须客观地介绍和描述原始文献中的各种观点和方法。一般不提出撰写者的评论、褒贬，只是系统地罗列原始文献中的观点和方法，使得读者可以在短时间内，花费较少的精力了解到本学科、专业或课题中的各种观点、方法、理论、数据，把握全局，获取资料。

2. 评论性综述 是在对某一问题或专题进行综合描述的基础上，从纵向或横向上作对比、分析和评论，提出作者自己的观点和见解，明确取舍的一种信息分析报告。评论性综述的主要特点是分析和评价，因此有人也将其称为分析性综述。评论性综述在综述各种观点、理论或方法的同时，还要对每种意见、每类数据、每种技术做出分析和评价，表明撰写者自己的看法，提出最终的评论结果，可以启发思路，引导读者寻找新的研究方向。

3. 专题研究报告 是就某一专题，一般是涉及国家经济、科研发展方向的重大课题进行反映与评价，并提出发展对策、趋势预测，是一种现实性、政策性和针对性很强的情报分析研究成果。其最显著的特点是预测性，它在对各类事实或数据、理论分别介绍描述后进行论证、预测，最后提出今后发展目标和方向的预测。

二、文献综述的写作要求

文献综述一般由学识水平高，科研及临床经验丰富的专家撰写。但青年医学工作者练习撰写文献综述也是一件很有意义的事情，它有助于总结既往，预示未来，引导新的专题科学研究及临床治疗技术的开展，文献综述写作在有关专家指导下进行效果会更好。

（一）选取文献要新颖

综述是综合与评述相结合的产物，"综"是对前人发表的文献收集、整理、综合的过程；"述"则是通过对材料的引用与观点的取舍，客观分析文献、数据和观点的过程。大多文献数综述都是围绕着某一科学领域的新进展来写的。所以写作重点应当放在学科的最新发现、最新研究成果上，一般要求五年内的文献占全部参考文献的 70% 以上。

（二）选取文献要有可信性

文献综述的基本准则是忠实于原文，让事实说话。因此，文献综述应由作者亲自阅读的文献归纳、综合而成。如仅通过阅读摘要或在别人综述的基础上做第二手综述，则可能出现观点的片面性。

（三）文献综述写作要客观精练

文献综述的撰写一般采用第三人称，以说明文体概括文献的内容。行文要精练、达意、可读性强，并且有一定的生动性。我国医学期刊刊载的文献综述一般限定在 4000～6000 字，还有一类称为小文献综述，仅 3000 字左右，此外由于文献综述涉及的范围广、材料多，所以必须注意详略得当，重点突出，以免结构庞大，起不到浓缩资料的作用。

三、文献综述的写作步骤

文献综述的写作包括选题、文献的获取、文献的加工、撰写成文和修改校订五个步骤。

（一）选题

文献综述的选题可大可小，按照作者的写作目的不同，选题也各不相同。

1. 约稿的综述选题　这种文献综述一般都是由专家撰写，供读者学习，选题多由期刊社选定，一般即为某位专家的科研课题内容，专业性强，内容比较新颖。

2. 开展科研工作需要的文献综述选题　在开展科研工作之前，了解前人所取得的成果，目前的研究所遇到的问题及问题解决到什么程度。这类文献综述实用性强，选题较为明确。

3. 为发表医学论文的文献综述选题　应选择国际上发展很快，而又不被多数同道熟悉的边缘性学科的新课题，以拓宽医学工作者的知识面，加强多学科的合作，推进医学科学的发展。

（二）文献的获取

在确定选题之后，就应该着手检索文献。对初学者来说，查找文献往往不知从哪里下手，一般可首先查找有权威性的参考书以搜集文献，应以近3～5年的文献为主，且应以学术期刊上发表的论著为主。收集文献后，要对其进行阅读和整理，这是写好文献综述的关键。一般来说，是边搜集边阅读，对具有代表性的、权威性的论文要精读、细读，并做好摘录。

（三）文献的加工

对阅读过的资料必须进行加工处理，这是撰写文献综述必要的准备过程。所整理的资料应包括作者、文题、刊名、年、卷、期、页码及核心内容（主要资料、数据、观点等）。最后对摘录卡片或笔记进行整理、分析、归类，使之系统化、条理化，以备写作时使用。

（四）撰写成文

文献综述在撰写成文前应先拟提纲，决定先写什么，后写什么，哪些应重点阐明，哪些地方融进自己的观点，哪些地方可以省略或几笔带过。重点阐述处应适当分几个小标题。在写作过程中，如发现准备不充分或有遗漏的地方，应及时补充查阅和仔细校对。对于某些推理或假说，要考虑到医学界专家所能接受的程度，可提出自己的看法，或作为问题提出来讨论，然后阐述存在问题和展望。

（五）修改校订

文献综述写好后，应根据其特点、写作要求对综述的内容、布局、文字及书写格式、参考文献等一一进行审核、修改及校订，以做到观点鲜明、材料翔实、叙述得当。

四、文献综述写作格式的基本要求

按照写作目的的不同，文献综述的写作方法和格式略有差异，本文以学术期刊上发表的综述为模式进行介绍。按照一般要求，由文题、前言、正文、小结和参考文献五部分组成。

（一）文题

根据文献综述的体裁要求，文题一般在20个汉字内，多以"……进展、现状、动态"等命名，要求能体现出综述的主题，以能恰当、简明地表达文章重要的特定内容为好。应注意避免使用不常见的缩略词，不宜使用字符、代号及公式等。

（二）前言

前言是文献综述正文的引言。一般不列小标题，主要说明本综述写作目的、有关概念的定义、本专题的范围，并扼要介绍本课题的历史、现状和争论焦点。前言应力求简洁、概括，使读者读后获得一个初步印象，为进一步阅读主体部分做好准备。

（三）正文

正文是文献综述主要内容的详细叙述部分，主要通过提出问题、分析问题和解决问题来比较各家学说及其论据，从而阐明有关问题包括历史背景、现状及其发展方向等的来龙去脉。无论通过怎样的表达手段，正文要体现出"新""全""综""顺"四大特点。"新"指选题要新，即文献综述的选题必须是近期该刊未曾刊载过的内容，引用的文献中70%的应为三年内的文献。"全"即文献综述内容要全面，要求作者根据选题全面搜集近年来的相关报道并依照行文的需要整理、提炼，做出全面的介绍和阐述，通常作者阅读文献不少于 30 篇，且文献搜集要客观全面。"综"即作者应对所查阅的文献进行综合的归类、提炼、概括，不可仅仅罗列出不同研究者的不同结论，缺乏作者的分析和归纳。"顺"是指在实际写作中，作者应加强汉语修辞、表达方面的训练，避免所著文章词不达意、晦涩拗口。

（四）小结

小结是对正文部分做扼要的总结，简要概括全文的主要结论及尚待解决的问题，作者应对各种观点进行综合评价，提出自己的看法，指出存在的问题及今后发展的方向和展望以加深读者对问题的了解与认识。小结应突出重点，与前言不重复。

（五）参考文献

参考文献是文献综述的重要组成部分。参考文献的多少可体现作者阅读文献的广度和深度，一篇全面、系统的文献综述，其参考文献相当于该课题的专题目录。通常作者引述的论点、数据、研究成果均应罗列参考文献出处，但未公开发表的资料一般不宜作为参考文献。所列文献应以亲自阅读过的近 3～5 年的为主。多数期刊对此具有规定，一般时间长久的资料，或已经纳入教科书的内容则不必引用。文后参考文献应按国家标准 GB/T 7714—2015《信息与文献　参考文献著录规则》，且按顺序编码制或按照所投期刊的具体要求著录。

五、文献综述写作中的注意事项

文献综述写作和论文写作的关系十分密切，特别是前瞻性的研究许多研究立题和实验设计都来自综述，撰写文献综述有利于撰写者了解动态信息和知识的更新，有利于撰写者科研思维的确立，但一篇优秀的文献综述写作过程尚需要注意以下两点。

（一）文献综述检索和引用中需要注意的问题

1. 搜集文献要全面　按照选题要求掌握全面、大量的文献资料是写好文献综述的前提，否则，随便搜集一点资料就动手撰写不可能写出好的文献综述。

2. 引用的文献要具有代表性、可靠性和科学性　在搜集到的文献中可能会出现观点相同的文献，这些文献在可靠性及科学性方面存着差异，因此在引用文献时应注意选用代表性、可靠性和科学性较好的文献。

3. 引用的文献要忠实原著内容　由于文献综述有撰写者自己的评论分析，因此在撰写时应分清撰写者的观点和文献的内容，不可随意篡改文献的内容。

（二）文献综述写作中应注意的问题

1. 篇幅不可太长　期刊编辑部对文献综述的字数一般都有一定数量的规定。撰写者在初写综述时，往往不注意这点，造成虚话、空话较多，重点不突出。

2. 不能缺少分析和概括　文献综述并不是简单地罗列文献，文献综述一定有撰写者自己的综合和归纳。只是将文献罗列，看上去像流水账，没有撰写者自己的综合与分析，使人看后感到重复、费解。

3. 注重写作的广度和深度　许多撰写者对研究的问题了解不深，在介绍研究现状时往往只是列出众多参考文献，罗列出不同研究者的不同做法和结论，而缺乏对参考文献的分析和归纳，撰写者应用自己的语言概括出研究的现状，特别是存在的难点和不足，从而引出论文研究的主题。

4. 注意文章的整体性　在写作的过程中应注意所有拟定的小标题都是为主题服务的，最终都是为了说明全文的中心服务，无论文献综述中哪一个局部问题，均需要紧扣中心，不可跑题。

（张　华）

第四节　医学科研论文的报告规范

国内外的研究发现，临床论文普遍存在不完整和不规范的问题，为了提高论文质量，国际性组织针对不同性质的科研报告制订了一系列规范。

一、观察性流行病学研究国际报告规范

为向观察性流行病学研究论文提供报告规范，国际性合作小组共同起草了《加强观察性流行病学研究报告的质量 STROBE 声明；观察性研究报告规范》（后文称为 STROBE 声明），目前 STROBE 声明已被百余种杂志推荐。STROBE 声明：观察性研究必需项目清单（第 4 版）内容（表 27-1）覆盖观察性流行病学的三种主要研究设计——

队列研究、病例对照研究和横断面研究，包括 22 个条目，即文章的题目与摘要（条目 1）、前言（条目 2 和 3）、方法（条目 4～12）、结果（条目 13～17）、讨论（条目 18～21）及其他信息（关于赞助资金的条目 22）。

表27-1　STROBE声明：观察性研究必需项目清单（第4版）

内容与主题	条目	描述
标题与摘要	1	①题目或摘要中要有常用专业术语表述研究设计；②摘要内容要丰富，并且能准确流畅地表述研究中做了什么、发现了什么
背景/原理	2	对所报告的研究背景和原理进行解释
目标	3	阐明研究目标，包括任何预先确定的假设
方法		
研究设计	4	在论文中较早陈述研究设计的要素
研究现场	5	描述研究现场、具体场所和相关时间范围（包括研究对象征集、暴露、随访和数据收集时间）
研究对象	6	①队列研究：描述选择研究对象的合格标准、源人群和选择方法，描述随访方法。病例对照研究：描述选择确诊病例和对照的合格标准、源人群和选择方法，描述选择病例和对照的原理。横断面研究：描述选择研究对象的合格标准、源人群和选择方法 ②队列研究-配对研究：描述配对标准和暴露与非暴露数目。病例对照研究-配对研究：描述配对标准和每个病例对应的对照数目
研究变量	7	明确定义结局、暴露、预测因子、潜在的混杂因子和效应修饰因子（如果可能，给出诊断标准）
数据来源/测量	8[1]	对每个关心的变量，描述其数据来源和详细的判定（测量）方法（如果有多组，还应描述各组判定方法的可比性）
偏倚	9	描述和解释潜在偏倚的过程
样本大小	10	解释样本大小的确定方法
计量变量	11	解释分析中如何处理计量变量（如果可能，描述怎样选择分组及分组原因）
统计学方法	12	①描述所有统计学方法，包括控制混杂方法。②描述亚组和交互作用检查方法。③描述缺失值处理方法。④队列研究：如果可能，解释失访的处理方法。病例对照研究：如果可能，解释病例和对照的匹配方法。横断面研究：如果可能，描述根据抽样策略确定的统计方法。⑤描述敏感度分析
结果		
研究对象	13[1]	①报告研究的各个阶段研究对象的数量，如可能合格的数量、被检验是否合格的数量、证实合格的数量、纳入研究的数量、完成随访的数量和分析的数量。②描述各个阶段研究对象未能参与的原因。③考虑使用流程图
描述性资料	14[1]	①描述研究对象的特征（如人口学、临床和社会特征）及关于暴露和潜在混杂因子的信息。②指出每个关心的变量有缺失值的研究对象数目。③队列研究：总结随访时间（如平均时间及总和时间）
结局资料	15[1]	①队列研究：报告发生结局事件的数量或根据时间总结发生结局事件的数量。②病例对照研究：报告各个暴露类别的数量或暴露的综合指标。③横断面研究：报告结局事件的数量或总结暴露的测量结果
主要结果	16	①给出未校正的和校正混杂因子的关联强度估计值和精确度（如95%置信区间），阐明根据哪些混杂因子进行调整及选择这些因子的原因。②当对连续性变量分组时报告分组界值。③如果有关联，可将有意义时期内的相对危险度转换成绝对危险度
其他分析	17	报告进行的其他分析，如亚组和交互作用分析及敏感度分析
讨论		
重要结果	18	概括与研究假设有关的重要结果
局限性	19	结合潜在偏倚和不精确的来源，讨论研究的局限性；讨论潜在偏倚的方向和大小

内容与主题	条目	描述
解释	20	结合研究目的、局限性、多因素分析、类似研究结果和其他相关证据，谨慎地给出一个总体的结果解释
可推广性	21	讨论研究结果的可推广性（外推有效性）
其他信息		
资助	22	给出当前研究的资助来源和资助者（如果可能，给出原始研究的资助情况）

1）在病例对照研究中分别给出病例和对照的信息；如果可能，在队列研究和横断面研究里给出暴露组和未暴露组的信息。

资料来源：詹思延，2010. 第三讲：如何报告观察性流行病学研究——国际报告规范 STROBE 解读. 中国循证儿科杂志, 5（3）：223-227.

二、随机对照试验报告规范

随机对照试验是评估干预效果的最佳研究，为了使读者能够判断试验的有效性，随机对照试验报告应当准确、完整地描述关于试验设计、实施、分析和可推广性的信息。1995 年，为了改进随机对照试验报告的规范性，由临床试验学者、统计学家、流行病学家和生物医学编辑组成的国际小组制定了《临床试验报告的统一标准》（后文简称 CONSORT 声明），1999 年，CONSORT 声明制定组织依据最新的关于偏倚产生的证据，对最初的 CONSORT 声明清单和流程图进行了修订。修订后的 CONSORT 声明包括一个由 22 个条目组成的清单（表27-2）和一个流程图（图27-1）。

表27-2　CONSORT必须包括的条目清单

内容与主题	条目	描述
标题与摘要		
设计	1	研究对象是如何分配到各个干预组的（如随机分配或随机化），并详细说明分配是以群为单位进行的
介绍		
背景	2	科学背景与原理的解释，包括使用整群设计的原理
方法		
研究对象	3	研究对象和群组的入选标准，数据收集的机构和地点
干预	4	各组干预的详细描述，干预针对个体还是群体水平（或两者都有）及何时、如何实施
目标	5	设定的目标和假说，以及它们是针对个体还是群体水平（或两者都有）
结局	6	明确定义主要和次要结局指标，它们针对的是个体水平还是群体水平（或两者都有），如果可能，描述改进结局测量质量的方法（如多次观察，对测量者进行培训）
样本大小	7	总样本量大小如何确定（包括计算方法、群组的数量、群组大小、群内相关系数及其不确定性的指标），如果可能，对中期分析和终止试验的条件进行解释
随机化		
序列的产生	8	产生随机分配序列的方法，包括任何限定情况（如分组、分层和匹配）
分配隐藏	9	按照产生的序列进行随机分配的方法，详细说明分配基于整群而不是个体，清楚阐明在分派干预之前序列是否被隐藏
实施	10	谁产生分配序列，谁登记研究对象，谁指派研究对象到相应的组
盲法	11	研究对象、实施干预者和评价结局者是否对分组未知，如果是，盲法是否成功
统计方法	12	比较各组主要结局的统计学方法，指出如何处理整群设计效应；其他分析方法，如亚组分析和调整分析
结果		
研究对象的流动	13	各个阶段群组和研究对象的流动情况（强烈推荐使用流程图）。特别是报告各组接受随机分配、接受干预、完成试验和进入分析的群组和研究对象数量。描述实际研究偏离研究方案的程度及原因
研究对象的征集	14	征集研究对象和随访的日期范围
基线数据	15	如果可能，报告各组个体和群组水平的基线人口学特征和临床特征
分析的数量	16	纳入每个分析的各干预组的群组和研究对象的数量（分母），以及是否进行了ITT（意向性分析）分析。如果可行，用绝对数的形式表达结果（如10/20，而不是50%）
结局和估计	17	对每个主要和次要结局，如果可能，应报告个体或群体水平上每个组的综合结果，估计效应大小和精确度（如95%置信区间），报告各主要结局的群内相关系数
辅助分析	18	报告进行的其他所有分析，包括亚组分析和调整分析，阐明哪些分析是预先设定的，哪些分析是探索性的，从而关注多重分析问题

内容与主题	条目	描述
不良反应事件	19	各个干预组所有重要的不良反应事件
讨论		
解释	20	结合研究假设、潜在偏倚或不精确的来源以及与分析、结局多重性有关的危险，对结果进行解释
可推广性	21	试验结果向个体和（或）整群（如果相关）的可推广性（外部有效性）
证据总体	22	结合现有的证据，对结果进行全面解释

资料来源：詹思延，2010. 第二讲：如何报告随机对照试验—国际报告规范 CONSORT 及其扩展版解读. 中国循证儿科杂志，5（2）：146-150.

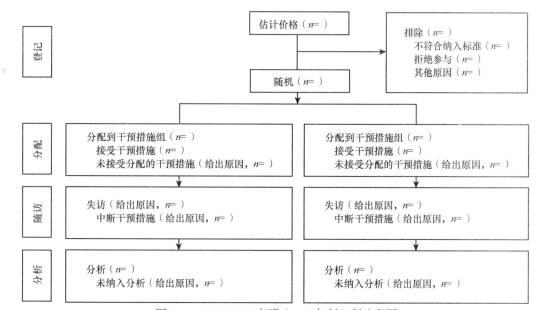

图27-1 CONSORT声明（2010年版）版流程图

资料来源：中国胸心血管外科临床杂志编辑部，2013. 随机对照试验报告指南（CONSORT 2010年版）流程图. 中国胸心血管外科临床杂志，20（1）：66.

三、诊断试验研究的报告规范

许多诊断试验准确性报告缺乏关于诊断性研究设计、实施和分析等重要信息，从而使得评价难以进行。《诊断试验准确性研究报告规范》（后文简称 STARD）正是为了改进诊断准确性研究报告质量而发起的，通过建立一个科学、规范、循证的报告标准，使读者能够通过完整、准确的报告评价研究结果的内部有效性（潜在偏倚）和外部有效性（适用性）。在 2015 年召开的共识会议上，由相关领域专家对这份泛表进行缩减，在 STARD 2003 的基础上，最终形成了一个 STARD 2015 指南（表27-3），并制定出典型流程图（图 27-2）。这有利于提高诊断试验准确性研究报告的准确性和完整性，以便读者评估研究的偏倚可能性及推广性，从而更好地服务于临床医生、研究人员。

表27-3 STARD 2015指南的条目

主题	编号	条目
标题		
	1	确定文章为诊断试验，使用至少一个准确性评价指标（如灵敏度、特异度、预测值或受试者工作特征曲线面积）
摘要		
	2	结构式摘要，包括试验设计、方法、结果和结论
引言		
	3	科学和临床背景，说明使用待评价试验的用途和临床作用
	4	研究目的和假设
方法		

主题	编号	条目
实验设计	5	待评价试验和金标准（参考标准）执行之前（前瞻性研究）或之后（回顾性研究）收集数据
受试者	6	纳入标准
	7	基于哪些条件（如症状、以前测试的结果、登记等）招募合适的受试者
	8	何时何地（场所、地点和日期）纳入合适的受试者
	9	受试者是否形成一个连续的随机序列或方便序列
试验方法	10a	足够的细节描述待评价试验，试验容易重复
	10b	足够的细节描述金标准，试验容易重复
	11	选择金标准的理由（是否存在可替代的金标准）
	12a	描述待评价试验的定义，及其阳性阈值和结果分类的原理，区分证实性研究和探索性研究
	12b	描述金标准的定义，及其阳性阈值和结果分类的原理，区分证实性研究和探索性研究
	13a	待评价试验的操作者/读者能否获取到临床信息及金标准
	13b	金标准的评估者能否获取到临床信息及待评价试验
统计学方法	14	描述诊断试验的估计方法和比较方法
	15	如何处理待评价试验或金标准的不确定结果
	16	如何处理待评价试验或金标准的缺失数据
	17	诊断试验的变异性分析，区分证实性研究和探索性研究
	18	报告样本量，说明样本量的计算方法
结果		
受试者	19	受试者的整个参与过程，强烈推荐使用流程图
	20	受试者的人口学和临床特征资料
	21a	目标人群疾病严重程度的分布情况
	21b	非目标人群其他疾病的分布情况
	22	待评价试验和金标准的时间间隔及临床干预方法
实验结果	23	待评价试验和金标准的列连表（行列表）
	24	报告诊断试验准确性指标的点估计和精度结果（如95%置信区间）
	25	报告待评价试验和金标准中发生的所有药品不良反应事件
讨论		
	26	研究的局限性，包括潜在偏倚的来源、统计的不确定性和普适性
	27	实用意义，包括预期用途和待评价试验的临床作用
其他信息		
	28	注册号和注册机构名称
	29	哪里可以获取完整的试验方案
	30	经费资助和其他支持；资助者所起的作用

资料来源：陈新林，胡月，莫传伟，等. 2016. 诊断准确性研究报告指南——STARD 2015 简介. 中国循证医学杂志，16（10）：1227-1230.

四、病例报告的报告规范

病例报告是医学研究中的一种常见形式，主要针对一个或者多个病例在疾病表现、发病机制、诊断和治疗等方面进行记录报告，从而为发现新的疾病、常见疾病的特殊类型和某种干预的潜在不良反应提供线索或客观证据，为了进一步病例报告的规范化，专家组在 2013 年制订了《病例报告的报告规范》（case reports，CARE）（表 27-4）。

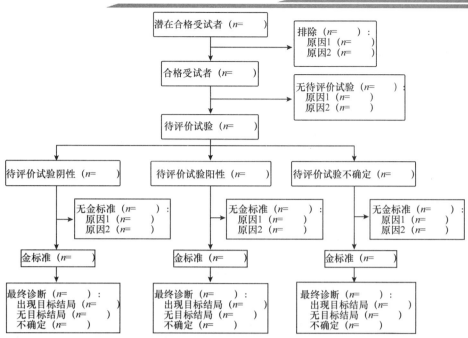

图27-2 STARD 2015指南的流程图

资料来源：陈新林，胡月，莫传伟，等. 2016. 诊断准确性研究报告指南——STARD 2015简介. 中国循证医学杂志，16（10）：1227-1230.

表27-4 撰写病例报告时要纳入的CARE信息条目（2016）

主题	项目	清单项目描述
文题	1	词语"病例报告"应当与本报告中最受关注的内容同时列于文题中
关键词	2	以4~7个关键词为好，包括关键词"病例报告"
摘要	3a	背景：本病例报告为已有的医学文献增添了什么新的内容
	3b	病历小结：主诉、诊断、干预、结局
	3c	结论：从本病例中主要"获取"了什么经验
引言	4	当前的医疗标准及本病例的贡献——列出参考文献（1~2段文字）
时间表	5	将本病例报告中的信息按时间轴列成表或图
病人信息	6a	对病例的人口统计学信息及其他病人和当事人的信息予以隐私保护
	6b	主诉——促使病人本次就诊的主要症状
	6c	相关既往史，包括既往的干预措施和结局
体格检查	7	相关的体检发现
诊断评估	8a	评估内容，包括调查、实验室检查、影像学检查等
	8b	诊断推理，包括考虑到的其他诊断及存在的困难
	8c	考虑提供与评估、诊断和干预相关的图或者表
	8d	提供预后特征（如适用）
干预	9a	干预类型，如推荐的生活方式、治疗、药物疗法、手术等
	9b	干预管理，如剂量、强度、持续时间
	9c	记录干预的变化及相应的解释说明
	9d	其他同时实施的干预
随访和结局	10a	临床医师的评估（如果合适的话，增加病人或当事人对结局的评价）
	10b	重要的随访诊断评估结果
	10c	对干预依从性和耐受性进行评估，包括不良反应
讨论	11a	对作者在处理本病例时的优势和局限性进行讨论
	11b	详细指出如何将本病例报告告知临床实践或临床实践指南
	11c	基于本病例报告，如何提出一个可检验的假设
	11d	结论及其理论依据
病人观点	12	病人或当事人对此次医疗过程的评价（如适用）
知情同意书	13	绝大多数期刊要求提供病例报告中的病人的知情同意书
其他信息	14	致谢部分；竞争性利益；如有需要，提供伦理审查委员会的证明

资料来源：黄文华. 2016. 国际临床病例报告撰写要求的最新进展——2016 年 CARE 清单及国际若名医学期刊病例报告投搞要求. 肿瘤，36（12）：119-123.

（张 华）

第二十八章　真实世界研究

　　1993 年 Kaplan 等在发表的论文中第一次明确提出了真实世界研究的概念，历经 20 余年的发展，真实世界研究日益受到国内外的广泛关注。

　　传统临床研究以随机对照试验（randomized controlled trial，RCT）为代表，因其具备随机、平行对照、前瞻、因果顺序明显等特点，具有很高的内部真实性，其研究证据成为药物有效性评价的金标准及循证医学上的基石。RCT 往往基于严格的纳入及排除标准筛选临床表现典型且同质性高的病人群体，施加标准单一化干预措施，因此不利于研究结论外推于临床实践，其实际临床应用价值存在一定局限，可视为理想世界研究。在真实临床环境下开展的评估干预措施对病人健康影响的真实世界研究，作为 RCT 的重要延续和补充，逐渐成为循证医学的重要手段。目前，真实世界研究的应用领域已经涵盖了病因、诊断、治疗、预后评估及风险预测等多方面。

第一节　真实世界研究起源与发展

一、真实世界研究的起源

　　从现代医学发展角度来看，真实世界研究起源于实用性随机对照试验（pragmatic randomized controlled trial，PRCT）。

　　自 1946 年在英国进行第一项随机对照试验验证了链霉素治疗肺结核的疗效以来，医学领域非常重视 RCT，即解释性随机对照试验（explanatory randomized controlled trial，ERCT）。ERCT 是测量干预措施效力的试验，评价在"理想"条件即严格控制医疗环境下干预产生的特异性作用，主要用于药物和医疗器械上市前评价，并成为获准上市的关键证据，但因其纳入排除标准、干预措施控制严格，在保证内部真实性的同时，研究结果外部真实性相对不佳，实施难度大，样本量有限，随访时间较短，对罕见不良事件探测不足，因而无法提供足够证据充分支持真实临床实践。为克服ERCT的上述缺点，研究人员开始设计实施PRCT。PRCT是测量干预措施效果的试验，评价在常规条件或实际临床情况下干预产生的作用，即"真实世界"环境下干预的结局信息，获取可直接应用于真实临床实践的证据，是真实世界研究的雏形。自此，真实世界研究的理念逐渐兴起。

二、国际上真实世界研究的发展

关于真实世界研究的发展，有学者认为经历两个阶段，即初期独立开展的真实世界研究探索阶段、国家宏观政策支持的真实世界研究阶段。

（一）初期独立开展的真实世界研究探索阶段

自真实世界研究的概念提出以来，全球尤其是北美、欧洲的医学研究人员和组织陆续开展了一些探索性的真实世界研究，从研究内容和方法层面进行了广泛的探索实践，最初这些研究往往是独立进行的。真实世界研究的研究方法包括观察性研究和实验性研究。以下列举几种真实世界研究方法与实例。

1. 观察性研究　又称注册登记研究（registry study，RS），是一种应用广泛的观察性真实世界研究方法。1999年，美国马萨诸塞大学医学院发起了全球急性冠状动脉事件注册（global registry of acute coronary events，GRACE），该研究是由多个国家参与的针对所有急性冠脉事件的临床管理和病人结局问题的大型多中心前瞻性观察性研究，覆盖了广泛的病人人群，记录了不同地区、不同级别医院在实际医疗工作中对急性冠脉事件的处置方法和结果。

基于临床试验已证明胆碱酯酶抑制剂在改善轻度至中度阿尔茨海默病病人认知状态和残疾方面的效力、在临床实践中的应用效果和安全性所知甚少、尚未开展大型临床试验比较不同胆碱酯酶抑制剂疗效的前提下，一项由Mossello等组织的真实世界研究在老年门诊病人样本中评价了三种胆碱酯酶抑制剂治疗轻度至中度阿尔茨海默病的安全性和有效性。

真实世界研究可用于药品上市后的剂量调整。美国疾病预防控制中心关于应用疫苗进行暴露后预防狂犬病最初推荐五针预防接种策略。2007年疫苗供应紧缺后，研究者重新评估该疫苗的推荐接种次数。狂犬病属于病死率极高的疾病，病人在出现症状后尚无有效治疗方法，出于伦理学考虑不可能开展RCT，但研究者通过对临床实践中已有数据进行分析发现，所有病人在接种第4针疫苗后体内均出现足够水平的病毒中和抗体，且在接种第5针后，抗体水平并没有明显增加。另外，通过人群流行病学监测发现，病人由于各种原因，仅恰当护理伤口且接种四针疫苗，但这些病人最终均未患病。人体的免疫学特征、人群的流行病学特征均提示狂犬病疫苗接种四针已安全可靠。因此，美国疾病预防控制中心将"五针方案"调整为"四针方案"。

2011~2012年，英国的婴儿因感染百日咳致死明显增多。英国疫苗接种和免疫委员会建议，孕妇于妊娠晚期可以接种百日咳疫苗。但此前该疫苗未被批准用于孕妇，缺少妊娠期安全性评价的相关数据。因此，英国对选择接种疫苗的孕妇开展了真实世界研究评价妊娠期接种百日咳疫苗的安全性。为寻找研究对象，研究人员查找英国临床实践研究数据链，该数据链纳入650多个初级卫生保健数据库，覆盖英国1250万以上病人。通过该数据链，研究者获取20 074名接受百日咳疫苗接种的孕妇信息，与未接种疫苗的孕妇进行配对比较，发现妊娠晚期接种百日咳不会增加孕产妇或新生儿的病死率及产科并发症等与妊娠相关的不良事件风险的发生率。这一结论消除了人们对妊娠期接种百日咳疫苗安全性方面的顾虑，对在孕妇中使用该疫苗提供了有力的证据支持。

2. 实验性研究　为比较广泛使用的两种阿司匹林剂量对动脉粥样硬化性心血管疾病（arteriosclerotic cardiovascular disease，ASCVD）病人二级预防的有效性，确定最佳剂量，2016年美国杜克大学等机构启动了阿司匹林剂量：以患者为中心的心血管获益和长期效果试验（ADAPTABLE），纳入1.5万例ASCVD缺血性事件高风险病例，将其随机分为两组，分别给予的阿司匹林剂量为325mg/d、81mg/d，研究参与者将登记36个月，最多随访40个月，比较的结局指标为全因病死率、非致死性心肌梗死住院率、非致死性卒中住院率、冠状动脉重建术的发生率、生活质量及功能状态，住院治疗主要出血并发症，并进行相关的血液制品治疗。这个PRCT是随机分组的，但所选的阿司匹林剂量为临床常用剂量，对符合纳入标准的受试者除了在随机试验时使用的口服抗凝剂和替格瑞洛或计划在研究随访期间使用的药物外，不排除任何年龄上限、共存疾病、伴随用药，样本量大且随访时间较长，故符合真实世界研究环境。该研究将随机对照试验中用于减少混杂的随机化理念与真实世界研究中贴近临床实践的环境相结合，在保证一定内部真实性的前提下，大大提升了研究结果的外部真实性，为临床医生更合理使用药物等方面提供有价值的信息。

上述真实世界研究主要评价药品或其他干预措施上市后的有效性和安全性，弥补了 ERCT 在评价有效性和安全性方面的不足，在指导临床实践、制订医疗决策等方面发挥重要作用。

（二）国家宏观政策支持的真实世界研究阶段

2009 年，美国将疗效比较研究写入美国《复苏与再投资法案》，推动了疗效比较研究。随后，美国国立卫生研究院（National Institutes of Health，NIH）和 AHRQ 立即着手疗效比较研究的计划论证及实施部署工作。2010 年，《病人保护和可负担医疗法令》指定创立"可持续疗效比较研究发展项目办公室"，确立疗效比较研究优先发展项目及方法，强调以病人为中心是发起疗效比较研究的最主要目的。从本质上看，疗效比较研究是真实世界研究的进一步发展，是国家宏观政策支持发展的真实世界研究。

药物研发过程中，ERCT 对于某些缺乏有效治疗措施的罕见病和危及生命的重大疾病等疾病领域难以实施，或需要高昂的时间成本，或存在伦理问题，研究结论外推于临床实际应用效果差，因此运用真实世界证据评价药物的有效性和安全性，成为国内外药物研发机构和监管部门日益关注的问题。近年来，国外药品监管部门对如何使用真实世界证据支持监管决策展开较多研讨。美国于 2016 年颁布的《21 世纪治愈法案》提出将真实世界研究产生的证据用于药品及医疗器械的审批，包括对已批准药物的新适应证方面的应用等。随后美国 FDA 发布了《使用真实世界证据支持医疗器械监管决策指南》《临床研究中使用电子健康档案数据指南》《真实世界证据计划的框架》等文件。欧洲药品管理局（European Medicines Agency，EMA）于 2013 年参与 GetReal Initiative 项目，开发收集与综合真实世界证据的新方法，使其更早地用于药品研发和医疗保健决策过程；于 2014 年启动适应性许可试点项目，探索利用真实世界数据包括将观察性研究数据用于辅助监管决策的可行性。2017 年，欧洲药品管理局与药品局总部（Heads of Medicines Agencies，HMA）联合成立大数据工作组，旨在使用大数据改进监管决策并提高证据标准。日本药品和医疗器械管理局（Pharmaceuticals and Medical Devices Agency，PMDA）在人用药品注册技术要求国际协调会（International Council for Harmonisation of Technical Requirements for Pharmaceuticals for Human Use，ICH）上提出更高效利用真实世界数据开展上市后药物流行病学研究的技术要求新议题。

在医保药物遴选和相关政策制定中，以英国国家卫生与临床优化研究所（National Institute for Health and Clinical Excellence，NICE）、加拿大药品和卫生技术局（Canadian Agency for Drugs and Technologies in Health，CADTH）为代表的医保决策部门使用真实世界证据支持医疗产品的国家医保目录准入决策。以英国国家卫生与临床优化研究所为代表的国际临床指南机构使用真实世界证据编制临床指南。人工智能技术促进了真实世界数据在临床辅助决策领域的广泛使用。

三、我国真实世界研究的探索和实践

我国的真实世界研究目前处于早期发展阶段。自真实世界研究的概念被引进我国，2011 年首届中国实效研究和循证医学高峰会议上中国学者正式讨论了疗效比较研究，真实世界研究逐渐引起我国广大研究工作者、医生及医药企业的极大关注，并在理论和方法上进行了一些有意义探索，开展了基于真实世界的临床研究。

目前脑卒中已成为威胁我国人群健康的重大疾病之一，在导致脑卒中发生的可控因素中，高血压和高同型半胱氨酸血症（hyperhomo-cysteinemia，HHcy）位居前列，且两者具有协同作用。血浆同型半胱氨酸升高（Hcy≥10μmol/L）的高血压称为 H 型高血压，在中国高血压人群中 H 型高血压病人所占比例高达 75%，这些人群可能是导致我国脑卒中高发和持续发展的重要原因。由北京大学第一医院作为组织单位，联合全国多学科领域的 50 位知名专家及 120 家二级甲等以上医院及其所在社区开展了马来酸依那普利叶酸片的疗效比较研究，计划登记约 30 000 例以上符合纳入标准的 H 型高血压病人，进行 3 年以上随访，评价和比较真实医疗环境下马来酸依那普利叶酸片与其他治疗方案在 H 型高血压病人中预防脑卒中等心脑血管事件的效果差异、安全性、成本效益，为在真实医疗环境下进行卫生决策提供依据。

2017 年，学者报道了我国首个由药师主导、多中心、前瞻性的国际注册研究——注射用丹参多酚酸盐上市后再评价的真实世界研究。36 家医院参与该研究，收集处方中使用注射用丹参多酚酸盐的 30 180 例病人，结果显示注射用丹参多酚酸盐在广泛人群中耐受性良好，药品不良反应发生率为 0.79%，药品不良反应为轻中度，转归一般良好，药品不良事件发生率为 1.57%。该研究在真实世界环境下观察注射用丹参多酚酸盐的临床应用情况，在大规模人群中评价其不良反应，明确使用其病人的人群特征，指导临床合理用药。

2017 年，《中华实验和临床感染病杂志（电子版）》和《中国肝脏病杂志（电子版）》编辑部邀请国内相关专家，对现有真实世界研究相关资料进行汇总讨论，形成了《中国临床医学真实世界研究施行规范》。2018 年，吴阶平医学基金会和中国胸部肿瘤研究协作组发布了《中国真实世界研究指南（2018 年版）》。中国循证医学中心联合全国 32 家科研院所的专家成立了中国真实世界数据与研究联盟（ChinaREAL），并于 2019 年建立了首批真实世界数据与研究技术规范。2019 年 10 月，《中国中成药真实世界研究技术指导原则（征求意见稿）》的发布体现了真实世界研究在中医药领域的应用前景。

我国系统性开展应用真实世界研究证据支持药物监管决策的工作处于起步阶段。考虑到在药物临床研发过程中存在传统临床试验不可行或难以实施等情况，国家药品监管部门逐渐开始利用真实世界研究证据对药物及医疗器械的有效性和安全性进行审评审批。《国务院关于改革药品医疗器械审评审批制度的意见》（国发〔2015〕44 号）以及中共中央办公厅、国务院办公厅《关于深化审评审批制度改革鼓励药品医疗器械创新的意见》（厅字〔2017〕42 号），是深化我国药品医疗器械审评审批制度改革的纲领性文件，其提出为满足临床急需药品医疗器械使用需求，加快审评审批，允许可附带条件批准上市，上市后按要求开展补充研究，此类补充研究也可部分归属于真实世界研究范畴，为真实世界研究在我国进一步发展提供了政策支持。2019 年 5～8 月，国家药品监督管理局药品审评中心对《真实世界证据支持药物研发的基本考虑（征求意见稿）》公开征求意见。2020 年 1 月 7 日，国家药品监督管理局发布了《真实世界证据支持药物研发与审评的指导原则（试行）》，以指导和规范真实世界证据用于支持药物研发和审评的有关工作，保障药物研发工作质量和效率。

第二节　真实世界研究概述

一、真实世界研究及真实世界证据

■（一）真实世界研究的概念

目前，真实世界研究尚未形成的统一说法。广义的真实世界研究既包括以自然人群为对象的研究，又包括以临床人群为对象的研究。

> **知识点 28-1**
> 1. 真实世界研究的概念。
> 2. 真实世界证据。
> 3. 真实世界研究方法。

（1）Sherman RE 等认为，真实世界研究是指在真实临床、社区或家庭环境下，获取多种数据，从而评价某种治疗措施对病人健康真实影响的研究。

（2）Knottnerus JA 等认为，真实世界研究是指运用流行病学研究方法，在真实无偏倚或偏倚较少的人群中，研究某种或某些干预措施的实际应用情况。

（3）何俏、时景璞认为，真实世界研究是指在较大的样本量下，采用观察性或实验性设计方案对不同干预措施或策略在真实医疗实践环境中的实际疗效进行长期评价，强调外部有效性，是对 ERCT 的进一步补充和验证。

（4）中国真实世界数据与研究联盟认为，真实世界研究的核心思想是以研究为导向，通过基于真实世界的健康医疗数据，形成研究型数据库，并运用研究手段，最终形成证据，从而达到支持临床和医疗卫生决策的目的。形成研究型数据库后，再针对具体研究问题，利用临床/药物流行病学、生物统计和人工智能技术等关键方法技术，设计研究和处理数据，最终回答研究假设，这个过程就是常称的"真实世界研究"。但是，在更多的情况下，通常会把建立研究型数据库、开展研究设计和数据处理的整个过程统称为真实世界研究。

（5）2020 年 1 月 7 日，我国国家药品监督管理局发布的《真实世界证据支持药物研发与审评的指导原则（试行）》中提出，真实世界研究是指针对预设的临床问题，在真实世界环境下收集与研究对象健康有关的数据（真实世界数据）或基于这些数据衍生的汇总数据，通过分析，获得药物的使用情况及潜在获益-风险的临床证据（真实世界证据）的研究过程。

（二）真实世界证据

真实世界证据是指在现实医疗环境中，通过优化分析多种途径来源的真实世界数据而获得的证据。真实世界证据与其他证据的区别在于获取数据的环境，即真实世界证据数据来源于医疗机构、家庭和社区，而非来自诸多严格限制的理想环境。同样，真实世界研究与传统临床研究的根本区别也在于开展研究的环境，而不在于研究方法和试验设计。实际上，真实世界研究可以是观察性研究，可前瞻也可回顾或两者结合，也可以是干预性研究，还可以进行随机化设计（如 PRCT）。

获得真实世界证据的基础是开展真实世界研究，需要根据不同的研究目标和具体内容选择设计方案，方法不尽相同，主要涉及传统流行病学研究设计及衍生设计类型。真实世界研究的研究方法包括观察性研究和实（试）验性研究。

观察性研究应用最为广泛，包括描述性研究（病例报告、病例系列研究、横断面研究、个案调查、随访研究等）和分析性研究（注册登记研究、队列研究、病例对照研究及衍生设计如巢式病例对照研究），按照论证强度从高到低依次为前瞻性队列研究（注册登记研究）、回顾性队列研究（注册登记研究）、巢式病例对照研究、横断面研究、病例系列及病例个案报告。真实世界研究的开展，可以进行专门研究，也可以利用已有数据库开展大数据临床研究。

实验性研究指实用临床试验，是指尽可能接近临床真实世界环境的临床试验，需要主动施予某些干预措施，且干预设计灵活。实用临床试验的干预既可以是标准化的，也可以是非标准化的；既可采用随机分组方式，又可自然选择入组；受试病例的入选标准较宽泛，对目标人群更具代表性；对干预结局的评价不局限于临床有效性和安全性。实用临床试验一般使用临床终点，而避免使用传统实用临床试验中可能使用的替代终点；可以同时考虑多个对照组以反映临床实践中不同的标准化治疗；一般不设安慰剂对照；多数情况下不采用盲法，但对于如何估计和纠正由此产生的测量偏倚，需要给予足够的重视；数据的收集通常依赖于病人日常诊疗记录。由于实用临床试验需要考虑各种偏倚和混杂因素的影响，故其研究设计和统计分析较为复杂，所需的样本量通常远超实用临床试验设计。实用临床试验如果采用随机化方法将减小混杂因素的影响从而提供稳健的因果推断。实用临床试验所获得的证据在多数情况下被视为是较好的真实世界证据。具体设计主要有 PRCT、基于注册登记研究的随机对照试验（registry-based randomized controlled trial，RRCT），也可采用非随机对照、自适应设计等其他研究设计。

通常，当我们想知道干预措施是否有效时，可采取 ERCT 设计；当我们需要进一步研究干预措施在日常医疗实践中的应用效果和安全性时，就需要采取真实世界研究。这是因为在实际医疗服务环境下开展研究，受试者具有广泛代表性，研究设计和结局指标的选择与真实病人直接相关，可分析真实世界环境下的效果，这时所得证据是最适用于临床实践的。真实世界研究的最大优势在于它可以为日常真实临床环境下治疗措施的有效性和安全性提供证据，真实世界研究的风险是在努力确保外推性时可能会牺牲一部分内部真实性，最终目标是在保持可接受的内部真实性的同时使外部真实性最大化。ERCT、PRCT 和其他真实世界研究在评价医疗干预措施中均占有重要的地位，只有综合考虑来自 ERCT、PRCT 和其他真实世界研究的结果，才能很好地反映真实临床情况，才能制订适用于真实临床环境下的治疗指南和规范，指导临床日常医疗实践。

二、真实世界数据

> **知识点 28-2**
> 1. 真实世界数据。
> 2. 真实世界数据来源。

目前，全球不同组织或机构从不同角度出发，对真实世界数据定义的描述存在差异，但本质是相同的。真实世界数据是指来自真实医疗环境，反映医务人员实际诊疗过程和真实条件下的病人健康状况及转归的数据，与传统临床试验中人群可能高度选择、干预和对照可能严格控制、随访与实际存在差异等各方面的数据形成明确对比。美国 FDA，将真实世界数据定义为来源于传统临床试验以外的数据。

真实世界数据来源广泛，主要包括：①现有健康医疗数据，来自医院、医保部门、民政部门、公共卫生部门等多种机构的日常监测、记录、储存的健康相关的数据。例如，门诊病志及住院病案等非电子化和电子病历、常规体检记录、电子健康档案数据、药物不良事件报告、医疗保险数据、出生死亡登记、公共卫生调查与公共健康监测数据等。这些数据数量非常庞大，但由于数据采集并非为某特定研究目的而设计，数据分散，异质性高，利用现有数据前需进行数据质量评价，如与研究目的相关性、可靠性（数据的完整性及准确性等）等，考虑数据安全、隐私保护等问题。另外，医疗保险数据一般由各级政府机构掌握，可及性较弱。②专门研究获得的真实世界观察性研究数据（例如病人个案调查、注册登记研究数据、自然人群队列数据）。③真实医疗条件下开展的实验性研究数据（表28-1）。

表28-1　常见的真实世界数据

类型	数据来源
观察性研究数据	病人个案调查
	注册登记研究
干预性研究数据	实用临床试验
非研究数据	医院电子病历
	医保理赔数据库
	公共卫生调查（如糖尿病患病率调查）
	公共健康监测（如药品安全监测）
	出生/死亡登记库

资料来源：孙鑫，谭婧，唐立，等. 2017. 重新认识真实世界研究. 中国循证医学杂志，17（2）：127.

三、真实世界数据与医疗大数据

大数据作为一个重要概念已被引入众多行业。所谓"大数据"是指数据量大、数据类别复杂的数据集，这种数据集不能用传统的数据库进行储存、管理和处理，是需要新处理模式才能发挥价值的信息资产。随着互联网、信息技术及医学的发展，医学领域的大数据的发展更为迅猛，各级医疗机构、医保部门、医药监管部门积累了大量的医疗数据，数据库的电子化、数据库平台的建立、电子设备的普及，为开展基于医疗大数据的真实世界研究提供了广泛基础。

知识点 28-3
1. 大数据的概念。
2. 真实世界数据、医疗大数据的关系。

医学领域的大数据涵盖范围广泛，包括基础医学、临床医学、预防医学及公共卫生、公共卫生事业管理等领域产生的大量数据。目前尚缺乏公认的大数据分类系统，根据数据收集内容的差异，一般可分为：①医疗大数据，即常规医疗和健康数据，包括人口社会学特征、病人行为、诊断、实验室检查、影像学检查、医嘱、手术、费用数据等，如电子病历等，其具有数据量大、数据类型复杂、支持临床决策等特征。②生物医学大数据：在收集常规医疗数据的基础上，根据特定研究目的收集生物标本的检测数据，如基因组学、蛋白质组学、代谢组学等数据。

从本质上说，医疗大数据满足真实世界数据的特征，属于真实世界数据。但真实世界数据不一定要求数据达到海量，也不一定强调数据的多样性，也可来自专门研究，因此其涵盖的范畴比医疗大数据更广。目前，现有医疗大数据存在不同机构数据形式不同、标准化程度低、记录不全面等问题，因此，利用其开展真实世界研究，需提高数据标准化程度，提高数据质量，将医疗大数据转变形成研究型数据库。

使用大数据进行真实世界研究常常会遇到以下三个问题：①样本含量问题，真实世界研究要求的数据量十分庞大，只有在足够大的样本量基础上，才能高效满足真实世界研究的研究和开展。②真实世界数据质量问题：保障数据准确、完整、可溯源，较多虚假或残缺不全数据使研究结论具有更大的不确定性。③数据收集及数据分析，真实世界研究对巨大数据量的需求，也对后续的数据处理及统计分析提出更高要求，需要强大的数据采集和分析系统、统计分析方法支撑。金昌晓等国内学者对大数据平台架构进行了设计，利用自然语言处理、机器学习等人工智能技术，帮助真实世界研究快速完成对海量医疗数据的收集、整合、存储、处理、质量控制、统计分析等，深度挖掘数据。

四、从真实世界数据到真实世界证据

证据是循证医学追求的目标，也是循证医疗卫生决策的基础，但真实世界数据不等同于真实世界证据。真实世界证据的产生需要围绕待解决的科学问题，开展真实世界研究，对真实世界数据进行严格的数据收集、系统的数据处理、正确的统计分析、多维度的结果解读。美国FDA在评估真实世界数据能否成为真实世界证据时需要看其数据的质量，包括真实世界数据与其结果的相关性及可靠性等。

从真实世界数据到真实世界证据，一般至少应考虑以下几点：①研究环境和数据采集接近真实世界，如更有代表性的目标人群、符合临床实践的干预多样化、干预的自然选择等；②合适的对照；③更全面的效果评价；④有效的偏倚控制，如随机化的使用、测量和评价方法的统一等；⑤恰当的统计分析，如因果推断方法的正确使用、合理的缺失数据处理、充分的敏感性分析等；⑥证据的透明度和再现性；⑦合理的结果解释；⑧各相关方达成共识。

　　真实世界研究的提出起初以解决新药和医疗器械的Ⅲ期临床试验无法回答临床诊疗和医疗管理决策问题，如药物疗效的人群差异、不同药物间的效果比较等。以药物评价为例，真实世界研究与传统临床试验相比较的特点具体见表28-2。另外，传统临床试验的样本量根据统计学公式推算获得，样本量相对较少，真实世界研究的样本量根据真实数据环境或统计学公式推算获得，通常样本量较大；一般来说，传统临床试验内部真实性高、真实世界研究外部真实性高。两者是互补关系，不能相互取代也非对立关系，传统临床试验的结果需要真实世界研究进一步验证及拓展补充，综合考虑两者的研究结果才是最佳的选择。

表28-2　真实世界研究与传统临床试验对比（以药物评价为例）

	传统临床试验	真实世界研究
目的	理想环境下的结局（效能）	真实环境下是否有效（效果）
用途	常用于药物上市前管理决策（FDA）	常用于药品在上市后的临床医疗/宏观决策
研究设计	大样本、多中心随机对照试验	实用性随机对照试验或观察性研究
研究环境	严格控制条件下的研究（通常遵从《药物临床试验质量管理规范》）	临床实际条件下的研究环境，对研究者和研究单位限制相对较少
研究对象	人群相对单一，纳入/排除标准多而严格	人群多样性，纳入/排除标准相对宽松
实施方案	固定方案，严格的设定	可调整方案
对照组	安慰剂	常规治疗/阳性对照
依从性	高	低到高
随访	严格的随访设定，可能和临床常规有差异，强化手段控制失访	通常与临床实际相符合，在条件允许的情况下，尽量降低失访
结局指标	多为中间指标，如血压、糖化血红蛋白等	多为远期结局，如心血管事件、生活质量、再次入院等；非临床指标，如成本、资源使用
数据来源	专为研究收集，数据收集过程常为前瞻性收集，严格规范	数据来源多样，可前瞻或回顾性收集，可基于现有数据库或专为研究收集

资料来源：孙鑫，谭婧，唐立，等.2017.重新认识真实世界研究.中国循证医学杂志，17（2）：126.

　　随着研究者对真实世界研究的广泛应用，药品监督管理部门、医疗管理部门、医疗保险部门等证据使用者的需求推动，真实世界研究的应用范围进一步拓展。目前，真实世界研究主要用于解决以下科学问题：①疾病的流行病学问题，如描述疾病负担、描述疾病流行病学分布特征、研究疾病的相关因素及病因学等问题、评价人群防治措施效果。②评估疾病谱或感染谱特征，如健康携带者、亚临床阶段的表现、临床症状及体征的描述、既往疾病、常见疾病的共病、病史及家族史、遗传溯源等。③疾病筛检及诊断方法的研究。④评估诊疗过程，如调查特定疾病的治疗模式、了解现有诊疗措施的治疗依从性及其相关因素、发现在目前诊疗中未被满足的需求。⑤评估防治结局，即评价药物等干预措施在真实世界环境下的安全性和效果，具体体现在上市后药物安全性评估和药物警戒，比较多种干预措施的安全性与疗效，比较不同人群的疗效差异，调整剂量，扩大药品等干预措施的适应证等方面。⑥病人的预后评价与预测，如评估病人预后和探讨预后影响因素、建立病人治疗结局和疾病风险预测模型等。⑦支持医疗政策制定，如制定临床指南、基本药物目录、药品定价、医保赔付等。

第三节　真实世界研究设计

知识点 28-4
1. 真实世界研究设计。
2. 倾向评分分析原理。

　　真实世界研究过程与传统临床研究类似，需要经过提出研究问题，建立研究方案，获取数据，形成研究数据集，分析处理数据和报告等过程。最主要的区别在于，真实世界数据的研究环境下，具体的研究问题可能在已建立数据库之后产生，因而对数据库和数据库框架体系的了解和掌握很大程度上决定了研究的可行性和科学性。因此，从真实世界研究的思维过程来讲，形成具体研究问题后，需要对目标数据库进行探索，了解数据基本情况和可获得性，进行数据适用性和数据质量评估，然后再针对具体临床研究问题形成研究方案，并获取相应的数据形成数据集，最后分析研究结果。

　　国内吴一龙等学者提出了真实世界研究的思路与流程，具体针对一个问题的真实世界研究时可供参考。

一、研究方法

真实世界研究是最贴近临床实际的研究。根据研究问题和现有研究条件选择研究设计方案。同一研究问题，可选用不同的研究设计方法，研究者需要判断不同设计的优缺点及可能获得的证据是否能充分回答研究问题。例如，对于评估药物治疗的实际效果而言，基于数据库的队列设计和实用临床试验都是可以选择的方式，但是实用临床试验（尤其是 PRCT 能更好解决选择偏倚的问题）证据说服力更强。随机对照设计虽然是治疗结局评价的优选研究设计类型，但并非能够回答所有研究问题。例如，对于评估疾病负担、建立疾病风险预测等问题而言，特别是罕见疾病及罕见结局等问题，难以通过随机对照设计实现，其研究的执行过程往往是根据受试者的实际病情及用药意愿而调整干预手段，是开放性甚至非随机性、不使用安慰剂的研究。

二、研究人群和样本量

真实世界研究通过宽泛的纳入标准和较少的排除标准，得到一组来自真实世界的研究对象，根据研究目的选择统一或公认的指标作为研究对象纳入标准。如果研究目的是评价疾病治疗的疗效，必须使用该疾病国际统一公认的金标准。

样本量的估计目前没有统一的标准，研究者需要根据设计类型及研究目的，选择合理的统计学公式，确定重要参数，定义Ⅰ类错误和把握度，在保证研究具有一定可靠性的条件下，估计最小样本量，并且要充分考虑一些客观条件，如研究对象范围、疾病种类、研究经费等。

研究需要长时间的随访来获得长期临床结局，充分反映实际的临床实践。因此，在确定最小样本量的基础上，考虑到较长的随访时间有导致失访的可能性，研究需要扩大样本量并且覆盖广泛的病人群体，在具有异质性的病人群体中可进行亚组分析，从而拓展研究的意义。鼓励多中心合作，扩大样本量。具体的样本量估计在医生、临床流行病学专家和统计师的合作下共同完成。

三、研究周期和指标

多数真实世界研究采用了大样本量、多中心的设计，研究周期一般较长。真实世界研究的研究期限至少应保证在临床真实环境条件下能评估受试者健康结局治疗所需的时间。例如，在一项有关胆碱酯酶抑制剂的安全性和有效性评价的研究中，病人在入组时和入组后的第 1、3、9 个月，采用精神状态量表、日常生活活动能力、工具性日常生活能力量表评估认知和躯体功能。结局指标要具有广泛的临床意义，包括生活质量、疾病复发率等。

四、有关真实世界研究病人的随访管理

真实世界研究病人的随访管理是保证研究质量的关键环节。由于真实世界研究的设计特点，样本量较大，观察时间较久，干预措施往往会随着受试者病情及其自身意愿发生各种各样的变化。为保证随访质量，在研究开始时应制订规范合理的病人随访方案，对负责病人随访的相关人员进行系统的临床研究培训，对病人进行充分地告知与宣教，增加医患互动，体现人文关怀，提高病人依从性，减少失访。使用系统提醒、人工提醒方式定期提醒：①设计病人随访卡片并发放给病人以便及时提醒随访时间，或由研究工作人员根据临床常规及时提醒病人来院随访。②适当延长病人的随访间隔，如 3 个月或 6 个月进行一次完整的随访检查，但实际随访间隔需根据临床常规及治疗适应证进行推荐。

五、数据管理及质量控制

1. 数据管理平台　目前国内应用最广的是医院信息系统。它利用计算机和网络通信技术，对医疗活动各阶段产生的数据进行采集、传输、储存、分析、加工，为医院运行和管理提供决策依据。信息系统涵盖了病人的医嘱、护理、门诊、住院等信息，并和医院检验系统、影像存档与通信系统等进行链接。研究者制作结构化电子病历进行数据采集，将原始数据存放在医院信息系统中，通过数据抽取/转换加载（extraction, transformation, loading, ETL）技术和数据仓库（data warehouse, DW）技术实现数据的预处理。ETL 技术是集数据导入、转换和加载功能于一体的软件系统，利用数

据接口从中心数据库筛选出需要处理的数据，剔除冗余，再导入操作数据源进行结构化转换。DW技术将结构化数据存放在整合的储存区内，用于数据查询和数据分析。也有研究者结合软件、移动端APP等新技术进行数据采集。充分利用大数据网络系统收集数据，建立完备的注册信息数据库，如目前在风湿病学领域已经建立了专病病种的观察性队列、登记和管理型数据库。

2. 数据质量控制　质量控制是确保数据准确性、完整性、一致性、实时性和安全性的关键。研究者需要对数据收集、处理、分析各阶段可能影响数据质量的因素和环节进行控制。从建立完善的真实世界研究数据质量管理体系、标准操作流程、对人员定期培训方面进行数据质量控制。

（1）保证数据源质量，确保数据源信息的完整性、准确性，减少数据源本身的缺失和偏差。临床病历不仅要规范，还应提高质量控制标准满足科研需要。

（2）数据采集前，需要制订详细合理的研究设计方案和分析计划。制订完善的数据质量管理计划，评估确立采集字段，确认关键字段已被收集，制订相应的病例报告表（case report form，CRF）和数据库架构。

（3）建立数据采集和录入标准，确保录入数据与数据源一致。对于录入过程中的任何修改，需要提供修改原因，留下完整的稽查轨迹。

（4）制订系统质控和人工质控计划，确保数据的真实、准确和完整。数据源确认核查是保证研究数据真实完整的必要措施之一，对于关键字段，可进行100%原始数据核查，其他字段可根据实际情况降低核查率；大规模的数据，要充分利用系统实时自动逻辑核查加强质控，降低人工成本。

（5）数据标准化，真实世界研究信息来源复杂多样，标准化是保障数据质量的关键环节。

六、统 计 分 析

在数据分析的过程中，要回答临床医生与病人真正关心的问题，回答研究中的主要科学问题。分析过程可以参考以下步骤：①基线资料评估，研究各个分组间的基线资料是否均衡可比，各研究因素是否存在共线性。②目标评估，研究是否达到了预期的目标，干预措施或暴露因素对病人健康状况的影响。③亚组分析，干预措施或暴露因素对每个分组中各个亚组人群的影响是否相同，是否需要进行亚组分析。④影响效应的因素。

真实世界研究的统计分析需要根据数据类型及研究目的灵活地应用多种统计方法，与其他临床研究应用的统计分析方法有相同之处，可采用 χ^2 检验、Log-rank 检验、Fisher 检验、Kaplan-Meier 生存曲线、ROC 曲线等方法。由于真实世界研究中研究对象纳入限制宽泛，设计阶段少有对混杂因素进行控制处理，可能会造成选择偏倚或混杂偏倚，因此在数据分析阶段需要校正混杂因素的影响，会应用分层分析、多因素分析、倾向评分（propensity scores，PS）分析、工具变量分析等相对复杂的统计方法。以下介绍两种真实世界研究分析方法。

1. 倾向评分分析　近年来，曾被用于大样本、非随机的观察性研究中。在研究比较不同治疗方法对疾病的安全性和有效性评价中，不同治疗组的病人往往没有可比性，如采用手术治疗和非手术治疗的病人在年龄、疾病严重程度和经济状况等方面会有所不同，这些因素在评价手术或非手术治疗效果中都起到混杂作用。若得不到有效的调整和控制，得到的研究结果将会是不准确的甚至是错误的。为同时控制多个的混杂因素在两组人群中的不平衡，可采用倾向评分的方法，达到控制混杂的目的。倾向评分也称倾向指数，是指在一定协变量条件下，一个观察对象接受某种处理因素的可能性。倾向评分分析是调整有较多已观测协变量的混杂效应的方法，基本原理是通过倾向评分综合多个协变量（混杂因素）的影响，根据倾向评分对研究对象进行匹配、分层、加权或将倾向评分引入模型进行调整，达到均衡组间已观测到的协变量分布的目的，相当于进行了"事后随机化"。在应用此方法时，应注意所有与结局有关的变量都应纳入倾向评分模型中，并采用标准化差异、方差比等方法评价组间协变量的均衡性，若采用倾向评分匹配法，还应考虑样本的配对特征。

2. 关联规则分析　关联规则是数据挖掘领域的内容，能够发现数据库中各变量的相互联系。在真实世界研究中，关联规则主要用于分析临床实践中的联合用药。可采用 Apriori 算法建立模型，设置最小的支持度和置信度，从而进行关联分析，并根据提升度等指标对结果进行评价，还可根据复方药物的组成为节点绘制网状图，反映药物应用的频度。

真实世界研究也存在误差，即偏倚。关于偏倚的概念、分类及其控制参见第十七章，这里不再叙述。

七、伦理学问题

真实世界研究在研究问题、研究设计、数据来源、数据收集方式等方面与传统临床试验存在区别，对其进行伦理审查的相关原则和规范仍在不断探索和发展中。CIOMS 发布的《涉及人的健康相关研究国际伦理指南》2016 版对真实世界研究涉及的伦理学问题有相关论述。

真实世界研究是基于临床科研一体化的理念，从临床医生角度来看，真实世界研究的首位目标与常规诊疗相同，病人承担的风险不大于常规临床医疗风险且其利益不受损。但真实世界研究仍然属于临床研究的范畴，需要按照临床研究伦理审查原则和方法对其伦理学问题进行评价，研究方案需要通过伦理审查。不同的研究方法，伦理审查的侧重点有所差异。针对治疗措施已经过 ERCT 验证的真实世界研究或药物上市后进行的真实世界研究，其干预措施的安全性和有效性已得到验证，对病人的风险较小。研究若已获得牵头单位伦理学批件，建议分中心采用备案形式或快速审查进行伦理文件递交的审阅和批准，具体采用哪种审批形式最终仍有各研究单位的伦理委员会决定。

1. 知情同意的管理　开展真实世界研究一般均需要取得病人知情同意。PRCT 和注册登记研究在开始研究之前必须得到病人知情同意。基于已有数据库回顾而开展的真实世界研究，要求每个病人知情同意存在很大的难度，可通过不同的层次和要求更好地实现知情同意。凡纳入临床科研的病人，均应告知其参与治疗的有关信息可能会被用于某项研究之中，声明信息使用范围，充分保护病人隐私，如遇到其他问题，再做进一步说明。对于符合免除知情同意的情况，可经伦理委员会批准后免除知情同意。

2. 隐私保护与信息安全　主要依靠技术层面的设计。对整个信息数据系统采取严格的加密处理，保证网络数据安全。尽可能分设不同物理阶段，对不同系统进行分段隔离，分别基于不同的服务器进行，以提高数据安全性级别。对病人的隐私信息，尤其是与医学知识无直接关系的隐私信息，应进行加密存储、数据传输与应用中隐藏。设置不同用户使用权限。数据清洗过滤研究对象的个体信息。

3. 研究方案中适应证的设定　在试验方案的撰写中应该注意限定适应证在相关操作的指南范围内或在药物说明书范围内，一般不建议在试验方案中规定纳入超适应证用药的病人。

第四节　真实世界研究的优点和局限性

一、优　　点

真实世界研究是在真实环境中进行的研究，具备以下优点。

> **知识点 28-6**
> 1. 真实世界研究的优点。
> 2. 真实世界研究的局限性。

1. 外部真实性较强　真实世界研究体现真实临床环境，研究对象尽量覆盖广泛的人群，纳入标准宽泛，排除条件少，使人群有较好的代表性，研究结果外部真实性相对更好。

2. 样本含量较大，可进行亚组分析　真实世界研究的样本量通常较大，其研究结果不但适合于常见疾病的问题研究，也有利于解决罕见疾病和事件所带来的问题，同时也可更好地评价治疗效应在不同人群的差异。

3. 伦理较易满足　传统临床试验（如 ERCT）强调标准化治疗，而实用临床试验可根据病人病情和意愿选用干预措施，安全性更好，易被研究对象接受，较容易通过伦理审查。

4. 研究效率较高　真实世界研究采集数据时收集的信息更多更全面，可实现多个研究目标，效率较高，成本-效益更优。

5. 证据　真实世界研究具有广泛的研究对象、大样本量、较长时间的临床观察与随访，结局指标临床意义明确，能够全面反映药品及治疗措施等的远期效应及药品不良反应。因此，真实世界研究提供了传统临床试验无法提供的真实临床环境下干预措施的疗效、长期用药的安全性、疾病负担等证据，是对传统临床研究的重要补充。

二、局　限　性

真实世界研究也存在一定来自数据本身和设计的局限性，包括以下几点。

1. 混杂偏倚　观察性真实世界研究由于未采用随机设计方案，组间的基线、预后差异会或多或少地存在，同时也可能存在混杂偏倚；即便使用统计学方法尽量消除可能的混杂因素影响，在最大程度上也仅能处理已知的混杂因素，无法处理未知的混杂因素，使研究结论具有较大不确定性。真实世界研究非盲试验性研究，存在混杂因素使得出结论的因果关系更需要确证。

2. 数据的准确性、完整性问题　采用现有数据进行回顾性数据库真实世界研究，可能存在数据的准确性、完整性问题，且数据库与所研究问题相关性可能不足。真实世界研究往往涉及大数据，样本量增大、使用复杂的统计学处理不能消除数据质量本身缺陷而导致的偏倚，庞大的数据收集整理也增加了工作难度。针对预后研究问题开展的真实世界研究面临的主要问题也在于数据的准确性和完整性。对于长期预后研究，数据质量不足和关键数据缺失常导致在开展研究时无法充分处理结局与相关因素的关系。在开展风险预测研究中，数据质量较低或关键数据缺失，因而会出现模型预测功能降低的现象。因此，应在数据采集、管理、分析方面采取严格的控制措施，力求得出真实的结论。

3. 因果关系顺序　基于回顾性数据的真实世界研究面临事后分析、数据挖掘，以及存在是否满足因在先果在后的因果顺序的问题。

不同设计和不同数据来源的真实世界研究呈现的真实世界证据的优点和缺点是有差异的。研究者需要针对具体研究问题进行谨慎认真分析，切妄过度放大优势及忽略不足，认真研判及考量获得的真实世界证据是否可用于解决临床实际问题。

（鲍春丹）

参 考 文 献

蔡林灵，颜海希，金高兵，等，2016. 红细胞分布宽度和中性粒细胞数/淋巴细胞数比值与原发性胆汁性肝硬化病人疾病预后的相关性. 中华临床免疫和变态反应杂志，10（2）：125-130.

曹建文，陈红玲，2005. 第一讲临床决策分析概述. 医学与哲学，26（18）：71-72.

陈彬，张玲，徐海燕，2018. 影响非小细胞肺癌骨转移病人预后的非条件 Logistic 回归分析. 实用癌症杂志，33（1）：79-81.

陈新林，胡月，莫传伟，等，2016. 诊断准确性研究报告指南——STARD 2015 简介. 中国循证医学杂志，16（10）：1227-1230.

陈泽鑫，刘慧，潘益峰，等，2011. 试验性和观察性研究相关医学文献质量评价方法. 中国循证医学杂志，11（11）：1229-1236.

杜春霖，李晓松，刘元元，2018. 真实世界研究及国内文献综述. 中国卫生信息管理杂志，15（5）：597-601.

谷鸿秋，王俊峰，章仲恒，等，2019. 临床预测模型：模型的建立. 中国循证心血管医学杂志，11（1）：14-17.

谷鸿秋，周支瑞，章仲恒，等，2018. 临床预测模型：基本概念、应用场景及研究思路. 中国循证心血管医学杂志，10（12）：1454-1457.

郭继军，2018. 医学文献检索与论文写作. 5 版. 北京：人民卫生出版社.

郭楠，刘艳英，2013. 医学伦理学案例教程. 北京：人民军医出版社.

国家药品监督管理局，2020. 真实世界证据支持药物研发与审评的指导原则（试行）. https：//www.nmpa.gov.cn/yapin/ypggtg/ypqtgg/20200107151901190.html.

何俏，时景璞，2018. 临床真实世界研究中的实验性研究设计. 中华流行病学杂志，39（4）：519-523.

胡善联，1996. 卫生经济学基本理论与方法. 北京：人民卫生出版社.

黄文华，2016. 国际临床病例报告撰写要求的最新进展——2016 年 CARE 清单及国际著名医学期刊病例报告投稿要求. 肿瘤，36（12）：119-123.

黄悦勤，2014. 临床流行病学. 4 版. 北京：人民卫生出版社.

霍勇，范芳芳，2013. 关注真正的临床实践，探索卒中的预防之道——H 型高血压的真实世界研究. 中国医学前沿杂志（电子版），5（2）：6-10.

金昌晓，计虹，席韩旭，等，2019. 大数据科研分析平台在临床医学研究中的应用探讨. 中国数字医学，14（2）：37-39.

金力，2015. 人群健康大型队列建设的思考与实践. 北京：人民卫生出版社.

康德英，许能锋，2015. 循证医学. 3 版. 北京：人民卫生出版社.

李殿江，2012. 中国成人吸烟与 2 型糖尿病发病关系前瞻性研究及吸烟与自杀死亡关系前瞻性队列研究的 Meta 分析. 北京：清华大学.

李洪，魏来，郭晓蕙，等，2018. 真实世界研究伦理审查初探. 中国循证医学杂志，18（11）：1198-1202.

李立明，2011. 临床流行病学. 2 版. 北京：人民卫生出版社.

李立明，2015. 流行病学. 3 版. 北京：人民卫生出版社.

李晓松，李康，夏结来，2015. 统计方法在医学科研中的应用. 北京：人民卫生出版社.

李幼平，2018. 实用循证医学. 北京：人民卫生出版社.

李幼平，李静，孙鑫，等，2016. 循证医学在中国的起源与发展：献给中国循证医学 20 周年. 中国循证医学杂志，16（1）：2-6.

刘爱忠，2018. 临床流行病学. 3 版. 北京：高等教育出版社.

刘关键，吴泰相，2004. Meta 分析的森林图及临床意义. 中国循证医学杂志，4（3）：198-201.

刘晓清，孙晓川，2017. 真实世界证据. 协和医学杂志，8（4）：305-310.

刘续宝，孙业桓，2018. 临床流行病学与循证医学. 5 版. 北京：人民卫生出版社.

栾荣生，2014. 流行病学研究原理与方法. 2 版. 成都：四川科学技术出版社.

罗家洪，李健，2018. 流行病学. 2 版. 北京：科学出版社.

明丹丹，李军，许璇，等，2018. 真实世界研究的方法及其在临床研究中的应用. 中国药房，29（15）：2138-2143.

彭晓霞，冯福民，2013. 临床流行病学. 北京：北京大学医学出版社.

秦小平，2014. 实用医院感染管理指南. 北京：人民军医出版社.

青雪梅，房繁恭，刘保延，等，2008. 实用性随机对照试验及其方法学特征思考. 北京中医药大学学报，31（1）：14-18.

沈红兵，齐秀英，2018. 流行病学. 9 版. 北京：人民卫生出版社.

孙福川，王明旭，2013. 医学伦理学. 4 版. 北京：人民卫生出版社.

孙鑫，谭婧，唐立，等，2017. 重新认识真实世界研究. 中国循证医学杂志，17（2）：126-130.

孙鑫，谭婧，王雯，等，2019. 建立真实世界数据与研究技术规范，促进中国真实世界证据的生产与使用. 中国循证医学杂志，19（7）：755-762.

谭婧，程亮亮，王雯，等，2017. 病人登记研究的策划与病人登记数据库构建：基于观察性设计的真实世界研究. 中国循证医学杂志，17（12）：1365-1372.

汤先忻，孙茂民，2014. 医学写作技巧与评价. 3 版. 北京：科学出版社.

陶立元，刘珏，曾琳，等，2018. 针对个体的预后或诊断多因素预测模型报告规范（TRIPOD）解读. 中华医学杂志，98（44）：3556-3560.

田金徽，李伦，2017. 网状 Meta 分析理论与实践. 北京：中国医药科技出版社.

田金徽，2014. 全面、系统收集资料是进行系统评价的先决条件——"循证医学文献检索专题" 序. 中华医学图书情报杂志，22（5）：1.

王家良，2014. 临床流行病学——临床科研设计、测量与评价. 4 版. 上海：上海科学技术出版社.

王家良，2016. 循证医学. 3 版. 北京：人民卫生出版社.

王建华，2015. 流行病学. 3 版. 北京：人民卫生出版社.

王俊峰，章仲恒，周支瑞，等，2019. 临床预测模型：模型的验证. 中国循证心血管医学杂志，11（2）：141-1144.

王一飞，何少茹，2018. 一个新的文献评价系统——GRADE 评价系统. 循证医学，18（5）：59-65.

王中华，王新，簿淑，等，2015. 药物性胃炎流行病学调查研究. 临床军医杂志，43（12）：1265-1267.

温日锦，王光秀，覃安宁，2015. 医学伦理学与卫生法学. 北京：科学出版社.

吴一龙，陈晓媛，杨志敏，2019. 真实世界研究指南（2018 版）. 北京：人民卫生出版社.

谢双华，王刚，郭兰伟，等，2017. 腰围与男性肺癌发病关系的前瞻性队列研究. 中华流行病学杂志，38（2）：137-141.

谢雁鸣，王志飞，2016. 中医药大数据与真实世界. 北京：人民卫生出版社.

熊宁宁，李昱，王思成，2014. 伦理委员会制度与操作规范. 3 版. 北京：科学出版社.

严若华，彭晓霞，2019. 医学期刊统计报告要求的详述与解读. 中华流行病学杂志，40（1）：99-105.

杨克虎，2019. 循证医学. 3 版. 北京：人民卫生出版社.

袁悦，李楠，任爱国，等，2015. 流行病学研究中相加和相乘尺度交互作用的分析. 现代预防医学，42（6）：961-965，975.

曾繁典，郑荣远，詹思延，等，2016. 药物流行病学. 2 版. 北京：中国医药科技出版社.

詹思延，谭红专，孙业桓，2015. 临床流行病学. 2 版. 北京：人民卫生出版社.

詹思延，2010. 第二讲：如何报告随机对照试验——国际报告规范 CONSORT 及其扩展版解读. 中国循证儿科杂志. 5（2）：146-150.

詹思延，2010. 第三讲：如何报告观察性流行病学研究——国际报告规范 STROBE 解读. 中国循证儿科杂志，5（3）：223-227.

詹思延，2010. 流行病学进展（第 12 卷）. 北京：人民卫生出版社.

詹思延，2015. 临床流行病学. 2 版. 北京：人民卫生出版社.

詹思延，2017. 流行病学. 8 版. 北京：人民卫生出版社.

张学军，2014. 医学科研论文撰写与发表. 2 版. 北京：人民卫生出版社.

张质钢，张秋宁，田金徽，2013. Meta 分析中二分类变量的效应指标选择. 循证医学，13（4）：242-246.

赵晶晶，龙泳，刘学东，2014. 2013 临床试验方案规范指南（SPIRIT）及其解读. 中国循证儿科杂志，9（5）：381-388.

中国临床医学真实世界研究施行规范专家委员会，2017. 中国临床医学真实世界研究施行规范. 中华实验和临床感染病杂志（电子版），11（6）：521-525.

周文，2007. 药物流行病学. 北京：人民卫生出版社.

周晓政，2018. 医学信息检索与利用. 北京：科学出版社.

左红霞，牛玉明，程艳丽，2015. 循证护理证据资源的检索. 循证护理，1（4）：145-151.

Aschengrau A，Seage G R，2013. Essentials of epidemiology in public health. 3rd ed. Sudbury：Jones& Bartlett Publishers.

Banta H D，1993. Health care technology and its assessment. Oxford：Oxford University Press.

Bonita，RRth，2006. Basic epidemiology：experimental epidemiology. World Health Organization.

Drummond M F，1987. Methods for the economic evaluation of healthcare programs. Oxford：Oxford University press.

Eisenberg J M，1989. Clinical Economics：a guide to the economic analysis of clinical practices. JAMA，262（2）：2879-2886.

Higgins J P T，Green S，2011. Cochrane Handbook for Systematic Reviews of Interventions Version 5.1.0 [updated March 2011].The Cochrane Collaboration.

Hutton B，Salanti G，Caldwell D M，et al，2015. The PRISMA Extension Statement for Reporting of Systematic Reviews Incorporating Network Meta-analyses of Health Care Interventions：Checklist and Explanations. Annals of Internal Medicine，162（11）：777-784.

Kaplan N M，Sproul L E，Mulcahy W S，1993. Large prospective study of ramipril in patients with hypertension. CARE Investigators. Clinical Therapeutics，15（5）：810-818.

Kernan W N，Viscoli C M，Brass L M，et al，2000. Phenylpropanolamine and the risk of hemorrhagic stroke. The New England Journal of Medicine，343（25）：1826-1832.

Moons K G，Altman D G，Reitsma J B，et al，2015. transparent reporting of a multivariable prediction model for individual prognosis or diagnosis（TRIPOD）：explanation and elaboration. Annals of Internal Medicine，162（1）：W1-W73.

Mossello E，Tonon E，Caleri V，et al，2004. Effectiveness and safety of cholinesterase inhibitors in elderly subjects with alzheimer's disease：a "real world" study. Archives of Gerontology & Geriatrics，（9）：297-307.

Raymond S G，2015. Medical Epidemiology. 5th ed. New York：McGraw-Hill companies.

Rothman K J，Greenland S，Lash T L，2008. Modern Epidemiology. 3rd ed. Philadelphia：Lippincott Williams & Wilkins.

Sloan F A，1995. Valuing health care. New York：Cambridge University Press.

Taichman D B，Backus J，Baethge C，et al，2016. Sharing clinical trial data-a proposal from the international committee of medical journal editors. 中华医学杂志（英文版），387（2）：e9-e11.

Ten H K，Jeon J，TammemaÈgi M C，Han S S，et al，2017. Risk prediction models for selection of lung cancer screening candidates：a retrospective validation study. PLoS Medicine，14（4）：e1002277.

Yang L，Shen W，Sakamoto N，2013. Population-based study evaluating and predicting the probability of death resulting from thyroid cancer and other causes among patients with thyroid cancer. Journal of Clinical Oncology，31（4）：468-474.

Yang Y，Wang Y，Deng H，et al，2019. Development and validation of nomograms predicting survival in Chinese patients with triple negative breast cancer. BMC Cancer，19：541：1-12.